Felicity Dewhurst / Polly Edmonds / Suzie Gillon / Amy Hawkins / Mary Miller / Sarah Yardlev

安宁疗护

疑难病例专家解析

CHALLENGING CASES IN PALLIATIVE CARE

CASES WITH EXPERT COMMENTARY

李 岩/主 译

主 编
〔英〕费利西蒂·杜赫斯特 等

天津出版传媒集团
天津科技翻译出版有限公司

著作权合同登记号:图字:02-2025-015

图书在版编目(CIP)数据

安宁疗护:疑难病例专家解析 / (英) 费利西蒂·杜赫斯特 (Felicity Dewhurst) 等主编;李岩主译. 天津:天津科技翻译出版有限公司, 2025. 3. -- ISBN 978-7-5433-4673-4

Ⅰ. R48

中国国家版本馆 CIP 数据核字第 2025SA3186 号

授权单位: Oxford University Press
出　　版: 天津科技翻译出版有限公司
出 版 人: 方　艳
地　　址: 天津市和平区西康路 35 号
邮政编码: 300051
电　　话: 022-87894896
传　　真: 022-87893237
网　　址: www.tsttpc.com
印　　刷: 北京捷迅佳彩印刷有限公司
发　　行: 全国新华书店
版本记录: 787mm×1092mm　16 开本　24.25 印张　300 千字
2025 年 3 月第 1 版　2025 年 3 月第 1 次印刷
定价:158.00 元

(如发现印装问题,可与出版社调换)

主译简介

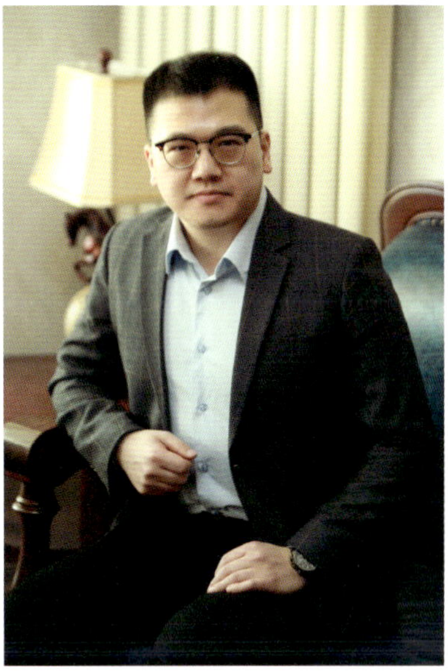

李　岩　生理学博士，主任医师，博士研究生导师，天津市青年联合会第十四届委员会委员，现任天津市蓟州区人民医院党委副书记，院长。首都医科大学疼痛医学专业博士后，上海中医药大学中西医结合专业博士后。天津市中西医结合肿瘤重点专科带头人，天津市引进高层次人才，天津市第二批卫生健康行业高层次人才（青年医学新锐），天津市"西学中"高级人才研修项目入选者，获得"创青春"首届全国卫生健康行业青年创新大赛铜奖、第22届天津青年五四奖章称号、天津市优秀科技工作者称号、第四届全国市县医院杰出管理人物奖，2024年度"十大区域创新力院管专家"，目前主要从事急慢性疼痛管理、安宁疗护及中西医结合肿瘤康复等的相关临床、科研和教学工作。

译校者名单

主　译　李　岩　天津市蓟州区人民医院

副主译　路桂军　清华大学北京清华长庚医院

　　　　任娟娟　济宁医学院附属医院

译校者　（以姓氏汉语拼音为序）

　　　　陈汇怡　天津中医药大学

　　　　董雅楠　天津市蓟州区人民医院

　　　　杜　宇　四川省人民医院

　　　　侯春柳　山西医科大学

　　　　李　岩　天津市蓟州区人民医院

　　　　李慧博　北京大学第三医院

　　　　李兴艳　济宁医学院附属医院

　　　　刘　营　天津市蓟州区人民医院

　　　　刘中光　济宁医学院附属医院

　　　　路桂军　清华大学北京清华长庚医院

　　　　任娟娟　济宁医学院附属医院

　　　　潘雨苗　北京大学第三医院

　　　　宋京京　天津中医药大学

　　　　陶欣欣　天津市蓟州区人民医院

　　　　曾子珈　天津中医药大学

　　　　张越雄　天津市蓟州区人民医院

　　　　赵　奇　济宁医学院附属医院

编者名单

Stephanie Ainley, Palliative Medicine Registrar, London, UK

Manraj Bhamra, Psychiatrist, South London and Maudsley NHS Foundation Trust, London, UK

Anna Bradley, Palliative Medicine Consultant, West Middlesex University Hospital, Isleworth, UK

Charlotte Chamberlain, Consultant in Palliative Medicine, University Hospitals Bristol and Weston NHS Foundation Trust and Honorary Senior Lecturer at the University of Bristol, Bristol, UK

Max Charles, Specialty Trainee in Palliative Medicine, North East England, Health Education England, UK

Alice Copley, Palliative Medicine Registrar, Leeds Teaching Hospitals NHS Trust, Leeds, UK

Lara Datta-Paulin, Palliative Medicine Registrar, North West, UK

Kirsty Douglas, Palliative Medicine Registrar, Roxburghe House, NHS Grampian, UK

Felicity Dewhurst, Consultant in Palliative Medicine, St Oswald's Hospice, NIHR Advanced Fellow, Senior Clinical Lecturer, Population Health Sciences Institute, Newcastle University, Newcastle, UK

Simon Noah Etkind, Assistant Professor in Palliative Care, University of Cambridge, Cambridge, UK

Mairi Finlay, Department of Palliative Medicine, NHS Tayside, UK

Simeon Senders-Galloway, Specialty Registrar in Palliative Medicine Sue Ryder Duchess of Kent Hospice, Reading, UK

Rebecca Gemmell, Palliative Medicine Registrar, London, UK

Alice Gray, Palliative Medicine Registrar, West Midlands, UK

Philippa Guppy, Palliative Care SpR, Senior Lecturer, St. Georges University, London, UK

Gurpreet Gupta, Consultant in Palliative Medicine, St Luke's Hospice, Harrow, UK

Nathaniel Luke Hatton, Academic Clinical Oncology Registrar, University of Leeds, Leeds, UK

Lucy Hetherington, Consultant in Palliative Medicine and Interventional Cancer Pain Management, Beatson West of Scotland Cancer Centre, Glasgow, UK

Stephanie Hicks, Consultant in Palliative Medicine, Guy's and St Thomas' NHS Foundation Trust, London, UK

Rosanna Hill, Palliative Medicine Registrar, Leeds Teaching Hospitals NHS Trust, Leeds, UK

Daniel Hughes, Consultant Psychiatrist Camden and Islington NHS Foundation Trust, UK

Lucy Ison, Consultant in Palliative Medicine, Imperial College Healthcare NHS Trust, London, UK

Catriona Jackson, Palliative Medicine Registrar, Leeds Teaching Hospitals NHS Trust, Leeds, UK

Kitty Jackson, NIHR Academic Clinical Fellow in Palliative Medicine, Hull York Medical School/Wolfson, Palliative Care Research Center, UK

Oliver Jackson, Specialty Registrar in Clinical Oncology, Leeds Cancer Centre, St James University Hospital, Leeds, UK

Gemma Lewis-Williams, Consultant in Palliative Medicine Betsicadwaladr University Health Board, Wales

Stephanie Lister-Flynn, Palliative Medicine Registrar, Guys and St. Thomas' NHS Foundation Trust, London, UK

Sarah Longwell, Specialist Registrar in Palliative Medicine, Leeds Teaching Hospitals NHS Trust, Leeds, UK

Natasha Lovell, Consultant in Palliative Medicine, North Bristol NHS Foundation Trust, Bristol, UK

Sarah Maan, Palliative Medicine Registrar, Barts Health, London, UK

Jaspal Kaur Mann, Specialist Registrar in Palliative Medicine, St Christopher's Hospice, London, UK

Athul Manuel, Department of Pain and Palliative Care, General Hospital Ernakulam, Kerala, India

Robert McConnell, Specialty Trainee in Palliative Medicine, Health Education England, UK

Holly McGuigan, Consultant in Palliative Medicine, Ardgowan Hospice, Inverclyde, Scotland

Toni Mortimer, Specialist Registrar in Palliative Medicine, Marie Curie Hospice, Hampstead, London, UK

Matt Mulvey, Research Associate, University of Leeds, Leeds, UK

Rose O'Duffy, Palliative Medicine Trainee, South Yorkshire, UK

Georgina Osborne, Consultant in Palliative Medicine, Barts Health NHS Trust, UK

Tammy Oxley, Specialist Registrar in Palliative Medicine, St Gemma's Hospice, Leeds, UK

Rebecca Payne, Specialty Doctor in Palliative Medicine, Royal Trinity Hospice, London, UK

Constantina Pitsillides, Consultant in Palliative Medicine, Sheffield Teaching Hospitals, Sheffield, UK

Maggie Presswood, Palliative Care Consultant, North Bristol NHS Trust, Bristol, UK

Shaun Peter Qureshi, Lecturer in Medical Education, Centre for Medical Education, University of Dundee, Dundee, UK

Emily Rea, Consultant in Palliative Medicine, Aneurin Bevan University Health Board, Wales

Jamie Richardson, Consultant Psychiatrist for People with Learning Disabilities, Leeds and York Partnership NHS Foundation Trust, Leeds, UK

Marie-Claire Rooney, Palliative Medicine Specialty Registrar, Royal Marsden Hospital, London, UK

Grace Rowley, Consultant in Palliative Medicine, North Cumbria Integrated Care Trust, UK

Joseph Sawyer, Consultant in palliative care, St Elizabeth Hospice, Ipswich, London, UK

Anna Schuberth, Consultant in Palliative Medicine, Mid Yorkshire Hospitals NHS Trust and Wakefield Hospice, Wakefield, UK

Lauri Simkiss, Consultant in Palliative Medicine, North Tees and Hartlepool NHS Foundation Trust, UK

Rebecca Tiberini, Palliative Care Physiotherapist, Clinical Educator and Consultant, UK/Switzerland

Kirsty Tolmie, Specialist Trainee in Palliative Medicine, NHS Greater Glasgow and Clyde, Glasgow, UK

Mark Warren, Operational Lead and Clinical Nurse Specialist, Specialist Supportive Care Team, The Christie NHS Foundation Trust, Manchester, UK

Sarah Webster, Palliative Care Trainee, Bristol, UK

Geoffrey Wells, Senior Lecturer in Medical Education, Brighton and Sussex Medical School and Honorary Consultant in Palliative Medicine, East Sussex Healthcare NHS Trust, UK

点评专家

Sabrina Bajwah, Clinical Senior Lecturer, King's College London, London, UK

Richard Berman, Consultant in Supportive Care and Palliative Medicine, The Christie NHS Foundation Trust, Manchester, UK

Maggie Bisset, (Retired) Nurse Consultant in Palliative Care, Central and North West London NHS Foundation Trust, London, UK

Jason Boland, Senior Clinical Lecturer and Honorary Consultant in Palliative Medicine Wolfson Palliative Care Research Centre, Hull York Medical School, University of Hull, UK

Ben Bowers, Wellcome Post-Doctoral Fellow and Honorary Nurse Consultant in Palliative Care, University of Cambridge, UK

Rachel Burman, Consultant in Palliative Care, King's College Hospital NHS Foundation Trust, London, UK

Leona Butterly, Clinical Nurse Specialist in Palliative Care, Portiuncula University Hospital, Ballinasloe, Galway, Ireland

Michael Connolly, Joint Associate Professor of Clinical Nursing, University College Dublin and Our Lady's Hospice and Care Services, Ireland

Sunitha Daniel, Consultant in Palliative Medicine, York and Scarborough Teaching Hospitals NHS Foundation Trust, York, UK

Karen Harrison Dening, Head of Research and Publications, Dementia UK, London, UK

Jo Elverson, Consultant in Palliative Medicine, Newcastle Upon Tyne Hospitals NHS Foundation Trust and St Oswald's Hospice, Newcastle, UK

Christopher Farnham, Consultant in Palliative Medicine William Harvey Hospital Ashford Kent, UK

Andrew Goodhead, St Christophers Hospice, London, UK

Anna Gorringe, Palliative Medicine Consultant, Whittington Health, London, UK

Adam Hurlow, Leeds Teaching Hospitals NHS Trust, Leeds, UK

Emma Husbands, Consultant Palliative Medicine, Gloucestershire Hospitals NHS Foundation Trust, Gloucester, UK

Khalida Ismail, Institute of Psychiatry, Psychology, and Neuroscience, King's College London, London, UK

Iain Jones, Consultant in Anaesthesia and Pain Management Royal Victoria Infirmary Newcastle upon Tyne, UK

Jonathan Koffman, Professor of Palliative Care Wolfson Palliative Care Research Centre. Hull York Medcial School, UK

Joanna Laddie, Consultant in Paediatric Palliative Medicine, Evelina London Children's Hospital, London, UK

Barry Laird, Edinburgh Palliative and Supportive Care Group, Institute of Genetics and Cancer, Edinburgh Cancer Research, Edinburgh, UK

Philip Lodge, Consultant in Palliative Medicine, Royal Free Hospital and Marie Curie Hospice, Hampstead, London, UK

Alastair Lumb, Oxford University Hospitals NHS Foundation Trust, Oxford, UK

Samantha Lund, Medical Director, Royal Trinity Hospice, London, UK

Catherine Malia, Nurse Consultant St Gemma's Hospice Leeds, UK

Jonathan Martin, Consultant in Palliative Medicine, National Hospital for Neurology & Neurosurgery, University College London Hospitals NHS Foundation Trust, Central and North West London NHS Foundation Trust, London, UK

Emma Murphy, Associate Professor in Nephrology Nursing, University Hospitals Coventry and Warwickshire NHS Trust, Centre for Care Excellence, Coventry UK, Coventry University, Coventry, UK

Alison Mitchell, Consultant in Palliative Medicine Beatson West of Scotland Cancer Centre, NHS Greater Glasgow and Clyde, UK

Craig Montgomery, Consultant in Anaesthesia and Pain Medicine, The Leeds Teaching Hospitals NHS Trust, Leeds, UK

Jane Neerkin, Consultant in Symptom Control and Palliative Medicine, University College Hospital London, UK

Caroline Nicholson, Professor of Palliative care and Ageing, University of Surrey, Guildford, UK

Valerie Potter, Consultant in Palliative Medicine, St Bartholomew's Hospital, Bart's Health NHS Trust, London, UK

Melinda Presland, Consultant Pharmacist, Palliative and End of Life Care, Oxford University Hospitals NHS Trust, Oxford, UK

Annabel Price, Department of Public Health and Primary Care, University of Cambridge, Cambridge, UK

Rasha Al-Qurainy, Clinical Lead and Consultant in Palliative Medicine, University College London Hospital, London, UK

Libby Sallnow, Honorary Senior Clinical Lecturer, Marie Curie Palliative Care Research Group, University College London, London, UK

Lucy Selman, Associate Professor in Palliative and End of Life Care, University of Bristol, Bristol, UK

Caroline Shulman, University College London, London, UK

Richard Skipworth, Consultant Surgeon and Honorary Reader, Royal Infirmary of Edinburgh and University of Edinburgh, UK

Paddy Stone, Head of Marie Curie Palliative Care Research Department, University College London, London, UK

Anna Sutherland, Consultant in Palliative Medicine, Strathcarron Hospice, Denny and Forth Valley Royal Hospital, Larbert; and Honorary Senior Lecturer, Glasgow University, Glasgow, UK

Mark Taubert, Consultant and Clinical Director in Palliative Medicine, Professor in Palliative Medicine, Velindre University NHS Trust, Cardiff University School of Medicine, Cardiff, Wales

Mark Teo, Consultant Clinical Oncologist, Leeds Cancer Centre, St James University Hospital, Leeds, UK

Bee Wee, Consultant in Palliative Medicine, Oxford University Hospitals NHS Foundation Trust and Harris Manchester College, Oxford University, Oxford, UK

Lou Wiblin, Neurology Consultant with Special Interest in Movement Disorder and Palliative Care, James Cook Hospital, Middlesbrough, UK

Felicity Wood, Consultant Liaison Psychiatrist, Leeds and York Partnership NHS Foundation Trust, Leeds, UK

Lucy Wyld, Consultant in Palliative Medicine, Bradford Teaching Hospitals NHS Trust, Bradford, UK

Sarah Yardley, Associate Professor in Palliative Medicine Marie Curie Palliative Care Research Department, University College London, London, UK

中文版前言

死亡，是每个生命都不能回避的终点事件，而如何走向终点，却并非每个人都能够自主选择的。当生命进入倒计时，是选择被包围在各种医疗仪器设备和药物中与死神抗争，还是选择在温暖的陪伴和关怀中与亲人告别？安宁疗护是一门专注于在患者生命末期为其提供高质量医疗护理服务与心理支持的专业。

在我国，随着人口老龄化趋势的加剧和癌症发病率的上升，以及人民群众对健康需求的提升，人们对安宁疗护的需求也日益增长。然而，我国在安宁疗护领域的发展相对滞后，缺乏足够的专业人才和经验积累。《安宁疗护：疑难病例专家解析》一书，汇集了国际上安宁疗护领域的先进经验和案例，不仅为我们提供了宝贵的理论知识，更展示了实际临床操作中的智慧和挑战。本书的翻译引进，将会为我国安宁疗护领域注入新的活力和灵感。本书通过详细的病例分析和专家点评，深入探讨了疼痛管理、晚期疾病症状管理、心理社会支持、伦理困境、法律思考等多个方面，为我们提供了全面而深入的视角。

此外，本书还强调了多学科团队协作在安宁疗护中的重要性。安宁疗护不仅仅是医疗问题，更是一个涉及心理、社会、文化等多方面的复杂问题。只有通过多学科的合作与交流，才能为患者提供更加全面、个性化的服务。我们翻译团队由多位具有丰富临床、药学、心理及人文关怀经验的专业人员组成，在翻译过程中，我们力求忠实于原著，同时兼顾中文表达的流畅性和可读性。希望通过这本书让更多的读者了解安宁疗护的理念和实践，让更多的终末期患者能够享有尊严、舒适和安宁的临终关怀。

综上，《安宁疗护：疑难病例专家解析》一书的翻译出版，对于提升我国安宁疗护的专业水平、推动相关政策的制订和完善，以及加强国际交流与合作都具有重要的意义。我相信，这本书将成为我国安宁疗护领域的一本宝贵参考书，为更多从业者提供有益的借鉴和启示。

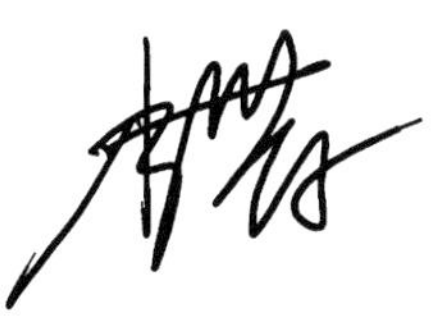

前　言

《安宁疗护：疑难病例专家解析》是一本以病例为基础的安宁疗护管理指南，旨在帮助安宁疗护医生、医生助理、护理专家、专职医疗人员和高级从业者拓展知识，以应对复杂情况。每个病例都附有“专家点评”“学习要点”“临床提示”“循证基础”和“未来进展”等，突出关键信息，便于掌握相关内容。其中，“专家点评”提供了当今该专业领域前沿研究者如何面对和处理这些复杂病例的独特见解。

本书中所选的病例涵盖了日常临床实践中遇到的各种具有挑战性的场景。书中包括了考虑复杂疼痛和症状管理的病例；不同护理环境之间的转移；预立医疗照护计划；不确定性和预后判断；升级决策；特定病症的姑息治疗（包括严重的身体和精神疾病）；心理社会护理；临终关怀和丧亲之痛；支持性肿瘤学；加速死亡的愿望和爱心社区。这些病例采用了多专业方法，考虑整体姑息治疗方法、循证基础，以及国家和国际指南的应用。书中汇集了最新的循证基础、管理策略、指南和争议，为医生、医生助理和高级从业者提供了关于专家如何处理现实临床场景的独到见解。

本书适合从事姑息治疗的医生助理、进行高级研究的护士，以及专职医疗人员的阅读。

目 录

第 1 部分

疼痛管理

病例 1
癌症相关骨痛

Anna Schuberth
点评专家：Matt Mulvey

病例介绍

Michael，一名69岁的退休会计师，他因左侧大腿新发疼痛而前往全科医生处就诊。疼痛的性质为"隐痛"，负重时加剧。对乙酰氨基酚和布洛芬不能很好地控制疼痛。患者既往没有外伤史。

18个月前，患者被诊断为前列腺腺癌，Gleason评分7分，临床分期为T3b。患者接受了根治性前列腺切除术，随后，其前列腺特异性抗原（PSA）升高，他开始服用比卡鲁胺，之后又接受了亮丙瑞林治疗。

专家点评

骨转移在癌症晚期患者中很常见。流行病学数据表明，大约70%的乳腺癌和前列腺癌患者有骨转移，30%~40%的肺癌和其他实体瘤患者有骨转移。骨转移较少与胃肠道癌症相关[2]。据报道，92%的骨转移患者有癌症相关骨痛[3]。影响骨完整性的并发症被称为骨相关事件（SRE），包括骨骼放射治疗（简称"放疗"）（以控制疼痛或预防骨折）、病理性骨折、骨骼手术和脊髓压迫，这些事件均可能产生疼痛。

临床提示 癌症相关骨痛的临床特点

"烦扰、折磨、痛苦和不得安宁[1]"通常用来描述癌症相关骨痛。骨转移处通常都会感到疼痛，最常见的是椎体、骨盆、长骨和肋骨。癌症相关骨痛患者可能会经历基础疼痛、自发疼痛和运动诱发疼痛。

检查发现患者左侧股骨处肿胀且触诊时有局灶性压痛，但臀部和膝关节活动自如。下肢神经和血管检查正常，生命体征也正常。

学习要点

影像学检查方法

表1.1概述了用于癌症相关骨痛的影像学检查方法的优缺点。

学习要点 癌症相关骨痛的发病机制

癌症相关骨痛的机制是复杂的，涉及炎症和神经病理性机制。

学习要点 临床评估

根据欧洲癌性疼痛管理的相关标准[4]，构建了一套行之有效的疼痛评估流程。疼痛筛查可以通过询问患者是否"经历过干扰日常活动的疼痛"或使用数字评分量表（NRS）和视觉模拟量表（VAS）来进行。

详细的疼痛评估应确定疼痛的强度、病因、时间特征和潜在的疼痛机制。癌症相关骨痛的特征可能会随着时间的推移而发生变化，因此需要定期评估。

表1.1 用于检查和诊断癌症相关骨痛的影像学检查方法

影像学检查方法	优点	缺点
普通X线片	应用广泛 成本相对较低	敏感性相对较低 病灶30%~50%的骨矿物质丢失可在X线片上发现
CT	敏感性高 可评估软组织 可用于指导经皮穿刺活检以明确诊断	骨转移必须累及皮质骨才能检测 成本相对较高
MRI	可全面评估骨髓和软组织 敏感性高	使用受限 成本相对较高 部分患者会在MRI检查时发生幽闭恐惧症
放射性核素骨显像（使用99m-亚甲基二磷酸锝）	应用广泛 全骨骼成像 有助于确定骨转移程度	硬化性骨转移可能表现不明显 特异性相对较低
正电子发射断层扫描（PET）	敏感性高 全身显像	使用受限 成本相对较高 对硬化性骨转移病灶的敏感性较低

X线片显示患者左侧股骨有溶骨性病变（图1.1）。基于该检查结果，临床医生告知患者病变极有可能是其前列腺癌的转移性病灶。

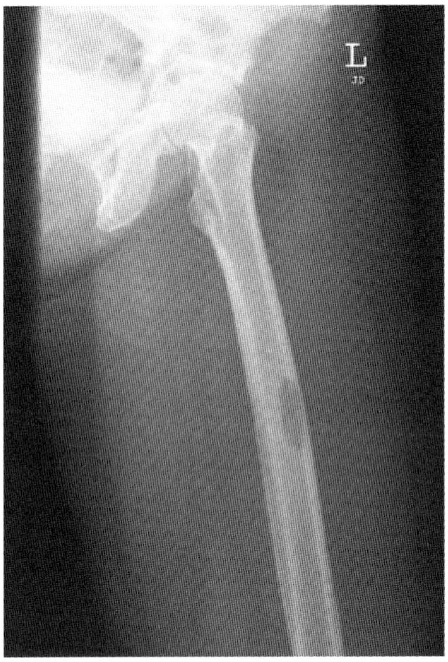

图 1.1　X 线片显示左侧股骨骨转移。[Reproduced with permission from Sutcliffe, Robert P. et al., "Biliary diseases", Liver and Pancreatobiliary Surgery: with Liver Transplantation, Oxford Specialist Handbooks (Oxford, 2009; online edn, Oxford Academic, 1 Oct. 2011), https://doi.org/10.1093/med/9780199205387.003.10, accessed 8 Apr. 2023.]

专家点评

在疑似神经病理性疼痛的病例中，癌症病变的影像学检查可为肿瘤肿块在疼痛部位引起神经压迫或破坏提供有用的证据。结合疼痛的分布及是否存在感觉异常，可在床旁快速诊断神经病理性疼痛的可能性。应用国际疼痛研究协会(IASP)和神经病理性疼痛特别兴趣小组(NeupSIG)的神经病理性疼痛分级工具，可以快速、有效地归入或排除神经病理性疼痛[5]。

一项疼痛评估显示，疼痛主要源自伤害感受性和炎症性机制。因此，该例患者开始服用硫酸吗啡缓释片 10mg，每天 2 次。

学习要点　非药物干预

非药物干预可以缓解疼痛，且副作用相对较少。使用热疗、冷疗和放松疗法可能对部分癌症相关骨痛的患者有帮助。

一项可行性研究表明，经皮神经电刺激(TENS)可能有助于缓解运动诱发的癌症相关骨痛[6]。最近的一项系统综述和荟萃分析发现，有中等确定性证据表明，相较于安慰剂，TENS 能降低成人疼痛患者(不论具体诊断如何)在接受刺激期间或刺激结束后即刻的疼痛强度[7]。

针刺疗法可通过调节对疼痛的情绪反应使得疼痛更易于控制。有研究显示了一些针刺疗法的益处，然而，总体上还没有足够的证据来确定针刺疗法是否是癌症相关骨痛的有效治疗方法[8]。

物理疗法和职业疗法在提供管理功能障碍的策略和促进、维持或恢复身体功能等方面具有重要作用。在癌症相关骨痛患者的生活中，提供辅助工具并加以调整也可改善患者的生活质量。

学习要点 药物干预

世界卫生组织（WHO）癌性疼痛治疗阶梯方案用于指导癌性疼痛管理。WHO的最新指南建议，在开始镇痛时，可根据疼痛的评估情况及严重程度，单独或联合使用非甾体抗炎药（NSAID）、对乙酰氨基酚和阿片类药物。如果疼痛属于中度或重度，则不应单独使用对乙酰氨基酚和非甾体抗炎药[9]。

鉴于炎症在癌症相关骨痛中所起的作用，一直以来存在一种假设，即非甾体抗炎药应该是有益的。一些证据表明，非甾体抗炎药可能有助于控制癌性疼痛，并在1~2周内产生疗效[10]。在安宁疗护中，塞来昔布是首选的口服非甾体抗炎药。帕瑞昔布、双氯芬酸和酮咯酸可用于皮下注射，但酮咯酸的胃肠道风险更大。非甾体抗炎药可能具有胃肠道、肾脏和心血管等方面的毒性，因此，使用时需要考虑其潜在的风险和益处。

强效阿片类药物通常可为中度至重度癌症相关疼痛患者提供有效镇痛，而且通常是治疗癌症相关骨痛的主要药物。英国国家卫生与临床优化研究所（NICE）建议，如果晚期和进展性疾病患者需要强效阿片类药物，可将口服缓释吗啡作为一线治疗药物[11]。运动诱发疼痛可能比持续性疼痛更难控制。通常首先使用即释吗啡，如果效果欠佳，对于正在使用基础性阿片类药物的患者而言，经黏膜（速效）芬太尼可作为治疗运动诱发疼痛的一种选择。速效芬太尼可通过舌下、鼻腔、颊部或口服途径给药。

抗抑郁药和抗惊厥药可以作为强效阿片类药物的辅助药物，并可能有助于控制神经性疼痛。方法学上，强有力的随机对照试验证据并未显示加巴喷丁或普瑞巴林对癌症相关骨痛有任何益处。不过，有较少证据表明普瑞巴林和加巴喷丁可降低疼痛评分[12]。临床上同时使用阿片类药物和加巴喷丁药物时，需要权衡不良反应风险的增加和研究证据的不确定性。

尽管皮质类固醇在临床上被广泛使用，但其用于治疗癌症相关骨痛的证据还不充分，并且尚缺乏随机对照试验（RCT）级别的证据。

临床提示 Mirels评分与手术

Mirels提出了一个评分系统，用于判定长骨发生转移性病变时出现病理性骨折的风险[13]。

转移瘤的部位、大小、性质及是否存在疼痛是评分标准。

评分≥8分提示需要进行预防性手术内固定治疗。

患者拒绝了预防性手术内固定治疗，并在接受股骨放疗后疼痛缓解。他接受了重新分期扫描，结果显示病情有所进展。医生为他提供了进一步的肿瘤治疗，但患者选择在家接受最佳支持治疗，3个月后去世。

学习要点　手术干预

对于身体功能状态良好且存在高风险病变的患者，可以考虑通过手术内固定进行预防性稳定治疗。然而，由于病变位置的影响，这并非总是可行的，如当转移灶累及骨盆、肩胛骨或肋骨时。高风险椎体病变可采用椎体成形术或椎体后凸成形术等创伤较小的治疗方法。研究发现，这两种方法都能显著、快速地改善疼痛强度，并减少功能障碍[14]。

病理性骨折可通过手术治疗。手术内固定是治疗病理性长骨骨折的首选方法，可改善疼痛症状并恢复肢体功能。如果无法进行手术或不适合进行手术，放疗可用于止痛、减少肿瘤体积和恢复骨骼完整性。

学习要点　放疗

如果药物难以控制骨转移引起的疼痛，则应考虑体外放疗。一项随机对照试验的荟萃分析发现，约 60%的患者可以缓解疼痛[15]。放疗可能需要 6~8 周才能充分发挥其疗效。

研究发现，单次剂量治疗和多次剂量治疗的总体缓解率和完全缓解率相近。因此，建议大多数仅有单纯症状性骨转移的患者接受单次剂量放疗。接受单次剂量放疗的患者更有可能需要再治疗。通常可以再进行一次单剂量放疗，再治疗的总缓解率为 58%~68%，完全缓解率为 20%[16]。

部分患者放疗后会出现“疼痛加剧”的情况，即放疗后 1~4 天内，照射部位疼痛加重。目前尚没有可靠的证据支持预防性地塞米松或辅助性地塞米松可以预防“疼痛加剧”。

专家点评

使用双膦酸盐等骨靶向药物可以改善与 SRE 相关的疼痛并发症。这些药物可以改善转移性骨病患者的疼痛预后，但镇痛的起效时间往往会延迟。

临床提示　双膦酸盐类药物的副作用

副作用包括急性全身性炎症反应、肾脏不良反应、低钙血症、眼毒性，以及颌骨和外耳道的骨坏死。应考虑监测肾功能。可能需要补充钙和维生素 D。建议在开始使用双膦酸盐前进行牙科检查和治疗。

NICE 建议，除前列腺癌外的实体瘤骨转移患者均使用地舒单抗预防 SRE。

学习要点　双膦酸盐类药物

双膦酸盐类药物(如唑仑膦酸、帕米膦酸和伊班膦酸)可用于治疗对其他治疗方法无效的癌症相关骨痛，并可预防 SRE。双膦酸盐通常用于镇痛剂和(或)放疗无法提供足够的镇痛效果的癌症相关骨痛患者。由于镇痛起效时间较长，如果患者预后超过 2 周，则应考虑使用双膦酸盐类药物。

一项系统综述发现，双膦酸盐可能会延缓疼痛的发生，而不是直接起到镇痛效果[17]。然而，一项试验发现，单次输注伊班膦酸钠与单剂量放疗的疗效相当[18]。一项 Cochrane 综述发现了支持使用双膦酸盐类药物缓解骨痛的证据，4 周时需要治疗的人数为 11 人，12 周时需要治疗的人数降为 7 人[19]。

循证基础　放疗或伊班膦酸钠(RIB)试验

RIB 试验是一项 3 期、多中心、随机非盲法双臂试验[18]。主要终点是 4 周后的疼痛缓解情况，采用疼痛自评评分和镇痛剂使用情况进行报告。在前列腺癌转移性骨痛患者中，对单次输注伊班膦酸钠静脉(6mg)与单剂量放疗(8Gy)进行了比较。

专家点评

地舒单抗可防止疼痛恶化，推迟使用强效阿片类药物治疗的需要。在基线无疼痛或疼痛轻微的患者中，与唑仑膦酸相比，地舒单抗可降低疼痛严重程度增加的风险，并延缓疼痛恶化及减少疼痛干预时间，这表明在患者出现骨痛之前使用地舒单抗可改善预后。

根据 WHO 标准，治疗 4 周时两组患者的最差疼痛缓解情况（伊班膦酸钠组为 49.5%，放疗组为 53.1%，差异为 3.7%，置信区间为 −12.4%至 5.0%，*P*=0.49）和 12 周时两组患者的最差疼痛缓解情况（伊班膦酸钠组为 56.1%，放疗组为 49.4%，差异为 6.7%，置信区间为−2.6%至 16%，*P*=0.24）无明显不同。放疗在前 4 周略有效。两组 4 周和 12 周时的生活质量相似。

讨论

本病例说明了患者出现癌症相关骨痛时的表现情况，以及现有的评估和治疗方案。由于复杂的病理生理机制、疼痛的组成部分（包括持续性疼痛、自发疼痛和运动诱发疼痛），以及对身心健康和社会功能的影响，癌症相关骨痛仍是一种难以处理的症状。通常使用标准化分类工具（如《国际疾病分类》第 11 版中的慢性癌性疼痛分类）、评估和管理指南来提供个性化治疗方案，以帮助优化患者的疼痛治疗效果。

对于癌症相关骨痛患者，治疗的重点是功能保护和控制疼痛，以优化生活质量。临床上采用多模式方法对患者进行管理，其中包括药物疗法，即阿片类药物和非甾体抗炎药。放疗在癌症相关骨痛的治疗中发挥着重要作用，但需要考虑患者的预后时间是否足够长以便使其充分获益。如果这些措施不足以控制患者的癌症相关骨痛，还可以采用其他治疗方案。

学习要点　放射性同位素

放射性同位素可有效缓解多发性成骨性骨转移患者的疼痛。镭-223 可有效改善去势抵抗性前列腺癌患者的骨痛并降低 SRE。使用锶、钐或铼的放射性同位素治疗在中短期（1~6 个月）对疼痛控制有一定的积极作用，但它们与骨髓毒性有关。

未来进展

需要进行精心设计的实用性试验，以评估现有治疗方法的利弊，从而建立可靠的循证基础。

目前正在研发利用生物标志物来识别 SRE 和骨病变进展高风险的患者，以及更有可能从治疗中获益的患者。例如，生物标志物骨髓瘤相关因子（MAF）在约 20%的骨转移瘤中扩增，已被用于确定可能从唑仑膦酸治疗中获益的患者。MAF 状态正常的患者往往会从唑仑膦酸治疗中获益，而 MAF 扩增的患者则更有可能受到伤害[20]。

靶向疗法也在研发之中，如靶向放射性核素疗法（如标记前列腺特异性膜抗原的镥-177）。治疗方法的发展可能会根据原发肿瘤部位和疼痛特点等其他因素进行个性化调整。

学习要点　介入镇痛

如果口服镇痛药、放疗或双膦酸盐类药物对癌症相关骨痛患者无效，应考虑转诊至疼痛团队并进行介入治疗。

专家总结

癌症相关骨痛仍然是癌性疼痛最常见的形式。深入了解癌症相关骨痛的潜在病因和病理生理机制，将有助于改善现有治疗方案的使用和应用情况，并推动新型治疗靶点的进一步发展。

阿片类药物仍然是癌症相关骨痛患者镇痛治疗的主要选择。临床试验数据支持使用标准化工具对癌症相关骨痛患者进行定期疼痛评估，通过提供量身定制的治疗计划来减轻癌性疼痛的负担，从而优化患者的治疗效果。

（杜宇 译 李岩 校）

参考文献

1. Laird BJA, Walley J, Murray GD, et al. Characterization of cancer-induced bone pain: an exploratory study. *Support Care Cancer* 2011; 19(9): 1393–1401.
2. Coleman RE. Clinical features of metastatic bone disease and risk of skeletal morbidity. *Clin Cancer Res* 2006; 12: 6243s–6249s.
3. Vieira C, Fragoso M, Pereira D, et al. Pain prevalence and treatment in patients with metastatic bone disease. *Oncol Lett* 2019; 17: 3362–3370.
4. Bennett MI, Eisenberg E, Ahmedzai SH, et al. Standards for the management of cancer-related pain across Europe: a position paper from the EFIC Task Force on Cancer Pain. *Eur J Pain* 2019; 23: 660–668.
5. Mulvey MR, Rolke R, Klepstad P, et al. Confirming neuropathic pain in cancer patients: applying the NeuPSIG grading system in clinical practice and clinical research. *Pain* 2014; 155: 859–863.
6. Bennett MI, Johnson MI, Brown SR, et al. Feasibility study of transcutaneous electrical stimulation (TENS) for cancer bone pain. *J Pain* 2009; 11(4): 251–359.
7. Johnson MI, Paley CA, Jones G, et al. Efficacy and safety of transcutaneous electrical nerve stimulation (TENS) for acute and chronic pain in adults: a systematic review and meta-analysis of 381 studies (the meta-TENS study). *BMJ Open* 2022; 12. Available at: https://bmjopen.bmj.com/content/bmjopen/12/2/e051073.full.pdf
8. Paley CA, Johnson MI, Tashani OA et al. Acupuncture for Cancer Pain in Adults. 2015. *Cochrane Database Syst Rev*. Available at: https://www.cochranelibrary.com/cdsr/doi/10.1002/14651858.CD007753.pub3/full
9. World Health Organization. WHO Guidelines for the Pharmacological and Radiotherapeutic Management of Cancer Pain in Adults and Adolescents. 2018. Available at: https://www.who.int/publications/i/item/9789241550390
10. Derry S, Wiffen PJ, Moore RA, et al. Oral non-steroidal anti-inflammatory drugs (NSAIDs) for cancer pain in adults. *Cochrane Database Syst Rev* 2017. Available at: https://www.cochranelibrary.com/cdsr/doi/10.1002/14651858.CD012638.pub2/full
11. National Institute for Health and Care Excellence. Palliative care for adults: strong opioids for pain relief. 2016. Available at: https://www.nice.org.uk/guidance/cg140/chapter/1-Recommendations
12. Miller S. Effectiveness of gabapentin and pregabalin for cancer-induced bone pain: a systematic review. *BMJ Support Palliat Care* 2017; 7(A46–A47).
13. Mirels H. Metastatic disease in long bones: a proposed scoring system for diagnosing impending pathologic fractures. *Clin Orthop Relat Res*1989; 249: 256–264.
14. Pron G, Holubowich C, Kaulback K. Vertebral augumentation involving vertebroplasty or kyphoplasty for cancer-related vertebral compression fractures: a systematic review. *Ont Health Technol Assess Ser* 2016; 16(11): 1–202.
15. Chow E, Zeng L, Salvo N, et al. Update on the systematic review of palliative radiotherapy trials for bone metastases. *Clin Oncol* 2012; 24(2): 112–124.

16. Wong E, Hoskin P, Bedard G et al. Re-irradiation for painful bone metastases—a systematic review. *Radiother Oncol* 2013; 110(1): 61-70.
17. Porta-Sales J, Garzon-Rodriguez C, Llorens-Torrome S, et al. Evidence on the analgesic role of bisphosphonates and denosumab in the treatment of pain due to bone metastases: a systematic review within the European Association for Palliative Care Guidelines Project. *Palliative Med* 2017; 31(1): 5-25.
18. Hoskin P, Sundar S, Reczko K, et al. A multicenter randomized trial of ibandronate compared with single-dose radiotherapy for localized metastatic bone pain in prostate cancer. *J Natl Cancer Inst* 2015; 107(10): djv197.
19. Wong RKS, Wiffen PJ. Bisphosphonates for the Relief if Pain Secondary to Bone Metastases. *Cochrane Database Syst Rev* 2002. Available at: https://www.cochranelibrary.com/cdsr/doi/10.1002/14651858.CD002068/full
20. Coleman R, Hadji P, Body J-J, Aapro M, Jordan K. Bone health in cancer: ESMO clinical practice guidelines. *Ann Oncol* 2020; 31(12): 1650-1663.

病例 2
癌症相关神经病理性疼痛

Rebecca Gemmell

点评专家：Craig Montgomery

病例介绍

Ezra，一名 55 岁男性，因患有局部晚期间皮瘤被转诊至社区安宁疗护团队。尽管他接受了化疗和放疗，但病情仍在恶化。患者的卡氏功能状态评分量表（KPS）为 80 分，他仍坚持工作。病变部位（左下叶胸膜，直接侵犯邻近胸壁）及其周围持续性疼痛令他感到困扰。这种持续性疼痛被他描述为烧灼样，疼痛感来自左侧胸部，并向胸部周围放射。体格检查发现患者疼痛部位有麻木、痛觉超敏的异常表现，且疼痛部位皮肤有色素沉着。患者的睡眠经常被疼痛打断，此外没有其他症状。

学习要点

国际疼痛研究协会（IASP）将神经病理性疼痛定义为“由躯体感觉神经系统的病变或疾病引起的疼痛”[1]。

神经病理性疼痛的病因很多，可能来自周围神经系统和（或）中枢神经系统。神经病理性疼痛综合征包括周围神经病、神经根病或神经丛病，也包括中枢神经异常，如软脑膜疾病引起的神经痛。常见的病因包括肿瘤浸润、化疗引起的神经病变、带状疱疹后神经痛、糖尿病神经病变和外伤。

化疗引起的周围神经病变（CIPN）在癌症幸存者中多见。CIPN 通常具有剂量依赖性，且典型表现呈手套样和袜套样分布。患者可能会注意到对热或冷温度的敏感性增加。铂类药物、紫杉烷类药物和沙利度胺等化疗药物最有可能引起 CIPN[2]。有糖尿病或已有神经病变的患者很可能发生 CIPN。

疼痛通常被描述为烧灼样、刺痛样、电击样或闪痛样。

神经病理性疼痛兼具阴性（如感觉缺失、麻木）和阳性（如刺痛、异物感、痛觉过敏）两种特征。神经病理性疼痛可能与伤害感受性疼痛同时出现，例如，脊柱转移性疾病可同时引起骨痛和神经根痛。

临床提示

Leeds 神经病理性症状和体征评估（LANSS）疼痛量表用于辅助诊断神经病理性疼痛[3]。相关数据来源于问卷调查和体格检查。如果得分≥12分（总分为24分），则表明疼痛很可能为神经病理性的。

刺痛或刺痒等描述可能提示疼痛存在神经病理性病因。观察疼痛部位的皮肤色素沉着情况并在体格检查中确定是否存在痛觉超敏也可能提示神经病理性疼痛病因。确定阳性和阴性症状的分布（如皮节分布或手套样和袜套样分布）及其他神经系统体征（如单侧肌力减退、肌张力改变或反射亢进）都有助于诊断。

患者被转诊至安宁疗护团队时，正在按需服用低剂量的口服即释（IR）吗啡溶液来缓解疼痛。此前，他一直在按需服用5mg的即释吗啡，每天最多服用4次，这种方法有一定效果，每次用药后可提供3~4小时的镇痛作用。安宁疗护团队开始给予缓释（MR）吗啡10mg，每天2次，以提供持续性镇痛作用，疼痛情况有所改善。患者继续工作并倾向于尽量减少阿片类药物的使用量，以减少阿片类药物对认知功能产生的副作用。

循证基础

2013年，Cochrane 综述了阿片类药物在神经病理性疼痛中的应用[4]，考察了31项评估阿片类药物对任何病因引起的神经病理性疼痛疗效的研究。Cochrane 报道，由于研究规模较小或研究持续时间较短，大多数研究可能会高估了阿片类药物的疗效。关于短期使用阿片类药物的证据不明确，而在中期使用时，阿片类药物的镇痛效果优于安慰剂。

由于阿片类药物的副作用、成瘾和滥用的可能性，其在神经病理性疼痛中的使用应仅限于专科医生。

临床提示

神经病理性疼痛量表[5]可用于判断神经病理性疼痛的疼痛强度。该量表可用于评估治疗反应或疼痛强度随时间的变化。

患者热衷于探索局部疗法和非药物疗法，以尽量减轻口服药物的负担。他在患处色素沉着的皮肤上贴了利多卡因贴片。使用1周后，该贴片对疼痛没有任何明显效果，于是停止使用。经皮神经电刺激疗法（TENS）效果有限，而且患者认为这种疗法很麻烦。0.075% 的辣椒素软膏在涂抹时会产生强烈的灼烧感，且对疼痛的缓解作用微乎其微。

临床提示

在治疗神经病理性疼痛时，局部干预可能比药物治疗更容易被患者接受，尽管癌症引起的神经病理性疼痛可能不在局部干预治疗的建议范围内。带状疱疹后神经痛和周围多发性神经病已允许使用辣椒素软膏治疗。利多卡因膏已获批用于治疗带状疱疹后神经痛[6]。可使用 TENS、针灸等非药物干预疗法，但使用这些方法的证据基础并不牢固[7,8]。局部治疗和非药物治疗均存在副作用，而且耐受性可能较差。

利多卡因贴片价格昂贵，除使用后疗效显著的患者[9]，一般不推荐使用。

学习要点

神经病理性疼痛的一线辅助药物包括：

- 阿米替林。
- 度洛西汀。
- 普瑞巴林。
- 加巴喷丁[10]。

药物的选择取决于并发症、片剂负担、副作用和成本等因素。

偏好每日用药一次的患者可能更适合度洛西汀或阿米替林。合并抑郁症的患者可能会从抗抑郁药治疗中获益。应考虑肾功能损害、心脏疾病、癫痫发作阈值及未来可能需要口服溶液的情况。

在对阿片类药物进行优化并平衡疗效和不良反应后，安宁疗护团队与患者讨论了辅助药物。他没有严重的并发症，并且希望尽可能少吃药；但疼痛严重影响了睡眠。综合考虑这些因素，安宁疗护团队最终选择阿米替林作为初始治疗的首选药物，因其常见的副作用——嗜睡对患者有益，可夜间服用。

循证基础

神经病理性疼痛存在多种潜在的发病机制，其多种潜在的药物治疗方法也反映了这一点[12]。三环类抗抑郁药（TCA）（如阿米替林）及血清素和去甲肾上腺素再摄取抑制剂（SNRI）（如度洛西汀）可通过增加抑制性下行通路来减轻痛觉。它们的多作用位点意味着它们可能通过其他机制来减轻神经病理性疼痛，如阻断脊髓中的 N-甲基-D-天冬氨酸（NMDA）受体和调节免疫系统。然而，它们对多种受体的作用也会引起副作用，这主要与其抗胆碱能活性有关。TCA 的抗胆碱能副作用包括尿潴留、口干、便秘和直立性低血压。

TCA 对神经病理性疼痛的作用与其对抑郁症的治疗作用无关，而且用于缓解神经病理性疼痛的有效剂量远低于治疗抑郁症所需的剂量。

临床提示

类固醇类药物可以通过减少肿瘤周围的炎症来改善神经性疼痛，例如，可用于疼痛和肌力下降提示脊髓受压的患者[10]。

应避免长期使用类固醇药物；类固醇药物的剂量应减至最低有效剂量，并尽可能缩短使用时间。

阿米替林起始剂量为 10mg 时，患者的疼痛部分缓解。在随后的 4 周将剂量逐渐滴定至 50mg，患者仍有疼痛，并且出现严重的嗜睡。考虑到抗抑郁药的部分镇痛作用，医生开具了度洛西汀，起始剂量为每次 30mg、每日 1 次，2 周后调整至 60mg。然而，患者仍表示整天都有难以忍受的嗜睡情况。

在试用抗抑郁药物疗效不佳后，患者开始服用抗癫痫药物。普瑞巴林起始剂量为 75mg，每日 2 次，并在 2 周内滴定至每天 300mg，患者的疼痛得到了明显改善。该药物与缓释吗啡同时使用，患者可保持良好的生活质量，并且对目前的镇痛水平感到满意。

循证基础

普瑞巴林和加巴喷丁可与电压门控钙通道结合并抑制其活性，以防止引起疼痛的神经递质释放。它们对 NMDA 受体也有拮抗作用，并可能有其他药理作用位点[12,13]。已知普瑞巴林对治疗焦虑症有益处，其对同时患有焦虑症的患者可能尤其有效。

加巴喷丁类药物最充分的循证基础是在带状疱疹后神经痛和糖尿病周围神经病变的治疗中，对其他形式的神经病理性疼痛的证据较少[14]。常见的副作用包括嗜睡和头晕。

循证基础

神经病理性疼痛的一线和二线治疗可以通过治疗所需的人数(NNT)和造成伤害所需的人数(NNH)进行比较。这些值可能是在特定的神经性疼痛综合征(如糖尿病性神经病变)和特定剂量的药物下确定的，因此可能无法反映真实情况。示例如表2.1所示[15]。

表2.1 治疗所需的人数(NNT)和造成伤害所需的人数(NNH)

药物	治疗所需的人数（为使1例患者的疼痛减轻50%而需要接受治疗的患者人数）	造成伤害所需的人数（出现1例因不良反应而退出研究的患者中需要接受治疗的患者人数）
三环类抗抑郁药	3.6	28
血清素和去甲肾上腺素再摄取抑制剂	6.4	11.8
加巴喷丁	6.3	25.6
普瑞巴林	7.7	13.9
吗啡	2.1~5.1(疼痛减轻30%)	17.1

Source: data from Bates, D. et al. (2019). A comprehensive algorithm for management of neuropathic pain. Pain Med. 20 (Suppl 1): S2–12. DOI: 10.1093/pm/pnz075.

专家点评

2019年英国药品和健康产品管理局(MHRA)安全更新通报指出，由于加巴喷丁类药物(加巴喷丁和普瑞巴林)存在滥用及依赖风险，已将其重新归类为英国《1971年药物滥用法》中的C类管制药物。

该通报建议在开具处方前对患者进行药物滥用史评估，观察滥用迹象。最重要的是，在姑息治疗期间，警示患者此类药物与其他可导致中枢神经系统抑制的药物（包括强效阿片类药物）之间存在可能致命的药物相互作用[11]。

临床提示

如果某种单一用药方法耐受性良好，但仅部分有效，则可尝试联合用药[10]。联合用药时，所选用的药物应具备不同的作用机制，如可采用抗抑郁药与抗癫痫药联合的方式。

临床提示

由于加巴喷丁类药物存在滥用的可能性，在开具加巴喷丁类药物处方前，应评估患者既往的药物滥用史。一旦开始用药，应监测患者是否有药物滥用的迹象[9]。

专家点评

尽管接受了最佳的药物治疗，但仍有明显疼痛的患者应考虑接受疼痛介入治疗。介入治疗可能包括使用局部麻醉药或神经毁损剂(如乙醇或苯酚)进行局部神经阻滞，神经调控治疗可以采取周围神经或脊髓刺激器的形式，也可以使用鞘内泵或经皮脊髓切断术。具体的技术选择较为复杂，取决于多种因素，如疼痛的部位和性质、患者的预期寿命、患者的意愿和术者的专业技能。因此，与癌症疼痛管理专家和治疗中心的沟通十分重要。理想情况下，决策应在多学科团队协作且有患者参与的环境下做出。

专家点评

颈段经皮脊髓切断术是一种高度专业化的疼痛介入管理技术，可用于缓解单侧肩部以下（C4 皮节以下）的疼痛。该技术对于处理无法控制的胸膜间皮瘤疼痛尤为有用。手术是在清醒镇静状态下，借助 X 线透视或 CT 引导，于 C1/C2 水平在脊髓丘脑前束制造一个破坏性病灶来实施的。对于预期寿命不足 1 年且存在 C4 以下单侧疼痛的患者，可考虑使用该方法。

学习要点

在姑息治疗专科医生的监督下，可使用美沙酮、氯胺酮、全身利多卡因或抗癫痫药（如奥卡西平、丙戊酸）[10]。

美沙酮是一种作用于 μ-阿片受体的强效阿片受体激动剂，也作为 NMDA 受体的拮抗剂发挥作用，并能抑制突触前血清素和去甲肾上腺素的摄取。由于其有致死性心律失常的风险，且起始用药及剂量滴定存在困难，因此仅限于专科医生使用[10]。有一些证据表明其可作为三线阿片类药物，特别适用于神经病理性疼痛患者对阿片类药物反应不佳的情况[16]。

氯胺酮是一种 NMDA 受体阻断剂，在安宁疗护中被用于治疗对其他疗法无效的疼痛。使用氯胺酮的证据基础有限，只有一项研究发现它与安慰剂疗效相当[17]。氯胺酮对于中枢敏化的患者可能更有效，这类患者的中枢神经系统受体对刺激更敏感。未来的研究可能会进一步探讨氯胺酮在这类患者中的应用。

学习要点

在采取药物和麻醉干预措施的同时，还应考虑多学科团队的参与。在对神经病理性疼痛患者进行整体管理时，应纳入物理治疗、职业治疗、心理治疗师和社会工作者所提供的支持。多学科团队的方法已被证明对患者更有益[18]。

专家总结

安宁疗护中的疼痛管理可能较为复杂，患者往往需要试用多种药物才能达到令人满意的疼痛控制效果。对于那些通过药物治疗和多学科团队（MDT）干预仍无法缓解疼痛的患者，应考虑将其转诊至专科介入治疗。

理想情况下，多学科团队讨论应筛选出合适的患者。为帮助实现这一目标，英国多个医学院共同撰写了《英国成人癌症或终末期疾病疼痛服务提供框架》（Framework for Provision of Pain Services for Adults With Cancer or Life-limiting Disease）。该框架涵盖了从第 1 组（所有医疗保健专业人员）到第 4 组（癌性疼痛专科顾问）的每个医疗保健组所应进行的评估和干预水平。

（杜宇 译 李岩 校）

参考文献

1. International Association for the Study of Pain. Terminology | International Association for the Study of Pain [Internet]. International Association for the Study of Pain (IASP). 2011. Available at: https://www.iasp-pain.org/resources/terminology/
2. Brown TJ, Sedhom R, Gupta A. Chemotherapy-induced peripheral neuropathy. *JAMA Oncol* 2019; 5(5): 750.
3. Bennett M. The LANSS Pain Scale: the Leeds assessment of neuropathic symptoms and signs. *Pain* 2001; 92(1): 147–157.
4. McNicol ED, Midbari A, Eisenberg E. Opioids for neuropathic pain. *Cochrane Database Syst Rev* 2013; 8: CD006146.
5. Galer BS, Jensen MP. Development and preliminary validation of a pain measure specific to neuropathic pain: the neuropathic pain scale. *Neurology* 1997; 48(2): 332–338.
6. NICE. BNF treatment summary—neuropathic pain. *NICE*. Available at: https://bnf.nice.org.uk/treatment-summaries/neuropathic-pain/
7. Ju ZY, Wang K, Cui HS, et al. Acupuncture for neuropathic pain in adults. *Cochrane Database Syst Rev* 2016; 12(12): CD012057.
8. Gibson W, Wand BM, O'Connell NE. Transcutaneous electrical nerve stimulation (TENS) for neuropathic pain in adults. *Cochrane Database Syst Rev* 2017; 9(9): CD011976.
9. NICE. NICE CKS Neuropathic pain—drug treatment [Internet]. *NICE*. 2022. Available at: https://cks.nice.org.uk/topics/neuropathic-pain-drug-treatment/
10. Wilcock A. *Palliative Care Formulary*. 8th ed. London: Pharmaceutical Press; 2022.
11. Medicines and Healthcare products Regulatory Agency. Drug safety update latest advice for medicines users—the monthly newsletter from the Medicines and Healthcare products Regulatory Agency and its independent advisor the Commission on Human. 2019. Available at: https://assets.publishing.service.gov.uk/government/uploads/system/uploads/attachment_data/file/795950/April-2019-PDF-final.pdf
12. Fornasari D. Pharmacotherapy for neuropathic pain: a review. *Pain Ther* 2017; 6(S1): 25–33.
13. Finnerup NB, Attal N, Haroutounian S. Pharmacotherapy for neuropathic pain in adults: a systematic review and meta-analysis. *J Vasc Surg* 2015; 62(4): 1091.
14. Wiffen PJ, Derry S, Bell RF, et al. Gabapentin for chronic neuropathic pain in adults. Cochrane Database Syst Rev. 2017;(6). Available at: https://www.cochrane.org/CD007938/SYMPT_gabapentin-chronic-neuropathic-pain-adults
15. Bates D, Schultheis BC, Hanes MC, et al. A comprehensive algorithm for management of neuropathic pain. *Pain Med* 2019; 20(Supplement_1): S2–12.
16. Ding H, Song Y, Xin W, et al. Methadone switching for refractory cancer pain. *BMC Palliative Care* 2022; 21(1): 191.
17. Fallon MT, Wilcock A, Kelly CA, et al. Oral ketamine vs placebo in patients with cancer-related neuropathic pain. *JAMA Oncol* 2018; 4(6): 870.
18. Shaygan M, Böger A, Kröner-Herwig B. Predicting factors of outcome in multidisciplinary treatment of chronic neuropathic pain. *J Pain Res* 2018; 11: 2433–2443.
19. Faculty of Pain Medicine, Association for Palliative Medicine, Association of Cancer Physicians, The Royal College of Radiologists (Faculty of Clinical Oncology), Independent Chair. Framework for provision of pain services for adults across the UK with cancer or life-limiting disease. 2019. Available at: https://fpm.ac.uk/sites/fpm/files/documents/2019-07/Framework%20for%20pain%20services%20cancer%20and%20life%20limiting%20disease%202019.pdf

病例 3
疼痛介入管理

Lucy Hetherington
点评专家：Alison Mitchell

病例介绍

Marie，一名 63 岁女性，因右侧髋部疼痛 6 个月，由当地安宁疗护团队转诊至癌性疼痛介入服务中心。患者有转移性乳腺癌和右侧髋臼无移位的病理性骨折，曾考虑过手术治疗，但最终不可行。其右侧髋部接受了放疗，这种方法在骨折后的最初 1 个月有效，但疼痛加剧再次进行放疗时却未见效果。她每周接受紫杉醇化疗，预后约为两年。

患者主诉右侧髋部深处和右侧腹股沟处疼痛，静息痛已被镇痛药控制，但运动时仍有剧烈疼痛。她借助拐杖仅能行走几米，但会引发难以忍受的疼痛，上下楼梯尤其困难。目前，患者服用以下药物：羟考酮缓释片 15mg，每日 2 次；普瑞巴林 75mg，每日 2 次；对乙酰氨基酚 1g，每日 4 次；羟考酮即释片 5mg 按需服用，平均每日 4 次。她曾尝试剂量滴定阿片类药物和辅助镇痛剂，但均未能成功控制疼痛，反而导致神志不清、昏昏欲睡。疼痛严重影响了她的生活质量，并且身体功能因此而下降。

> **专家点评** 何时考虑疼痛介入治疗
>
> 当疼痛对常规措施无反应或不适用时，可考虑进行癌性疼痛介入治疗[1,2]。通常，我们会优先考虑手术方案，并在合适的情况下尝试放疗。剂量滴定阿片类药物和辅助镇痛药治疗可能因疗效不佳或出现不可耐受的副作用（如毒性或功能下降）而受限。

讨论

患者被转诊至癌性疼痛介入服务中心，在那里接受了由安宁疗护和麻醉学顾问、专科护士、专科理疗师和临床心理学家组成的多专业评估。评估人员花了一些时间来确定患者的治疗目标，即保持生活自理能力，尤其是能够站在厨房里做饭和带孙女去公园。继续化疗对她来说非常重要。其简易疼痛量表（BPI）评分显示：最严重时为 10 分，最轻微时为 6 分，平均为 8 分，评估期间为 7 分[3]，最严重的疼痛发生在下楼梯时。

多学科团队（MDT）对该病例及潜在干预措施进行了全面评估。他

专家点评 多专业评估

为患者选择适合的介入治疗方法至关重要，这包括对症状、疾病状态、心理和社会因素、当前和既往治疗情况及其他治疗方案进行多专业评估[1,2]。

专家点评 目标设定

目标设定是癌性疼痛介入管理的重要步骤。患者有明确的、可实现的、现实的、与临床团队一致的目标至关重要。如果患者的目标不切实际，并且无法改变，那么介入治疗可能不合适该患者。反思目标并对照目标评估治疗结果，可以帮助评估介入治疗的疗效和指导临床决策[1,2]。

们讨论了鞘内给药(ITDD)和经皮颈脊髓切断术(PCC)，认为这两种方法都是可行的，但最终基于患者预后接近 PCC 适用标准中预设的两年生存期上限，团队决定为患者优先提供 ITDD 治疗。除了患者的自我治疗目标外，治疗团队也设定了其他治疗目标，包括将活动时的疼痛评分降低 2 分，使其能够更舒适地上下楼梯，以及减少镇痛的副作用。

学习要点 ITDD

鞘内导管可将药物连续输注到脑脊液(CSF)中，将阿片类药物和局部麻醉药物混合液直接输注到脊髓背角/脊神经处。

临时的体外泵可作为短期干预或鞘内给药的试验。

完全植入的泵可用于持续性药物输送，并通过皮下针孔定期重新补充药物(图 3.1)。

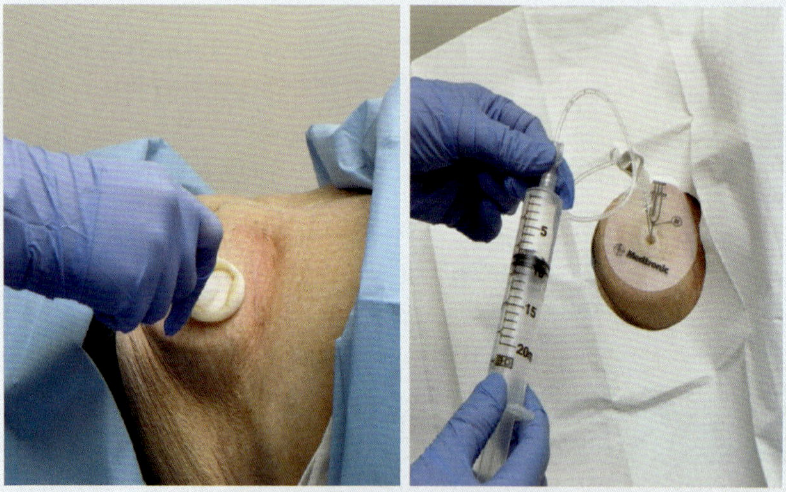

图 3.1 植入式鞘内泵补充给药。

鞘内阿片类药物：

- 抑制脊髓背角的疼痛传导。
- 有效剂量约为口服剂量的 1/300。
- 可提供副作用少的有效镇痛。

鞘内局部麻醉药物：

- 无等效的口服替代药物。
- 药物直接输送到作用靶点。
- 可提供腰部以下节段性镇痛。
- 钠通道阻滞。
- 感觉/运动神经阻滞。
- 作用是可逆的。

循证基础　ITDD

与综合药物管理相比，ITDD 可以改善生活质量、控制疼痛及降低药物毒性[4-6]。

研究发现，对于需要进行 3 个月或更长时间疼痛治疗的癌症患者来说，ITDD 是一种替代全身、静脉或体外输注设备的经济有效的方法[7,8]。

英国疼痛学会(BPS)支持在全身镇痛无法控制或全身镇痛导致无法忍受的副作用时使用 ITDD 治疗癌性疼痛[1]。BPS 还认为，在这种情况下，ITDD 是一种在 NICE 的支付意愿阈值之内的具有成本/效益的方法[1]。

学习要点　PCC

PCC 是在患者清醒的情况下对颈部一侧进行专门注射，利用射频电极定位并损伤脊髓丘脑束，以缓解颈部以下的单侧疼痛(图 3.2)。

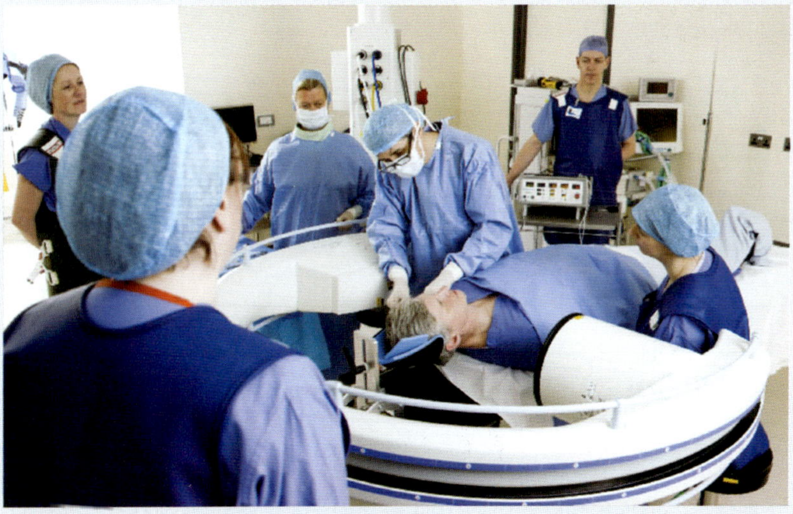

图 3.2　进行经皮颈脊髓切断术(PCC)。

• 选择性射频破坏脊髓一侧的脊髓丘脑束。手术操作应在 C1/C2 水平进行。

• 可导致对侧颈部以下单侧选择性疼痛和温度觉丧失，无其他感觉或运动障碍。

• 该手术是不可逆的。

• 对于单侧胸壁疼痛(如间皮瘤、肺癌或乳腺癌)非常有效。

临床提示　ITDD

ITDD 适用于：

• 腰部以下的双侧疼痛。

• 骶骨、骨盆疼痛。

• 预后不确定的患者。

• 患者可配合药物补充。

ITDD 输注的剂量可随着病情的发展而进行相应调整。

ITDD 可在生命末期继续使用。

循证基础　PCC

PCC 治疗癌性疼痛的证据基础较为薄弱，但在大多数患者(80%~98%)中显示了良好的初始疼痛缓解效果[9]。一些证据表明，在随访 6 个月时其仍能持续获益，但由于随访时间短和接受治疗的患者的预后情况等因素限制，关于疗效持续时间的数据有限[9]。仅有1%的患者发生危及生命的并发症，但轻微的副作用很常见（短暂性头痛、镜像痛、暂时性肌无力和轻度感觉障碍）[10]。

一项针对52例间皮瘤疼痛患者的研究发现，83%的患者在接受PCC治疗后疼痛减轻，阿片类药物的剂量可以减半。其中，38%的患者能够完全停用阿片类药物[11]。

一项针对间皮瘤相关疼痛PCC治疗的系统综述发现，尽管现有证据的数量和质量均有限，但得出的结论认为，对于间皮瘤引起的顽固性疼痛患者来说，PCC是一种安全有效的治疗方法[12]。

对英国全国数据的一项回顾发现，PCC是治疗单侧癌性疼痛的有效方法；但转诊接受PCC的患者往往已处于疾病的较晚期阶段[13]。

临床提示 PCC

PCC适用于颈部以下和膝关节以上的单侧局限性疼痛：

- 由于双侧网状脊髓纤维中断有导致通气不足的风险，因此该手术只能在一侧进行。
- 呼吸储备减少，特别是累及同侧肺的肺部疾病，属于相对禁忌证，需要进一步考虑手术的风险和益处[9]。
- 随着时间的推移，神经纤维再生可能导致疼痛复发，甚至疼痛程度比原来更严重[9]。因此，在患者预期寿命超过两年的情况下，通常不会使用PCC。
- 患者需要保持清醒、合作，并能平卧且保持静止60分钟。

未来进展 脊髓切断术数据库

已发表的有关脊髓切断术的证据大多局限于病例系列数据和个人临床经验。英国已采取措施在全国范围内收集脊髓切断术的数据，这有助于进一步了解该手术的作用和有效性，但由于实施的手术例数较少，这项工作受到了限制[13]。在全国范围内持续收集数据可能有助于进一步了解和促进该领域的进展。在国际范围内收集数据是理想的做法，这样可以从更多的手术中收集数据，因为在任何一个国家开展的此类手术数量可能都比较少。

患者开始尝试通过鞘内导管和体外泵进行鞘内持续输注（阿片类药物和局部麻醉药物）。在24小时内，其运动能力增强，疼痛问题也得到缓解。在住院期间，鞘内药物经过数天的剂量滴定，常规服用的阿片类药物和普瑞巴林也开始停用。治疗小组与患者及其丈夫会面，一致认为患者已经达到了治疗目标。出院前，患者安装了一个永久性植入泵。

专家点评 ITDD 试验期

ITDD 的试验允许患者和多专业团队评估 ITDD 作为一种镇痛治疗方式的疗效。有以下几种试验方法：

- 鞘内注射。
- 硬膜外注射。
- 单次负荷量注射。

持续鞘内输注试验最接近于模拟永久性植入泵的效果，因此，在决定植入鞘内泵之前，它能对植入式鞘内泵的潜在益处做出最符合实际的评估。

植入式鞘内泵在患者生命终结前（包括生命终结期）需要持续加药，因此，使用前必须明确患者是否能够获益。

1 个月后，患者到门诊进行复查并主诉疼痛得到良好控制，上下楼梯时已较为轻松，疼痛程度仅为 1 分。BPI 评分显示：疼痛最严重时为 2 分，最轻微时为 0 分，平均为 2 分，评估期间为 1 分。患者能够与孙女共度美好时光，并成功进行化疗。她不再使用辅助镇痛药，仅偶尔需要 2mg 的羟考酮来缓解突发性疼痛。她自觉体力有所改善，既往与药物有关的副作用也得到了缓解。

患者继续每两周前往医院进行鞘内泵换药。其左肩出现骨转移，导致新发疼痛，该疼痛部位发生在鞘内药物覆盖的区域之外。最初采用放疗和萘普生对其进行控制，肩部疼痛加重后，在鞘内给药的基础上给予低剂量的口服缓释羟考酮，并达到良好的镇痛效果。患者带泵生活了 16 个月，最后因转移性乳腺癌去世。在植入鞘内泵这几个月内，患者可以拄拐到诊所，而且明显比干预前更加活跃。她将大部分时间用于陪伴家人，甚至还设法出国度假。随着癌症的进展，疲劳和全身恶化导致患者行动不便。在生命末期，她仍通过鞘内泵进行剂量滴定来控制疼痛加剧的情况。

学习要点 正在进行的肿瘤治疗和影像学检查

患者在植入鞘内泵后仍可继续接受全身性抗癌治疗。

CT 扫描无禁忌证。

MRI 也是可行的，但应与专家讨论，以便在扫描后立即检查鞘内泵以确保其能安全有效地运行。

专家点评 鞘内用药的选择和剂量滴定

有证据表明，少数药物可通过鞘内途径用于治疗癌性疼痛，包括：

- 阿片类药物，包括无防腐剂吗啡（PFM）和芬太尼。
- 局部麻醉药物。
- 可乐定（一种 a2 受体激动剂）。
- 齐考诺肽（一种钙通道阻滞剂）。

有药学稳定性数据支持 PFM 和丁哌卡因联合使用[14]。

采用 1~300 换算比例，将现有阿片类药物的 24 小时口服吗啡等效剂量（OME）转换为 24 小时剂量的鞘内 PFM。

例如：

- 口服硫酸吗啡缓释剂 60mg，每日 2 次，相当于鞘内 PFM 0.4mg。

鞘内局部麻醉药物进行剂量滴定时,必须在改善疼痛控制和保持运动功能之间取得平衡,并根据患者的目标和疾病阶段而变化。随着病情的进展,患者的整体状况下降,他们卧床的时间可能会增加,因此该阶段维持运动功能对他们来说变得不再那么重要。

患者按照自己的意愿住进了安宁疗护医院接受安宁疗护。在临终阶段,在持续使用鞘内泵同时,开始采用持续皮下输注的方式额外给药。患者去世后,她的家人写信给团队表达了感谢。他们描述了疼痛介入管理是如何改变了患者的生活,帮助她珍惜每一天并好好地生活。

学习要点 其他介入手术

腹腔神经丛阻滞采用100%乙醇进行神经毁损[15]:

- 适用于与上消化道(GI)恶性肿瘤相关的内脏疼痛。
- 阻滞在X线或超声引导下进行,也可以在开腹手术期间进行(需查阅手术记录)。
- 患者可保持清醒或接受镇静。
- 患者必须能够俯卧约30分钟。

苯酚鞘内神经毁损术:

- 适用于骨盆和骶骨疼痛。
- 存在膀胱、肠道功能丧失和下肢运动控制能力丧失的高风险,因此可用于生命终末期或基线功能差的患者。

乙醇鞘内神经毁损术:

- 对胸壁疼痛有帮助。
- 效果不如脊髓切断术且作用时间短。
- 可在不同的时间进行双边手术。
- 可根据病情需要重复手术。

专家总结

疼痛是癌症患者的常见症状。按照WHO的三阶梯镇痛法进行标准镇痛治疗,可有效控制70%~90%癌症患者的疼痛。但是,如果标准方法无效,或者镇痛药物产生了难以耐受的副作用,癌性疼痛可能会对治疗产生耐药性。据估计,5%~15%的癌性疼痛患者可接受介入治疗,但介入治疗并未得到充分利用[1]。《英国成人癌症或终末期疾病疼痛服务提供框架》是一份协作性文件,其中规定了癌性疼痛管理的操作指南,包括在多专业团队对患者进行评估后,由具备相关专业知识的疼痛管理顾问提供专业的癌性疼痛介入治疗服务[2]。

认识到疼痛介入治疗的作用，以及在区域层面确保能公平获得这些服务，对于全面的癌性疼痛管理至关重要[1,2]。

（杜宇 译 李岩 校）

参考文献

1. Duarte R, Raphael J, Eldabe S. Intrathecal drug delivery for the management of pain and spasticity in adults: an executive summary of the British Pain Society's recommendations for best clinical practice. *Br J Pain* 2016; 10(2): 67–69.
2. Faculty of Pain Medicine. Framework for provision of pain services for adults across the UK with cancer or life-limiting disease. 2019; 1–14. Available at: https://fpm.ac.uk/sites/fpm/files/documents/2019-07/Framework%20for%20pain%20services%20cancer%20and%20life%20limiting%20disease%202019.pdf
3. Cleeland CS. *Brief Pain Inventory User Guide*. Available at: https://www.mdanderson.org/documents/Departments-and-Divisions/Symptom-Research/BPI_UserGuide.pdf
4. Smith TJ, Coyne PJ, Staats PS, et al. An implantable drug delivery system (IDDS) for refractory cancer pain provides sustained pain control, less drug-related toxicity, and possibly better survival compared with comprehensive medical management (CMM). *Ann Oncol* 2005; 16(5): 825–833.
5. Smith TJ, Coyne PJ. Implantable drug delivery systems (IDDS) after failure of comprehensive medical management (CMM) can palliate symptoms in the most refractory cancer pain patients. *J Palliat Med* 2005; 8(4): 736–742.
6. Mitchell A, McGhie J, Owen M, McGinn G. Audit of intrathecal drug delivery for patients with difficult-to-control cancer pain shows a sustained reduction in pain severity scores over a 6-month period. *Palliat Med* 2015; 29(6): 554–563.
7. Hassenbusch SJ, Paice JA, Patt RB, Bedder MD, Bell GK. Clinical realities and economic considerations: economics of intrathecal therapy. *J Pain Symptom Manage* 1997; 14(3 Suppl): S36–48.
8. Mueller-Schwefe G, Hassenbusch SJ, Reig E. Cost effectiveness of intrathecal therapy for pain. *Neuromodulation* 1999; 2(2): 77–87.
9. Javed S, Viswanathan A, Abdi S. Cordotomy for intractable cancer pain: a narrative review. *Pain Physician* 2020; 23(3): 283–292.
10. Feizerfan A, Antrobus JHL. Role of percutaneous cervical cordotomy in cancer pain management. *Cont Educ Anaesth Crit Care Pain* 2014; 14(1): 23–26.
11. Jackson MB, Pounder D, Price C, Matthews AW, Neville E. Percutaneous cervical cordotomy for the control of pain in patients with pleural mesothelioma *Thorax* 1999; 54: 238–241.
12. France BD, Lewis RA, Sharma ML, Poolman M. Cordotomy in mesothelioma-related pain: a systematic review. *BMJ Support Palliat Care* 2014; 4: 19–29.
13. Poolman M, Makin M, Briggs J. Percutaneous cervical cordotomy for cancer-related pain: national data. *BMJ Support Palliat Care* 2020; 10: 429–434.
14. Deer TR, Pope JE, Hayek SM, et al. The Polyanalgesic Consensus Conference (PACC): Recommendations on Intrathecal Drug Infusion Systems Best Practices and Guidelines. *Neuromodulation* 2017; 20(2): 96–132.
15. Arcidiacono PGG, Calori G, Carrara S, McNicol ED, Testoni PA. Celiac plexus block for pancreatic cancer pain in adults. *Cochrane Database Syst Rev* 2011(3): CD007519.

病例 4
药物使用障碍患者的疼痛

Lucy Hetherington
点评专家：Christopher Farnham

病例介绍

Lydia，一名 49 岁女性，因在家中被发现意识不清而被送至医院。她主诉过去 6 个月存在体重减轻、呼吸困难加重及背部疼痛。检查结果显示其新确诊为肺癌，并伴有肺内、淋巴结和骨转移。

患者有药物使用障碍史，以前静脉注射过海洛因，目前采用美沙酮药物辅助治疗（MAT），每日 50mg，每周一次。既往病史包括慢性阻塞性肺疾病（COPD）、焦虑症和抑郁症。患者与药物使用服务中心（SUS）的主要工作人员关系良好，尽管担心体重减轻和呼吸困难问题，但她还是拒绝了医疗检查。

入院小组怀疑患者可能因服用非处方药物导致意识水平下降，他们担心继续使用美沙酮和止痛药会对患者造成不良影响，于是将患者转诊至医院安宁疗护团队（HPCT），以帮助其进行症状控制。

循证基础 药物使用趋势与人口老龄化

在英国，阿片类药物的使用率较高（英格兰和威尔士为 9.4%，苏格兰为 12%，北爱尔兰为 5.9%）[1]。英国吸毒者的年龄呈持续上升趋势，56%接受治疗的患者年龄在 40 岁以上[2]。这个不断增长的老龄群体罹患危及生命的疾病（包括毒品和非毒品相关疾病）的风险越来越高，患者往往来自贫困地区，因此健康存在差异且合并多种疾病。使用药物可能导致这部分人群死亡年龄提前，并且加重疾病和健康不良的负担[3]。

近年来，多种药物联合使用的情况有所增加，尤其是苯二氮䓬类药物[4]。苯二氮䓬类药物可能会增强处方药和非处方药的效果，与阿片类药物同时服用时会增加呼吸抑制的风险，尤其是对老年人而言风险更高。患者入院时可能会出现苯二氮䓬类药物的戒断症状。

为药物使用障碍患者提供安宁疗护的重要性越来越明显，而且这种治疗可能尤为复杂。

临床提示　多重复杂需求/严重多重不利处境

药物滥用往往是由复杂的生活经历、贫困、童年逆境和创伤引发的。此外，药物滥用还与身心健康状况不佳、住房条件差或无家可归、刑事司法问题及基于性别的暴力行为密切相关。医疗和社会护理模式难以全面满足这些多重需求，患者往往从一个服务机构转到另一个服务机构[5]。这种经历，再加上可能存在的创伤史和随之而来的不信任、对污名化的恐惧及对药物使用障碍管理不当的担忧，都可能导致患者回避医疗保健和延迟就诊。

该类患者控制症状的药物可能较为复杂，周围挑战性的社会环境也很常见，提供连续性的护理也颇有难度。

因此，为这些患者提供富有同情心、协调一致、以创伤为基础、不做评判性的照护至关重要。

HPCT 意识到患者情况的复杂性，并安排了一次早期复查。他们向患者保证，他们将与 SUS 合作，在持续使用美沙酮药物辅助治疗的同时，也给予适当的药物来控制症状。

在和 HPCT 讨论肺癌给她带来的打击后，患者承认除美沙酮外，她还使用过苯二氮䓬类药物，她认为这类药物对缓解疼痛有帮助。入院当天她因为严重疼痛服用了苯二氮䓬类药物。患者没有服用过其他阿片类药物，仅在疼痛特别剧烈时偶尔服用过美沙酮。

病史和体格检查显示患者腰椎疼痛，活动和触诊时疼痛加剧，且疼痛沿胁腹呈放射性分布。神经系统检查正常。患者有活动后气短和便秘史，同时对住院和诊断结果感到焦虑，担心自己会出现苯二氮䓬类药物戒断反应。

与 SUS 讨论后，继续给予常规剂量的美沙酮药物辅助治疗（图 4.1）。在镇痛方面，开始使用硫酸吗啡缓释剂（MR）20mg，每日两次，并按需口服硫酸吗啡即释剂（IR）7mg，用于缓解爆发性疼痛。在住院期间，医院规定最短用药间隔为 1 小时，并明确告知，若需要频繁使用缓解爆发性疼痛的药物，应立即联系安宁疗护团队。此外，患者开始服用地西泮 2mg，每日 4 次，并加用缓泻药。

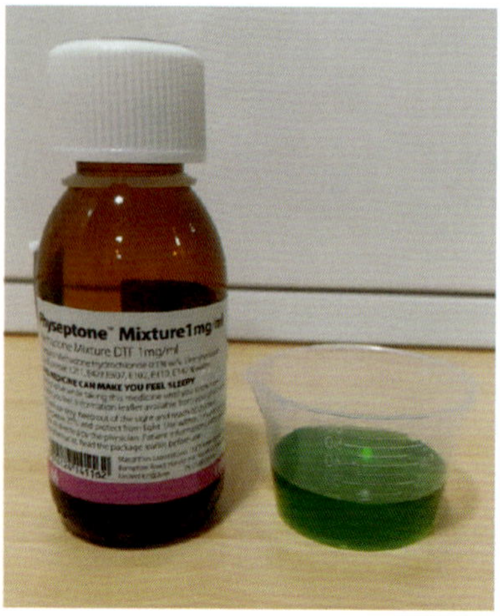

图 4.1 口服美沙酮溶液。

专家点评 富有同情心的联合护理

为了和患者建立信任并鼓励其告知药物使用情况，富有同情心的沟通是必不可少的。一旦患者确信提供最佳治疗需要这些信息，并且药物辅助治疗将继续进行，他们可能更愿意诚实地交流。不应采取惩罚性措施，因为这可能会降低患者提供信息的可能性。

与 SUS 共同做出决定并对患者进行整体治疗至关重要。在可能的情况下，与 SUS 进行联合会诊可能是有益的，但在某些情况下进行病例讨论会更有价值，尤其是在规划复杂的出院事宜时。

尝试熟悉当地 SUS 所提供的服务，包括在非工作时间获得该机构服务的途径。

学习要点 阿片类药物处方

如果患者有药物滥用史，医护人员可能不愿意开具阿片类药物处方[7,8]。处方不足可能会影响患者通过非处方药物来控制症状。有药物使用障碍的患者可能会对使用阿片类药物有所顾虑，因此需要进行谨慎而全面的讨论。

- 应按照 SUS 的建议继续进行药物辅助治疗，通常不会为了姑息症状控制而对其进行剂量滴定[9]。
- 药物辅助治疗应作为单独处方处理，不计入突破性剂量计算。
- 虽然药物使用障碍患者可能会对阿片类药物产生一定程度的耐受性，但这种耐受性是多变且难以预测的。因此，该类患者开始使用阿片类药物时应与通常控制症状一样，最重要的是进行定期复查和调整剂量。
- 对缓释阿片类药物的基础剂量进行滴定，以尽量减少对即释阿片制剂的依赖。
- 频繁使用突破性剂量的药物可能是用药不当或疼痛失控的迹象[10]。

临床提示　姑息治疗中的美沙酮药物辅助治疗

• 确保各项服务之间的联合工作，并明确谁将提供哪些基础服务[7]。

• 如果患者漏服美沙酮或者没有按照处方规定服用，应与 SUS 重新讨论用药的相关建议。

• 如果无法采用口服途径给予美沙酮，可以按每日口服剂量的 50%持续皮下输注(CSCI)。应用 0.9%的生理盐水稀释，不添加其他药物，在 24 小时内通过注射器单独给药[11]。由于局部刺激很常见，应监测输注部位情况。

• 如果持续皮下输注不可行，美沙酮药物辅助治疗以每日口服剂量的 50%分两次进行皮下单次注射给药[11]。

• 美沙酮可延长 QT 间期，因此在添加其他延长 QT 间期的药物时应谨慎。

• 当估算的肾小球滤过率(eGFR)低于 10mL/min 或肝衰竭时，美沙酮的剂量可能需要减少 50%[11]。

临床提示　姑息治疗中的丁丙诺啡药物辅助治疗

丁丙诺啡具有部分阿片受体激动剂(μ-阿片受体和阿片受体样受体)和部分拮抗剂特性(κ-阿片受体和 δ-阿片受体)[7]。与美沙酮相比，拮抗 κ-阿片受体表明它提供的兴奋和镇静效果较弱。由于它对阿片受体的亲和力较高，因此可以降低其他阿片类药物的作用[12]。

• 就药物辅助治疗而言，丁丙诺啡可与阿片拮抗剂(如纳洛酮或纳曲酮)联用，以防止滥用。这种情况下的镇痛尤其具有挑战性。

• 在姑息治疗中，丁丙诺啡药物辅助治疗的处方剂量通常高于单纯丁丙诺啡。即使不使用阿片类药物拮抗剂，在使用其他阿片类药物时也会导致拮抗作用，尤其是每天的剂量为 16mg 或更高时[13]。

• 在需要额外使用阿片类药物并担心拮抗作用的情况下，可以考虑在 SUS 指导下改用美沙酮药物辅助治疗。

• 目前，越来越多地使用长效皮下丁丙诺啡制剂作为药物辅助治疗，如 Buvidal®。其药效可持续 4 周[14]。当需要镇痛时，这就带来了额外的挑战。

• 如果丁丙诺啡药物辅助治疗同时需要阿片类药物镇痛，具有 μ-阿片受体高亲和力的阿片类药物(如芬太尼和阿芬太尼)可能更有效[14,15]。

• 采用丁丙诺啡治疗的患者，短效阿片类药物滴定可能需要更高的剂量才能达到预期的镇痛效果[15]。

• 如果丁丙诺啡药物辅助治疗无法采取口服途径，与 SUS 讨论可能有助于选择替代的阿片类药物或用药途径。

• 丁丙诺啡在肾衰竭患者中耐受性良好。严重肝功能损害时，建议减少剂量并谨慎滴定[16]。

在随后几天，缓释阿片类药物的剂量逐渐增加，患者疼痛控制有所改善。脊柱 MRI 证实了腰椎转移，但排除了脊髓受压的可能。肺部多学科团队针对患者的病情开展了病例讨论会议，并进行了肿瘤科腰椎放疗随访,考虑给予全身抗癌治疗(SACT)。

患者的目标是改善疼痛控制情况,并在剩余的时间里多陪伴20岁的女儿。她在社区姑息治疗团队的跟进下出院回家。关于患者的病情,姑息治疗团队直接与她的全科医生、药师和SUS进行了讨论,包括管制药物的安全供应问题。

专家点评 社区中管制药物的供应

通常由全科医生开具管制药物处方。应与患者、护理人员、姑息治疗团队和医院各方明确谁在开具处方、包括何种药物及其使用频率。允许SUS继续独立开具相关处方。

留意患者的生活环境状况,例如,他们在家里或住处存放阿片类药物是否安全,因为很多旅社规定"禁酒禁毒"(不允许存放这类物品),这可能很难让患者获得止痛药。可以考虑使用外用的长效制剂,这类制剂对储存条件的要求更低或者更便于储存。

考虑开具处方者将如何应对"丢失"或丢失的处方,以及重新开药的要求。这些情况可能是真实发生的,也可能是药物被转用(非法转移用途)导致的,必须在权衡对患者造成的风险、伤害及疼痛控制后做出选择。

上门探访患者可能会存在风险,其他住户可能会将来访的医护人员视为获取药物的"便利途径"。丢弃在被子和沙发里的针头会造成风险,而且无人看管的注射泵可能会丢失,或者出现注射器中药物异常减少的情况。

回到家后,患者首先与社区姑息治疗团队会面,并按约定去了肿瘤科门诊。但此后不久,她便不再接听电话,也未再进行后续的门诊治疗。几个星期后,患者病情加重无法行走,因此再次入院治疗。患者确诊后,她的伴侣离开了她,她又吸毒了。再次入院时,她的身体状况不断下降,体重减轻,伴有腰背部疼痛且疼痛向腿部放射。其活动能力迅速下降,MRI扫描证实脊髓受压。但由于其的身体状况不佳,肿瘤科推断其全身抗癌治疗可能不会有很好的临床获益。

HPCT与SUS一起重新确定了美沙酮药物辅助治疗,并进行疼痛管理和抗焦虑治疗。此外,还加用了加巴喷丁辅助治疗神经病理性疼痛。

专家点评 如何提供服务

我们通常为居家或在诊所的患者安排固定的预约诊疗时间,并希望我们到达时患者已在场。为了方便,我们希望他们能够耐心地坐在拥挤的候诊室里。换句话说,我们希望他们能够配合。药物使用障碍患者可能会更难"适应"这种情况。也许他们无家可归且难以使用洗漱设施,这会让部分人群与他人相处变得更加困难。无论是别人审视的目光还是敌意,又或者需要找到下一杯饮料或食物，这些都意味着这类患者通常无法忍受几个小时的等待时间。

这类患者可能会被贴上不按时就诊或不配合服务的标签，然后被停止治疗。因此，进行特殊安排以满足他们的需求非常重要。在他们前往 SUS 就诊时与他们会面或许会有效，并且有助于不同医疗服务机构之间的沟通。努力弄清楚一项服务如何能提供帮助，解释清楚可以提供什么服务，以及在何处和何时提供，对于满足他们的生活需求和服务需求都大有裨益。

学习要点 辅助药物和非药物干预的使用

- 人们可能会倾向于选择非阿片类药物来控制疼痛。适当情况下可考虑使用辅助药物，但如果强效阿片类药物有益处，则不应停止使用。
- 姑息治疗中使用的许多药物在市面上有一定价值。苯二氮䓬类药物和加巴喷丁类药物尤其受欢迎，包括贴片在内的阿片类药物也是如此。
- 阿米替林滥用的可能性较小，但如果过量服用可能会存在风险。
- 应考虑放疗、手术、经皮神经电刺激（TENS）和局部麻醉等非药物干预技术。

患者被转诊至姑息治疗住院部以进行持续的症状管理。她在那里被安顿得很好，而且女儿能够在一个安全的地方探望她。患者坦言，她在家中没有安全感，担心有人会闯入她的公寓偷药。

通过对吗啡和加巴喷丁进行剂量控制，患者疼痛有所改善。按照 SUS 的要求，美沙酮继续按原剂量使用。然而，患者并没有恢复行动能力，而且身体状况每况愈下，预后大概只有短短的几周时间。患者不想待在家里，也没有朋友或家人能够提供 24 小时护理。鉴于症状管理的复杂性和有限的预后情况，患者继续在安宁疗护病房接受照护。工作人员曾担心她的朋友可能将非处方药物带入姑息治疗病区，因为她在朋友探视后特别困倦。这件事被上报后，医护团队向患者明确了临终关怀政策和法律立场，并解释了可能存在的风险。

随着病情的不断恶化，患者开始使用两组持续皮下输注药物：一种含有吗啡和咪达唑仑，以取代口服吗啡和地西泮；另一种含有美沙酮，剂量为口服剂量的 50%。吗啡和咪达唑仑的剂量根据病情进行调整。后来，患者经历了临终躁动，需要增加咪达唑仑的剂量并额外使用了左旋丙嗪。最终，她在临终关怀病房离世，女儿按其意愿陪在身边。

专家点评 晚期躁动和药物使用

据称在有药物使用障碍病史的患者中，晚期躁动的发生率较高。这是因为躁动可能是一种精神和心理困扰的表现，特别是考虑到药物滥用、精神疾病和创伤之间已经确立的联系。就患者的情况而言，加巴喷丁的戒断反应也可能导致其临终阶段的躁动。

临床提示 纳洛酮

• 已经制订了一些方案来增加社区纳洛酮的配备量，以便在药物过量的情况下使用，并减少药物相关的死亡风险。

• 当患者接近生命终点时，纳洛酮可能不再适用，否则可能会导致疼痛进一步加剧。关于这一点，应与患者、护理人员和其他医疗保健专业人员进行沟通。

• 某些情况下可以将纳洛酮从家中取出，但如果家中的其他成员有过量用药的风险，则不建议这样做。

专家总结

作为安宁疗护领域的专业群体，在过去的50年里，我们不断发展，以满足患有非恶性、限制生命或危及生命疾病的人群控制症状的需求。在这方面，有药物使用障碍的人群也是如此。然而，他们"需求"的隐匿性及颇具挑战性的生活状况，使得他们很容易被忽视。

关于多种药物是如何影响衰老的大脑、脆弱的肺部或动脉粥样硬化的心脏，相关的研究少之又少。再加上血源性病毒及由此导致的医源性免疫抑制和恶性肿瘤的高发病率，我们将面对这样一个群体：他们需要我们的照护来应对复杂且棘手的症状，无论是社会层面、身体层面还是心理层面。我们需要抓住这些机会，做出切实的改变，将我们的专业技能带给那些此前可能未曾受益于安宁疗护的人们。

（杜宇 译 李岩 校）

参考文献

1. United Kingdom Government. United Kingdom Drug Situation 2019: Summary. March 2021. Available at: https://www.gov.uk/government/publications/united-kingdom-drug-situation-focal-point-annual-report/uk-drug-situation-2019-summary
2. United Kingdom Government. National statistics. Adult Substance Misuse Treatment Statistics 2020 to 2021: Report. Available at: https://www.gov.uk/government/statistics/substance-misuse-treatment-for-adults-statistics-2020-to-2021/adult-substance-misuse-treatment-statistics-2020-to-2021-report
3. Vogt I. Life situations and health of older drug addicts: a literature report. *Suchttherapie* 2009; 10(1): 17–24.
4. Sarangi A, McMahon T, Gude J. Benzodiazepine misuse: an epidemic within a pandemic. *Cureus* 2021; 13(6): e15816.
5. Bramley G, Fitzpatrick S, Wood J, et al. *Hard Edges Scotland: New Conversations About Severe and Multiple Disadvantage*. London: Lankelly Chase Foundation, 2019, p. 189.
6. NES Trauma Informed. Available at: https://:transformingpsychologicaltrauma.scot
7. NHS Scotland. *Scottish Palliative Care Guidelines* Available at: https://www.palliativecareguidelines.scot.nhs.uk/guidelines/pain/individuals-with-substance-use-disorder.aspx

8. Rupp T, Delaney KA. Inadequate analgesia in emergency medicine. *Ann Emerg Med* 2004; 43(4): 494–503.
9. Scimeca MM, Savage SR, Portenoy R, Lowinson J. Treatment of pain in methadone-maintained patients. *Mt Sinai J Med* 2000; 67(5–6): 412–422.
10. Human S, Walker G, Sykes J (2015). Palliative care prescribing for patients who are substance misusers. *Rowcroft Hospice*. Available at: https://rowcrofthospice.org.uk/wp-content/uploads/Rowcroft-Hospice-Palliative-Care-Prescribing-For-Substance-Misusers.pdf
11. Twycross R, Wilcock A, Howard P (eds). Methadone. In: *Palliative Care Formulary* 5. Nottingham: Palliativedrugs.com Ltd, 2015, pp. 433–439.
12. Greenwald MK, Johanson CE, Moody DE, et al. Effects of buprenorphine maintenance dose on mu-opioid receptor availability, plasma concentrations, and antagonist blockade in heroin-dependent volunteers. *Neuropsychopharmacology* 2003; 28(11): 2000–2009.
13. Mattick RP, Breen C, Kimber J, Davoli M. Buprenorphine maintenance versus placebo or methadone maintenance for opioid dependence. *Cochrane Database Syst Rev* 2014; (2): CD002207.
14. Electronic Medicines Compendium. Buvidal 8 mg *Prolonged-release Solution for Injection*. Available at: https://www.medicines.org.uk/emc/product/9705/smpc#gref
15. Savage SR, Kirsh KL, Passik SD. Challenges in using opioids to treat pain in persons with substance use disorders. *Addict Sci Clin Pract* 2008; 4(2): 4–25.
16. Twycross R, Wilcock A, Howard P (eds). Buprenorphine. In: *Palliative Care Formulary* 5. Nottingham: Palliativedrugs.com Ltd, 2015, pp. 392–400.

病例 5

慢性非癌性疼痛

Lauri Simkiss

点评专家：Iain Jones

病例介绍

Mark，66 岁，患有严重的左心室衰竭，因无法在家中照顾自己且疼痛失控而被收治入住姑息治疗病房。近期的超声心动图显示，利尿剂、抗心绞痛药物和降压药物已进行了优化。其预后预计为 6 个月。社区的姑息治疗和心力衰竭护理专家对他有所了解。

患者在 43 岁时从梯子上摔下导致背部严重受伤，需要进行 T11-L2 脊柱的手术稳定和融合。51 岁时背痛加重，MRI 显示多级脊柱退行性变，右侧 L3 神经根受压。

最近几周，患者背痛加剧，活动能力下降，无法进行个人护理。他出现端坐呼吸的症状，但其身体功能受限主要是由于疼痛，而非呼吸困难或心脏病引起的继发性心绞痛。他的女儿向社区医疗团队表达了担忧，称他们无法在家进行有效的疼痛管理，因此需要入院治疗。

入院时，使用数字疼痛评分量表评估疼痛（以 10 分计）；患者腰背痛在静息时评分为 7 分，活动时为 10 分。其描述的右腿剧烈疼痛、麻木和无力与 L3 神经根病变相符。疼痛导致患者失去了工作，造成经济困难，甚至与包括女儿在内的照护者关系破裂。

目前使用的止痛药包括缓释羟考酮 30mg，每日两次，以及即释羟考酮 10mg，每日 3~4 次。患者 10 年前开始使用阿片类药物，但疼痛几乎没有改善。尽管担心羟考酮使用时间过长，但患者更担心停药后会出现戒断症状和疼痛加重。目前，患者正在服用普瑞巴林 300mg，每日两次，以及常规剂量的对乙酰氨基酚。阿米替林和加巴喷丁临床试验均未成功。患者有大麻使用史。

经过共同讨论，达成了谨慎减少羟考酮缓释片剂量的试验方案。考虑了其他药物治疗策略，但患者担心不良反应而不愿接受。

MRI 显示没有新的病理变化。骨科团队复查后认为进一步手术无益处，并且患者有心脏病，围术期风险较高。神经根阻滞曾经有帮助，但效果短暂。患者在疼痛科进行了复查，神经根阻滞再次取得了成功。

物理治疗师发现患者身体状况不佳，因此着重改善僵硬和疼痛引起的姿势和动作受限。职业治疗师讨论了治疗策略，并对患者的日常生活进行了调整以增强其独立性。通过与心理学家探讨焦虑和抑郁情绪，患者得以倾诉。疼痛导致了他性格孤立、人际关系丧失，并且无法进行飞钓活动。他还透露了一些未解决的童年创伤，这些创伤可能源于父亲的虐待。

鉴于在降低疼痛评分方面的局限性，团队将重点放在疼痛管理上。在完成一系列个体心理治疗后，考虑将其转诊至疼痛管理项目。患者出院时由姑息医学顾问主导的多学科团队（MDT）负责后续随访。社区团队被告知，如果疼痛随着患者虚弱程度的增加而加剧，不应增加阿片类药物的剂量。

学习要点　慢性疼痛的定义

《国际疾病分类》第 11 版（ICD-11）将慢性疼痛定义为“持续或反复超过 3 个月的疼痛”[1]。慢性疼痛被细分为 7 种类型，包括慢性原发性疼痛，即没有明确的潜在疾病，或者疼痛程度与损伤或疾病不成比例（图 5.1）。慢性疼痛通常较为复杂，可能同时具有伤害感觉性和神经性因素。慢性原发性疼痛可能与慢性继发性疼痛共存[2]。

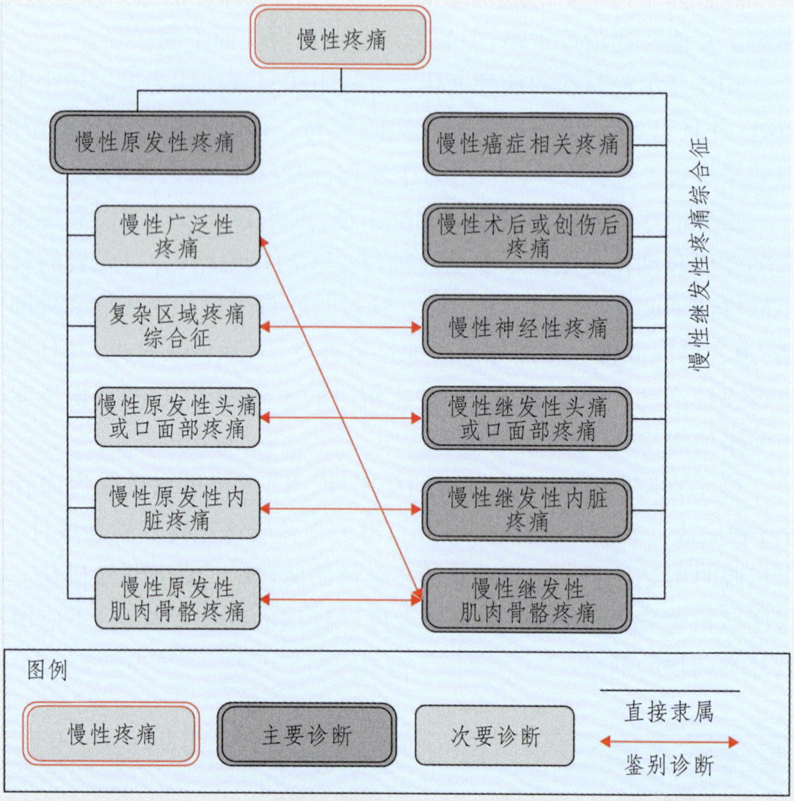

图 5.1 慢性疼痛的 ICD-11 分类概述。慢性原发性疼痛综合征(左侧)是慢性继发性疼痛综合征(右侧)的鉴别诊断。[Reproduced with permission from Treede R. et al. (2019). Chronic pain as a symptom or a disease: the IASP classification of chronic pain for the international classification of diseases (ICD-11). Pain. 160(1): pp.19-27. DOI: 10.1097/J.PAIN.0000000000001384.]

专家点评

疼痛具有重要的进化意义,对生存至关重要。它将注意力引向所处状况,促进反射性退缩、主动防御,或促使采取行动以防止进一步损伤,从而促进愈合。疼痛和伤害感知是两个不同的现象。伤害感知指的是由热、机械或化学刺激作用于特殊神经末梢,从而激活神经中的感觉传导。来自非伤害感知受体的刺激的中枢总和也参与了伤害感知的感觉处理过程。疼痛被定义为一种不愉快的感觉和情绪体验,与实际或潜在的组织损伤相关,或与之类似的相关体验。

敏感化可以发生在周围和中央,涉及主要受体、脊髓及脊髓以上水平的变化。慢性疼痛则是这些病理性变化的结果,其中疼痛与组织损伤相关性不大。

功能性 MRI 这类神经影像学技术有助于我们理解神经机制及存在慢性疼痛时被激活的特定大脑区域,包括与记忆和情绪调节相关的区域,如海马体和杏仁体[3]。

然而，临床研究显示，关节退行性变的影像学证据与疼痛之间的相关性较差。MRI 扫描表明，40%~60%的无症状患者也能发现脊柱异常。术后、受伤或疾病后，个体出现疼痛的易感性差异较大[3]。有几种生理机制可以解释心理和情感因素如何影响疼痛的体验（表 5.1）。

表 5.1 可能预测慢性疼痛的社会心理因素[4]

长期慢性疼痛和残疾的黄色警示信号
灾难性思维
认为疼痛和活动是有害的观点
回避正常活动
抑郁或焦虑
退出社交活动
职业或财务问题

Source: data from Nicholas MK. et al.(2011). Early Identification and Management of Psychological Risk Factors ("Yellow Flags") in Patients With Low Back Pain: A Reappraisal. Phys Ther. 91(5):737–53. DOI: 10.2522/ptj.20100224.

学习要点 关键统计数据

在全球范围内，约有 20%的人经历慢性疼痛，但向医疗专业人员求诊的比例尚不明确[1,2]。在英国，高达 5%的人经历慢性原发性疼痛[5]。慢性疼痛在女性、弱势群体、某些少数民族及年龄不断增长的人群中更为常见[6]。

慢性非癌性疼痛（CNCP）在许多方面影响生活质量。患者常感到被疼痛吞噬。49%的患者伴有抑郁症状，并且自杀风险增加。患者更可能选择离职，25%的患者因此失业。人际关系常常紧张，对社交活动造成影响的比例达 50%。更广泛的生理影响包括认知障碍和疲劳，65%的患者存在睡眠困难。对个人之外的影响也同样深远，仅腰痛每年造成的经济损失约 1150 亿元[5]。

临床提示 一般方法

CNCP 的管理与急性疼痛的管理不同，也不同于因病理生理学差异和阿片类药物无效而预期持续数周或数月的疼痛管理。

CNCP 难以治疗，没有单一的干预措施能够取得显著成效。有效的治疗方法包括[2]:

- 承认疼痛及其相关的痛苦。
- 确定疼痛对患者的意义。
- 解释治疗的局限性，帮助患者理解完全缓解疼痛不应是治疗的目标。
- 赋予患者权利。
- 与患者合作。
- 提倡自我管理，旨在改善功能并培养应对技能。
- 与综合多学科团队合作，确保采用生物心理社会方法。

专家点评

关于脊柱疼痛管理，NICE 指南建议，当影像学检查结果与坐骨神经痛症状一致时，且非手术治疗未能改善疼痛或功能，可以考虑脊柱减压手术[7]。然而，指南并不推荐对腰痛患者进行脊柱融合手术或椎间盘置换手术。

慢性术后疼痛是任何外科手术都存在的风险。术后发展为慢性疼痛的风险因素包括年轻的成人、女性、手术区域术前存在疼痛，以及心理因素，如焦虑和对手术感到恐惧。对于术后疼痛风险更高或手术获益尚不确定的患者，与疼痛专家进行复查并讨论疼痛管理方案可能有帮助。

临床提示 阿片类药物的有效性

阿片类药物在急性疼痛、癌性疼痛或临终时的疗效方面有充分的证据支持。然而，对于 CNCP 患者的研究基础有限。证据表明，阿片类药物在慢性疼痛管理中具有短期或中期效果；然而，长期效果的证据有限且质量较低[8]。在 CNCP 的试验中，当对脱落率调整后，阿片类药物在疼痛管理、功能状态或生活质量方面并未优于安慰剂。英国疼痛医学学会（FPM）建议，临床医生应在短期内进行阿片类药物试验时，密切评估其效果和不良反应，并认识到阿片类药物可能无法长期获益[8]。

学习要点 阿片类药物的长期影响

性腺功能减退和肾上腺功能不全[9]：这会导致闭经、性欲减退、不育、骨质减少、抑郁和疲劳。其影响可能与剂量有关。

跌倒和骨折风险增加：Solomon 等在一组平均年龄为 80 岁的 12 840 例患者中，比较了阿片类药物与选择性环氧化酶-2（COX-2）抑制剂治疗关节炎疼痛的结果[10]。研究发现，使用阿片类药物的患者骨折发生率为每年 101/1000 人，而使用选择性 COX-2 抑制剂的患者为每年 19/1000 人。

阿片类药物引起的痛觉过敏[11]：阿片类药物引起的痛觉过敏表现为痛觉敏感性增加，可能导致弥漫性异常性疼痛。它可能由慢性疼痛类似的神经免疫机制发展而来。

免疫抑制[12]：疼痛可以通过影响下丘脑-垂体-肾上腺轴引起免疫抑制。阿片类药物通过 μ-阿片受体及间接通过下丘脑-垂体-肾上腺轴和交感神经系统具有免疫抑制作用。不同的阿片类药物有不同的效果；在动物模型中，吗啡和芬太尼引起的免疫抑制作用最为严重。羟考酮、氢吗啡酮、丁丙诺啡和美沙酮对人类免疫抑制的作用尚未确定。

死亡率增加：Solomon 等还证明，与其他镇痛药相比，老年人群体使用阿片类药物的全因死亡率增加[10]。

专家点评

阿片类药物滥用现象已经改变了全球范围内的阿片类药物处方方式。在英国，人们对 CNCP 患者处方阿片类药物使用量不断增加的情况感到担忧，尤其是在较为贫困的地区。当口服吗啡当量剂量每天超过 120mg 时，危害风险显著增加，但没有证据表明随着剂量的增加会获得更多的益处。逐渐减少或停用高剂量阿片类药物需要谨慎规划和密切合作。

FPM 建议，开始使用阿片类药物时的最佳实践应包括[13]：

• 解释阿片类药物通常对长期疼痛效果较差。对于少数患者，阿片类药物可能会作为更广泛治疗计划的一部分，包括非药物治疗和自我管理。

• 讨论可能期望的疼痛缓解程度，并理解目标不是完全消除疼痛，而是将疼痛缓解至足以让患者能够参与自我管理的程度。

• 确定可能实现的具体功能性目标。

• 讨论阿片类药物治疗的潜在危害（参见“学习要点：阿片类药物的长期影响”）。

• 讨论阿片类药物对驾驶技能的影响。

• 讨论在何种情况下停止阿片类药物治疗。

• 讨论复查的安排。

循证基础　药理学策略

在慢性原发性疼痛中，NICE 支持使用抗抑郁药（如阿米替林、西酞普兰、度洛西汀、氟西汀、帕罗西汀和舍曲林），但并未对哪一类药物有特别偏好[2]。度洛西汀具有长期使用的证据支持。NICE 不推荐使用对乙酰氨基酚、苯二氮草类药物、非甾体抗炎药（NSAID）或抗癫痫药，因为这些药物缺乏明显的益处且可能带来潜在的危害。

对于慢性肌肉骨骼疼痛，外用非甾体抗炎药的疗效有限。与此类似，高浓度辣椒素治疗带状疱疹后神经痛的效果也有限[14]。

在某些类型的慢性继发性疼痛综合征中，患者可能从非阿片类药物中获益，特别是那些具有明显神经病理学特征的患者。个体化评估至关重要，如果尝试用药，定期评估疗效和不良反应非常重要，定期减量以评估持续需求也很重要。

专家点评

大麻素广义上指的是大麻的成分或对内源性大麻素系统具有药理活性的合成化合物。

最近发布的系统综述得出结论，缺乏高质量的证据支持使用大麻素治疗慢性非癌性疼痛。

尽管有前临床数据支持使用大麻素缓解疼痛的假设，但目前关于其疗效和安全性的临床证据仍存在不确定性，因此并不支持在研究环境之外广泛使用大麻素来缓解慢性疼痛。

循证基础 非药物策略

一项 Cochrane 综述证实，有低质量的证据表明身体活动和运动可以减少疼痛强度并改善身体功能，但对心理功能和生活质量的影响结果不一致[15]。该研究涵盖了多种类型的物理干预，且不良事件较少。

然而，证据未能证明经皮神经电刺激（TENS）有显著疗效[16]。

尽管 NICE 指南支持根据短期疗效考虑使用针灸，但由于成本/效益的考虑，限制了对这种干预的广泛支持[2]。

认知行为疗法（CBT）具有中等质量的证据表明它对减少疼痛和痛苦有轻微益处，对减轻残疾方面有低质量的证据支持[17]。这种益处在治疗结束时及6~12个月后均有所表现。接纳与承诺疗法（ACT）的应用日益增多，有证据表明它具有成本/效益，对疼痛干扰、残疾、抑郁和生活质量均有持久的益处[6]。

专家点评

疼痛管理的目标是实现疼痛与镇痛药物不良反应之间的平衡，以优化身体功能，并支持患者的自我管理。

将疼痛管理、肿瘤学和安宁疗护服务更紧密地整合在一起，可以使患者获得更全面的疼痛评估，并提供更广泛的治疗选择，包括药物治疗、介入治疗、康复治疗和心理治疗。那些疼痛不太复杂但需要更精细平衡镇痛药物的患者同样可以从中获益。当然，患有复杂疼痛综合征的患者也可明显获益。

FPM 已发布了一个为英国患有癌症或绝症的成年人提供疼痛服务的框架[18]。

临床提示 疼痛管理计划

对于患有复杂疼痛的患者，可以考虑采用疼痛管理方案[19]。这些方案通常以非住院、CBT 疗法的团体形式进行。多学科治疗包括疼痛生理学和心理学教育、疼痛自我管理、活动管理、放松训练、设定目标及调整无益信念。

该方案适用于那些疼痛对生活有显著影响的患者。这类患者之前的治疗干预通常未能有效，但最近的研究表明，早期、较为轻度的干预已被证明是有效的。

已有证据表明，25~30小时的治疗方案是有效的，且这种有效性可维持至1年后的随访阶段。强度更高的治疗方案能够实现更明显的改善。

专家总结

慢性疼痛患者常常表现出医学、心理和社会因素的复杂混合情况。仅提供特定疾病的管理和单纯“追求治愈”，通常无法有效帮助慢性疼痛患者，反而会导致疼痛无法缓解和情绪困扰加剧。疼痛管理需要一个协调的生物心理社会模式，以便有效支持患者。通过一系列有效的治疗手段(包括一些专科治疗),可以产生一定程度的积极变化。对于患有复杂疼痛的患者,需要由具备培训能力和丰富专业知识的专家来提供全面的照护。

(刘营 译 李岩 校)

参考文献

1. Treede R, Rief W, Barke A, et al. Chronic pain as a symptom or a disease: the IASP classification of chronic pain for the international classification of diseases (ICD-11). *Pain* 2019; 160(1): 19–27.
2. National Institute for Health and Care Excellence. Chronic pain (primary and secondary) in over 16s: Assessment of all chronic pain and management of chronic primary pain. NICE Guideline 193. 2017.
3. Ossipov M, Morimura K, Porreca F. Descending pain modulation and chronification of pain. *Curr Opin Support Palliat Care* 2014; 8(2): 143–151.
4. Nicholas MK, Linton SJ, Watson PJ, Main CJ. Early identification and management of psychological risk factors ('yellow flags') in patients with low back pain: a reappraisal. *Phys Ther* 2011; 91(5): 737–753.
5. Chief Medical Officer Annual Report. *Pain: Breaking Through the Barrier*. Crown Copyright; 2008.
6. McCracken L, Yu L, Vowles K. New generation psychological treatments in chronic pain. *BMJ* 2022; 376: e057212–2057212
7. National Institute for Health and Care Excellence. Low back pain and sciatica in over 16s: assessment and management. NICE Guideline 59. 2016.
8. Faculty of Pain Medicine. Opioids aware: Opioids for long term pain. Available at: https://fpm.ac.uk/opioids-aware-clinical-use-opioids/opioids-long-term-pain
9. De Vries F, Bruin M, Lobatto D, et al. Opioids and their endocrine effects: a systematic review and meta-analysis. *J Clin Endocrinol Metab* 2020; 105(4): 1020–1029.
10. Solomon D, Rassen J, Glynn R, Lee J, Levin R, Schneeweiss S. The comparative safety of analgesics in older adults with arthritis. *Arch Intern Med* 2010; 170(22): 1968–1978.
11. Lee M, Silverman S, Hansen H, Patel V, Manchikanti L. A comprehensive review of opioid-induced hyperalgesia. *Pain Physician* 2011; 14: 145–161.
12. Merlin J, Childers J, Arnold R. Chronic pain in the outpatient palliative care clinic. *Am J Hosp Palliat Care* 2012; 30(2): 197–203
13. Faculty of Pain Medicine. Opioids aware: checklist for prescribers. Available at: https://fpm.ac.uk/opioids-aware-structured-approach-opioid-prescribing/checklist-prescribers
14. Derry S, Wiffen P, Kalso E et al. Topical analgesics for acute and chronic pain in adults—an overview of Cochrane Reviews. *Cochrane Database Syst Rev* 2017; 5: CD008609.
15. Geneen L, Moore R, Clarke C, Martin D, Colvin L, Smith B. Physical activity and exercise for chronic pain in adults: an overview of Cochrane Reviews. *Cochrane Database Syst Rev* 2017; 4: CD011279.
16. Gibson W, Wand B, Meads C, Catley M, O'Connell N. Transcutaneous electrical nerve stimulation (TENS) for chronic pain—an overview of Cochrane Reviews. *Cochrane Database Syst Rev* 2019; 4: CD011890.
17. Williams A, Fisher E, Hearn L, Eccleston C. Psychological therapies for the management of chronic pain (excluding headache) in adults. *Cochrane Database Syst Rev* 2020; 8: CD007407.
18. Royal College of Anaesthetists. Framework for provision of pain services for adults across the UK with cancer or life-limiting disease. 2019. Available at: https://fpm.ac.uk/sites/fpm/files/documents/2019-07/Framework%20for%20pain%20services%20cancer%20and%20life%20limiting%20disease%202019.pdf
19. The British Pain Society. *Guidelines for Pain Management Programmes for Adults: An Evidence-Based Review Prepared On Behalf Of the British Pain Society*. 2013. Available at: https://www.britishpainsociety.org/static/uploads/resources/files/pmp2013_main_FINAL_v6.pdf

第 2 部分

晚期疾病其他症状的管理

病例 6

呼吸困难

Natasha Lovell

点评专家：Sabrina Bajwah

病例介绍

Dalian，一位 71 岁的退休卡车司机，因气短症状持续加重 3 天而前往一家大型教学医院就诊。4 年前，患者被诊断为慢性阻塞性肺疾病（COPD），既往有缺血性心脏病病史，心脏超声显示左心室功能减退。入院时开具的药物包括舒利迭、沙丁胺醇、噻托溴铵、卡泊西特、螺内酯、呋塞米、阿司匹林、比索洛尔和阿托伐他汀。患者没有已知的药物过敏史。

患者自认为是黑人的后裔，他与妻子同住在一楼的公寓里，妻子是他的主要照顾者。当时并没有正式的护理安排。患者的运动耐力下降，拄着拐杖能短距离行走。目前他每天吸烟 15 支，不饮酒。在过去的一年中，他因呼吸困难 5 次住院治疗。

入院时的观察结果：心率为 111 次/分钟，血压为 115/65mmHg（1mmHg=0.133kPa），呼吸频率为 13 次/分钟，未吸氧状态下血氧饱和度为 92%。胸部 X 线片显示过度充气和肺气肿改变，符合 COPD 表现，但无实变。血常规检查和动脉血气检查在正常参数范围内。其被诊断为 COPD 的非感染性加重。医疗团队对其进行了复查，患者对自己的持续呼吸困难表示担忧，觉得目前这一问题没有得到妥善处理。

专家点评

越来越多的证据表明，脉搏血氧仪对有色人种患者的准确性可能较低。2020 年，密歇根大学医院进行的一项近期研究比较了接受补充氧气的成人住院患者通过脉搏血氧仪测得的血氧饱和度与动脉血气样本所反映的血氧饱和度数值[1]。研究样本包括白人患者（*n*=1333）和黑人患者（*n*=276）。结果显示，在脉搏血氧仪测得血氧饱和度读数在 92%~96%的患者中，黑人患者动脉血氧饱和度低于 88%的可能性（11.7%）是白人患者（3.6%）的 3 倍[1]。

学习要点

用于描述呼吸困难的术语还在不断发展，并且文献中仍缺乏一致性。美国胸科协会（ATS）将其定义为“呼吸不适的主观体验，包括性质不同且强度各异的感觉”，这也许是最常被提及的定义[2]。慢性呼吸困难是疾病晚期的常见症状，通常随着疾病的进展而加重。

呼吸困难在COPD患者中的患病率高达98%，在间质性肺疾病（ILD）患者中为93%，在慢性心力衰竭患者中为88%，在癌症患者中为77%[3,4]。它是导致急性住院的常见原因，在救护车接诊病例中所占比例高达20%[5]。呼吸困难是一种令人痛苦的症状，常与其他症状同时出现，会影响社交角色和责任，并且具有显著的心理社会影响。

临床提示

呼吸困难只有经历过的人才能感知到，它不一定与缺氧程度相关。系统综述发现，患有晚期疾病且饱受呼吸困难的人在6个方面表达了他们的担忧：①呼吸困难的身体症状及其对后续功能的影响；②情感上的影响；③所经历的精神痛苦；④呼吸困难带来的社会影响；⑤与控制感相关的担忧；⑥呼吸困难的情境（急性或慢性发作）。这在完全呼吸困难模型（图6.1）中有所体现，并可作为临床实践中评估呼吸困难的实用框架。

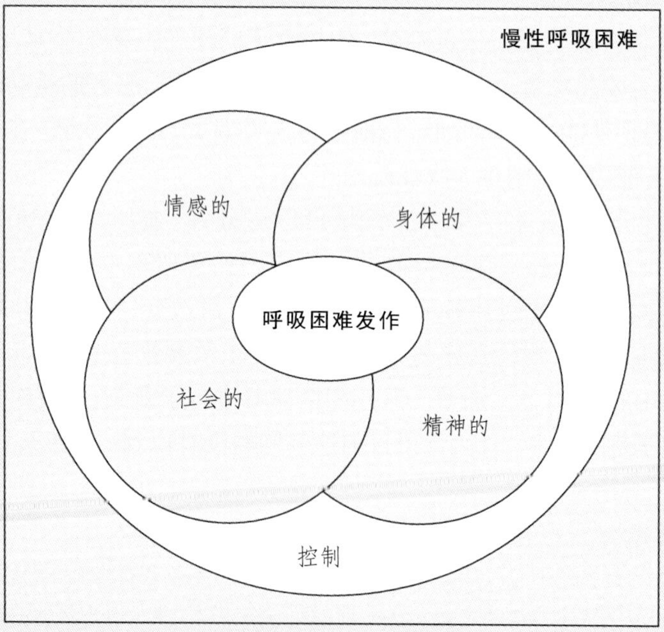

图6.1 完全呼吸困难的模型。

患者在医院住了两天。起初,人们注意到他情绪烦躁,频繁要求离开病房去吸烟。呼吸专科护士对他进行了检查。护士向他解释,根据他的血气结果,他可能符合长期在家接受氧疗的条件;不过,这需要他戒烟。因此,患者同意与戒烟专科医生沟通,在后续检查时,他表示有戒烟的意愿。医护人员为他提供了书面信息,并开具了尼古丁贴片。同时向他说明,在出院且病情稳定一段时间、复查其吸烟状况之后,可以考虑对他进行长期氧疗的正式评估。

学习要点 长期氧疗和吸烟

英国胸科协会指南指出，患者在急性加重期通常不应立即开始长期氧疗，正式评估应在病情稳定至少 8 周后进行[7]。应与患者讨论戒烟事宜,并提供书面教育资料,同时以书面形式让患者知晓在任何明火附近使用家庭氧气的危险。

患者接受了物理治疗师的评估，并且学习了呼吸练习和体位技巧,以帮助缓解呼吸困难的症状。在讨论肺部康复的相关证据时,患者解释说,尽管他以前曾被转诊进行肺部康复,但由于住院而未能完成整个疗程。最终,患者同意转诊至医院姑息治疗团队(HPCT),并在病房内由临床护理专家进行检查。发生呼吸困难时,他感到非常害怕,并担心自己可能会死亡。经过详细评估后,医护人员向他提供了一些关于呼吸困难的资料,还给他一把手持风扇,以帮助缓解呼吸困难的感觉。患者出院时,接受当地临终关怀中心的疲劳与呼吸困难课程。

循证基础 呼吸困难的非药物管理

最初应优先考虑非药物干预。其最有力的证据是肺部康复,它结合了运动和教育，已被证明在缓解 COPD 患者的呼吸困难及增强控制感方面均十分有效[8]。专门为晚期疾病和慢性呼吸困难患者设计的整体服务正在兴起。治疗方案根据患者、家庭和护理人员的需求来选择。单项研究表明,这些服务对健康结果有积极影响[9];系统综述则表明,这些服务可以减轻痛苦,改善焦虑和抑郁等心理问题(图 6.2)[10]。

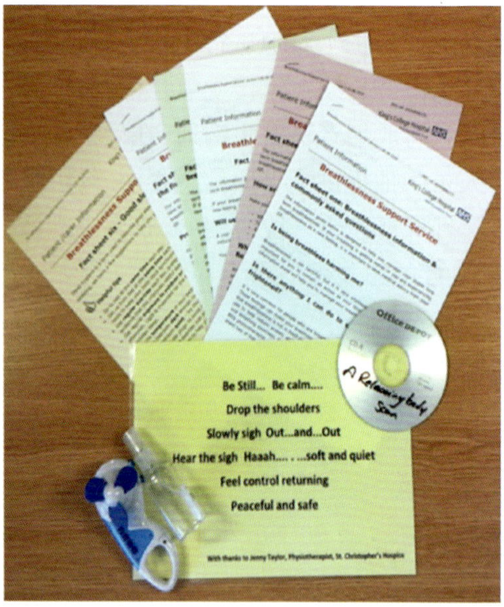

图 6.2 呼吸困难支持服务中使用的资源示例。

患者询问医疗团队是否有药物可以帮助缓解呼吸困难。医疗团队解释说，尽管最佳证据指向非药物治疗，但在呼吸困难的治疗管理中，也可以考虑其他药物治疗。这需要确保针对基础疾病所开的药物能达到最佳疗效，并在可能的情况下治疗其他症状。医疗团队正在考虑为患者吸氧，并解释了低剂量吗啡在缓解呼吸困难中的相关依据。尽管患者最初担心药物的潜在副作用和成瘾风险，但如果其他非药物措施不起作用，他愿意考虑使用吗啡。医疗团队询问了苯二氮䓬类药物是否适合用于缓解因呼吸困难引起的焦虑情绪。和认知行为疗法（CBT）这类非药物治疗一样，治疗初期使用可能更有效。

循证基础 呼吸困难的药物管理

药物干预的循证基础仍然有限，在一项大型随机对照试验中，没有证据表明在不缺氧的情况下，氧气治疗相比吸入室内的空气对缓解呼吸困难有任何益处[11]。此外，2016 年发表的 Cochrane 综述纳入了 8 项关于苯二氮䓬类药物的对照试验。结果发现，在没有与呼吸困难相关的焦虑症状时，苯二氮䓬类药物并未显示出任何益处[12]。该综述建议，只有在其他一线治疗失败的情况下才应使用苯二氮䓬类药物，并指出有必要开展良好设计且样本充足的研究。Cochrane 综述中有中等质量的随机对照试验证据支持注射和口服阿片类药物[13]，并且缓释吗啡已被澳大利亚批准用于治疗慢性呼吸困难。然而，最佳剂量、滴定及长期使用的潜在问题和安全性仍有待确定。

循证基础 阿片类药物和苯二氮䓬类药物的安全性

在呼吸困难的治疗中，阿片类药物和苯二氮䓬类药物是常用的处方药。然而，许多临床医生对这些药物可能产生的不良反应表示担忧，包括呼吸抑制、意识错乱、跌倒和过早死亡等情况。瑞典的一项基于人群的纵向队列研究旨在评估苯二氮䓬类药物和阿片类药物在重度 COPD 患者中的安全性[15]。主要观察指标是苯二氮䓬类药物和阿片类药物对住院率和死亡率的影响。研究发现，在 COPD 患者群体中，使用任何剂量的苯二氮䓬类药物和较高剂量的阿片类药物（>30mg 吗啡当量）都与死亡率升高相关。

临床提示

便秘是阿片类药物常见的不良反应，应考虑常规开具泻药。恶心和呕吐也很常见，但通常是暂时性的，5~7 天后会有所改善。

专家点评

苯二氮䓬类药物极易成瘾，并与 COPD 患者的发病率和死亡率增加相关。对于预后为数月至数年的患者，这些药物应仅用于开始使用长效抗焦虑药物（如米氮平）期间，以便短期内（数日）应对严重焦虑症状。轻度到中度焦虑应通过认知行为疗法等非药物治疗方法管理。

对于临终患者，苯二氮䓬类药物可用于缓解焦虑和与焦虑相关的呼吸困难。临终期 COPD 患者通常需要通过注射泵同时使用吗啡和咪达唑仑，以确保充分控制与焦虑相关的呼吸困难。

专家点评

在呼吸困难的管理中，大多数关于阿片类药物的证据集中于吗啡，目前仍不清楚是否存在类别效应。有趣的是，最近发表的一项随机试验发现，与安慰剂相比，羟考酮没有益处，尽管试验结果可能受到某些设计因素的限制[14]。目前仍然需要对不同类别的阿片类药物进行良好设计且样本量充分的研究。

未来进展

神经影像学研究正在探讨大脑神经网络之间复杂的相互作用，这些相互作用可能是呼吸困难感知的基础[16]。针对健康志愿者诱发呼吸困难的研究证实了岛叶、杏仁核和前扣带回皮层的激活[17]。能够改变大脑中外周信息处理和感知的药物（如抗抑郁药），可能在治疗慢性或难治性呼吸困难中发挥作用。然而，在一项大型随机对照试验中，舍曲林与安慰剂相比未显示出任何益处[18]。米氮平是一种去甲肾上腺素能和特异性 5-羟色胺能抗抑郁药，它可能通过抑制恐惧回路和恐惧条件反射及引起支气管扩张对呼吸困难发挥作用。米氮平是组胺 H1 的有效拮抗剂，对于如食欲缺乏、睡眠不良和厌食等症状（这些症状在晚期疾病和呼吸困难中都很常见）也可能有益[19]。

在征得患者同意后，医疗团队在他出院前与他的妻子进行了会面。她表示越来越难以满足患者日益增加的护理需求，尤其是在呼吸困难发作的情况下，除了打电话叫救护车外别无他法。她还表达了对未来可能发生情况的担忧，但由于担心会让患者感到心烦，所以不愿与他谈及此事。随后，医疗团队组织了一次由患者及其妻子和多学科团队成员参加的会议。患者认为他们确实需要更多的家庭支持，他也意识到自己的病情正在恶化，并表达了不想在医院离世的愿望。会议达成的共识包括安排一套正式的护理方案，以及转介给社区姑息治疗团队（CPCT），以便持续管理症状并支持预先护理计划。

未来进展

诱发呼吸困难会激活大脑与恐惧相关的区域。研究表明，观看呼吸困难的图片或视频也可以引发呼吸困难。与伦敦国王学院的科学画廊合作开展的一项现场市民实验[20]，旨在探索呼吸音频记录对自我报告的呼吸困难的影响。

参与者随机听取了4种不同原因诱导的呼吸困难的短音频录音：运动、焦虑、慢性肺病和临终状态。参与者被要求识别呼吸困难的原因，并使用经验证的0~10数字评定量表描述他们（在收听每条音频记录前后）感觉呼吸困难的程度。在听完这4条音频记录中的任何一条后，参与者自我报告的呼吸困难程度都有所增加，其中焦虑导致的呼吸困难评分最高。

专家总结

本病例是许多患者经历的令人痛苦的呼吸困难状况的一个很好例证，它还显示了呼吸困难对患者生活各方面及对包括朋友和家人在内的身边亲近之人所产生的重大影响。理想情况下，该患者在疾病早期就应接受非药物治疗以缓解呼吸困难，这样或许会减轻早期的一些焦虑和呼吸困难症状。充分探讨患者的焦虑非常重要。许多患者对自己日益加重的呼吸困难意味着什么，以及未来可能出现的情况感到恐惧。解决这些担忧，并在可能的情况下充分利用认知行为疗法，这一点非常重要。如果焦虑无法通过非药物措施得到有效管理，应尽早使用长期抗焦虑药物。如果患者在休息或轻微活动时就感到呼吸困难，除了对潜在疾病积极治疗外，还应尽早进行阿片类药物等药物治疗。在初级和二级医疗中，呼吸科与姑息治疗团队之间开展多学科合作对于确保患者在疾病全程中的需求都能得到妥善处理是必不可少的。

（刘营 译 路桂军 校）

参考文献

1. Sjoding MW, Dickson RP, Iwashyna TJ, Gay SE, Valley TS. Racial bias in pulse oximetry measurement. *N Engl J Med* 2020; 383(25): 2477–2478.
2. Parshall MB, Schwartzstein RM, Adams L, et al. An official American Thoracic Society statement: update on the mechanisms, assessment, and management of dyspnea. *Am J Respir Crit Care Med* 2012; 185(4): 435–452.
3. Moens K, Higginson IJ, Harding R. Are there differences in the prevalence of palliative care-related problems in people living with advanced cancer and eight non-cancer conditions? A systematic review. *J Pain Symptom Manage* 2014; 48(4): 660–677.
4. Solano JP, Gomes B, Higginson IJ. A comparison of symptom prevalence in far advanced cancer, AIDS, heart disease, chronic obstructive pulmonary disease and renal disease. *J Pain Symptom Manage* 2006; 31(1): 58–69.

5. Hutchinson A, Pickering A, Williams P, Bland JM, Johnson MJ. Breathlessness and presentation to the emergency department: a survey and clinical record review. *BMC Pulm Med* 2017; 17(1): 53.
6. Lovell N, Etkind SN, Bajwah S, Maddocks M, Higginson IJ. Control and context are central for people with advanced illness experiencing breathlessness: a systematic review and thematic synthesis. *J Pain Symptom Manage* 2019; 57(1): 140–155.e2.
7. Hardinge M, Annandale J, Bourne S, et al. British Thoracic Society guidelines for home oxygen use in adults: accredited by NICE. *Thorax* 2015; 70(Suppl 1): i1–i43.
8. McCarthy B, Casey D, Devane D, Murphy K, Murphy E, Lacasse Y. Pulmonary rehabilitation for chronic obstructive pulmonary disease. *Cochrane Database Syst Rev* 2015(2): Cd003793.
9. Higginson IJ, Bausewein C, Reilly CC, et al. An integrated palliative and respiratory care service for patients with advanced disease and refractory breathlessness: a randomised controlled trial. *Lancet Respir Med* 2014; 2(12): 979–987.
10. Brighton LJ, Miller S, Farquhar M, et al. Holistic services for people with advanced disease and chronic breathlessness: a systematic review and meta-analysis. *Thorax* 2019; 74(3): 270–281.
11. Abernethy AP, McDonald CF, Frith PA, et al. Effect of palliative oxygen versus room air in relief of breathlessness in patients with refractory dyspnoea: a double-blind, randomised controlled trial. *Lancet* 2010; 376(9743): 784–793.
12. Simon ST, Higginson IJ, Booth S, Harding R, Weingartner V, Bausewein C. Benzodiazepines for the relief of breathlessness in advanced malignant and non-malignant diseases in adults. *Cochrane Database Syst Rev* 2016; 10: Cd007354.
13. Barnes H, McDonald J, Smallwood N, Manser R. Opioids for the palliation of refractory breathlessness in adults with advanced disease and terminal illness. *Cochrane Database Syst Rev* 2016; 3: Cd011008.
14. Ferreira DH, Louw S, McCloud P, et al. Controlled-release oxycodone vs. placebo in the treatment of chronic breathlessness—a multisite randomized placebo controlled trial. *J Pain Symptom Manage* 2019; 59(3): 581–589.
15. Ekström MP, Bornefalk-Hermansson A, Abernethy AP, Currow DC. Safety of benzodiazepines and opioids in very severe respiratory disease: national prospective study. *BMJ* 2014; 348: g445.
16. Pattinson KT, Johnson MJ. Neuroimaging of central breathlessness mechanisms. *Curr Opin Support Palliat Care* 2014; 8(3): 225–233.
17. Banzett RB, Mulnier HE, Murphy K, Rosen SD, Wise RJ, Adams L. Breathlessness in humans activates insular cortex. *Neuroreport* 2000; 11(10): 2117–2120.
18. Currow DC, Ekstrom M, Louw S, et al. Sertraline in symptomatic chronic breathlessness: a double blind, randomised trial. *Eur Respir J* 2019; 53(1): 1801270.
19. Lovell N, Wilcock A, Bajwah S, et al. Mirtazapine for chronic breathlessness? A review of mechanistic insights and therapeutic potential. *Expert Rev Respir Med* 2019; 13(2): 173–180.
20. Lovell N, Etkind S, Prentice W, Higginson I, Sleeman K. The sound of anxiety: exploring the effect of audio recordings of breathing on self-reported breathlessness. *Eur Respiratory Soc* 2023; 62(1): 2201439.

病例 7

恶心、呕吐和呃逆

Holly McGuigan

点评专家：Anna Sutherland

病例介绍

Matthew，42 岁，男性，因无法控制的呕吐和呃逆被转诊至医院姑息治疗团队（HPCT）。患者近期刚被诊断为小细胞肺癌转移，并拒绝了延长生命的治疗。患者描述早晨有饱胀感、呃逆、反流和便秘的情况，并且食物“在下咽时会卡住”。

患者有脱水现象。腹部检查无异常，肠鸣音正常。

HPCT 诊断为胃潴留和便秘。临床护士专家（CNS）开始给予皮下输注甲氧氯普胺，剂量为 30mg，持续 24 小时，效果良好。

学习要点 口腔、咽部或中段食管病因的处理方法

苏格兰姑息治疗指南将口腔、咽部或中段食管病因作为一个独立类别，触发机制与迷走神经和舌咽神经的激活有关。

症状：

- 反流。
- 咳嗽引发的干呕。
- 进食时加重。
- 由味道或气味引起。

可逆性原因包括：

- 食管炎。
- 胃-食管反流。
- 食管念珠菌感染。
- 食管支架。

药物治疗包括抗胆碱药或广谱止吐药，如氯丙嗪[5]。

临床提示 呃逆的常规处理方法

常见原因包括：

- 胃潴留/胃扩张。
- 胃-食管反流。
- 膈肌刺激。
- 药物副作用（类固醇、苯二氮䓬类药物、阿片类药物、抗多巴胺药物）。
- 化学原因，如尿毒症[1]。
- 吞气症的原因（呼吸急促、焦虑、非侵入性通气）。
- 影响延髓的结构性原因。

首先处理可逆性原因。

减轻胃扩张/胃-食管反流的药物包括[2]：

- 西美特。
- 促动力药。
- 质子泵抑制剂。
- H2 受体拮抗剂。

抑制中枢性呃逆的药物：

- 加巴喷丁或巴克洛芬为一线治疗药物[2]。

临床提示　血清素拮抗剂

血清素拮抗剂（如昂丹司琼）通常在血清素水平升高时（如化疗或胃肠道放疗）才有效，并且便秘是常见的副作用。

专家点评　血清素综合征

血清素综合征的特点是在使用血清素能药物且没有其他替代解释的情况下，表现为自主神经功能亢进、神经肌肉亢进和意识状态改变的三联症[2]。使用甲氧氯普胺、氯丙嗪和奥氮平可能会出现这种情况。在较低的止吐药剂量下，临床上这种情况较为罕见，除非患者同时使用高剂量的抗抑郁药或抗精神病药。

临床提示　评估恶心和呕吐的原因

确定恶心的模式是至关重要的（图 7.1）。

病史：

- 核实其并非反流或旋转性眩晕。
- 分别评估恶心和呕吐。
- 询问以下每一项内容：
  - 触发因素、呕吐量和时间，例如，一天结束时毫无征兆的呕吐可能提示胃潴留。
  - 加重和缓解因素，包括已尝试的药物及其效果。
  - 可能引起症状的药物。
- 询问并治疗相关症状，例如：
  - 绞痛（可排除使用促动力药物的可能性）。
  - 便秘和意识模糊（排除高钙血症）。
  - 脱水（治疗尿毒症）。
  - 直立性低血压。

体格检查：

- 检查是否存在脱水、感染或药物中毒情况。
- 检查是否有脏器肿大、肠鸣音及有无腹水。可以考虑进行直肠检查。
- 如果病史提示存在颅内病因或症状顽固难治，可考虑进行神经系统检查，包括检查视盘水肿情况。

血液检查可能包括：

- 尿素和电解质。
- 肝功能。
- 钙。
- 葡萄糖。
- 地高辛/氨茶碱水平。
- 磷和镁。

循证基础　呃逆管理

证据等级非常低

一项 Cochrane 综述因缺乏高质量的随机对照试验（RCT）证据而被撤回[3]。

一项独立的系统综述建议，“应尽可能针对呃逆的病因进行治疗[4]。

氟哌啶醇广泛用于呃逆的管理，但其证据有限[4]。

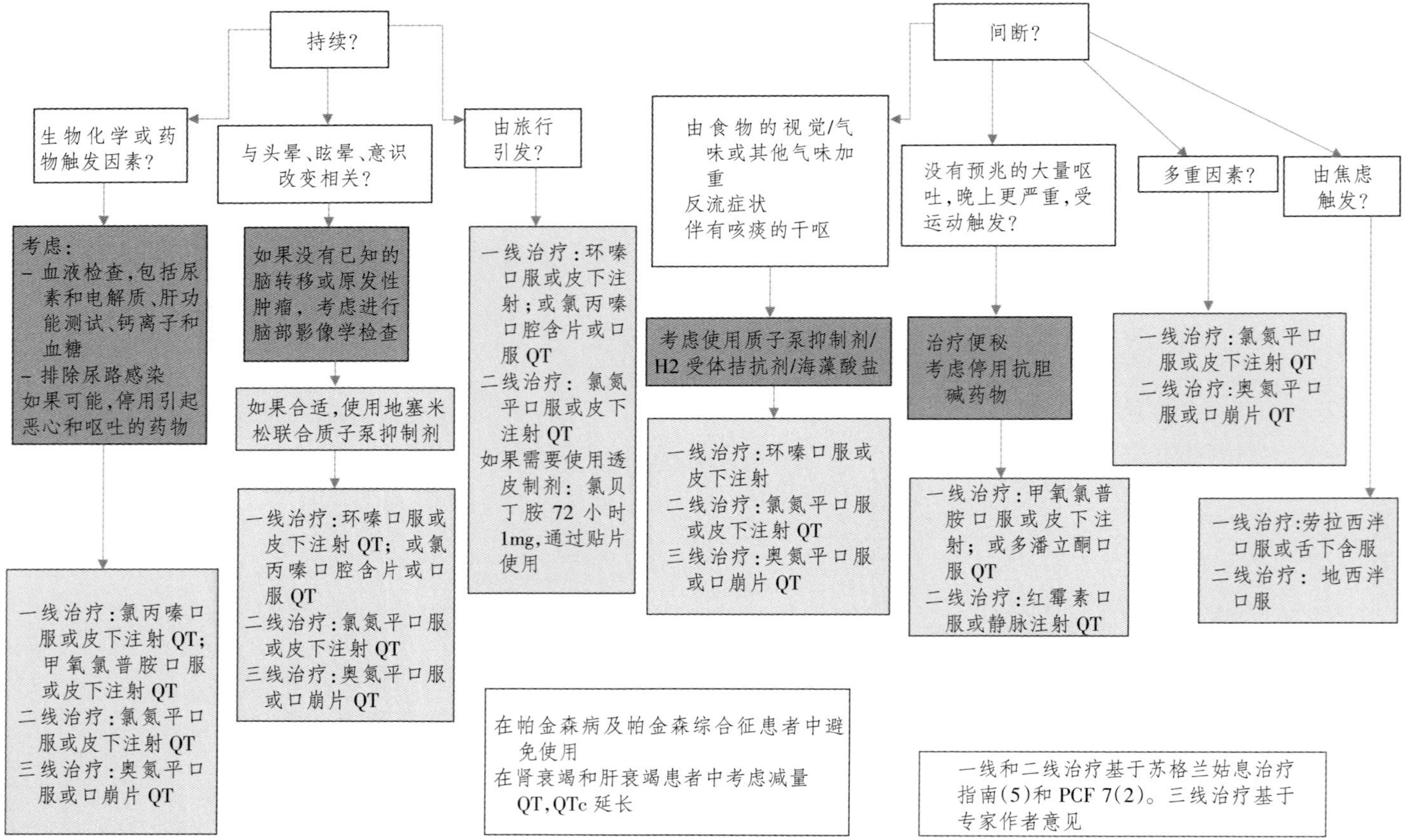
持续？
生物化学或药物触发因素？
考虑：
– 血液检查，包括尿素和电解质、肝功能测试、钙离子和血糖
– 排除尿路感染
如果可能，停用引起恶心和呕吐的药物
一线治疗：氯丙嗪口服或皮下注射 QT；甲氧氯普胺口服或皮下注射 QT
二线治疗：氯氮平口服或皮下注射 QT
三线治疗：奥氮平口服或口崩片 QT
与头晕、眩晕、意识改变相关？
如果没有已知的脑转移或原发性肿瘤，考虑进行脑部影像学检查
如果合适，使用地塞米松联合质子泵抑制剂
一线治疗：环嗪口服或皮下注射 QT；或氯丙嗪口腔含片或口服 QT
二线治疗：氯氮平口服或皮下注射 QT
三线治疗：奥氮平口服或口崩片 QT
由旅行引发？
一线治疗：环嗪口服或皮下注射；或氯丙嗪口腔含片或口服 QT
二线治疗：氯氮平口服或皮下注射 QT
如果需要使用透皮制剂：氯贝丁胺 72 小时 1mg，通过贴片使用
间断？
由食物的视觉/气味或其他气味加重
反流症状
伴有咳痰的干呕
考虑使用质子泵抑制剂/H2 受体拮抗剂/海藻酸盐
一线治疗：环嗪口服或皮下注射
二线治疗：氯氮平口服或皮下注射 QT
三线治疗：奥氮平口服或口崩片 QT
没有预兆的大量呕吐，晚上更严重，受运动触发？
治疗便秘
考虑停用抗胆碱药物
一线治疗：甲氧氯普胺口服或皮下注射；或多潘立酮口服 QT
二线治疗：红霉素口服或静脉注射 QT
多重因素？
一线治疗：氯氮平口服或皮下注射 QT
二线治疗：奥氮平口服或口崩片 QT
由焦虑触发？
一线治疗：劳拉西泮口服或舌下含服
二线治疗：地西泮口服
在帕金森病及帕金森综合征患者中避免使用
在肾衰竭和肝衰竭患者中考虑减量
QT，QTc 延长
一线和二线治疗基于苏格兰姑息治疗指南(5)和 PCF 7(2)。三线治疗基于专家作者意见

图 7.1 恶心和呕吐是否……？

考虑：

- 尿液分析以检查是否感染。
- 如果病因不明确或有脑转移特征，应进行影像学检查，包括脑部检查[5]。

学习要点　基于受体理论的靶向止吐药

拮抗剂/激动剂	受体					
	AChM	H1	5HT2	D2	5HT3	5HT4
	Ant	Ant	Ant	Ant	Ant	Ag
甲氧氯普胺 QT				++	+	++
多潘立酮 QT				++		
氟哌啶醇 QT				+++	+	
赛克利嗪 QT	++	++				
昂丹司琼 QT					+++	
左美丙嗪 QT	++	+++	+++	++	+	
奥氮平 QT	++	+	++	++	+	+

	作用和副作用				
	↓肠道运动与分泌	镇静	EPSE	促动力药物（肠绞痛）	降低癫痫发作阈值
甲氧氯普胺 QT			Y	剂量相关	Y
多潘立酮 QT				剂量相关	Y
氟哌啶醇 QT		Y	Y		Y
赛克利嗪	Y	Y	*		Y
昂丹司琼 QT	Y	Y	Y		Y
左美丙嗪 QT		Y	Y		Y
奥氮平 QT	Y	Y	Y		Y

Ant，拮抗剂；Ag，激动剂；AChM，抗胆碱能/毒蕈碱能；H1，组胺 1 受体；5HT，5-羟色胺/血清素；D2，多巴胺 2 受体；EPSE，锥体外系副作用；QT，QT 间期延长；AM，变构调节因子。根据 PCF 7[2]。

*塞克利嗪可能偶尔引起运动障碍，包括震颤、运动障碍和肌张力障碍[2]。

其他药物：

- 减少肠道运动和分泌：丙氯拉嗪、丁溴东莨菪碱、奥曲肽、桂利嗪。
- 促进胃肠动力药：红霉素、刺激性泻药。
- 延长 QT 间期：红霉素、丙氯拉嗪、米氮平。

36 小时后，患者出现了语言不清、僵硬、面部抽搐和双眼凝视不动。他被诊断为急性肌张力障碍，开始口服氟哌啶醇，剂量为 2.5mg，每日 3 次[6]。停用甲氧氯普胺，并开始给予口服多潘立酮 10mg，每日

专家点评

锥体外系副作用：

多潘立酮不会穿过血脑屏障，因此不会产生锥体外系副作用。如果从欧洲进口，还可选择可溶性片剂。穿越血脑屏障的抗多巴胺止吐药有能引起锥体外系副作用[5]。其中氟哌啶醇是风险最高的药物。

帕金森病的处方：

- 塞克利嗪（初始剂量为 25mg）和多潘立酮是常用的一线药物。
- 左美丙嗪 2.5mg 皮下注射或 3mg 口服可作为二线药物，但需要在专科医生的密切监控下使用。

临床提示　针对恶心和呕吐的具体原因的处理方法

如果怀疑为亚急性或完全性肠梗阻，可考虑：

- 进行腹部影像学检查。
- 采取手术或内镜干预。例如，如果发现单一梗阻点，可置入支架或进行胃造口减压术。

如果出现食管症状，如吞咽困难或呕吐：

- 钡餐检查/胃镜检查（OGD）。

如果为难治性恶心或存在颅内病因的特征：

- 评估是否存在神经学体征和症状。
- 考虑进行脑部影像学检查。

3次。

上消化道内镜检查(OGD)确诊为纵隔淋巴结肿大导致的食管外部压迫，随后置入一枚支架。患者的症状得到缓解，随后停用了多潘立酮。

几周后，患者在家中接受了复诊。他一直感到恶心，血液检查显示钙离子浓度校正后为3.2，且存在急性肾损伤[估算的肾小球滤过率(eGFR)为55mL/min，基线>90]。于是患者被送入医院，接受补液和双膦酸盐治疗。

尽管患者的钙离子浓度和肾功能恢复正常，但恶心症状持续。每日3次50mg的赛克利嗪治疗也未见效。中枢神经科向姑息治疗医生寻求建议，随后开始每晚皮下注射2.5mg左米丙嗪。但仍未能控制恶心症状，因此他们再次对该病例进行了讨论，并且考虑将左美丙嗪换成奥氮平，但由于存在肌张力障碍复发的高风险，最终没有实施。除了继续使用赛克利嗪和左美丙嗪外，他们还开始让患者服用4mg地塞米松及40mg奥美拉唑。恶心症状很快得到缓解。

临床提示 审查药物清单

考虑使用可能导致恶心的药物：

- 类固醇。
- NSAID。
- 抗生素。
- 阿片类药物。
- 选择性5-羟色胺再摄取抑制剂。
- 地高辛。
- 氨茶碱。
- 胰腺酶制剂。

循证基础 类固醇的止吐作用

证据等级非常低

类固醇的止吐机制尚不完全明了[8]。

2017年，一项Cochrane综述得出结论，缺乏足够的证据来支持或反驳使用地塞米松治疗晚期癌症患者的恶心和呕吐症状[9]。

专家点评 塞克利嗪口服与皮下注射2:1转换比例

口服塞克利嗪的生物利用度为50%，这表明口服与皮下注射潜在转换比例为2:1。我们建议，初始剂量为75mg/24h，如果无效，可以增加至150mg/24h[2]。

专家点评 用于治疗恶心和呕吐的左美丙嗪最低剂量是多少

尚不明确。

苏格兰姑息治疗指南建议，对于所有恶心和呕吐的患者，起始按需皮下注射剂量为2.5mg[5]。在英国其他地区，6.25mg是标准剂量，这在姑息治疗处方集(PCF)指南中有所体现[2]。一项随机对照试验比较了6.25mg的左美丙嗪与氟哌啶醇的效果[7]。

“为达到止吐效果同时避免镇静，剂量可以低到何种程度？”是一个重要的研究课题。

循证基础 对于姑息治疗人群中的每种止吐药

根据牛津循证据学中心(OCEBM)证据等级表示。

注意，每种药物的使用都得到大量经验实践的支持。

甲氧氯普胺：

证据等级1b**10。

氟哌啶醇：

证据等级1b**7。

5HT3拮抗剂：

姑息治疗人群：证据等级1b**11。

化疗引起的恶心和呕吐：证据等级1a*12。

左美丙嗪：

证据等级1b**7。

赛克利嗪：
证据等级 5***2。
奥氮平：
姑息治疗人群：证据等级 1b**13。
化疗引起的恶心和呕吐：证据等级 1a*13。
*1a 系统综述随机对照试验。
**1b 单项随机对照试验。
***5 专家意见。

专家点评 奥氮平作为止吐药

奥氮平的作用范围比左美丙嗪更广泛。一项 Cochrane 综述发现，在关于化疗的 13 项随机对照试验中，有一项是在姑息治疗人群中进行的。完全解决恶心和呕吐所需治疗的患者数为 5 人[13]。

我们建议在许多情况下，当不需要促动力药物时，可将奥氮平作为三线治疗。由于它具有抗胆碱作用，麻痹性肠梗阻患者应谨慎使用[6]。

奥氮平具有以下疗效：

- 刺激食欲。
- 避免使用注射泵。
- 用于同时伴有抑郁症或谵妄的情况。

地塞米松逐渐减量至 2mg 时，患者出现了头晕和复视症状，怀疑为脑转移。MRI 扫描显示在后颅窝有一处病变。将地塞米松增加至 4mg 后，症状得到了良好的控制。

随着患者的生命逐渐走向尽头，他已无法吞服口服药物了。于是将地塞米松改为皮下注射，剂量为 4mg（基准剂量为 3.3mg）。通过注射泵在 24 小时内皮下注射塞克利嗪 75mg，同时每天皮下注射左美丙嗪 5mg。这些药物有效地控制了症状，直至患者去世。

临床提示 恶心和呕吐的非药物治疗

可能有帮助的干预措施包括：

- 频繁的小分量清淡饮食。
- 薄荷茶/薄荷胶囊。
- 保持直立姿势。
- 不强迫患者进食。
- 鼓励少量饮水。
- 良好的口腔卫生/唾液替代品。

专家点评 重症肌无力

在重症肌无力患者中，由于治疗选择极为有限，使用非药物治疗方法非常重要。所有抗胆碱药物和抗精神病药物都有加重肌肉无力的风险。

如果开始使用止吐药，必须监测呼吸频率和血氧饱和度，最好在住院环境中使用，并考虑与神经科、临床药理学和药学科共同制订方案。

临床提示 “焦虑致病”

焦虑可能导致或加重恶心和呕吐。它可能表现为与特定触发因素（如医疗预约）相关的恶心。

治疗方法：

- 采用认知行为疗法。
- 使用苯二氮䓬类药物或抗抑郁药。

临床提示 赛克利嗪和东莨菪碱存在心肌梗死和心绞痛的风险

丁溴东莨菪碱可引起心动过速、低血压，心脏病患者可能发生致命性心脏病并发症。因此，心动过速患者禁用。

赛克利嗪和丁溴东莨菪碱可能存在类似的风险。

• 针灸。

一项关于穴位按压的双盲随机对照试验表明,其对晚期癌症患者的恶心和呕吐并无效果[16]。

在急诊护理环境中,使用乙醇棉球进行嗅觉干扰的方法已被证明是有效的[17],并且一项小型病例系列也支持其在姑息治疗人群中的应用[18]。

未来进展 皮下注射雷尼替丁的替代药物

在停用雷尼替丁后,用于皮下注射酸抑制剂和治疗胃肠出血的替代药物尚不明确。尽管目前的证据主要来自病例系列,但在质子泵抑制剂(如奥美拉唑和艾索美拉唑)的皮下给药方面,临床经验仍在不断积累[14,15]。

未来进展 米氮平作为止吐药

一项针对癌症患者进行的为期4周的前瞻性、开放性研究发现,米氮平可以减少恶心症状(n=28)[19]。

尽管它在化疗引起的恶心和呕吐中已有较强的证据支持,但仍需进一步研究。

未来进展 喹硫平作为止吐药

喹硫平停药综合征会引起呕吐。一篇病例报道显示,它可能对缓解患者的恶心症状有帮助,但在实际应用前还需要更多的证据支持[20]。

讨论

患者出现了难治性恶心和呃逆。其功能性胃潴留通过皮下注射甲氧氯普胺进行治疗。上消化道内镜检查证实其食管受到外源性压迫,随后置入一枚支架。当患者再次出现恶心症状时,发现并治疗了相关的生物化学病因(高钙血症和尿毒症)。在患者生命接近尾声时,脑转移导致了中枢性恶心。

恶心和呕吐是难以评估和处理的最复杂症状之一,对其加以控制至关重要。这不仅是因为恶心本身就是一种严重且使人虚弱的症状,而且若未及时进行控制,可能会因无法经口给药进而导致对其他症状的控制出现问题,甚至会导致患者因需要胃肠外给药及补液而紧急入院。

专家总结

我们所使用的许多止吐药物,其相关的证据水平仍然较低。因此,治疗的重点是尽可能查明病因并进行治疗。尽管我们可以采取的干预措施数量在不断增加,但仍然迫切需要进一步的研究,不仅是对奥氮平、米氮平和奎硫平等新药进行研究,也要对那些我们视为是“常规”治疗选择的药物展开研究。尤其令人担忧的是,支持使用氟哌利多和左美丙嗪的证据水平仍然很低。

正如本病例所示，患者的恶心和呕吐的病理生理学机制可能会随时间变化，或变得多因素共存。定期重新评估患者的症状和病史的重要性不容忽视。

（刘营 译 路桂军 校）

参考文献

1. Singh P, Yoon S, Kuo B. Nausea: a review of pathophysiology and therapeutics. *Therap Adv Gastroenterol* 2016; 9(1): 98–112
2. Wilcock A, Howard P, Charlesworth S. *Palliative Care Formulary*, 8th ed. London: Pharmaceutical Press, 2022.
3. Steger M, Schneemann M, Fox M. Systemic review: the pathogenesis and pharmacological treatment of hiccups. *Aliment Pharmacol Ther* 2015; 42: 1037–1050
4. Moretto E, Wee B, Wiffen P, et al. Interventions for treating persistent and intractable hiccups in adults. *Cochrane Database Syst Rev* 2013; 1: CD008768.
5. Scottish Palliative Care Guidelines. Nausea and vomiting. Available at: https://www.palliativecareguidelines.scot.nhs.uk/guidelines/symptom-control/Nausea-and-Vomiting.aspx
6. British National Formulary. Available at: https://bnf.nice.org.uk
7. Hardy J, Skerman H, Philip J. Methotrimeprazine versus haloperidol in palliative care patients with cancer-related nausea: a randomised, double-blind controlled trial. *BMJ Open* 2019; 9(9): e029942.
8. Chu C, Hsing C, Shieh J, et al. The cellular mechanisms of the antiemetic action of dexamethasone and related glucocorticoids against vomiting. *Eur J Pharmacol* 2014; 722: 48–54.
9. Vayne-Bossert P, Haywood A, Good P, et al. Corticosteroids for adult patients with advanced cancer who have nausea and vomiting (not related to chemotherapy, radiotherapy, or surgery). *Cochrane Database Syst Rev* 2017; 7: CD012002.
10. Bruera E, Belzile M, Neumann, C, et al. A double-blind, crossover study of controlled-release metoclopramide and placebo for the chronic nausea and dyspepsia of advanced cancer. *J Pain Symptom Manage* 2000; 19: 427–435.
11. Mystakidou K, Befon S, Liossi C, et al. Comparison of the efficacy and safety of tropisetron, metoclopramide, and chlorpromazine in the treatment of emesis associated with far advanced cancer. *Cancer* 1998; 83(6): 1214–1223.
12. Piechotta V, Adams A, Haque M, et al. Antiemetics for adults for prevention of nausea and vomiting caused by moderately or highly emetogenic chemotherapy: a network meta-analysis. *Cochrane Database Syst Rev* 2021; 11: CD012775.
13. Sutherland A, Naessens K, Plugge E, et al. Olanzapine for the prevention and treatment of cancer-related nausea and vomiting in adults. *Cochrane Database Syst Rev* 2018; 9: CD012555.
14. Agar M, Webster R, Lacey J, et al. The use of subcutaneous omeprazole in the treatment of dyspepsia in palliative care patients. *J Pain Symptom Manage* 2004; 28(6): 529–531.
15. Hindmarsh J, Adelaja M, Abd Latif S, et al. Administering esomeprazole subcutaneously via a syringe driver in the palliative demographic: a case series. *J Clin Pharm Ther* 2021; 47(5): 694–698.
16. Perkins P, Parkinson A, Parker R, et al. Does acupressure help reduce nausea and vomiting in palliative care patients? A double blind randomised controlled trial. *BMJ Support Palliat Care* 2022; 12: 58–63.
17. April M, Oliver J, Davis W, et al. Aromatherapy versus oral ondansetron for antiemetic therapy among adult emergency department patients: a randomized controlled trial. *Ann Emerg Med* 2018; 72(2): 184–193.
18. Corona A, Chin J. Olfactory distraction for management of nausea in palliative care patients. *Am J Hosp Palliat Care* 2022; 39(3): 388–393.
19. Kim S, Shin I, Kim J, et al. Effectiveness of mirtazapine for nausea and insomnia in cancer patients with depression. *Psychiatry Clin Neurosci* 2008; 62: 75–83.
20. Hindmarsh J, Lee M. The use of quetiapine for the management of nausea and vomiting in idiopathic Parkinson's disease. *J Palliat Care* 2022; 37(1): 15–17.

病例 8
癌症恶病质

Lucy Ison

点评专家：Barry Laird，Richard Skipworth

病例介绍

> **专家点评**
> mGPS 已在超过 15 万例患者和 300 项临床研究中得到广泛验证，适用于可手术和不可手术切除的原发性癌症。它是癌症研究中最受关注的预后评分之一，能够预测生存率。研究还表明，这与生活质量有关——炎症越严重，生活质量可能越差。它可用作指导患者护理的客观生物标志物。

> **专家点评**
> 预康复和 ERAS 是患者优化和有效围术期护理的一部分，旨在使患者尽快恢复到最大功能状态，同时将并发症降至最低。这不仅是所有多学科团队成员(包括外科医生、麻醉师、护理人员、营养师和物理治疗师)的责任，还可以通过建立正式的路径、锻炼和饮食方案及专门人员来促进这一过程。

Douglas，一位 54 岁的商人，因持续 3 个月体重减轻、食欲缺乏和疲劳前往全科医生处就诊。近期病史显示，其此前也曾因情绪低落、疲劳和食欲缺乏等症状就诊。

在进一步的问诊中，患者主诉 3 个多月来上腹部疼痛和意外的体重减轻 5kg(7%体重)。使用奥美拉唑进行的试验性治疗对其疼痛并无效果。

患者与妻子和两个成年子女住在家里。他每天吸 10 支烟，已有 30 年的吸烟史。每周饮用一瓶葡萄酒。他认为自己身体健康，精力充沛，但最近发现精力有所下降。

既往无恶性肿瘤、炎症性肠病、肝脏疾病、胃肠道溃疡或乳糜泻的家族史。

全科医生行外科检查时发现患者上腹有轻压痛。其腹部柔软，未触及肿块，有黄疸症状。

患者被转诊接受胰腺 CT 扫描和血液检查，包括肿瘤标志物、肝功能检查和 C 反应蛋白检查。CT 扫描显示胰头有一个肿块。氟脱氧葡萄糖-正电子发射断层扫描(FDG PET)CT 未见局部或远处转移。糖类抗原 19-9(CA19-9)轻度升高。肝胆胰疾病多学科团队(HBP MDT)建议患者行保留幽门和标准淋巴结清扫的肿瘤切除手术。

在转诊至外科时，东部肿瘤协作组体能状态评分(ECOG-PS)为 0 分。血液检查显示 C 反应蛋白升高，白蛋白正常(>35g/L)，因此他的改良格拉斯哥预后评分(mGPS)为 1 分[1]。

患者在手术前参加了康复计划，以优化身体功能和营养状态。医生建议他戒烟并减少饮酒量。他接受了营养不良检查，根据全球营养不良问题领导倡议(GLIM)标准所概述的表型和病因学标准，被诊断为中度营养不良[2]。

患者接受了营养师的会诊，得到了关于高营养密度食物的建议。他还接受了物理治疗师的评估，并在手术前进行了特定的运动干预。他按照加速康复外科（ERAS）路径进行管理[3]。

肿瘤被成功切除后，患者开始服用胰酶制剂。在手术恢复后，他接受了 6 个周期的化疗（吉西他滨和卡培他滨）。

在化疗后的一年里，患者的身体状况良好，保持了术后体重。然而，在近两个月的时间里，患者出现了黄疸及颜色较浅、体积较大的粪便，体重又减轻了 5%。CT 扫描显示胰腺癌复发，伴有局部区域复发和肝转移。HPB MDT 会议再次讨论后，他开始接受化疗[5-氟尿嘧啶、亚叶酸钙、伊立替康和奥沙利铂（FOLFIRINOX）方案]。由于体重持续下降，患者前往恶病质门诊就诊，并进行了饮食咨询以确保摄入足够的蛋白质和热量。同时患者还接受了物理治疗，并得到了心理支持。对恶心和腹痛症状进行了评估。

专家点评

在过去的 20 年里，恶病质的定义一直是一个有争论的主题，对其科学的理解仍在不断发展。其中一个挑战是恶病质的真实特征尚未被准确描述，因此很难理解其进程，以及症状如何与身体组成和生物学变化相关联。虽然建议采用 GLIM 标准[2]，但需要注意的是，如果患者有高发恶病质的癌症（如肺癌或胰腺癌），则早期阶段可能不适合使用 GLIM 标准进行正式诊断。

学习要点

目前，GLIM 标准常用于评估恶病质[2]。

1.使用经过验证的筛查工具筛查营养不良风险。

• 营养不良通用筛查工具（MUST）：包括体重指数（BMI）、非计划性体重减轻、急性疾病（如果患者病情急性恶化且预计 5 天内无法摄取营养）。

• 简短营养评估问卷（MNA-SF）：关于食物摄入、非自愿性体重减轻、活动能力、心理压力、神经心理问题、BMI。

• 营养风险筛查-2002（NRS-2002）：包括 BMI、过去 3 个月体重减轻、过去 1 周摄入量减少，以及是否在重症监护病房。如果回答是，则考虑营养不良的程度、疾病的严重性及患者年龄。

2.根据表型和病因评估标准进行评估。

• 表型标准：

– 体重下降：在过去 6 个月内下降>5%，或 6 个月以上下降>10%。

– 低 BMI：如果年龄<70 岁，则 BMI<20kg/m^2；如果年龄>70 岁，则 BMI<22kg/m^2（亚洲标准：年龄<70 岁，则 BMI<18.5kg/m^2；年龄>70 岁，则 BMI<20kg/m^2）。

– 肌肉量减少：通过有效验证的身体成分测量技术测定减少。

• 病因学标准：

– 食物摄入减少：≤能量需求的50%超过1周，或任何减少超过2周，或任何慢性胃肠道（GI）条件对吸收有不利影响。

– 疾病负担/炎症。

3.如果符合1个表型标准和1个病因标准，则诊断为营养不良。

4.根据表型标准评估严重程度。

• 第1阶段/中度：过去6个月体重下降5%~10%，超过6个月体重下降10%~20%。如果年龄<70岁，则BMI<20kg/m²；如果年龄>70岁，则BMI<22kg/m²，肌肉质量轻度至中度减少。

• 第2阶段/重度：过去6个月体重下降>10%或超过6个月体重下降>20%。如果年龄<70岁，则BMI<18.5kg/m²；如果年龄>70岁，则BMI<20kg/m²，肌肉质量严重不足。

专家点评

多学科团队中的每个人都有责任识别和治疗恶病质。所有团队成员，从顾问到辅助医疗专业人员，都可以提供饮食和锻炼的简单建议。需要注意的是，患者可能不会主动提及恶病质症状，因此要尽可能多地询问其体重减轻、食欲和身体活动情况。

学习要点 多模式治疗

越来越多的证据表明，癌症恶病质是一种多因素综合征，需要多种模式的方法来管理。

恶病质诊所由多学科团队运营，他们可以处理各种问题。团队一般包括注册营养师、物理治疗师、姑息治疗专业人员及言语治疗师。他们需要对患者进行整体评估，并将家人/护理人员纳入评估和建议过程。研究表明，恶病质诊所可显著增加患者的食欲并使1/3的受访患者体重增加[10]。

学习要点 营养

对于营养不良的癌症患者和有营养不良风险的患者，建议进行营养干预。应增加富含能量的食物以满足总能量消耗（TEE），蛋白质每日应增加到1~1.5g/kg[4]。

如果按照这些建议后，仍未达到营养目标，则可以使用口服营养补充剂（ONS）[4]。

除非存在特定的营养素缺乏症，维生素和矿物质的供应量应大致等于每日推荐摄入量[4]。

循证基础 治疗恶病质的药物

目前尚无充分证据强烈推荐任何特定的药物（表8.1）。

表8.1 恶病质的药物治疗证据

推荐证据较弱	
皮质类固醇	短期内使用可刺激食欲和增加体重。大部分增加的是体脂和水分，而不是肌肉[4]
孕激素（如甲地孕酮和醋酸甲羟孕酮）	增加体重，但增加的是脂肪组织而不是骨骼肌[4]。伴随显著副作用，包括静脉血栓栓塞风险增加。体重增加效果可能需要6~12周[5]
补充长链n-3脂肪酸/鱼油	改善体重和食欲，提高生活质量[4]
甲氧氯普胺	促动力药可刺激胃排空。可改善恶心，但不能增加食欲[6]
奥氮平	有中等证据表明，奥氮平可以减少恶心和刺激食欲[4,7]

（待续）

表 8.1(续)

推荐证据不足	
支链或其他氨基酸	没有足够的证据推荐[4]
非甾体抗炎药	减少全身炎症的分解代谢驱动，并可能增加或稳定体重[4]
大麻素	研究表明，对生活质量或食欲没有影响[4]
雄激素类固醇	服用雄激素类固醇可能会导致肌肉质量增加[4]
正在调研中	
选择性雄激素受体调节剂(SARM)：如恩博萨莫	一项研究的初步结果显示，恩博萨莫可使轻体重患者体重显著增加，并改善其生活质量。最终结果已公布，但尚未正式发表[8,9]。它是目前唯一在日本获得批准用于治疗癌症恶病质的药物。ROMANA 试验显示，在所有时间点上，体重均显著增加，但手握力没有变化[9]
阿纳莫林	

患者因反复住院治疗中性粒细胞减少性败血症而停止化疗，并被转诊到社区姑息治疗团队(CPCT)。他的病情迅速恶化，体重进一步减轻，行动不便，疲劳和症状负担增加。他非常希望参加女儿的婚礼，因此开始试用每日一次，每次 4mg 的地塞米松进行治疗。这在一定程度上增加了他的食欲和能量水平，但效果短暂，因此 1 周后停用了类固醇药物。

临床提示 糖皮质激素

糖皮质激素和黄体酮是少数有足够证据推荐用于癌症恶病质的药物[4]。然而，使用这些激素时应谨慎，并仔细权衡利弊。这些药物的副作用包括感染易感性增加、消化性溃疡、血糖控制恶化、精神障碍、肌无力、骨质疏松、肾上腺抑制和缺血性坏死[13]。糖皮质激素的优势在于治疗开始后几天内即可见效。然而，其抗恶病质效果可能仅持续 3~4 周。因此，建议在疾病晚期短期使用糖皮质激素[4]。

患者因症状控制被收治到临终关怀医院。医院对他的止痛药和止吐药进行了调整。在他因口渴感到不适后，进行了皮下注射。最终，他在家人的陪伴下，在临终关怀医院安详地去世。

学习要点 物理治疗

运动可以提高恶病质患者的有氧能力、肌肉力量和与健康相关的生活质量[11]。抗阻训练和有氧运动相结合可以维持和改善肌肉质量[12]。一些证据表明，抗阻训练运动可能比有氧运动更能有效地提高肌肉力量[12]。

学习要点 恶病质和虚弱

恶病质不仅常见于癌症患者，还常见于许多其他慢性疾病患者，如 COPD、肾衰竭、心脏病和糖尿病。与癌症患者一样，这些患者的恶病质也可能对生活质量产生不利影响，并可能导致死亡率增加，因此应定期进行评估[14]。

临床提示 沟通

看到人们不吃东西或体重下降是非常令人痛苦的，这可能会在家庭成员之间造成紧张。患者和家属需要关于恶病质机制的个体化信息。心理社会干预可以缓解这种痛苦[15]。

专家点评

恶病质给患者及其护理人员带来了很大压力。承认这一点至关重要，并且要给予患者和照护者积极应对的力量。这些措施可以很简单，如一起吃小餐、一起散步或锻炼，以及允许他们公开讨论这个问题。

学习要点 生命末期的营养支持

生命末期的营养支持必须以目标为导向，重点在于缓解与进食和体重下降相关的痛苦，而不是试图改善功能[4]。应继续关注症状管理，如疼痛、抑郁和便秘。营养师可为患者和亲属提供支持，并有机会讨论有关营养的问题[7]。

临床提示 临床辅助营养和水化

向患者和照护者解释在生命末期很少会感到饥饿，这点非常重要，但少量喜爱的食物可以给患者带来安慰。对于晚期癌症患者而言，肠外营养(PN)的证据水平较弱，状态较差的患者建议避免使用。肠外营养应根据患者的身体功能状态、转移性疾病、格拉斯哥预后评分及目标进行。还应考虑其风险和负担，包括导管相关败血症、监测电解质的必要性，以及每天需数小时连接导管等情况。在开始肠外营养之前，应讨论生命末期停止肠外营养的情况及具体标准[16]。

临床辅助水化(CAH)在生命末期并未显示出明确且一致的益处[17]。有不同的证据表明临床辅助水化可以改善躁动[4]。然而，研究显示临床辅助水化对缓解口干或渴感无效，所以在这种情况下不应使用[17]。因此，生命末期是否给予水化必须根据患者的具体情况决定。该领域的研究还在进行中[18]。

未来进展

随着我们对癌症恶病质发病机制的不断深入研究，针对内源性大麻素系统的通路，生长分化因子-15(GDF-15)、生长素释放肽(GLP-1)和Janus激酶/信号转导及转录激活因子(JAK-STAT)可能用于恶病质的靶向治疗。然而，在现代癌症治疗中，靶向治疗与营养和运动干预相结合的治疗方案可能是关键。

专家总结

需要注意，在住院的癌症患者中，恶病质的发生率较高(在某些癌症中几乎是必然的)。因此，必须重视恶病质。历史上，恶病质一直被视为癌症的必然后果，并因缺乏有效的治疗方法，长期以来一直被视为无法治疗。因此，我们需要改变观念，将癌症恶病质作为良好肿瘤学和姑息治疗的重要组成部分来认识和治疗。该病例说明了上述相关因素中的关键原则，并为临床医生提供了识别和有效治疗癌症恶病质的基础。

(董雅楠 译 路桂军 校)

参考文献

1. McMillan DC. The systemic inflammation-based Glasgow Prognostic Score: a decade of experience in patients with cancer. *Cancer Treat Rev* 2013; 39(5): 534–540.
2. Cederholm T, Jensen GL, Correia MITD, et al. GLIM criteria for the diagnosis of malnutrition—a consensus report from the global clinical nutrition community. *Clin Nutr* 2019; 38(1): 1–9.
3. Melloul E, Lassen K, Roulin D, et al. Guidelines for perioperative care for pancreatoduodenectomy: enhanced recovery after surgery (ERAS) recommendations 2019. *World J Surg* 2020; 44(7): 2056–2084.
4. Muscaritoli M, Arends J, Bachmann P, et al. ESPEN practical guideline: clinical nutrition in cancer. *Clin Nutr* 2021; 40(5): 2898–2913.
5. Yavuzsen T, Davis MP, Walsh D, LeGrand S, Lagman R. Systematic review of the treatment of cancer-associated anorexia and weight loss. *J Clin Oncol* 2005; 23(33): 8500–8511.
6. Bruera E, Belzile M, Neumann C, Harsanyi Z, Babul N, Darke A. A double-blind, crossover study of controlled-release metoclopramide and placebo for the chronic nausea and dyspepsia of advanced cancer. *J Pain Symptom Manage* 2000; 19(6): 427–435.
7. Roeland EJ, Bohlke K, Baracos VE, et al. Management of cancer cachexia: ASCO guideline. *J Clin Oncol* 2020; 38(21): 2438–2453.
8. Dobs AS, Boccia RV, Croot CC, et al. Effects of enobosarm on muscle wasting and physical function in patients with cancer: a double-blind, randomised controlled phase 2 trial. *Lancet Oncol* 2013; 14(4): 335–345.
9. Currow D, Temel JS, Abernethy A, Milanowski J, Friend J, Fearon KC. ROMANA 3: a phase 3 safety extension study of anamorelin in advanced non-small-cell lung cancer (NSCLC) patients with cachexia. *Ann Oncol* 2017; 28(8): 1949–1956.
10. del Fabbro E, Hui D, Dalal S, Dev R, Nooruddin ZI, Bruera E. Clinical outcomes and contributors to weight loss in a cancer cachexia clinic. *J Palliat Med* 2011; 14(9): 1004–1008.
11. Fong DYT, Ho JWC, Hui BPH, et al. Physical activity for cancer survivors: meta-analysis of randomised controlled trials. *BMJ* 2012; 344: e70.
12. Stene GB, Helbostad JL, Balstad TR, Riphagen II, Kaasa S, Oldervoll LM. Effect of physical exercise on muscle mass and strength in cancer patients during treatment—a systematic review. *Crit Rev Oncol Hematol* 2013; 88(3): 573–593.
13. Wilcock A, Howard P, Charlesworth S. *Palliative Care Formulary*, 8th ed. London: Pharmaceutical Press, 2022.
14. Yoshida T, Delafontaine P. Mechanisms of cachexia in chronic disease states. *Am J Med Sci* 2015; 350(4): 250–256.
15. Hopkinson JB, Fenlon DR, Okamoto I, et al. The deliverability, acceptability, and perceived effect of the Macmillan approach to weight loss and eating difficulties: a phase II, cluster-randomized, exploratory trial of a psychosocial intervention for weight- and eating-related distress in people with advanced cancer. *J Pain Symptom Manage* 2010; 40(5): 684–695.
16. Arends J, Strasser F, Gonella S, et al. Cancer cachexia in adult patients: ESMO clinical practice guidelines. *ESMO Open* 2021; 6(3): 100092.
17. Kingdon A, Spathis A, Brodrick R, Clarke G, Kuhn I, Barclay S. What is the impact of clinically assisted hydration in the last days of life? A systematic literature review and narrative synthesis. *BMJ Support Palliat Care* 2021; 11(1): 68.
18. Davies AN, Waghorn M, Webber K, Johnsen S, Mendis J, Boyle J. A cluster randomised feasibility trial of clinically assisted hydration in cancer patients in the last days of life. *Palliat Med* 2018; 32(4): 733–743.

病例 9
肠梗阻

Sarah Webster，Emily Rea
点评专家：Emma Husbands

病例介绍

Jess，一位 53 岁的教师，因恶心、呕吐和腹部胀满 1 周前来就诊。她每天多次呕吐少量物质，呕吐后恶心和饱胀感有所缓解，并且排出了黄色液体便。

体格检查发现患者腹部膨隆且紧张，但无压痛，未触及移动性浊音。肠鸣音微弱且肠道活动减少。

患者 3 个月前被诊断为转移性子宫肉瘤。她最初因腹膜疾病出现大量腹水，曾多次接受腹腔穿刺术，开始化疗后腹水情况有所改善。

学习要点 什么是恶性肠梗阻

恶性肠梗阻（MBO）的共识定义确立了 3 个诊断标准[1]：

1. 未能排便或排气。
2. Treitz 韧带远端梗阻（在十二指肠空肠曲处）。
3. 存在原发性腹腔内癌症或腹腔外癌症伴腹膜受累。

MBO 可能发生在单个或多个部位。2/3 的病例可累及小肠[1]。回顾性研究和尸检数据表明，在癌症患者中，MBO 的患病率为 3%~15%，最常见于妇科和胃肠道癌症患者，以及晚期恶性肿瘤患者。

MBO 的症状与梗阻平面上的肠胀气有关。患者会出现肠胀气、胃肠和胰胆分泌增加及上皮损伤引发炎症反应这样一个循环过程。前列腺素、血管活性肠肽（VIP）和痛觉介质被释放。过多的腔内物质可导致大量呕吐。肠道试图通过收缩来克服梗阻，这可能导致腹部绞痛、肠缺血、穿孔和败血症。

学习要点 病因学

肠梗阻可以分为机械性或功能性。它可以是部分性的或完全性的(表 9.1)。

表 9.1 肠梗阻的病因

机械性	外源性压迫:通常由肠腔外肿瘤引起。其他原因包括腹水、粘连和放射后纤维化。
	内源性压迫:疾病直接侵入肠壁,如放射性肠病
	管腔阻塞:由腔内肿块引起
功能性	蠕动功能障碍:肠系膜或供应肠道的神经受损(如腹腔神经丛)
	这可能发生在手术后,服用导致便秘的药物(如阿片类药物)、电解质紊乱(如低钾血症),以及糖尿病或炎症性肠病患者中

学习要点 诊断

MBO 的诊断通常基于临床表现,但通常需要通过影像学检查来确认。

病史

病史应包括对肠道习惯的明确描述,包括排气情况、是否存在恶心或呕吐,以及疼痛。同时,记住询问患者正在使用的药物。

临床提示

在询问疼痛时,要区分绞痛(短暂剧烈的疼痛痉挛,可能呈波浪式发作,常被描述为尖锐、绞痛)和持续的钝痛或隐痛，后者可能源自肿瘤。

临床症状可能有助于确定梗阻的程度(表 9.2)。

表 9.2 可能的临床症状取决于阻塞的程度

近端小肠	进食后大量呕吐
	呕吐物可能含有未消化的食物,可以无异味(吞咽的唾液和胃分泌物的混合物)或呈胆汁染色
	绞痛可能较轻,常伴随呕吐
	阻塞远端的粪便仍可排出,但频率和量逐渐减少
远端小肠	恶心和呕吐通常较轻
	呕吐物可能是胆汁染色和粪便样的混合物
	可能发生腹部胀气
	绞痛往往很剧烈
	便秘和腹泻可能先于完全梗阻出现
大肠	恶心和呕吐是较晚出现的症状,通常量不多
	呕吐物可能会带有粪便样的物质
	腹部膨胀明显
	绞痛通常较轻
	交替出现的便秘和腹泻可能先于完全性梗阻

体格检查

体格体检可能发现腹部膨胀,较少见的情况下可见扩张的肠袢。可触及肿瘤肿块、腹水或粪便团块。直肠指查可能触及硬结的粪便,如果直肠壶腹部空虚且扩张,则提示结肠较高部位有粪便积聚。

诊断性检查

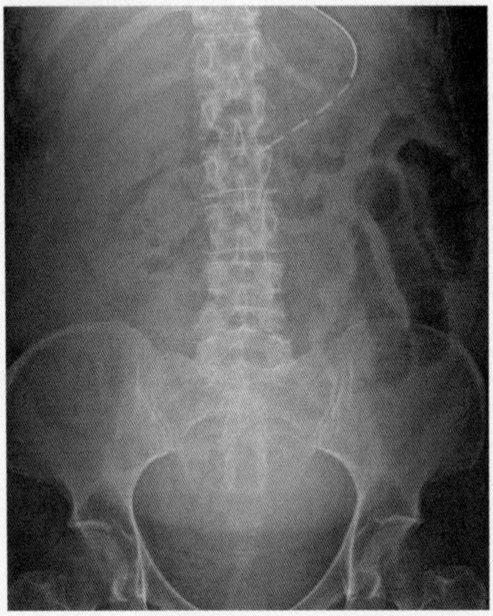

图 9.1 腹部 X 线片(AXR)显示左侧扩张的小肠袢。注意鼻胃管(NG 管)和升结肠内的粪便积聚。

临床提示

AXR 显示可能存在肠袢粪便积聚和扩张或胃部显著膨胀(图 9.1)。其他表现包括在梗阻部位近端的气液平面,而在梗阻点远端则缺乏或仅有少量腔内气体。功能性肠梗阻可表现为胃、肠或直肠的均匀气体扩张。虽然在 MBO 患者中穿孔不常见,但 AXR 上可能会看到游离气体。如果肿瘤包裹肠管,即使存在梗阻,AXR 也可能无明显异常。

专家点评

只有当检查会对治疗产生影响时,才应进行相关检查。在疑似 MBO 的情况下,诊断性检查可能是有用的,因为这可能会影响患者预后,并推进预立医疗照护计划。

应抽取血液以评估水化状态,并排除其他导致 MBO 的原因,如低钾血症、高钙血症或甲状腺功能减退。AXR 可以诊断小肠梗阻(准确率高达 70%),但无法提供梗阻病因的详细信息,而且不太可能显示多部位梗阻的情况。

CT 扫描(图 9.2)可以识别肠道从通畅变为梗阻的交界处和相关占位情况, 有助于指导支架置入或手术的选择。Gastrograffin 对比剂(胃肠造影剂的一种)因其高渗性成分而被优先选择,研究表明它能提高解决梗阻的概率[2]。钡造影剂已被证明会增加梗阻的风险。

患者被诊断为功能性肠梗阻,在讨论是否住院或入住临终关怀机构后,决定留在家中,并接受社区姑息治疗团队(CPCT)的支持。

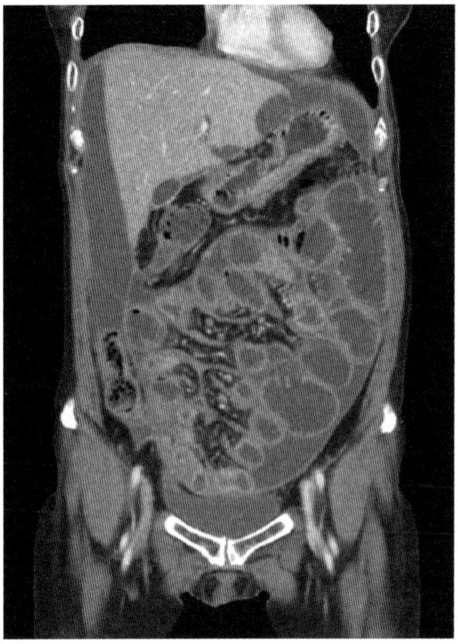

图 9.2 腹部/盆腔 CT 显示多水平梗阻和少量腹水。

鉴于患者的病史提示部分而非完全梗阻，初步治疗的重点是“加速”肠道蠕动，同时减轻炎症和胃酸分泌。根据患者的意愿，决定首先尝试口服药物治疗：

- 甲氧氯普胺 10mg，每日 3 次口服。
- 地塞米松 8mg，每日一次口服。
- 兰索拉唑口服分散片 30mg，每日一次口服，后续调整为 30mg，每日两次。

临床提示

MBO 管理方法可以比作交通管制。当 MBO 发生时，会出现“交通”（胃内容物）积聚。管理应集中在通过减压或减少这种积聚，必要时通过鼻胃管（NG 管）引流液体，并通过质子泵抑制剂（PPI）/组胺-2 受体拮抗剂（H2A）减少液体产生。

始终要评估是否存在“路障”（肿瘤/完全性狭窄），并考虑是否可以清除（即判断手术治疗是否合适）。

如果没有明显的“路障”，可以考虑通过“加速”（即使用促动力药）来加快“交通”速度。如果有“瓶颈”，加速可能会加剧症状，此时“挂空挡”（即停用促动力药）可能更为合适。可能需要“刹车”[即使用抗分泌和（或）解痉药]，因为一辆运输卡车无法通过标准轿车车道。

准备好根据情况调整“方向”或“速度”。

这些方法都不会降低 MBO 自行缓解的可能性。

专家点评

虽然在没有腹痛且没有完全阻塞迹象的情况下，维持促动力的方法是合适的，但“无痛性”呕吐的增加可能提示机械性肠梗阻。因此，呕吐增加是一个警示信号，提示应考虑停止促动力。如果有显著的粘连，腹痛有时也可能表现为背痛，这也表明需要停止促动力。

症状和严重程度可能是停止促动力治疗的主要指导因素，但护理地点也可能影响处理方式——在社区中应特别谨慎，因为在社区对患者进行频繁监测和症状复查更具挑战性。

循证基础

一项 Cochrane 系统综述显示，与口服吗啡相比，使用芬太尼透皮贴剂的患者便秘的发生率较低。然而，目前尚无证据支持在存在 MBO 的情况下更换阿片类药物。

专家点评

液体状大便的排出有时让人误以为 MBO 正在缓解，但实际上可能只是下肠道内大便的液化。

循证基础

关于使用类固醇的证据不足，但 Cochrane 综述得出结论，它们可能有助于缓解症状，且不良事件的风险非常低。它们仍然是 MBO 治疗的主要手段，在临床实践中发挥抗炎、止吐和镇痛作用。

48 小时后，患者因呕吐再次到医院急诊科就诊。诊断结果仍然是不完全性肠梗阻，鉴于患者无绞痛症状，继续采取“加速”肠道蠕动的治疗方法，但改为通过胃肠外途径注射给药：

• 硫酸吗啡 5mg 和甲氧氯普胺 30mg 连续皮下输注（CSCI），持续24 小时。

• 地塞米松 8mg 皮下注射，每日一次。

患者拒绝了住院治疗，因此作为门诊患者紧急安排了 CT 扫描。

次日，患者出现了严重的绞痛，并伴有持续呕吐、反流和嗳气。她继续排出黄色液体便。治疗方案转变为创建“肠道静止”状态。

• 停止使用甲氧氯普胺。

• 氟哌啶醇 2.5mg 24 小时内持续皮下输注，用于缓解恶心症状。

学习要点 治疗方案

MBO 通常发生在晚期疾病患者中，治疗应以患者的生活目标和功能状态为指导。当 MBO 出现且无法进行进一步的肿瘤学治疗时，预后可能仅以周来衡量。

• 早期手术干预可能使患者能够继续治疗其潜在的恶性肿瘤，但 MBO 的发病率、死亡率和复发率均较高。因此，需要仔细选择患者。具有单个过渡点和身体状况良好的患者更有可能获得成功的治疗结果[3]。

未来进展

目前对于 MBO 没有共识的核心报告结果指标，在撰写本文时，正在进行一项多中心研究以尝试达成共识[4]。在评估药物反应时，应采用一致的方法，如鼻胃管引流的量、呕吐频率或疼痛程度。

干预措施可能包括肠切除术、金属支架置入或胃造口减压术，具体取决于梗阻部位、当地医疗服务条件及患者的身体状况[5]。

医疗管理原则包括：

• 为了肠道休息，应尽量减少口服摄入。尽可能通过胃肠外途径给药，或在必要时将药物转换为悬浮液或分散制剂。确保定期进行口腔常规护理。

• 解压肠道可能涉及插入鼻胃管或使用胃造口减压术。

• 给予地塞米松 6~16mg，具体剂量取决于当地指南。通常情况下，地塞米松通过静脉注射给药，但具体的给药方式需要根据实际情况来决定。

• 减少管腔内分泌物。H2A 和 PPI 可以减少胃酸分泌[7]。雷尼替丁，作为证据基础最充分的 H2A，现已不再常用。其他 H2A（如法莫替丁和尼扎替丁）在英国无法通过胃肠外途径使用。虽然可以尝试使用口服剂型 PPI，但奥美拉唑和埃索美拉唑的胃肠外制剂可进行皮下注射[8,9]。

- 根据需要给予镇痛药。阿片类药物仍然是疼痛管理的主要手段，尽管它们有导致便秘的副作用。如果患者出现严重的绞痛，可以谨慎使用抗胆碱能药物（如丁溴东莨菪碱），但需要注意这些药物有减缓胃肠道蠕动的作用，因此应谨慎使用。
- 考虑补液，包括在适当的情况下纠正电解质失衡。
- 对恶心和呕吐进行管理时，应根据梗阻状态和是否存在绞痛来指导止吐药物的选择：
  - 部分梗阻但无绞痛："加速"肠道蠕动。
    - 试验性使用静脉注射甲氧氯普胺，密切监测是否出现绞痛[11]。
    - 如果甲氧氯普胺不耐受或无效，可以使用红霉素，红霉素可以通过静脉注射（IV）或作为口服混悬液使用[12]。
  - 对于部分梗阻伴绞痛或完全梗阻的情况：保持"肠道静止"状态。
    - 一线治疗：氟哌啶醇[11]。
    - 二线治疗：奥氮平[11]。

昂丹司琼和格拉尼司琼可能有益。西利嗪在临床实践中常用，但关于其在 MBO 中的作用尚无定论[11]。

  - 对于部分梗阻伴严重绞痛或完全梗阻的情况："制动"。
    - 抗分泌药物包括抗胆碱能药和生长抑素类似物。丁溴东莨菪碱是最常用的抗胆碱能药物。对于严重的恶心，丁溴东莨菪碱可能更为有效，因为它能够穿过血脑屏障。
    - 奥曲肽是一种生长抑素类似物，可引起内脏血管收缩并抑制血管活性肠肽（VIP）的产生，从而减少肠道和胰腺分泌，减缓胃排空，并降低平滑肌收缩速度。由于其成本较高，应谨慎使用，并确保定期评估。一项安慰剂对照的随机试验表明，在肠道休息、使用地塞米松、雷尼替丁及按需使用丁溴东莨菪碱的基础上添加奥曲肽，未显示出在减少恶心、呕吐或疼痛天数方面有统计学上的显著差异[13]。如果在使用奥曲肽后 5~7 天内未见临床改善（例如，鼻胃管引流量减少或呕吐次数减少），则应停用奥曲肽。

几天后，患者因持续呕吐、腹胀和便秘入院治疗。CT 扫描显示多级梗阻，有多个过渡点。

插入鼻胃管并静脉输液。地塞米松增加到 8mg，皮下注射，每日两次。由于梗阻的多级性质，不合适手术治疗。

尽管插有鼻胃管，患者仍继续大量呕吐。开始通过微量注射泵，以

临床提示

在使用类固醇时，应始终考虑其副作用，如饥饿感，这可能会令人困扰。

专家点评

奥曲肽可用于长效肌肉注射，但由于成本和作用持续时间的原因，在确定患者对药物的反应及合适的剂量之前，不应提供此类治疗。

24小时300μg的剂量使用奥曲肽,后来剂量调整至24小时内800μg。这显著改善了患者的症状,使她能够暂时拔除鼻胃管参加婚礼招待会,这一直是她的优先事项。

在进行了高级护理计划讨论后,患者选择出院。经全科医生、社区护理团队和CPCT讨论后,停止静脉输液,在家中进行皮下注射。1个月后,患者被送往当地临终关怀医院接受生命末期护理。

学习要点 持续治疗

治疗方法取决于MBO的缓解情况及已经尝试的任何干预措施。确定患者优先事项将指导护理方向。如果患者倾向于避免住院,则治疗上可能存在某些限制。由于MBO复发较为常见,考虑并为后续发作制订计划很重要。

- 如果MBO得到缓解,护理应继续关注维持"肠道加速"状态并避免"交通拥堵"(胃内容物等积聚)情况的出现。建议采用低纤维/残留饮食,并考虑使用泻药。
- 对于仍处于完全阻塞状态的患者,护理的重点是保持患者舒适,使用肠外药物和补液来缓解症状。患者可能会为了继续经口进食或避免插鼻胃管而忍受呕吐发作。

未来进展

在所有护理环境中建立更广泛的肠外液体获取途径,有助于优化在非急性环境中对MBO的支持管理。目前,在英国社区环境中提供的水化治疗存在不一致性。

营养与水化

对于因脱水而非疾病导致恶化的MBO患者,肠外补液可能有助于控制症状。肠外营养偶尔用于支持疾病中改变治疗方案的MBO患者,这些治疗可能逆转MBO,或者作为手术或支架置入等干预措施的过渡。没有证据表明,在不可逆的MBO晚期,临床辅助营养和水化可以改善生存率或生活质量[14]。临床辅助营养和水化可能影响护理地点的选择,并限制患者在其生命最后阶段的自由。

专家总结

该病例中观察到的病情波动模式是MBO的典型特征。认识到从不完全性肠梗阻迅速进展为完全性肠梗阻(也包括梗阻缓解)的可能性,对于调整治疗方案至关重要。

内科治疗方法将构成标准护理措施,但也应始终考虑手术干预的可能性。鼓励患者尽可能采用肠外给药方式,以及混悬剂或口腔分散制剂,以确保药物更好地吸收。

了解个人的优先事项有助于指导护理工作,所提供的干预措施将受此影响。应尽可能制订个性化的护理方案,如为本例患者的婚礼招待会而移除鼻胃管。由于缺乏共识性的患者报告结果指标,应与患者商定监测结果。无论是在工作时间还是非工作时间,紧密的多学科团队(MDT)合作将确保护理能在最合适的环境中进行,并协调任何临床状况的变化。

(董雅楠 译 路桂军 校)

参考文献

1. Tuca A, Guell E, Martinez-Losada E, Codorniu N. Malignant bowel obstruction in advanced cancer patients: epidemiology, management, and factors influencing spontaneous resolution. *Cancer Manag Res* 2012; 4: 159–169.
2. Branco BC, Barmparas G, Schnüriger B, et al. Systematic review and meta-analysis of the diagnostic and therapeutic role of water-soluble contrast agent in adhesive small bowel obstruction. *Br J Surg* 2010; 97(4): 470–478.
3. Cousins SE, Tempest E, Feuer DJ. Surgery for the resolution of symptoms in malignant bowel obstruction in advanced gynaecological and gastrointestinal cancer. Cochrane Database Syst Rev 2016; 1: CD002764.
4. Baddeley E, Bravington A, Johnson M, et al. Development of a core outcome set to use in the research and assessment of malignant bowel obstruction: protocol for the RAMBO study. *BMJ Open* 2020; 10(6): e039154.
5. van Hooft JE, van Halsema EE, Vanbiervliet G, et al. European Society of Gastrointestinal Endoscopy. Self-expandable metal stents for obstructing colonic and extracolonic cancer: European Society of Gastrointestinal Endoscopy (ESGE) Clinical Guideline. *Endoscopy* 2014; 46(11): 990–1053.
6. Feuer DJ, Broadley KE. Corticosteroids for the resolution of malignant bowel obstruction in advanced gynaecological and gastrointestinal cancer. *Cochrane Database Syst Rev* 2000; 2000(2): CD001219.
7. Clark K, Lam L, Currow D. Reducing gastric secretions—a role for histamine 2 antagonists or proton pump inhibitors in malignant bowel obstruction?. *Support Care Cancer* 2009; 17: 1463.
8. Wilcock A, Howard P, Charlesworth S. *Palliative Care Formulary*, 8th ed. London: Pharmaceutical Press, 2022.
9. Woodman M, Curtin J, Howard P. Esomeprazole for subcutaneous infusion: compatibility with other alkaline medications. *BMJ Support Palliat Care* 2022. spcare-2022-003936.
10. Hadley G, Derry S, Moore R, Wiffen P. Transdermal fentanyl for cancer pain. *Cochrane Database Syst Rev* 2013; 10: CD010270.
11. Davis M, Hui D, Davies A, et al. Medical management of malignant bowel obstruction in patients with advanced cancer: 2021 MASCC guideline update. *Support Care Cancer* 2021; 29(12): 8089–8096.
12. Rea E, Husbands E. Erythromycin: prophylaxis against recurrent small bowel obstruction. *BMJ Support Palliat Care* 2017; 7(3): 261–263.
13. Currow DC, Quinn S, Agar M, et al. Double-blind, placebo-controlled randomized trial of octreotide in malignant bowel obstruction. *J Pain Symptom Manage* 2015; 49: 814–821.
14. Sowerbutts A, Lal S, Sremanakova J, Clamp A, et al. Home parenteral nutrition for people with inoperable malignant bowel obstruction. *Cochrane Database Syst Rev* 2018; 8: CD012812.

病例 10
瘙 痒

Rose O'Duffy

点评专家：Maggie Presswood

病例介绍

Bill，一位75岁的男性，因黄疸及病情恶化被送往三级医院的急诊科。急诊评估报告Bill出现严重的全身性瘙痒。

Bill在5个月前因体重意外下降和直肠出血被诊断为结直肠癌。诊断时已存在骨和肝转移。他还患有缺血性心脏病、充血性心力衰竭和高血压。他与健康状况良好的妻子同住。他身体总体上较虚弱，每天超过50%的时间卧床，并且需要每天两次护理。考虑到这些情况，多学科团队（MDT）讨论了他的病例及可能的治疗方案。会议得出结论，化疗或放疗的益处有限，且无手术指征。经过与肿瘤科医生和家属的讨论，Bill决定不接受任何肿瘤学治疗，而是专注于提高生活质量。

> **专家点评**
>
> 患者很少会首先报告瘙痒症状，有时除非医生明确询问，否则他们可能不会主动提及。这可能是因为患者认为对于这种症状几乎无法缓解。在对有姑息治疗需求的患者进行全面症状评估时，询问是否存在瘙痒是一个良好的实践。

就诊后，Bill的情况在几周内控制得不错，但随后出现了腹痛。硫酸吗啡即释片（IR）对疼痛非常有效，于是他的全科医生开始给他服用常规剂量的硫酸吗啡缓释片（MR），起始剂量为每天5mg，每日2次。根据疼痛的严重程度和所需的爆发痛缓解量，剂量在数周内逐渐调整至每日两次，每次20mg。

Bill还出现了明显的黄疸和瘙痒，因此前往当地急诊科就诊。他的瘙痒是全身性的。他曾尝试使用妻子的E45乳膏，虽然有些帮助，但瘙痒似乎仍在加重，甚至影响了他的睡眠。在急诊科就诊时，他的黄疸明显。肝功能测试（LFT）显示总胆红素132μmol/L，碱性磷酸酶（ALP）535U/L，丙氨酸氨基转移酶（ALT）174U/L，白蛋白19g/L。他的血清校正钙水平正常，肾小球滤过率（eGFR）为55mL/min。没有出现阿片类药物中毒的迹象或症状，且疼痛控制良好，因此当时未对其阿片类药物治疗方案进行调整。胸部、腹部、盆腔CT（CT TAP）显示新的肝脏转移灶，包括一个阻塞胆总管的病变，以及已知肺部和骨骼转移灶的进展。在与介入放射科团队讨论后，医生认为胆总管内的阻塞性病变适合放置支架。通过内镜逆行胰胆管造影(ERCP)放置支架后,Bill 的 LFT 在 72 小时内开始恢复正常,瘙痒也显著改善。他回到家中,由全科医生(GP)继续治疗,并得到一些简单的建议,如果瘙痒再次出现,应采取的措施,例如保持短指甲。

8 周后,Bill 再次出现瘙痒症状,黄疸也随之复发。他不想返回医院进行进一步检查(包括可能的重复 ERCP),因此,他的全科医生在社区开具了氯苯那敏。但这并没有效果,反而让他变得嗜睡,于是全科医生将他转入社区姑息治疗团队(CPCT),来帮助他进行症状管理。

CPCT 决定将他的药物从硫酸吗啡转换为低剂量的羟考酮，以改善持续的瘙痒和嗜睡症状。他没有出现肌阵挛、幻觉及呼吸抑制。由于他的肝功能异常,通常不会进行阿片类药物转换,但在这种情况下是一个合理的步骤(关于阿片类药物引起的瘙痒的更详细解释,请参见相关章节)。

48 小时后,他的瘙痒仅略有改善。团队认为,持续性全身瘙痒最可能的原因是胆汁淤积(由于肝脏转移瘤的进展),于是他同意尝试每天 1 次 25mg 的舍曲林。然而,在接下来的 1 周,他的病情持续恶化,口服药物变得越来越困难。治疗团队与 Bill 和他的妻子讨论后,确定了他的首选护理和去世地点是家中。他变得昏昏欲睡并伴有恶心,开始使用连续皮下输注(CSCI)来控制他的恶心和疼痛,因为他已经无法再服用口服药物。他没有表现出烦躁的迹象,表明瘙痒已不再困扰他,因此团队决定监测情况并在必要时按需使用药物。最终,他在家中平静地去世。

专家点评

阿片类药物引起的持续的、令人烦恼的瘙痒只发生在约 1%的系统性阿片类药物使用者中。然而,轻度瘙痒的发生率高达 10%。请参阅本文的建议,了解如何管理这种情况。

学习要点

瘙痒，或称作痒感，被定义为“一种引起抓挠欲望的不愉快的皮肤感觉”。这种反应有助于将其与疼痛区分开来;当我们感到疼痛时,我们的冲动是撤退,而在瘙痒时,冲动则是相反的。对于患有瘙痒的人来说，它会使人衰弱的，可能导致显著的心理社会障碍，并且往往难以治疗。

缓解瘙痒

研究表明,抓挠可以减弱通过脊髓丘脑束传递的瘙痒信号,抓挠似乎能将瘙痒与不愉快感觉相连的脑区失活[5,6]。

与此同时,当存在瘙痒时,抓挠似乎会激活大脑中的某些区域,特别与期待愉悦有关的区域,如硬膜[5]。

敏化作用

就像疼痛一样,如果人们反复接触致痒刺激,也可能对瘙痒产生敏感化。他们可能会表现出[7]:

- 异动症,即非瘙痒性刺激被解释为瘙痒。
- 高动症,即轻微的瘙痒刺激被放大并解释为严重的瘙痒。

这种敏感化现象在外周和中枢都会发生[7]。

循证基础

瘙痒的外周机制

无髓鞘C纤维将皮肤的瘙痒感传递到中枢神经系统。可能的致痒原包括神经肽、细胞因子和胺类[8]。其中一些已被证明具有自己的特定神经通路,例如组胺。Schmelz[9]等研究发现,皮肤中约5%的C纤维介导的组胺特异性瘙痒通路[2]。

因此,95%的具有传递瘙痒潜力的C纤维不受组胺的影响。文献中经常使用牛膝草刺来演示这一通路,这些刺通过组胺非依赖性的多模式C纤维传递瘙痒[6]。

瘙痒的中枢机制

瘙痒冲动通过C纤维传递到脊髓的背根神经节,立即交叉至对侧脊髓丘脑束,并上行至丘脑的多个核团。大脑的多个区域被激活,包括与情绪、注意力和运动计划相关的区域。这些区域与疼痛激活的区域也有显著的相似性[3]。

临床提示 一般方法

详细的病史和检查可以帮助确定最可能的瘙痒原因,从而制订合理的治疗策略(图10.1)。关于近期旅行、近期药物变化或伴随症状的信息尤其有用。

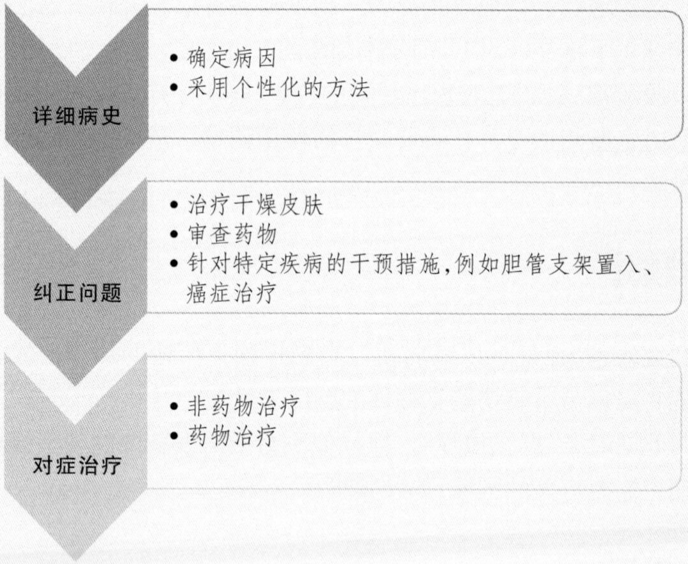

图10.1 处理瘙痒的指南。

非药物治疗

可以采取一些简单的措施来减轻瘙痒的影响[2]:

1. 保持凉爽,即穿轻便衣物。
2. 保持短指甲。
3. 避免皮肤干燥,即用润肤剂代替肥皂。

专家点评

药物引起的瘙痒：在一项针对 200 例皮肤药物反应患者的研究中，12.5% 的患者有无皮疹的瘙痒[10]。确保详细了解瘙痒发生前几个月内所使用药物的变化或添加的新药物。询问非处方药、草药和娱乐性药物的使用情况。药物引起瘙痒的机制有很多假设，但许多是特发性的。在临终关怀需求的患者中，最常见的致瘙痒药物包括阿片类药物、别嘌醇、胺碘酮、利尿剂、血管紧张素转换酶抑制剂（ACEI）、他汀类药物、非甾体抗炎药和抗生素。停止可疑药物的益处/风险比需要根据具体情况考虑。药物过敏反应涉及组胺的释放并对 H1 抗组胺药产生反应，同时停用致敏药物。

补充疗法和心理疗法可以有助于打破瘙痒–抓挠循环[2,8]。

姑息治疗中瘙痒的常见病因及处理

皮肤干燥

即使存在可能的内源性瘙痒，治疗皮肤干燥也需要避免系统性或疾病特异性。

治疗建议：

• 最好的保湿剂是患者愿意定期使用的一种最油腻的保湿剂。需要全天多次涂抹保湿剂[8]。

专家点评

保湿剂、乳膏、软膏和油膏含有油脂，可能会引发火灾。当这些产品与敷料、衣物、床单或头发接触时，明火或吸烟可能会导致这些物品起火。为了降低火灾风险，建议使用护肤产品的患者在靠近明火时要特别小心，以降低衣物、头发或床上用品着火的风险。

外用止痒药

• 0.025%~0.075%辣椒素乳膏已成功用于尿毒症局部瘙痒，但灼烧感可能难以忍受，不适用于全身性瘙痒。辣椒素最初引起高敏感性，随着 P 物质储存耗尽，会出现长时间的脱敏期[11]。

• 薄荷醇或 1%~2%薄荷醇水性乳膏激活了一种称为 TRPM8 的瞬时受体电位（TRP）通道，认为这种通道能够抑制脊髓背角内的瘙痒信号。这表明薄荷醇通过激活特定的神经通道来减轻瘙痒感，可能对治疗某些类型的瘙痒有帮助[12]。

胆汁淤积性瘙痒

胆汁淤积性瘙痒可能是由于肝脏释放内源性阿片类物质所致。阿片类拮抗剂已被证实可以减少胆汁淤积性瘙痒患者的抓挠行为，并且在未接受外源性阿片类药物的患者中也引发了类似戒断的症状[2]。

有几种治疗选择。

• 舍曲林：基于一项小型研究（n=12）的结果，表明患者症状有所改善[13]。

专家点评

一些专业指南推荐在不完全胆道阻塞的情况下首先使用考来烯胺治疗胆汁淤积性瘙痒。因为其在胃肠道内结合胆盐,所以在完全胆道阻塞时无效。然而,许多患者发现他们无法耐受考来烯胺。它味道不好,可能会引起恶心、呕吐和腹泻[8]。

专家点评

尽管许多瘙痒的原因与组胺无关,但仍可能需要进行短期抗组胺试验。这是因为与其他系统性治疗相比,其作用开始相对较快。如果晚上瘙痒加重,使用第一代镇静抗组胺药可能会有效。

• 利福平:Kremer 等在 2012 年的论文中提出,利福平可减少自分泌蛋白酶(一种由肝细胞产生的溶血磷脂酶)的表达。升高的血浆自分泌蛋白酶水平与瘙痒严重程度相关[14]。

• 达那唑(合成激素):基于 1952 年的一项病例研究[8],认为其有效是因为 17α-烷基雄激素对肝细胞的直接毒性作用,从而阻止肝脏产生导致瘙痒的脑啡肽[2]。

• 阿片类拮抗剂:存在镇痛逆转的风险。有人建议使用不会穿过血脑屏障的阿片类拮抗剂,如甲基纳曲酮[13],因为它保留了阿片类药物的镇痛效果,同时逆转了其周围副作用。

阿片类药物引起的瘙痒

阿片类药物引起的瘙痒有两种类型。

1. 组胺相关型。这种情况约占 1%[2,8]。

2. 非组胺相关型。这是中枢介导的,似乎与其他神经递质,尤其是血清素的相互作用有关[2,8]。

对于阿片类药物引起的瘙痒,一些常见的处理方法包括:

• 抗组胺药。

• 阿片类药物转换,例如从吗啡转换为羟考酮。阿片类药物转换的效果被认为是由阿片受体亚型的不平衡介导的。吗啡对 μ 受体具有非常高的亲和力,而羟考酮对 μ 受体的亲和力较低,因此能更有效地平衡 κ 和 μ 受体,同时保持镇痛效果[15]。

• 如前所述,血清素可能介导阿片类药物引起的瘙痒。因此,5-羟色胺 3 受体拮抗剂(如昂丹司琼)可能有帮助。它特别适用于由脊髓内吗啡引起的瘙痒[2,8,16]。

尿毒症瘙痒

尿毒症瘙痒被认为是多因素导致的,可能是由于皮肤中积聚了多种致痒物质,包括 P 物质、维生素 A 和组胺[2,8,16]。

肾衰竭患者还常伴有皮肤干燥。这一患者群体的真皮层中有更多的肥大细胞,可能与继发性甲状旁腺功能亢进或搔抓有关[2,16]。

对于局部尿毒症瘙痒,可能的治疗方法包括:

• 辣椒素乳膏(以耗尽 P 物质)[11]。

• 紫外线 B 段光疗(UVB 光疗)(消耗维生素 A)[16]。

对于全身性尿毒症瘙痒,治疗方法包括:

• 加巴喷丁/普瑞巴林,其通过阻碍中枢神经系统中瘙痒信号的传递起作用[13]。

• 纳曲酮。

> **未来进展**
>
> 在患有尿毒症瘙痒的患者中,观察到 kappa(κ)和 Mu(μ)阿片受体出现失衡。虽然 μ 受体促进瘙痒,但 κ 受体则抑制瘙痒。在慢性瘙痒中,μ 受体的数量增加,从而加剧了瘙痒感。纳呋拉啡作为一种 κ 受体激动剂,在随机对照试验中显示出特性,不过目前尚未在英国获得许可[8,13]。

引起瘙痒的其他重要原因

血液系统疾病

• 大约 30%的霍奇金淋巴瘤患者会经历瘙痒,且这种症状可能早于诊断[16]。

• 治疗的主要方法是对癌症本身的治疗[16],但其他治疗选择包括:

  ○ 泼尼松龙,机制未知[2]。

  ○ 西咪替丁,提示霍奇金淋巴瘤中的瘙痒可能是通过 H2 受体介导[16]。

  ○ 卡马西平,在 2008 年的一项病例研究中,发现治疗三叉神经痛患者时意外获得了这一益处[17]。

副肿瘤性疾病

对于副肿瘤性疾病引起的瘙痒,处理方法与上述方法相同。帕罗西汀可能会有所帮助,这可能与其抑制细胞色素 P450 2D6(CYP2D6 肝酶)或增加血清素对中枢阿片受体的调节作用有关[18]。

以下建议较少使用,通常用于对其他治疗无效的瘙痒情况。

• 沙利度胺:认为其通过抗炎作用发挥止痒作用[19]。

• 咪达唑仑:Prietoetal 等在一项病例研究中使用,并成功以低剂量治疗难治性胆汁淤积性瘙痒,同时保持最小的镇静效果[20]。

• 利多卡因通过连续皮下输注(CSCI)途径:成功用于治疗由皮肤 T 细胞淋巴瘤引起的继发性瘙痒[8]。

> **专家总结**
>
> 顽固性瘙痒可能像慢性疼痛一样影响生活质量,值得关注。瘙痒的发病机制可能很复杂,涉及多种致痒物质和皮肤细胞与感觉神经传入纤维之间的复杂相互作用,这些传入纤维将瘙痒信号传递给大脑。多个高级中枢产生瘙痒感并控制反应。瘙痒的症状,像疼痛一样,可以引发外周和中枢敏化。只有少量的瘙痒途径是由组胺介导的。

瘙痒可能是首发症状，更常见的是与其他症状一起出现在有姑息治疗需求的患者中。因此，全面的症状评估应包括直接询问是否存在瘙痒。然后，对最可能的瘙痒原因进行调查，以指导治疗。采取简单的措施，如确保良好的皮肤保湿和减少“抓挠-瘙痒”循环，可以帮助缓解症状。如果抗组胺药短期试用无效，可依据特定原理选用其他药物进行治疗。最近，在理解瘙痒的病理生理学方面取得了突破性进展。随着新的证据的出现，姑息治疗的责任在于采用基于证据的新策略来应对这一令人困扰的症状。

（董雅楠 译　路桂军 校）

参考文献

1. Kam PC, Tan KH. Pruritus--itching for a cause and relief? *Anaesthesia* 1996; 51(12): 1133–1138.
2. Twycross R, Greaves MW, Handwerker H, et al. Itch: scratching more than the surface. *QJM* 2003; 96(1): 7–26.
3. Lavery MJ, Kinney MO, Mochizuki H, Craig J, Yosipovitch G. Pruritus: an overview. What drives people to scratch an itch? *Ulster Med J* 2016; 85(3): 164–q73.
4. van Os-Medendorp H, Eland-de Kok PC, Grypdonck M, Bruijnzeel-Koomen CA, Ros WJ. Prevalence and predictors of psychosocial morbidity in patients with chronic pruritic skin diseases. *J Eur Acad Dermatol Venereol* 2006; 20(7): 810–817.
5. Bin Saif GA, Papoiu AD, Banari L, et al. The pleasurability of scratching an itch: a psychophysical and topographical assessment. *Br J Dermatol* 2012; 166(5): 981–985.
6. Davidson S, Zhang X, Yoon CH, Khasabov SG, Simone DA, Giesler GJ, Jr. The itch-producing agents histamine and cowhage activate separate populations of primate spinothalamic tract neurons. *J Neurosci* 2007; 27(37): 10007–10014.
7. Ikoma A. Updated neurophysiology of itch. *Biol Pharm Bull* 2013; 36(8): 1235–1240.
8. Wilcock A, Howard P, Charlesworth S. *Palliative Care Formulary*, 7th ed. London: Pharmaceutical Press, 2020.
9. Schmelz M, Schmidt R, Bickel A, Handwerker HO, Torebjork HE. Specific C-receptors for itch in human skin. *J Neurosci* 1997; 17(20): 8003–8008.
10. Raksha MP, Marfatia YS. Clinical study of cutaneous drug eruptions in 200 patients. *Indian J Dermatol Venereol Leprol* 2008; 74(1): 80.
11. Papoiu AD, Yosipovitch G. Topical capsaicin. The fire of a ‘hot’ medicine is reignited. *Expert Opin Pharmacother* 2010; 11(8): 1359–1371.
12. Liu B, Jordt SE. Cooling the itch via TRPM8. *J Invest Dermatol* 2018; 138(6): 1254–1256.
13. Siemens W, Xander C, Meerpohl JJ, et al. Pharmacological interventions for pruritus in adult palliative care patients. *Cochrane Database Syst Rev* 2016; 11: CD008320.
14. Kremer AE, van Dijk R, Leckie P, et al. Serum autotaxin is increased in pruritus of cholestasis, but not of other origin, and responds to therapeutic interventions. *Hepatology* 2012; 56(4): 1391–400.
15. Tarcatu D, Tamasdan C, Moryl N, Obbens E. Are we still scratching the surface? A case of intractable pruritus following systemic opioid analgesia. *J Opioid Manag* 2007; 3(3): 167–170.
16. Krajnik M, Zylicz Z. Understanding pruritus in systemic disease. *J Pain Symptom Manage* 2001; 21(2): 151–168.
17. Korfitis C, Trafalis DT. Carbamazepine can be effective in alleviating tormenting pruritus in patients with hematologic malignancy. *J Pain Symptom Manage* 2008; 35(6): 571–572.

18. Zylicz Z, Krajnik M, Sorge AA, Costantini M. Paroxetine in the treatment of severe non-dermatological pruritus: a randomized, controlled trial. *J Pain Symptom Manage* 2003; 26(6): 1105–1112.
19. Hercz D, Jiang SH, Webster AC. Interventions for itch in people with advanced chronic kidney disease. *Cochrane Database Syst Rev* 2020; 12: CD011393.
20. Prieto LN. The use of midazolam to treat itching in a terminally ill patient with biliary obstruction. *J Pain Symptom Manage* 2004; 28(6): 531–532.

病例 11
口腔护理

Grace Rowley
点评专家：Philip Lodge

病例介绍

Karen，59 岁，教师，因口腔内出现溃疡性肿块前来就诊。她没有重大既往病史，从不吸烟，每周饮酒 4 单位。活检显示她的下颌骨有一处重度异型增生病变。随后行局部边缘切除和前哨淋巴结活检，接着又做了广泛局部切除和颈部淋巴结清扫术。肿瘤被分期为 T4 期鳞状细胞癌。

在术后放疗前，社区牙科和耳鼻喉科专科护士对 Karen 进行了评估，并给她讲解了定期口腔检查和管理口腔并发症的重要性。

临床提示 口腔评估

口腔检查包括对患者的总体观察，包括营养状况。使用如口腔健康评估工具（OHAT）等有助于系统地进行口腔、唇部、舌头、牙龈、颊黏膜、唾液、天然牙齿、义齿、口腔清洁度等检查，以及询问牙齿疼痛[1]。

临床提示 基础口腔护理

基础口腔护理保持清洁，减少感染，促进舒适，并有助于减轻口腔黏膜炎的不良后果。它包括患者或护理人员定期进行口腔护理。在癌症治疗前，重要的是教育患者口腔护理的重要性，并指导他们进行护理的方法。治疗前后及其间的牙科评估和护理是必不可少的。温和的口腔冲洗液（如生理盐水或碳酸氢钠）可能有助于保持卫生和舒适[3]。

临床提示 牙科评估

开始治疗前，建议牙科评估，评估患者并进行必要的牙科工作。由于口干、口腔卫生下降和放疗，患者容易发生龋齿和牙周炎，因此需要定期进行牙科评估。修复性牙科护理、良好的口腔卫生和使用局部氟化钠非常重要。牙痛会影响营养和生活质量[4]。

Karen 接受了为期 6 周的术后放疗，总剂量为 60Gy，分 30 次。其间，Karen 出现了口腔红斑和溃疡，导致疼痛和进食困难。Karen 患有严重的口腔黏膜炎(3 级)。她无法耐受固体食物，因此置入了鼻胃管以确保充足的营养。最初使用口服吗啡控制疼痛，后来转为持续皮下注射吗啡。由于难以吞服药物，医生为 Karen 开具了 Caphasol©，每日 4 次，以保护口腔黏膜。她还因分泌物浓稠行生理盐水雾化吸入。在接受放疗期间，Karen 每周接受 2 次光生物调节(PBM)治疗。她的症状管理得到了医院姑息治疗团队(HPCT)的支持。重要的是，随着她的口腔黏膜炎症状改善，连续皮下注射吗啡剂量逐渐减少并最终停用，以防止阿片类药物毒性的发展。放疗期间及之后，她出现了口干症状，需要人工唾液，这种情况持续了几个月。

专家点评

低水平激光治疗用于治疗黏膜炎目前并未广泛应用。然而，该疗法已获得英国国家卫生与临床优化研究所(NICE)的批准。

学习要点 PBM

低水平激光治疗可引起光生物调节，通过减少炎症加速愈合。其机制尚未完全明了，但相关研究认为可以增加线粒体和细胞膜光受体的三磷酸腺苷(ATP)合成[5]。口腔内治疗用于化疗或放疗引起的口腔黏膜炎，治疗时使用口腔内的探头，并能持续整个肿瘤治疗过程。主要结局包括提高患者生活质量、减轻口腔黏膜炎、减少疼痛。它还被证明可改善营养状况，减少对临床辅助营养的需求[6]。

临床提示 解决营养需求

颊部放疗的患者，无论是姑息性还是根治性治疗，都有显著的营养不良风险。早期由营养师进行评估和干预至关重要。营养不良的风险包括感染增加、愈合延迟、肌肉无力、对癌症治疗反应减弱及死亡率升高[7]。可能需要考虑肠内营养。这对于确保药物的正确应用非常重要。味觉障碍在进行化疗或放疗的患者中很常见，可能受到其他因素的影响，包括药物、黏膜病变和肾功能不全，导致食欲下降和生活质量降低。重要的是，让患者为这些不良反应做好准备，并支持他们优化营养摄入[8]。

学习要点 口腔黏膜炎的分级

有许多口腔黏膜炎评分量表，用于评估口腔的整体状况，包括体征和功能障碍。许多量表都是基于世界卫生组织(WHO)开发的(表 11.1)。定期评估很重要，以便及时发现任何变化并制订管理计划。

表 11.1 世界卫生组织口腔黏膜炎评分/常见毒性标准

0级(无)	无
1级(轻度)	口腔疼痛、红斑
2级(中度)	口腔炎症、溃疡,可耐受固体食物
3级(严重)	口腔溃疡,只能吃流质食物
4级(危及生命)	无法口服进食

学习要点 黏膜炎

口腔黏膜炎的特点是红斑、溃疡和疼痛。中性粒细胞减少可能导致败血症。它影响生活质量、营养状态,甚至需要住院治疗[10]。黏膜炎可能中断治疗,并可能影响胃肠道,引起恶心、呕吐、腹泻、腹痛、肛门疼痛等症状[3]。

口腔黏膜炎的发病机制复杂。细胞最初的损伤是通过化疗或放疗直接导致的 DNA 损伤,或者是通过活性氧的生成间接引起的。这会导致酶和转录因子的激活,进而上调编码炎症细胞因子的基因。这会引起组织损伤、溃疡形成和细菌侵入,从而形成炎症循环。愈合过程是自发的,依赖于细胞外基质信号和黏膜屏障的重建[10]。

口腔黏膜炎在接受放疗的患者中发生率高达 80%[10],并且可能在治疗结束后持续数周[11]。在接受化疗的患者中,口腔黏膜炎的持续时间通常为 2 周左右[10]。

循证基础 口腔黏膜炎的管理

口腔黏膜炎的预防和治疗因中心而异。基本口腔护理教育很重要,包括使用生理盐水、碳酸氢钠漱口水及定期刷牙[3,10]。鼓励患者报告任何口腔变化也很重要。低温疗法可用于预防,它引起表面血管收缩,减少细胞毒性药物向口腔组织的输送,从而减轻黏膜损伤[3]。有证据支持使用口腔光生物调节疗法。角质形成细胞生长因子-1 在减少接受血液恶性肿瘤化疗患者的口腔黏膜炎严重程度和持续时间方面显示出益处[3,10]。苯佐卡因具有抗炎、抗菌和细胞保护特性,可用于预防和治疗[3,10]。谷氨酰胺口服液已被建议用于预防头颈部癌症治疗患者的口腔黏膜炎[3]。蜂蜜也被建议用于预防管理[3]。0.2%吗啡漱口水可用于疼痛治疗[3]。有多种局部制剂通过不同的机制来湿润和保护口腔。磷酸钙溶液可用于湿润、润滑和修复黏膜[11]。

循证基础 镇痛

由于上皮脱落、黏膜炎症和溃疡导致的组织损伤,口腔黏膜炎会引起疼痛,这会敏化疼痛感受器并增加炎症和疼痛介质[12]。保持基本的口腔卫生对各方面口腔护理都很重要,包括疼痛管理。局部制剂也是有帮助的。苄丙胺因漱口水是一种非甾体抗炎药,有证据表明其有效,同理 0.2%吗啡漱口水也是有效的。可能需要全身镇痛药。对于接受造血干细胞移植并伴有口腔黏膜炎的患者,推荐使用患者自控镇痛(PCA)吗啡,而对于其他原因导致的疼痛,则建议遵循当前的一般急性疼痛指南[12]。冰片或低温疗法可以暂时缓解某些细胞毒性药物引发的疼痛[3]。

Karen 的疾病进入了缓解期。18 个月后,她由于前下颌骨骨髓炎,出现了难愈合的溃疡和反复感染,需要抗生素治疗。她的舌头上形成了厚厚的舌苔,增加了她的口腔不适和味觉改变。她接受了氟康唑每日一次 100mg 治疗,7 天疗程,以治疗口腔念珠菌感染。

专家点评

严重的口腔黏膜炎引起的疼痛不容小觑,正如前文所指出的,静脉注射阿片类药物有效果。在急诊室环境以外,通过注射泵进行皮下连续输注是患者自控镇痛(PCA)阿片类药物的一种合理替代方式,被纳入许多地方指南中。

学习要点 口腔念珠菌病

口腔念珠菌病是一种机会性感染,是糖尿病等系统性疾病的一个标志。它是由一种类似酵母的真菌——念珠菌过度生长或感染引起的。最常见的菌种是口腔中的白色念珠菌。其他菌种包括光滑念珠菌和热带念珠菌[13]。念珠菌的过度生长会导致局部不适、味觉改变、吞咽困难,甚至需要长时间住院。在免疫功能低下的患者中,它可能会构成全身感染的严重风险[14]。念珠菌过度生长是宿主、微生物和环境因素相互作用的结果[14]。宿主因素包括免疫抑制、表现状态不佳、肾衰竭、糖尿病及使用广谱抗生素和皮质类固醇等药物。不合适的义齿、不良的口腔卫生、吸烟和饮酒都可能是促成因素[14]。

对于简单的口腔念珠菌病,通常情况下基本的口腔卫生和局部抗真菌药物就足够了[13]。义齿需要定期彻底清洁。

中度到重度感染、食管念珠菌病或免疫功能低下的患者可能需要如氟康唑等系统治疗[15]。如果初始治疗无效,应进行培养和敏感性测试以指导治疗[13]。

唑类抗真菌药抑制细胞色素 P450 酶,尤其是胞色素 P450 3A4(CYP3A4)。重要的是,要审查并用药物,因为抗真菌药可能会增加血浆药物浓度。如果与强效 CYP3A4 诱导剂一起使用,抗真菌药的血浆浓度可能会降低[15]。

专家点评

口腔念珠菌病的管理包括细致的口腔卫生,特别注意清洁义齿。每日 4 次的制霉菌素悬浮液作为漱口水通常是一个挑战,因此可能需要采取实用的方法,首选氟康唑。

学习要点 颌骨坏死

颌骨坏死可由双膦酸盐和地诺单抗治疗引起。颌骨坏死定义为使用双膦酸盐或其他类似药物的患者中,存在超过 8 周的坏死骨组织。对破骨细胞功能和骨重建的抑制可能导致骨塌陷。它可能表现为口腔瘘管。疼痛通常与感染有关,但也可能是神经性的。疼痛管理包括长期的系统性抗生素、止痛,偶尔在疾病晚期需要手术[16]。放射性骨坏死可由放射引起,在没有局部原发肿瘤坏死、疾病复发或转移的情况下导致颌骨缺血性坏死。治疗方案从保守措施到系统性抗生素,偶尔需要手术清创。也可使用高压氧[16]。

专家点评

与双膦酸盐和地诺单抗治疗相关的下颌骨坏死在患有转移性骨病的患者中的发生率为 1%~2%。该病症的发病率较高,且对于最佳治疗方法存在不确定性。因此,通过优化口腔和牙齿护理来降低风险至关重要。

CT和活检提示疾病复发，需要进一步切除下颌骨。不选择进一步放疗。不幸的是，术后3个月复查CT显示疾病广泛进展。Karen被转入CPCT，以便进行持续的症状管理、心理支持和高级护理计划。

学习要点 口干症

唾液具有多种功能。黏蛋白糖蛋白有助于润滑食物并保护口腔。淀粉酶帮助消化淀粉，舌脂酶帮助消化脂肪。唾液含有抗菌特性的溶菌酶。口干会导致咀嚼、说话、吞咽和味觉困难。它会增加感染、龋齿和口腔念珠菌病的风险。对患者来说，这也是一种令人痛苦的症状[17]。最常见的原因是药物，特别是那些具有抗胆碱能作用的药物。干燥综合征也可能导致口干。放射治疗可能影响唾液腺，导致纤维化、细小血管和实质退化，减少唾液的流量和成分。尽管几个月内症状会有所缓解，但这种症状也可能持续存在[9]。

循证基础 口干症管理

基本的口腔护理、经常小口喝水和用冰块通常是有效的措施。检查药物很重要，但可能很难停用对症状管理至关重要的药物。需要定期应用唾液替代品。研究发现，含氧甘油三酯（OGT）唾液替代品比水基电解质喷雾更有效。嚼口香糖可以增加唾液分泌[18]。唾液刺激剂通过作为毒蕈碱胆碱能受体的激动剂来改善唾液流量[17]。毛果芸香碱可用于放疗诱导的口干症和干燥综合征，不过副作用可能会限制其使用。

专家点评

口干作为引发患者焦虑的原因被低估了，对于受累最严重的患者，在考虑使用毒蕈碱药物治疗之前，有意识地使用OGT口腔润湿剂是关键。

临床提示 临终口腔护理

随着死亡的临近，口腔护理仍然至关重要。患者往往无法自行进行基本护理，因此这需要由医疗专业人员和家属来完成。每位患者都需要个性化的护理，明确谁负责护理也很重要[19]。口腔护理应纳入护理计划中。任何可能导致口腔症状的非必要药物都应进行审查。可以使用喷雾、海绵和唇部润滑剂来保持口腔湿润。

未来进展

PBM是一个不断发展的领域，正在进行多项研究。最新指南认可了其在口腔黏膜炎治疗和预防中的作用[3]。随着研究的进展，适应证和方案可能会发生变化，使用范围可能会扩展到儿科患者[3]。

讨论

在姑息治疗中，口腔健康常常被忽视，尽管它直接影响整体生活质量[19]。患者可能会失去表达口腔健康需求或进行口腔护理的能力。因为口腔摄入减少，口腔问题可能导致营养不良。口腔状况还会影响心理状态，导致沟通障碍和社会孤立，还可能会引发抑郁，而抑郁反过来又会造成口腔卫生状况不佳[20]。积极管理口腔疾病是全面医疗护理的重要组成部分。

专家总结

我们介绍的这个病例，应用的干预措施包含在国家或国际指南中，并且有确凿的证据基础，我们避免了那些使用证据不足或质量低下的干预措施。

对于即将开始高风险口腔黏膜炎治疗及可能发生骨坏死并发症的患者，强调了良好的口腔卫生和严格的牙科评估作为基本需求的重要性。在整个治疗过程中，医护人员对患者的教育和定期支持是至关重要的。

光生物调节（PBM）和角质形成细胞生长因子-1 并未被广泛使用，因此治疗的主要方法仍然是如上所述的简单症状控制。

（董雅楠 译 路桂军 校）

参考文献

1. NICE. The Oral Health Assessment Tool. National Institute for Clinical Excellence. 2009. Available at: https://www.nice.org.uk/guidance/ng48/resources/oral-health-assessment-tool-pdf-2543183533
2. McGuire DB, Fulton JS, Park J, et al. Systematic review of basic oral care for the management of oral mucositis in cancer patients. *Support Care Cancer* 2013; 21(11): 3165–3177.
3. Elad S, Cheng KKF, Lalla RV, et al. MASCC/ISOO clinical practice guidelines for the management of mucositis secondary to cancer therapy. *Cancer* 2020; 126(19): 4423–4431.
4. Mulk BS, Chintamaneni RL, Prabhat MPV, Gummadapu S, Salvadhi SS. Palliative dental care: a boon for debilitating. *J Clin Diagnostic Res* 2014; 8(6): 1–6.
5. Dompe C, Moncrieff L, Matys J, et al. Photobiomodulation—underlying mechanism and clinical applications. *J Clin Med* 2020; 9(6): 1–17.
6. NICE. Low-level laser therapy for preventing or treating oral mucositis caused by radiotherapy or chemotherapy. 2018; pp. 4–7. Available at: https://www.nice.org.uk/guidance/ipg615
7. Talwar B, Donnelly R, Skelly R, Donaldson M. Nutritional management in head and neck cancer: United Kingdom National Multidisciplinary Guidelines. *J Laryngol Otol* 2016; 130(S2): S32–S40.
8. Murtaza B, Hichami A, Khan AS, Ghiringhelli F, Khan NA. Alteration in taste perception in cancer: causes and strategies of treatment. *Front Physiol* 2017; 8(MAR): 1–10.
9. Sen S, Priyadarshini S, Sahoo P, Dutta A, Singh A, Kumar U. Palliative oral care in patients undergoing radiotherapy: integrated review. *J Fam Med Prim Care* 2020; 9: 5127–5131.
10. Georgiou M, Patapatiou G, Domoxoudis S, Pistevou-Gompaki K. Oral mucositis: Understanding the pathology and management. *Hippokratia* 2012; 16(3): 215–216.
11. Kiprian D, Jarzabski A, Kawecki A. Evaluation of efficacy of Caphosol in prevention and alleviation of acute side effects in patients treated with radiotherapy for head and neck cancers. *Wspolczesna Onkol* 2016; 20(5): 389–393.
12. Lalla RV, Bowen J, Barasch A, et al. MASCC/ISO clinical practice guidelines for the management of mucositis secondary to cancer therapy. *Cancer* 2014; 120(10): 1453–1461.
13. Akpan, M. Oral candidiasis. *Postgr Med J* 2002; 78: 455–459.
14. Coronado-Castellote L, Jiménez-Soriano Y. Clinical and microbiological diagnosis of oral candidiasis. *J Clin Exp Dent* 2013; 5(5): 279–286.
15. Wilcock A, Howard P, Charlesworth S. *Palliative Care Formulary*, 7th ed. London: Pharmaceutical Press, 2020, pp. 501–504.

16. Smith HS, Pilitsis JG. *The Art and Science of Palliative Medicine: Supportive and Palliative Care in Dentistry and Oral Medicine*, 1st ed. Hong Kong: AME, 2014, pp. 385–406.
17. Fleming M, Craigs CL, Bennett MI. Palliative care assessment of dry mouth: what matters most to patients with advanced disease?. *Support Care Cancer* 2020; 28(3): 1121–1129.
18. Furness S, Bryan G, Mcmillan R, Birchenough S, Worthington HV. Interventions for the management of dry mouth: non-pharmacological interventions. *Cochrane Database Syst Rev* 2013; 2013(9): CD009603.
19. Gustafsson A, Skogsberg J, Rejnö Å. Oral health plays second fiddle in palliative care: an interview study with registered nurses in home healthcare. *BMC Palliat Care* 2021; 20(1): 1–11.
20. Venkatasalu MR, Murang ZR, Ramasamy DTR, Dhaliwal JS. Oral health problems among palliative and terminally ill patients: an integrated systematic review. *BMC Oral Health* 2020; 20(1): 1–12.

病例 12
便　秘

Anna Bradley

点评专家：Jason Boland

病例介绍

Alice，82 岁，是一名退休教师，她被送进了一家临终关怀医院。她被确诊肺腺癌晚期并且已经出现了骨转移，身体十分虚弱，无法接受全身性的肿瘤治疗。她既往得过骨质疏松症和甲状腺功能减退症，并没有已知的药物过敏史。

4 周前，她的全科医生开始定期给她使用常规吗啡来控制癌症引发的疼痛，其间还对剂量进行了调整，直到她的疼痛能被很好地控制。但就在入院前 3 天，她开始向旁人诉说自己全身有轻微腹痛的感觉，还老是觉得肚子饱胀，时常恶心，腹部也胀鼓鼓的。另外，她上一次排便还是在 5 天前，正常情况下她每天都会排便。

她日常服用的药物包括：硫酸吗啡缓释剂 40mg，口服，每日 2 次；硫酸吗啡速释剂 10mg，口服，必要时服用（每天使用 1~2 次）；对乙酰氨基酚 1g，口服，每日 4 次；左甲状腺素 125mg，口服；阿仑膦酸 70mg，每周 1 次；碳酸钙 D3 1 片，口服，每日 2 次。在刚开始使用吗啡治疗时，医生给她开了乳果糖，不过因为服用后胀气的情况比较严重，Alice 就停止服用乳果糖了。

学习要点　诊断便秘

目前已有一些诊断便秘的工具，但临床医生的评估才是金标准[4]。便秘的感觉是主观的[1]，因此诊断工具应基于患者的反馈来选用。

用于诊断功能性便秘的罗马 IV 标准[5]被认为具有很高的特异性（94.5%），但与经验丰富的临床医生所做的评估相比，其灵敏度较低（33.9%）[6]。鉴于并非所有便秘患者都能符合该诊断标准，所以它在临床实践中的作用尚不明确。

其他便秘评估量表已经过验证，可用于研究和培训，但建议不要将其用于常规临床实践[7]。

学习要点 便秘的定义及发病率

定义：粪便在大肠中移动缓慢，导致排便次数少，以及排出的粪便干硬[1]。

便秘在晚期癌症患者中十分常见，会对他们的生活质量产生负面影响。据估计，便秘发生率为32%~87%[2]。这种差异归因于不同的人群，以及研究所使用的不同诊断方法[3]。

临床提示 便秘的评估

应定期对所有晚期癌症患者进行便秘评估[3]。询问其详细的病史至关重要[7,8]。

- 将当前的排便习惯与正常排便习惯进行比较。
- 排便的频率及粪便的形态。
- 是否有疼痛、排便费力、里急后重，或者粪便中带血/黏液的情况。
- 探讨可能的病因。
- 既往的处理措施及其效果。

可以使用布里斯托粪便分类法[9]来评估粪便形态。

相关症状包括胀气、腹部绞痛、腹胀、厌食、恶心和呕吐、口臭和呕吐、口臭和溢出性腹泻。如果患者有尿频或尿潴留，或者出现烦躁不安、意识模糊（若是老年人或存在脑功能受损情况），则应考虑是否存在便秘问题[8]。

检查应包括腹部检查和直肠指检，除非有禁忌证。

大多数患者不需要常规进行进一步检查。如果出现严重或突发症状，可考虑进行以下检查[1]。

- 血液检测：校正钙水平、尿素、电解质及甲状腺功能检测。
- 影像学检查：腹部和骨盆的腹部平片或计算机断层扫描（CT）（以排除肠梗阻或其他病变）。

专家点评

诊断便秘是治疗便秘的关键步骤。必须将其视为症状评估环节并加以考虑。需要询问的问题包括排便习惯是否改变、是否出现溢出性腹泻或其他新的胃肠道症状，患者尝试过哪些干预措施（如果有的话），以及便秘对患者生活的影响。如果怀疑直肠内有粪便嵌塞，尤其是伴有溢出性腹泻的情况，那么直肠指检将有助于指导治疗。

学习要点 便秘的发病机制

晚期癌症患者便秘的发病机制及原因：

- 肠道转运时间延长[10]。
- 肠道液体发生变化。
- 肠道蠕动受损。

这可能是由于癌症、癌症治疗或其他相关原因引起的。

在进一步的评估中，Alice称她上次排便时排出的大便呈小而硬的块状（属于布里斯托粪便分类法中的第1型）。她排便时很费力，之后还出现了里急后重的感觉。之前她每天都会排便。入院前两周Alice一直感觉身体虚弱，行动不便，上厕所她需要在床边准备一个坐便器。她每天都要喝几杯茶，但由于恶心和饱腹感，她很难多吃几口东西。经检查，她的腹部柔软无压痛，肠鸣音减弱。直肠指检发现她的直肠内有硬结粪便。根据检查结果，医疗小组诊断Alice患有严重便秘。鉴于目前肠梗阻的可能性较低，医疗团队决定进行一些常规的血液检测，以检查血钙水平、血钾水平及甲状腺功能，但认为此时没有必要进行影像学检查。

学习要点

姑息治疗患者便秘的原因通常是多因素的。表 12.1 总结了常见原因[1,8]。

表 12.1 便秘的常见原因

环境	缺乏隐私性 如厕环境不熟悉 个人护理需要帮助 体位不佳(尤其是使用便盆)
饮食	脱水 食物摄入不足(尤其是低纤维食物)
药物	阿片类、抗胆碱能药、抗抑郁药、利尿剂、止吐药(如 5-HT3 受体拮抗剂)、铁剂、神经抑制剂、抗酸剂、细胞毒性药物(如长春花生物碱)
代谢	高钙血症、甲状腺功能减退、低钾血症
神经肌肉	肌病
神经因素	转移性脊髓压迫、脊髓肿瘤、自主神经功能障碍
局部结构	腹部或骨盆肿瘤、放射灶纤维化、疼痛性肛门直肠疾病
其他	缺乏运动和活动、抑郁、镇静状态、全身无力、疼痛

Source: Data from Larkin, P.J. et al(2018). Diagnosis, assessment and management of constipation in advanced cancer:ESMO Clinical Practice Guidelines. Ann Oncol. 1;29 (Suppl 4):iv111-iv125. DOI: 10.1093/annonc/mdy148 and National Institute for Health and Care Excellence (NICE) (2021). Clinical Knowledge Summary. Palliative care-constipation. https://cks.nice.org.uk/topics/palliative-care-constipation/.

专家点评

一旦确诊便秘,评估便秘的原因是至关重要的,因为如果找到了病因并且这个原因是可逆转的,便秘问题或许就可以得到解决。可能会发现多种病因,对病因进行检查和处理的适当性也必须根据个人情况进行评估。

临床提示 便秘的非药物管理

环境因素应得到解决,例如应为患者提供排便隐私并帮助他们采用脚蹬的最佳如厕姿势(即半蹲,膝盖高于臀部,身体略微前倾)[4]。生活方式因素,如增加液体和纤维摄入量,以及增加体力劳动等可能会有帮助,但对于姑息治疗的患者可能无法实现。

学习要点 常用泻药的分类

表 12.2 列出了常用泻药的分类[11]。

表 12.2 常用泻药的分类

泻药类别	作用方式	泻药示例	常见副作用
粪便软化剂			
表面润滑剂	降低表面张力、让水和脂肪穿透坚硬的粪便	多库酯钠 泊洛沙姆 188 (在复合物中)	液体剂型难以下咽

(待续)

循证基础 姑息治疗中泻药的使用

系统性回顾得出结论,在姑息治疗人群中,没有证据表明泻药会比其他药物更有效[12,13]。因此,指南主要基于共识的最佳实践和专家意见。

表 12.2(续)

泻药类别	作用方式	泻药示例	常见副作用
渗透性泻药	使水滞留在肠腔内，导致粪便量增加（进而增加肠蠕动）	乳果糖 聚乙二醇 氢氧化镁悬浮液 硫酸镁	腹胀、肠绞痛、胃肠胀气。镁盐和硫酸盐在肾功能异常患者可导致高镁血症
刺激性泻药	作用于肠道黏膜下肌神经丛，从而改善肠道蠕动。增加分泌到肠道中的水分，软化粪便	比沙可啶 丹蒽醌 番泻叶 匹可硫酸钠	肠绞痛 丹蒽醌：尿液变色，接触长时间可导致丹蒽醌灼伤。有潜在致癌性，因此仅限于临终患者
润滑剂	包裹粪便表面使粪便滑溜更容易排出	液体石蜡 花生油	肛门渗液吸收可引起肉芽肿反应。花生过敏者应避免使用
容积性泻药（纤维）	通过与水结合和增加粪便体积。这会导致肠道膨胀从而刺激肠道蠕动	欧车前果壳 甲基纤维素 梧桐胶	由于需要维持液体摄入量，在姑息治疗中的作用有限

Adapted with permission from Pharmaceutical Press. Table 1 Commonly Used Laxatives, Chapter: Constipation. Wilcock A, Howard P, Charlesworth S. Palliative Care Formulary. 7th ed. Pharmaceutical Press; 2020.

专家点评

泻药仍然是治疗便秘的主要手段。许多泻药的研究数据都很有限。一般来说，泻药可以软化粪便或刺激肠道。泻药选择取决于粪便是否坚硬和(或)排便次数是否减少。这两个问题通常都存在。选择还取决于耐受性、患者之前尝试过的药物及其效果/副作用。而且每隔一两天进行一次重新评估非常重要，以决定是否应该调整泻药剂量，是否应尝试其他泻药或是否应更换泻药。

临床提示 泻药选择

一些人建议将聚乙二醇泻药作为治疗晚期癌症患者便秘的一线药物[4]。另一些人则认为，一线泻药应为刺激性泻药，如果出现肠绞痛，则可加用渗透性或表面湿润性泻药[8]。

如果患者对一线常规泻药的最佳剂量没有反应，应重新对患者进行评估，并考虑添加或改用另一种不同类别的常规泻药[4]。还有更多专业药物，如利那洛肽、鲁比前列酮和普鲁卡必利。这些药物一般只能由经验丰富的临床医生开具处方[4]。

专家点评

如果患者出现粪便嵌塞，尤其是伴有溢出性腹泻，应考虑采取直肠干预措施。如果在直肠指检时发现，则可将硬便弄碎，同时使用栓剂。可能还需要灌肠。

Alice 的血液检查结果显示钙含量正常、钾含量正常、甲状腺功能也正常。她最初开始口服聚乙二醇，每次 2 袋，每天 2 次。由于直肠指检时发现大便变硬，她还使用了直肠甘油栓剂治疗。因恶心症状，医生还为她开了甲氧氯普胺 10mg，每日 3 次。护理人员搀扶她去卫生间，为她提供脚凳，并为她提供隐私空间。使用这些干预措施加上栓剂后，她排出了布里斯托粪便分类法中的 2 型粪便。在接下来的一周，她每隔两三天才排一次大便，而且排便费力。因此，又添加了一种刺激剂（番泻叶 15mg，每日 2 次）。

学习要点 阿片类药物引起的便秘（OIC）

使用阿片类药物是导致癌症患者便秘的最常见原因。

阿片类药物对肠道的影响主要是由于激活了遍布胃肠道的肠道 μ-阿片受体[14]。图 12.1 展示了 OIC 的发病机制。

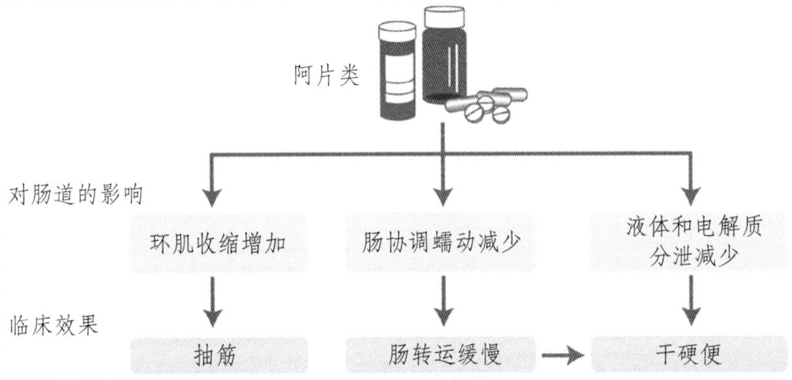

图 12.1 阿片类药物诱发便秘的发病机制。（Reproduced from Pharmacological therapies for opioid induced constipation in adults with cancer, Boland JW, Boland EG, 358:j3313, 2017 with permission from BMJ Publishing Group.）

OIC 可定义为在开始接受阿片类药物治疗时，排便习惯和排便模式的改变，其特征为以下任何一种情况。

专家点评

OIC 是使用阿片类药物时导致便秘的常见原因。阿片类药物有与剂量相关性的副作用，甚至导致患者停用阿片类药物。阿片类药物会影响整个胃肠道，甚至出现其他症状。

- 排便次数减少。
- 排便用力或困难。
- 排便不尽感。
- 患者感觉到与排便习惯有关的痛苦[14]。

诊断 OIC 的金标准是临床评估[4]，也可使用排便频率指数等结果指标进行评估[15]。

学习要点 OIC 的处理

任何使用阿片类药物的患者都应预防性服用泻药[8]，通常建议使用刺激性泻药[11]。

对于 OIC 患者来说，重要的是，考虑是否可以停用阿片类药物或改用出现便秘副作用概率低的替代药物[11]。研究表明，使用透皮丁丙诺啡、口服曲马多或透皮芬太尼的患者，比口服吗啡的患者更不容易便秘[4,16]。尽管一项汇总数据分析[16]显示，OIC 与阿片类药物剂量的增加有关，但最近的一项观察性研究并未显示出这种相关性[4]。需要进行更长期的对照研究来评估这种影响。

作用于外周的 μ–阿片受体拮抗剂在不逆转中枢镇痛作用的情况下逆转阿片类药物对胃肠道的影响。系统回顾发现，它们在治疗 OIC 方面安全有效[13,16,17]。美国国家卫生与临床优化研究所的指南建议，如果传统泻药治疗无效，可以考虑使用这些药物[18]。

在引入作用于外周的 μ–阿片受体拮抗剂时，可停用常规泻药以评估其疗效[19]，但在姑息治疗患者中，仅 OIC 很少是导致便秘的唯一原因，因此可能需要联合开具其他泻药。

临床提示 可作用于外周的 μ–阿片受体拮抗剂

纳地美定：口服片剂，通常每日 1 次。有证据表明，纳地美定可改善患有 OIC 的癌症患者的肠道功能，但会增加不良事件的风险，最常见的是腹泻[16]。

纳洛昔醇：口服片剂，通常每日 1 次。它已获得英国国家卫生与临床优化研究所批准，用于治疗对常规泻药无反应的 OIC。当患者对常规泻药无效时，可使用这种药物[18]。

甲基纳曲酮：仅在英国获得许可的皮下注射剂（其他国家有口服制剂）。根据体重或个人反应确定剂量，通常隔天注射 1 次。大多数患者在用药后 90 分钟内排便[1]。

羟考酮–纳洛酮缓释片：口服片剂，每天 2 次。由于广泛的首过代谢，口服纳洛酮的全身生物利用度很低，因此对羟考酮的中枢作用影响有限[19]。有证据表明，与单独使用羟考酮相比，纳洛酮可有效改善 OIC[20]。

专家点评

目前有一系列治疗 OIC 的靶向疗法。这些疗法可逆转阿片类药物对周围神经系统的影响，包括便秘和肠道功能障碍，但不会影响镇痛效果。纳地美定和纳洛昔醇是主要的口服外周 μ 阿片受体拮抗剂。当患者无法吞咽时，皮下注射甲基纳曲酮非常有用。特别是当阿片类药物是导致便秘的主要原因时，μ 阿片受体拮抗剂可能非常有效，以至于阿片类药物的便秘作用被拮抗，可能会导致腹泻。

未来进展

需要进一步开展高质量的研究，以管理姑息治疗患者的便秘问题。尽管针对癌症患者的研究正在进行中，但外周作用 μ 阿片受体拮抗剂治疗 OIC 的有效性证据在很大程度上局限于使用阿片类药物的非癌症患者的研究[19]。

Alice 排便不尽感和排便费力的症状持续存在。医生怀疑她的便秘可能有部分原因与 OIC 有关。除了常规泻药外，还给她开具了纳地美定，每日 1 次，每次 200μg，这使得 Alice 每 1~2 天就能排便一次。在接受了 2 周的临终关怀后，她在相应协助下出院回家了。

专家总结

本病例体现了诊断和处理便秘患者的要点。便秘在姑息治疗中常见，但往往被漏诊或诊断不足，而且治疗效果不佳。重视这一症状，询问相关情况并进行全面评估是很重要的。要了解便秘对患者的影响、可能的原因及可逆转的因素。有一系列泻药虽然使用证据有限，但在实践中却很有帮助。阿片类药物引起的肠道功能紊乱，会导致便秘和一系列胃肠道症状，有几种作用于 μ 阿片受体拮抗剂提供有效性证据。OIC 患者应考虑使用这些药物。

（赵奇 译 路桂军 校）

参考文献

1. Larkin PJ, Cherny NI, la Carpia D, et al. Diagnosis, assessment and management of constipation in advanced cancer: ESMO Clinical Practice Guidelines. *Ann Oncol* 2018; 29: iv111–125.
2. van den Beuken-van Everdingen MHJ, de Rijke JM, Kessels AG, Schouten HC, van Kleef M, Patijn J. Quality of life and non-pain symptoms in patients with cancer. *J Pain Symptom Manage* 2009; 38(2): 216–233.
3. Davies A, Leach C, Caponero R, et al. MASCC recommendations on the management of constipation in patients with advanced cancer. *Support Care Cancer* 2020; 28: 23–33.
4. Davies A, Leach C, Butler C, et al. Opioid-induced constipation in patients with cancer: a 'real-world', multicentre, observational study of diagnostic criteria and clinical features. *Pain* 2021; 162(1): 309–318.
5. Drossman D. Functional gastrointestinal disorders: history, pathophysiology, clinical features and Rome IV. *Gastroenterology* 2016; 150(6): 1262–1279.
6. Palsson OS, Whitehead WE, van Tilburg MAL, et al. Development and validation of the Rome IV diagnostic questionnaire for adults. *Gastroenterology* 2016; 150(6): 1481–1491.
7. Larkin PJ, Sykes NP, Centeno C, et al. The management of constipation in palliative care: clinical practice recommendations. *Palliat Med* 2008; 22(7): 796–807.

8. National Institute for Health and Care Excellence (NICE). Clinical knowledge summary: palliative care—constipation. 2021. Available at: https://cks.nice.org.uk/topics/palliative-care-constipation/management/
9. Lewis SJ, Heaton KW. Stool form scale as a useful guide to intestinal transit time. *Scand J Gastroenterol* 1997; 32(9): 920–924.
10. Sykes NP. The pathogenesis of constipation. *J Support Oncol* 2006; 4(5): 213–218.
11. Wilcock A, Howard P, Charlesworth S. *Palliative Care Formulary*, 7th ed. London: Pharmaceutical Press; 2020.
12. Candy B, Jones L, Larkin PJ, Vickerstaff V, Tookman A, Stone P. Laxatives for the management of constipation in people receiving palliative care. *Cochrane Database Syst Rev* 2015; 2015: CD003448.
13. Ahmedzai SH, Boland J. Constipation in people prescribed opioids. *BMJ Clin Evid* 2010; 2010: 2407.
14. Camilleri M, Drossman DA, Becker G, Webster LR, Davies AN, Mawe GM. Emerging treatments in neurogastroenterology: a multidisciplinary working group consensus statement on opioid-induced constipation. *Neurogastroenterol Motil* 2014; 26: 1386–1395.
15. Star A, Boland JW. Updates in palliative care—recent advancements in the pharmacological management of symptoms. *Clin Med (Lond)* 2018; 18(1): 11–16.
16. Candy B, Jones L, Vickerstaff V, Larkin PJ, Stone P. Mu-opioid antagonists for opioid-induced bowel dysfunction in people with cancer and people receiving palliative care. *Cochrane Database Syst Rev* 2018; 6: CD006332.
17. Nee J, Zakari M, Sugarman MA, et al. Efficacy of treatments for opioid-induced constipation: systematic review and meta-analysis. *Clin Gastroenterol Hepatol* 2018; 16: 1569–1584.e2.
18. National Institute for Health and Care Excellence (NICE). Naloxegol for treating opioid-induced constipation. 2015. Available at: https://www.nice.org.uk/guidance/ta345
19. Boland JW, Boland EG. Pharmacological therapies for opioid induced constipation in adults with cancer. *BMJ* 2017; 358: j3313.
20. Morlion BJ, Mueller-Lissner SA, Vellucci R, et al. Oral prolonged-release oxycodone/naloxone for managing pain and opioid-induced constipation: a review of the evidence. *Pain Practice* 2018; 18: 647–665.

病例 13
腹　泻

Robert McConnell

点评专家：Michael Connolly，Leona Butterly

病例介绍

Dorothy，70 岁，女性，在 8 个月内，她 3 次入院并接受临终关怀，目的是控制严重腹泻的症状。她于 6 年前被确诊为直肠癌，分期为 T2N0R0，行前部切除术的手术治疗。术后没有发现残余病灶，因此医疗团队没有给予系统的抗癌治疗。2 年后，由于患者的健康状况良好，因此接受了保留肠道连续性的造口逆转术。术后患者有间歇性腹泻，但使用洛哌丁胺后可以轻松地自行处理。

在初次确诊 5 年后，Dorothy 出现左腿肿胀，并被诊断为深静脉血栓。CT 扫描显示其骨盆左侧有一个巨大的软组织肿块。经 CT 引导下的活组织检查显示，直肠腺癌复发。多学科团队认为复发的肿瘤无法进行手术切除。因此，Dorothy 被转诊至肿瘤科，征求肿瘤科医生的意见，并考虑接受姑息性化疗。

最初的治疗方案包括 FOLFIRI（亚叶酸、氟尿嘧啶和伊立替康）化疗联合西妥昔单抗，但在这一治疗过程中病情出现了进展。治疗方案改用二线疗法 FOLFOX（亚叶酸钙、氟尿嘧啶和奥沙利铂）。放疗用于治疗因盆腔肿块增大而引起的疼痛。在接受了 4 个周期的 FOLFOX 治疗后，扫描结果显示骨盆肿块缩小了。但是，腹泻次数却增加到每天 5~6 次。肿瘤科团队决定在化疗方案中停用 5-氟尿嘧啶，以观察腹泻是否会有所改善。尽管停止了化疗，腹泻还是恶化到三级（表 13.1）。Dorothy 因脱水导致急性肾损伤首次入院。经过补液复苏后，她的肾功能有所改善，但体能状况评分降至 2~3 分。鉴于 Dorothy 的病情有所进展，治疗中期的 CT 扫描结果显示，出现了新的转移灶，肿瘤科团队暂停了化疗。多学科团队与 Dorothy 一起排除了进一步抗癌治疗的可能性。

尽管停止了化疗，腹泻还是对 Dorothy 的生活质量造成了严重影

> **专家点评**　临床表现
>
> O'Reilly 等（2020 年）[1] 认为，癌症治疗期间患者的胃肠道副作用临床表现包括腹痛、腹泻、直肠出血、腹胀和体重减轻。他们建议根据患者的症状选择检查项目。如果出现腹痛或全身中毒症状，应进行 CT 或 MRI 检查，以排除需要紧急干预的急性腹腔内病变，如脓肿或穿孔[1]。

循证基础 氟尿嘧啶与二氢吡啶脱氢酶(DPD)

二氢吡啶脱氢酶是氟尿嘧啶代谢过程中的限速酶，由 DPYD 基因编码。有 2%~8%的人患有部分 DPYD 缺乏症[2]，因此对 5-FU 的新陈代谢减少，它们毒性和副作用的风险增加，包括严重腹泻。DPYD 缺乏症患者应降低药物剂量，以减少不良反应。治疗过程应进行药物监测，以确保患者用药剂量合适[3-7]。

表 13.1 常见毒理学标准:腹泻[4]

美国国家癌症研究所(CTC)腹泻通用毒理学标准				
0	1	2	3	4
无腹泻	每天大便次数比基线增加<4次；造口排泄物轻度增加	每天大便次数比基线增加4~6次；静脉输液<24小时；造口排泄物较基线中度增加，不影响日常活动	每天大便次数比基线增加≥7次；大便失禁；静脉输液≥24小时；需住院治疗；造口排泄量与基线相比严重增加，影响日常活动	危及生命的后果(如血流动力学不稳定)

Reproduced from National Cancer Institute (2017). Common Terminology Criteria for Adverse Events (CTC) Version 5. US Department of Health and Human Services. https://ctep.cancer.gov/protocoldevelopment/electronic_applications/docs/ctcae_v5_quick_reference_5x7.pdf.

响。Dorothy 因急性肾损伤和高钾血症第二次入院。粪便培养结果呈阴性，因此医疗团队开始让她服用洛哌丁胺 4mg，每日 4 次，并将 Dorothy 转到临终关怀医院进行症状控制。腹泻仍然是一个严重的问题，24 小时内腹泻 6~7 次(包括夜间腹泻)。随着疲劳感的增加和胃肠功能状况的恶化，她开始出现大便失禁，这让她非常痛苦。她的腹泻症状没有得到改善，姑息治疗团队为她开具了可待因 30mg，每日 4 次，但效果甚微。因此，治疗团队将洛哌丁胺的剂量提高到 32mg，每 24 小时服用 1 次，并试用了一种口腔崩解片剂，以提高吸收率。

临床提示 洛哌丁胺

盐酸洛哌丁胺通常是治疗腹泻的首选药物。在严重腹泻和造瘘口排泄量大的情况下，使用口腔崩解片剂型可能会有好处，因为其吸收更快，这在肠道转运时间较快时非常重要。洛哌丁胺的作用原理是，与肠道中的 μ-阿片受体结合，减慢肠道转运时间。它不会穿过血脑屏障，也不会产生镇静等中枢性副作用。

病例研究表明，使用超出许可剂量范围的高剂量药物是有益的[8]。但由于麻痹性肠梗阻等副作用的风险增加，姑息治疗中的最大推荐剂量为每 24 小时 32mg[9-11]。

在增加洛哌丁胺剂量后，Dorothy 的腹泻次数减少到 24 小时 3~4 次，且无夜间腹泻症状。外科团队建议再次进行造口手术，采用去功能袢式结肠造口术来控制腹泻和大小便失禁问题。但是，Dorothy 拒绝了该提议，她不想再接受任何手术治疗。

自造口逆转术后，腹泻一直是个问题，在化疗期间腹泻加剧。在造口逆转和癌症复发诊断期间，Dorothy 还因胆结石接受了胆囊切除术。胆汁酸吸收不良是此类手术的副作用之一，因此医疗团队在 Dorothy 出院回家后为其开具了考来烯胺进行治疗，每日 1 次，每次 4g。

学习要点　胆汁酸吸收不良

胆汁酸吸收不良是导致腹泻的常见原因[12]。胆汁酸由肝脏分泌，在末端回肠中重吸收，在脂肪吸收过程中发挥作用[12]。在胆汁酸吸收不良情况下，由于癌症手术中的回肠末端切除术、胆囊切除术、胰腺炎、胰腺手术或放射性结肠炎等导致胆汁酸的肠肝循环障碍。

在结肠中，胆汁酸的存在会导致液体和黏液分泌增加，并缩短肠道转运时间。这两种情况都会导致腹泻。

核医学扫描硒-牛磺胆酸试验（SeHCAT）可用来诊断。但是由于这种扫描的可及性有限，安排这种扫描检查可能需要一些时间。对于晚期疾病患者，进行试验和反应评估可能更可取。

治疗方法

- 考来烯胺：一种粉末，需与水混合，初始剂量为每天 4g，可逐渐加量至最大剂量为每 24 小时 12~24g，由于味道不佳及胃肠道不适，患者对这种药物通常耐受性较差。
- 考来维仑：一种用于治疗胆汁酸吸收不良的非处方片剂。相较于考来烯胺，患者对其耐受性通常更好。使用剂量为 3.75g，每日 1~2 次。

一个月后，Dorothy 因腹泻加剧及急性肾损伤导致轻度阿片类药物中毒，最终再次入住临终关怀医院[15]。治疗措施包括静脉输液和调整阿片类药物并减少剂量。在其他止泻治疗的基础上，又增加了一种抑制分泌的药物。使用奥曲肽 250μg/24 小时，持续皮下注射。剂量调整为 1000μg/24 小时，症状有所改善。大便黏稠度增加，次数减少。然而，Dorothy 的整体状况继续恶化，她甚至无法服用口服药物，包括洛哌丁胺。即便停用了洛哌丁胺，腹泻症状也未见改变。Dorothy 的病情进一步恶化，最后在临终关怀医院去世。

学习要点　奥曲肽

奥曲肽是一种人工合成的生长抑素类似物，常用于治疗激素分泌性肿瘤。奥曲肽对胃肠道的作用是减少蠕动、减少小肠和胰腺分泌，增加水和电解质的重吸收。正是通过这种机制，奥曲肽可以在治疗腹泻和（或）高造口排泄物的管理方面发挥效用。

专家点评　胆汁酸吸收不良

Lyutakov 等（2019 年）[13] 认为胆汁酸吸收不良作为慢性腹泻的病因常常未被识别，这是因为在诊断测试方面缺乏指导，而且围绕胆汁酸不必要积聚的相关机制也不明确[13]。硒-牛磺胆酸试验虽然仅在部分研究中心展开，但可用于确定引起腹泻的胆汁酸吸收不良类型。然而，患者需要接受检查的时间在 2 天以上，并在检测过程中会受到辐射[13,14]。

临床提示 常见腹泻原因

药物是导致腹泻的常见原因。在调查腹泻的原因时，了解用药史至关重要。这些药物包括但不限于抗生素、泻药、抗酸剂、质子泵抑制剂、非甾体抗炎药、铁补充剂、镁补充剂和二甲双胍。

临床提示 药物吸收速度

腹泻和肠道快速蠕动时间会影响药物通过胃肠道的吸收。腹泻严重的患者可能需要通过其他给药途径，如口服给药、注射给药途径，或者使用替代剂型，例如速释液体药物和分散片剂。

奥曲肽的起始剂量为250~500μg/24小时，最大剂量为1500μg/24小时[14]。如果不使用注射泵，也可以通过每日2次皮下注射的方式给予较小剂量。

讨论

腹泻是一种复杂的症状，对于晚期患者和预后较差的患者来说，会严重影响生活质量。成功管理腹泻可以改善患者的生活质量，减少入院次数。

对于晚期患者来说，腹泻可能有多种原因。重要的是要设法确定病因并进行针对性治疗。在Dorothy的病例中，可能的原因包括化疗、放疗引起的结肠炎，药物及便秘导致的溢出性腹泻、胆汁酸吸收不良、感染和小肠细菌过度生长。其他原因可能包括免疫疗法引起的结肠炎、短肠综合征[11]，胰腺功能不全、肠道中存在恶性肿瘤及炎症性肠病等原有病症。

腹泻的治疗取决于病因。在使用止泻剂或缓泻剂之前，必须排除便秘伴溢出性腹泻和感染的可能性，因为使用药物可能导致并发症，包括肠梗阻和中毒性巨结肠。

专家点评 排除便秘

ESMO临床实践指南[5]指出，目前缺乏有关老年患者腹泻发生率的相关信息。指南指出腹泻的发生率低于便秘，在入住临终关怀医院的癌症患者中，腹泻的发生率低于10%[5]。ESMO指出，粪便嵌塞或部分肠梗阻可表现为便秘和腹泻交替出现，因此必须进行准确评估以排除其他原因[4]。

ESMO发布了化疗相关腹泻的评估、检查和调查指南[5]。该指南提出了一种处理方法，将腹泻分为复杂性腹泻和非复杂性腹泻（后者包括液体耗竭、发热和呕吐）。对于非复杂性腹泻患者需要更积极的治疗方法，其中包括每日评估血清电解质和尿量，粪便评估，使用洛哌丁胺，并考虑使用奥曲肽和抗生素。

专家总结

本病例显示了晚期患者腹泻治疗的复杂性。采取多学科协助的方法至关重要，需要肿瘤科、姑息治疗科和放射科等多科室的共同参与，为那些身患不治之症、生活质量已经受到影响的患者，提供最高标准的护理和症状管理是必不可少的。

（赵奇 译 路桂军 校）

参考文献

1. O'Reilly M, Mellotte G, Ryan B, O'Connor A. Gastrointestinal side effects of cancer treatments. *Ther Adv Chronic Dis* 2020; 11: 1–7.
2. Amstutz U, Henricks LM, Offer SM, et al. Clinical Pharmacogenetics Implementation Consortium (CPIC) Guideline for dihydropyrimidine dehydrogenase genotype and fluoropyrimidine dosing: 2017 update. *Clin Pharmacol Ther* 2018; 103(2): 210–216.
3. Wörmann B, Bokemeyer C, Burmeister T, et al. Dihydropyrimidine dehydrogenase testing prior to treatment with 5-Fluorouracil, capecitabine, and tegafur: a consensus paper. *Oncol Res Treat* 2020; 43(11): 628–636.
4. Common Terminology Criteria for Adverse Events (CTC) Version 5; National Cancer Institute; 27 November 2017. Available at: https://ctep.cancer.gov/protocoldevelopment/electronic_applications/docs/ctcae_v5_quick_reference_5x7.pdf
5. Bossi P, Antonuxxo A, Cherny NI, et al. Diarrhoea in adult cancer patients: ESMO Clinical Practice Guidelines. *Ann Oncol* 2018; 29(Suppl 4): iv126–iv142.
6. Andreyev J, Ross P, Donnellan C, et al. Guidance on the management of diarrhoea during cancer chemotherapy. *Lancet Oncol* 2014; 15(10): e447–e460.
7. De-Jian M, Zeng-Jun L, Xi-Yan W, Xian-Jun Z, Yan-Lai S. Octreotide treatment of cancer chemotherapy-induced diarrhoea: a meta-analysis of randomized controlled trials. *Transl Cancer Res* 2019; 8(6); 2284–2294.
8. Mackowski A, Chen H-K, Levitt M. Successful management of chronic high-output ileostomy with high dose loperamide. *Case Reports* 2015; 2015(apr22 1): bcr2015209411–bcr2015209411.
9. Regnard C, Twycross R, Mihalyo M, Wilcock A. Loperamide. *J Pain Symptom Manage* 2011; 42(2): 319–323.
10. Lexicomp (n.d). Loperamide: Drug information. UpToDate. Available at: https://www.uptodate.com/contents/loperamide-drug-information?search = loperamide&source = panel_search_result&selectedTitle = 1 ~ 115&usage_type = panel&kp_tab = drug_general&display_rank = 1#F50991639
11. Nightingale J. Guidelines for management of patients with a short bowel. *Gut* 2006; 55(suppl_4): iv1–12.
12. Wilcox C, Turner J, Green J. Systematic review: the management of chronic diarrhoea due to bile acid malabsorption. *Aliment Pharmacol Ther* 2014; 39(9): 923–939.
13. Lyutakov I, Ursini F, Penchev P, Caio G, Corroccio A, Volta, De Giorgio R. Methods for diagnosing bile acid malabsorption: a systematic review. *BMC Gastroenterol* 2019; 19(158): 185.
14. Wilcock A, Howard P, Charlesworth S (eds.). *Palliative Care Formulary*, 7th ed. London: Pharmaceutical Press, 2020.
15. Haanen JBAG, Carbonnel F, Robert C, et al. Management of toxicities from immunotherapy: ESMO Clinical Practice Guidelines for diagnosis, treatment and follow-up. *Ann Oncol* 2017; 28: iv119–42.

第3部分

临终患者的管理

病例 14
不确定性及预后

Simon Noah Etkind

点评专家：Paddy Stone

病例介绍

Evelyn，82 岁，因多次住院现已转至姑息治疗科进行护理治疗。她被诊断为多发性骨髓瘤，并伴有继发性淀粉样变性和充血性心力衰竭，同时还患有慢性阻塞性肺疾病（COPD）和慢性肾功能损伤。为了治疗多发性骨髓瘤，她目前正在接受口服化疗药。Evelyn 由血液科、心脏科、呼吸科、肾科及姑息治疗科的多学科团队共同照护。

6 个月前，Evelyn 放弃了驾驶，并且日常生活逐渐依赖他人帮助。她与女儿同住，由女儿协助完成日常的洗漱和穿衣。在家中，她需要依靠助行器移动。她的临床虚弱评分为 6 分，属于"中度虚弱"。

在过去的 6 个月中，她因 COPD 恶化和心力衰竭失代偿 4 次前往急诊，主要表现为呼吸困难。她不愿再去医院，但对于在家中再次出现呼吸困难或感染肺炎时不知如何处理。上次住院出院时，医生对她说："如果你再回医院，我们也无能为力。"这让她感到非常沮丧。她担心自己会给女儿增加负担，因此正在考虑搬入疗养院。

学习要点 晚期疾病的不确定性

不确定性可以定义为对未知事物的主观感知，即"已知的未知"[1]。患者、照护者和医护人员在面对晚期疾病时经常会感到不确定性[2]。虽然不确定性本身并不一定有害，但人们通常会将其视为一种威胁，进而导致明显的心理困扰[3]。有些不确定性源于信息不足，通过提供相关信息可以解决，但更多时候不确定性是无法彻底消除的，只能缓解而无法根除。不确定性可以从几个方面来考量：不确定的性质（它是复杂的、难以预测的或者模糊不清的），不确定的内容（不确定性是与疾病、治疗、护理过程、未来病程，还是与多个因素的组合相关），以及不确定性的主体（不确定性存在于患者、非正式护理人员，或者医护人员）[1,4]。

临床提示 应对不确定性的方法

首先，了解人们所经历的不确定性及其应对方式非常重要。有些人会通过寻求信息来应对不确定性，而另一些人则选择主动回避不确定性，专注于那些他们可以确定的事情。还有一部分人接受不确定性，试图将其融入日常生活中。这一类人可能会表示自己“过一天算一天”，并逐渐放弃未来护理计划的制订。医护人员在应对不确定性时应考虑患者的反应，对于那些参与度高、渴望获得信息并关注未来的患者，可能需要更详细地讨论未来的可能性；而对于那些较为冷淡、逐渐脱离未来规划的患者，则不一定需要详细沟通。个性化的沟通是缩小“不确定性差距”的关键，有助于共同制订护理计划[2,5]。

学习要点 多病共存的不确定性

多病共存在姑息治疗中被定义为多种限制生命的疾病共存。这种情况为决策和预后评估带来了更多挑战，因为每增加一种疾病都会为治疗增加一层复杂性。多病共存比较常见且日益增加：预计到2040年，近一半的人将死于多病共存[6]。对Evelyn来说，多病共存的不可预测性及涉及多个专科团队的碎片化护理，可能会导致她当前和未来照护的不确定。

循证基础 疾病进程

对限制生命的疾病功能轨迹已在群体层面进行了广泛的研究。Lunney、Lynn和Adamson回顾性地测量了患者死前的功能状态，确定了4种不同的临终衰退轨迹[7]。这些情况包括：突发死亡，直到死亡前功能都正常；癌症，表现为长时间的良好功能状态，最终几个月迅速衰退；器官衰竭，表现为患者的功能在渐进性衰退的基础上，反复发作的疾病加重导致功能下降；衰弱/痴呆，表现为在死亡前长时间维持波动的低水平功能。后续研究还探讨了心理、社会和精神功能的轨迹，即使患者身体功能尚且良好的情况下，其他领域也可能在疾病进程的早期受到影响[8]。

学习要点 预后与姑息治疗转诊

姑息治疗模式需要灵活应对患者在疾病不可预测的进程中所发生的变化。尽管预后评估在判断患者是否适合转诊至专科姑息治疗时非常重要，但通常并非唯一的决定因素。例如，通过“惊讶问题”这一预后评估方法(即“如果这个人在一年内去世，你会感到惊讶吗？”)可以有效识别可能从姑息治疗中受益的患者群体。然而，确定最佳的转诊时机仍存在不确定性。支持性和姑息治疗指标工具(SPICT)提供了一种有效的识别方法，可以帮助发现有姑息治疗需求的患者，而无须过分依赖预后评估[9]。

专家点评

需要记住疾病进程反映的是大群体的平均特性，对预测个体生存时间并没有特别大的帮助。例如，癌症患者通常有着相似的疾病进程，但他们的预后差异很大。疾病进程在考虑服务需求或提供护理时可能有帮助，但对于预测个体的预后作用较小。

专家点评 “惊讶问题”有多准确

尽管“惊讶问题”在整体准确性上表现不错，但其准确性更多体现在临床医生认为“如果患者在一年内去世会感到惊讶”时，患者实际上很少会在一年内去世。然而，“惊讶问题”在识别那些确实会在一年内去世的患者时，其阳性预测值较低。在White的荟萃分析中，医生预测218名患者在一年内去世，他们不会感到惊讶，但实际上只有71名患者(33%)在预期时间内去世[10]。

循证基础 老年人预后不良相关的因素

许多因素可能预示着不良预后，而多种因素的组合往往更具说服力。Kelley等的研究表明，通过常规收集的数据，恶劣的医疗状况、功能障碍和近期住院的组合，意味着患者在一年内死亡的可能性高达 28%[11]。在高龄人群中，仅住院这一因素就与较高的一年内死亡率有关。一项研究显示，85 岁以上的患者中，42%在住院后的一年内去世[12]。因此，对于老年患者而言，住院可能就足以成为启动未来护理计划讨论的重要依据。

专家点评

不确定性常常是临床医生回避预后对话的原因。目前的指南强调了阐述预后不确定性的重要性，但这并不等同于放弃为预测可能的生存而做出任何努力的责任。通过使用诸如“几天”“几周”“几个月”或“几年”这样的宽泛术语来描述预后，可能是一种提供有用预后信息的方式，而不会显得过于准确。

未来进展 应对不确定性

我们尚不清楚在晚期疾病中如何更好地应对不确定性。培训临床医生应对不确定性的能力至关重要，未来的工作应侧重于如何更好地识别、处理和传达不确定性。

后来，Evelyn 的健康状况恶化，她决定无论如何都不再回到医院。她停止了化疗，并要求将她的护理重点放在舒适度上。她与家人进行了沟通，决定在家中接受临终关怀。随着她的护理需求增加，她的女儿发现越来越难以平衡工作与照顾母亲的责任。在与姑息治疗护士的讨论中，她表达了这些担忧，并询问母亲还剩下多少时间。

学习要点 评估晚期癌症的预后

晚期癌症的预后可以通过常见肿瘤的生存数据及临床试验的证据来估。根据这些数据，可以估算某种治疗可能延长的生存时间，或者在未接受治疗情况下的预期寿命，前提是患者的临床情况与数据中的患者相似。然而，这些数据单独使用时，无法准确预测个体的生存期。对于接受新型抗癌治疗（如免疫疗法）的患者来说，预后预测尤其困难，因为有时治疗效果可能远超平均水平。而对于未接受抗癌治疗的患者，预后也并不总是显而易见的。例如，当患者存在多病共存时，其预后可能更多地受到并发症的影响，而非癌症本身。

专家点评 晚期癌症的预后工具

癌症诊断、功能状态和疾病分期这样的广泛特征可以提供预后的大致信息。这些信息可以通过一些因素进一步细化，例如低人血白蛋白或升高的 C 反应蛋白，或者将这两个指标简单组合成格拉斯哥预后评分[14]。然而，要预测个体的生存期，必须使用个体化的风险预测模型，如姑息治疗预后指数、姑息治疗预后研究预测模型或姑息治疗预后评分[15]。这些评分系统通过统计结合个体预后因素和疾病严重程度的常规指标，对生存时间进行个体化预测。最好的个体化风险预测模型与专家的临床判断同样准确（但并不总是优于专家的判断）。预后通常在生命临近终点时变得更加明确。在最近的一项研究中，当医生预测患者的生存时间不到一周时，这一预测的阳性预测值为 77%[16]。

临床提示 临终的标志

对于不可逆性疾病及晚期进行性疾病，卧床不起、极少口服摄入及意识水平下降的综合表现通常表明死亡即将到来[17]。此外，其他接近死亡的迹象包括功能状态极差、躁动或嗜睡、吞咽液体困难及伴有下颌运动的呼吸[18]。然而，没有任何单一体征能够可靠地预测死亡的具体时间，因此关注近期的疾病进展和衰退速度尤为重要。如果近期出现快速的身体衰退，特别是在晚期癌症患者中，通常意味着生存时间可能更短。

临床提示 预后沟通

患者通常希望获得真实的预后评估，但医疗人员有时可能因为各种原因而不愿提供，甚至选择隐瞒。这种回避行为可能会产生负面影响，因为它阻碍了患者及其家属为临终做好充分的准备。当患者主动询问时，临床医生应如实告知预后情况。然而，由于预后本身存在不确定性，在传达这些信息时需要特别谨慎，并注重体现同情心和关怀[13]。如果预后评估过于具体且不准确，可能会造成比模糊预估解释不确定性更大的心理伤害。因此，在提供预后信息之前，确保患者已经准备好接受这些信息是非常重要的。如果患者希望家属陪伴，也应尽量安排家属在场。此外，了解患者对自身病情的认识及他们希望了解的信息范围同样关键。预后评估应结合患者最近的病情进展，并尽量使用较宽泛的时间范围来表达，例如几天、几周或几个月。同时，预后讨论中的内容应记录在病历中，并与其他医疗专业人员共享，以确保信息的完整性和连贯性。

循证基础 预后评估的准确性

生存期的主观临床预测往往并不准确。一项研究显示，临床医生对转诊至临终关怀中心的患者的预后仅在20%的病例中准确（实际生存率在33%以内），生存期的预测平均被高估了5.3倍[19,20]。一项针对42项姑息治疗研究的系统综述发现，医生的预后预测范围从86天到93天不等[21]。然而，也有一些临床医生能够在患者临近死亡时展现出更高的预后准确性。在White等的研究中发现，那些能够准确预测患者是否会在72小时内死亡的“专家”，通常依赖于一些特定的临床特征进行判断；这些特征包括潮式呼吸、躁动或镇静、病情迅速恶化、肢端发绀、姑息护理表现状态，以及呼吸道分泌物异常声音等[21]。

专家点评 什么样的准确性是有意义的？

临床医生的预测不准确且过于乐观，这种看法可能有些简单化。关键在于如何定义“准确”。例如，如果一位医生预测某位患者将在一周内去世，而患者实际上在两周后去世，从数据上看，这已超过33%的误差范围。然而，医生和患者家属可能仍然认为这个预测“足够准确”，因为它让他们能够为即将到来的死亡做出适当的准备。如果对临床上重要的准确性程度做出合理的理解，那么医生对即将死亡的预测（至少在临近死亡时）还是相对准确的。

循证基础 姑息治疗预后研究预测模型

姑息治疗预后研究预测模型（PiPS）是一个支持晚期癌症预后评估的个性化工具的典范。PiPS 分为两个版本（A 和 B），通过不同的数据来源预测患者的生存期。PiPS-A 使用临床数据（如诊断信息和是否存在转移性疾病）及生理参数（如心率），而 PiPS-B 则在此基础上额外结合了血液检查结果。该模型按照"月"（>8 周）、"周"（2~8 周）或"天"（<2 周）为单位预测生存期，同时提供个性化的风险评估，预测患者在每个时间点的生存概率。在验证研究中，PiPS-B 的预测准确性与临床专家的评估相当[21,22]。

未来进展

虽然一些预后工具在预测晚期癌症患者的生存期方面的准确性与临床专家的预测相当，但目前尚无任何工具被证实能够始终优于专家的判断[23]。针对晚期非恶性疾病患者的个体化生存预测模型，目前开发和验证的工作仍然较少。未来的研究应更加关注非癌症疾病，既要确定预后，也要优化这一人群中不确定性沟通的方式。

讨论

该案例展示了与临床不确定性相关的诸多挑战：多病共存和虚弱状态使患者的病情更加复杂；COPD 和心力衰竭的特性使疾病的未来进展难以预测；同时，对于未来住院治疗是否有益也存在不明确之处。这些不确定性不仅可能给患者带来痛苦，也会让临床医生感到困惑，从而阻碍未来护理计划的制订。一个关键的挑战是，在支持患者日常生活的同时，帮助他们明确表达自己的偏好，以便实现他们对临终关怀的期望。要做到这一点，必须应对不确定性的问题，而这需要建立良好的医患关系，并全面了解患者的个体需求。这样的关系通常通过多次会诊中的连续互动来建立。

随着患者的死亡进程逐渐明朗，新的挑战则是如何提供足够的信息来帮助患者及其家属理解可能的预后，同时避免做出过于具体的预测，以免因预测错误带来更大的心理伤害。

专家总结

尽管通过开发和验证算法，以及提高临床培训来努力提高预后准确性很重要，但预后判断中最重要的方面还是富有同情心的沟通和处理不确定性的能力。这需要出色的沟通技巧、同理心、温和地探索已知事项、解释不确定性的范围及诚实回答问题。

（宋京京 译 李岩 校）

参考文献

1. Han PK, Klein WM, Arora NK. Varieties of uncertainty in health care a conceptual taxonomy. *Med Decis Making* 2011; 31(6): 828–838.

2. Etkind SN, Bristowe K, Bailey K, et al. How does uncertainty shape patient experience in advanced illness? A secondary analysis of qualitative data. *Palliat Med* 2016; 31(2): 171–180.
3. Mishel MH. Uncertainty in illness. *Image J Nurs Sch* 1988; 20(4): 225–232.
4. Etkind SN, Li J, Louca J, et al. Total uncertainty: a systematic review and thematic synthesis of experiences of uncertainty in advanced multimorbidity. *Age Ageing* 2022; 51(8): afac188.
5. Etkind SN, Koffman J. Approaches to managing uncertainty in people with life-limiting conditions: role of communication and palliative care. *Postgrad Med J* 2016; 92(1089): 412–417.
6. Finucane AM, Bone AE, Etkind S, et al. How many people will need palliative care in Scotland by 2040? A mixed-method study of projected palliative care need and recommendations for service delivery. *BMJ Open* 2021; 11(2): e041317.
7. Lunney JR, Lynn J, Foley DJ, et al. Patterns of functional decline at the end of life. *JAMA* 2003; 289(18): 2387–2392.
8. Lloyd A, Kendall M, Starr JM, et al. Physical, social, psychological and existential trajectories of loss and adaptation towards the end of life for older people living with frailty: a serial interview study. *BMC Geriatr* 2016; 16(1): 1–15.
9. Highet G, Crawford D, Murray SA, Boyd K. Development and evaluation of the supportive and palliative care indicators tool (SPICT): a mixed-methods study. *BMJ Support Palliat Care* 2014; 4(3): 285–290.
10. White N, Kupeli N, Vickerstaff V, et al. How accurate is the 'Surprise Question' at identifying patients at the end of life? A systematic review and meta-analysis. *BMC Med* 2017; 15(1): 139.
11. Kelley AS, Covinsky KE, Gorges RJ, et al. Identifying older adults with serious illness: a critical step toward improving the value of health care. *Health Serv Res* 2016; 52(1): 113–131.
12. Moore E, Munoz-Arroyo R, Schofield L, et al. Death within 1 year among emergency medical admissions to Scottish hospitals: incident cohort study. *BMJ Open* 2018; 8(6): e021432.
13. Clayton JM, Hancock KM, Butow PN, et al. Clinical practice guidelines for communicating prognosis and end-of-life issues with adults in the advanced stages of a life-limiting illness, and their caregivers. *Med J Aust* 2007; 186(S12): S77–s105.
14. McMillan DC. The systemic inflammation-based Glasgow Prognostic Score: a decade of experience inpatients with cancer. *Cancer Treat Rev* 2013; 39(5): 534–540.
15. Chu C, White N, Stone P. Prognostication in palliative care. *Clin Med (Lond)* 2019; 19(4): 306–310.
16. Stone P, Chu C, Todd C, et al. The accuracy of clinician predictions of survival in the prognosis in palliative care study II (PiPS2): a prospective observational study. *PLoS ONE* 2022; 17(4) e0267050.
17. National Institute for Health and Care Excellence (NICE). Quality standard 144: Care of dying adults in the last days of life. 2017. Available at: https://www.nice.org.uk/guidance/qs144
18. Hui D, Dos Santos R, Chisholm G, et al. Bedside clinical signs associated with impending death in patients with advanced cancer: preliminary findings of a prospective, longitudinal cohort study. *Cancer* 2015; 121(6): 960–967.
19. Christakis NA, Lamont EB. Extent and determinants of error in doctors' prognoses in terminally ill patients: prospective cohort study. *BMJ* 2000; 320(7233): 469–472.
20. White N, Reid F, Harris A, et al. A systematic review of predictions of survival in palliative care: how accurate are clinicians and who are the experts? *PLoS ONE* 2016; 11(8): e0161407.
21. White N, Harries P, Harris AJL, et al. How do palliative care doctors recognise imminently dying patients? A judgement analysis. *BMJ Open* 2018; 8(11): e024996.
22. Stone PC, Kalpakidou A, Todd C, et al. The prognosis in palliative care study II (PiPS2): a prospective observational validation study of a prognostic tool with an embedded qualitative evaluation. *PLoS ONE* 2021; 16(4): e0249297.
23. Stone P, Vickerstaff V, Kalpakidou A, et al. Prognostic tools or clinical predictions: which are better in palliative care? *PLoS ONE* 2021; 16(4): e0249763.

病例 15

加强治疗病房降阶梯治疗

Sarah Longwell

点评专家：Lucy Wyld

病例介绍

Sandra，58 岁，是一名教学助理，因呼吸急促 3 天来肿瘤科治疗。她 11 年前被诊断为转移性、三阴性乳腺癌，10 天前刚完成了第六周期的三线姑息化疗药物卡培他滨治疗。她与丈夫 Steve 共同生活，育有 3 个孩子，分别为 18 岁、22 岁和 24 岁。在此前的几轮化疗过程中她曾出现中性粒细胞减少性脓毒症，并伴有肝功能异常。

她看起来状态不佳，静息时有呼吸急促的症状。初始生命体征显示：血氧饱和度为 82%，呼吸频率为 26 次/分钟，心率 127 次/分钟，血压 101/74 mmHg，体温 37.9°C。胸部听诊双侧有湿啰音，右上腹部触诊有轻微压痛。血液检测结果：中性粒细胞减少（0.3×10^9/L），肝功能恶化，肾功能和血清钙水平在正常范围内。她已开始接受静脉输液和哌拉西林-他唑巴坦治疗，同时对血液、尿液和痰样本进行显微镜检查、培养和药物敏感性测试。

她的需氧量不断增加，并出现血压降低，对补液复苏无效，因此，肿瘤科准备将她转至重症监护室。重症监护室和肿瘤科的医生会诊后，与 Sandra 及其家人进行了沟通。经过讨论，决定将她转入重症监护室，采用正性肌力药物和无创呼吸支持。Sandra 明确表示，如果在采取这些措施后病情仍然恶化，她不希望进行气管插管，而希望护理重点是舒适治疗，并与家人共度时光。她的这些预先护理意愿已清楚地记录在病历中。

专家点评

及时且有温度的沟通对于确保护理升级决策符合患者的意愿或最大利益至关重要。预后评估是知情决策的重要部分，有助于向患者及家属说明重症监护干预的可能效果。在重症监护病房中，常使用多种预后评估工具，如急性生理与慢性健康评估工具，该工具主要基于患者入院时的急性生理数据来预测死亡风险[1]。然而，尽管这些工具在群体中的预测较为有效，但对患者个人来说并不一定准确。当患者的预后存在不确定性时，需将此不确定性明确告知患者及家属。在本案例中，护理升级前已与患者及家属讨论了这种不确定性，使患者能够在充分了解信息的基础上做出决定，在这种情况下，相关专科(如呼吸医学、肿瘤医学和重症监护)将有助于指导决策过程。

学习要点 家庭会议

在重症监护病房中，确保与家属的有效沟通是护理患者的重要环节，尤其是对于那些缺乏自主决策能力的患者，家属通常需要参与决策过程。早期与家属进行商量，特别是讨论护理目标和预后，可以缩短患者在重症监护病房的停留时间，减少在护理决策上的分歧[2]。理想情况下，这种会议应在患者入院的前三天内进行。一些患者可能已经通过预先护理计划(ACP)记录了自己的意愿。如果没有这样的记录，医疗团队应尽早与家属进行充分沟通，讨论可用治疗选项的利弊。早期沟通的一个潜在障碍是对预期结果的临床不确定性。然而，研究表明，家属能够理解这种不确定性，并依然重视与预后相关的讨论[3]。

专家点评

在重症监护病房中，患者因病情严重常常无法自行做出决策。而各国在引导患者决策的立法方面存在差异。在英格兰和威尔士，《精神能力法》为缺乏决策能力的患者提供了法定决策框架[4]。当患者需要做出决定却因能力不足无法自主决策时，所有决定都必须以患者的最佳利益为核心。整个决策过程应以患者为中心，尽可能地支持患者参与。根据法律规定，除非患者的家庭成员已被正式指定为健康与福利的持久授权代理人，否则他们无权代表患者同意或拒绝治疗。然而，家庭成员和护理人员在提供与患者相关的重要信息方面发挥着关键作用，这些信息对于评估患者的最佳利益至关重要。在实际操作中，召开正式的最佳利益决策会议是一种良好的实践方法，用以共享患者相关信息。有时，当没有其他人可以提供患者意愿或利益参考时，可能需要邀请独立的精神能力倡导者(IMCA)参与决策。这些会议的记录应完整地保存在患者病历中，并附上与护理目标和护理升级有关的决策内容。

Sandra被转入重症监护病房，开始接受50%氧浓度的无创通气，并同时使用正性肌力药物和经鼻胃管(NG)喂养。分期计算机断层扫描显示双侧肺部实变，符合肺炎表现，同时发现肝脏转移进一步恶化，胸椎内出现新病灶，提示有转移性疾病的可能。有限的检查范围内未发现脊髓受压的迹象。考虑到CT显示双侧肺炎(图15.1)，请呼吸科会诊，并送检了支气管肺泡灌洗液样本，确诊为甲型流感引起的肺炎。

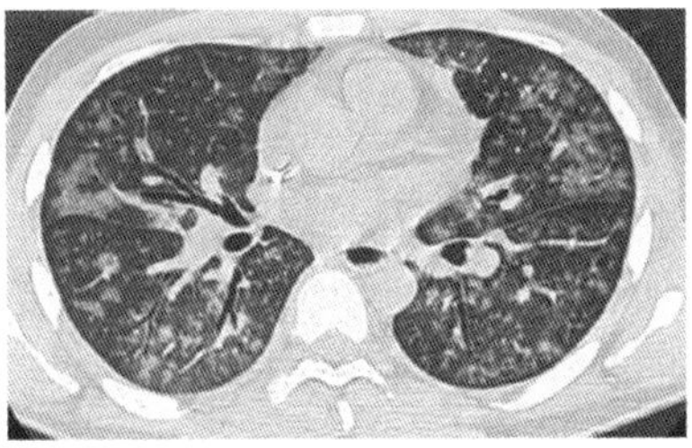

图 15.1 CT 扫描显示双侧肺炎。

尽管接受了治疗，Sandra 的病情仍在恶化，表现为缺氧加重、呼吸急促和疲劳。重症监护团队向姑息治疗团队寻求症状管理建议，以帮助 Sandra 及其家人。在入住重症监护室的第七天，她变得嗜睡、意识模糊、烦躁不安，无法再耐受无创通气面罩，并多次尝试拔掉鼻导管。Sandra 的家人被要求去往医院讨论她接下来的护理计划，并就最佳利益决策过程进行沟通，因为她目前已无能力自行决定护理事项。与她家人一起，各相关专科医生进行了会诊，大家一致认为继续治疗的负担超过了可能的收益，护理重点应转向提供舒适的环境并支持她与家人共度时光。医护人员还与家属讨论了撤除无创通气支持的决定。

专家点评

在护理过程中，医护团队和患者可能会面临决定停止无创通气（NIV）支持的阶段，继续使用 NIV 的负担更重，而且患者病情也不会有好的转变[5]。在撤离 NIV 的管理过程中，如何为患者、家属和多学科团队提供最佳支持的实际的细节至关重要。撤离的时间应尽量安排在正常工作时间，以确保出现意外情况时所有的工作人员都能提供帮助。如果患者依赖高浓度吸氧，撤除 NIV 后可能会很快死亡，但也需要向所有相关人员解释，有些情况下可能会持续数小时或数天后才离世。因此，提前预估并有效管理呼吸急促或情绪不安的症状十分重要。对于那些高度依赖 NIV 且已在使用阿片类药物、苯二氮䓬类或其他镇静剂的患者，可能需要显著增加剂量来控制症状，但这可能会带来过度镇静的副作用。一般情况下，为在撤离前优化症状控制，可能需要持续药物输注、定期评估和调整，以确保以患者的舒适感为首要目标。

学习要点 症状管理

在重症监护病房中，患者可能会接受多种治疗，如正性肌力药物、呼吸支持和肾脏替代治疗。当多学科团队决定将护理重点转向注重患者的舒适感时，需重新评估和讨论所有的治疗措施，并与患者和家属沟通。这也是一个可以一起探讨每种干预措施利弊的机会，比如营养摄取和水分补充、血压监测、吸痰等，确保制订清晰的护理方案，并传达给相关人员，同时做好记录。

临床提示　药物评估

在重症监护病房中，几乎所有患者都会开放静脉通路，因此静脉注射通常是首选的给药途径。如果患者已经在使用镇静剂（如丙泊酚、氯胺酮或咪达唑仑），需要与重症监护团队协商，重新评估剂量和给药途径。同时，应考虑停用那些对患者舒适度没有帮助的药物。特别要注意抗癫痫药、抗帕金森药和胰岛素，这些药物通常需要继续服用。所有患者都应有预先用药计划，并进行定期评估。如果患者从重症监护病房转至普通病房，则需要提前规划症状管理和预先用药方案，包括给药途径转换为皮下注射，并做好全面交接。

专家点评

临床辅助营养和水化（CANH）指的是所有形式的管饲，如通过鼻胃管、经皮内镜下胃造瘘术（PEG）或肠外营养方式。它不包括用杯、勺或其他方法将食物或营养补充剂直接送入口中的口服喂食方法。CANH 被视为一种医学疗法，只有在符合患者最大利益时才应提供。英国医学总会发布的指导方针与现行法律一致，规定医护人员不必提供他们认为没有临床益处的治疗[6]。

在评估任何与 CANH 相关的决策时，始终应采取个性化的方式。在本病例中，患者可能即将离世，根据多个国家机构的指南，通常不宜继续进行 CANH。然而，重要的是要不断审查这一决定，做好完整记录，并向家属耐心解释不推荐 CANH 的理由。其他可能容易被忽视、但对提高舒适度至关重要的护理措施包括对压疮部位的定期检查和口腔护理。

学习要点　在重症监护病房内提供临终关怀

重症监护病房的死亡率较高，在英国为 15%~20%[8]，国际上根据各国情况和入院原因不同，数据有所差异。一项大型综述显示，重症监护病房的死亡率为 16.2%[9]。因此，为患者提供有温度的临终关怀至关重要。基本的临终关怀包括卫生护理、症状管理，以及对各种治疗方案的审查，尤其是重症监护中的特殊治疗。尽可能让家属及患者本人参与临终关怀之中。

环境因素是很重要的，大多数患者如果可以选择，都希望在家中离世，而重症监护病房的环境与家里相差甚远。移除不必要的医疗设备、减少工作人员的干扰，以及避免报警声等噪声，都有助于改善环境。允许家属带来床上用品、照片等个人物品，让患者听音乐，可以为患者提供更多安慰。应支持家属陪伴亲人，尽量为家属提供免费停车和便利的住宿安排。在重症监护病房去世的患者，家属更易经历复杂的悲痛过程，因此应考虑提供丧亲关怀，并在需要时提供专业支持[9]。

循证基础　精神关怀

重症监护病房的入住经历对患者及其家属而言可能极具压力，情感和精神支持是很重要的。研究表明，关注患者的精神需求有助于改善他们的健康状况和生活质量。相反，患者和家属表现出的精神痛苦可能会加重病痛的负担。

在重症监护病房提供精神关怀并不容易，特别是当患者因病情或治疗沟通困难时[10]。一些新方法的引入，如精神关怀沟通卡，供无法讲话但能指向图片或文字的患者使用。精神支持是重症监护专业人员提供整体护理的一部分，但医护人员在提供精神支持方面的信心有一定差异。

团队讨论将 Sandra 转移至当地临终关怀医院，但由于无法确定在停止 NIV 后她能存活多久，因此家属决定让她留在医院。为控制症状，使用注射泵开始注射 20mg 吗啡和 20mg 咪达唑仑，同时移除了她的 NG 以提升舒适度。6 小时后，在家属及 3 个孩子的陪伴下，撤除了她的 NIV。她的呼吸模式随后发生了变化，大家认为她进入了生命的最后阶段。她在病房中于次日上午在家人的陪伴下安然离世。

专家点评

在讨论患者的偏好和过往意愿时，可以适当地探讨器官或组织捐赠。和每位患者讨论的时机应根据护理目标来决定。通常，当考虑撤除生命维持治疗仪器时，器官捐赠专科护士（SN-OD）会在旁协助讨论这类话题。如果家属有意向进一步了解，并且患者符合器官捐赠的条件，SN-OD 会进行详细评估，并查询器官捐赠登记，以确认患者是否曾提前表达过捐赠意愿。

未来进展　重症监护病房中的姑息治疗

目前在 ICU 中有两种公认的姑息治疗模式。咨询模式是指在转诊后由医院的专业姑息治疗团队参与，而整合模式则鼓励将姑息治疗融入重症监护团队的日常实践中，不过这两种模式经常相互交叉。在过去 10 年中，姑息治疗与重症监护服务更加紧密，使得更多患者能够直接从重症监护病房转至临终关怀医院接受临终关怀[11]。这需要重症监护团队、姑息治疗团队和临终关怀医院团队的精心规划与合作。

传统的重症监护病房评估指标主要关注降低死亡率和缩短住院时间，而专业的姑息治疗团队则常用患者自我报告的结果作为日常症状评估和管理的一部分[12,13]。未来还需要进一步努力，制订并实施以证据为基础、以患者和家庭为中心的重症监护病房结局评估指标。

讨论

总之,这是一个复杂的病例,患者有进展性转移性疾病,在整个化疗过程中多次出现中性粒细胞减少性败血症等并发症。她因病情加重和双侧肺炎入院,需要无创通气支持。关键的学习要点是确保治疗团队、患者及其家属尽早围绕护理目标进行沟通,姑息治疗团队可以在沟通和症状管理方面提供支持。充满关怀的临终照护涉及多个方面,而ICU的环境可能带来一定挑战。然而,通过个性化的护理和有效的沟通,这一目标仍然可以实现。

专家总结

高质量的临终关怀是重症医学的重要组成部分。本病例总结了ICU中常见的挑战,包括在临床不确定性中进行预后评估及应对复杂的决策过程。在大多数情况下,ICU的患者是在撤除生命维持治疗后离世的。本例强调了与所有相关人员开展早期且定期沟通的重要性,以确保决策以患者为中心。跨学科合作和丧亲支持服务的参与,对为患者及其家属提供支持至关重要。

对于ICU患者,及时转介至姑息治疗团队非常有帮助。这些患者通常症状较重,而多器官衰竭可能使症状管理更加复杂。姑息治疗团队不仅可以在症状控制方面提供专业建议,还能在复杂的伦理或法律决策中提供支持,或在对其他护理环境的复杂出院过程中提供支持。

(宋京京 译 李岩 校)

参考文献

1. Thompson JP, Bouch DC. Severity scoring systems in the critically ill. *Cont Educ Anaesth Crit Care Pain* 2008; 8: 181–185.
2. Lilly CM, De Meo DL, Sonna LA, et al. An intensive communication intervention for the critically ill. *Am J Med* 2000; 109: 469–475.
3. Evans LR, Boyd EA, Malvar G, et al. Surrogate decision-makers' perspectives on discussing prognosis in the face of uncertainty. *Am J Respir Crit Care Med* 2009; 179(1): 48–53.
4. Department of Health. *Mental Capacity Act*. 2005. Available at: https://www.legislation.gov.uk/ukpga/2005/9/contents
5. Faull C, Oliver D. Withdrawal of ventilation at the request of a patient with motor neurone disease: guidance for professionals. *BMJ Support Palliat Care* 2016; 6: 144–146.
6. General Medical Council. *Treatment and Care Towards the End of Life: Good Practice In Decision Making*. 2022. Available at: https://www.gmc-uk.org/ethical-guidance/ethical-guidance-for-doctors/treatment-and-care-towards-the-end-of-life#:~:text=It%20reminds%20you%20that%20decisions,updated%20on%2015%20March%202022

7. Royal College of Physicians, British Medical Association. *Clinically Assisted Nutrition and Hydration (CANH) and Adults Who Lack Capacity to Consent: Guidance for Decision Making in England and Wales*. 2018. Available at: https://www.bma.org.uk/media/1161/bma-clinically-assisted-nutrition-hydration-canh-full-guidance.pdf
8. Intensive Care National Audit & Research Centre (ICNARC). *Report* 1. *deaths in adult, general critical care units in England and Wales, 1 January 2007 to 31 December 2009*. 2011.
9. Vincent JL, Marshall JC, Namendys-Silva SA, et al. Assessment of the worldwide burden of critical illness: the intensive care over nations (ICON) audit. *Lancet Respir Med* 2014; 2(5): 380–386.
10. Kentish-Barnes, N, Chaize M, Seegers V, et al. Complicated grief after death of a relative in the intensive care unit. *Eur Respir J* 2015; 45(5): 1341–1352.
11. Willemse S, Smeets W, van Leeuwen E, *et al*. Spiritual care in the intensive care unit: An integrative literature research. *J Crit Care* 2020; 57: 55–78.
12. Grundy A, Ewart V, Wakefield D. From an intensive care unit (ICU) to a hospice; a case study highlighting the need for tailored staff education in response to the increasingly complex case-mix in specialist palliative care. *BMJ Support Palliat Care* 2020; 10: 16–17.
13. Bausewein C, Le Grice C, Simon ST, et al. The use of two common palliative outcome measures in clinical care and research: A systematic review of POS and STAS. *Palliat Med* 2011; 25: 304–313.

病例 16

社区患者转入急诊科 / 急症室

Alice Copley

点评专家：Sarah Yardley

病例介绍

George，71 岁，是一名退休仓库管理员，目前住在一家护理院。近 3 周来，他的食欲逐渐下降，身体状况也明显恶化，还出现了严重的呼吸困难，并伴有咳痰的症状。护理人员发现这个情况后，立即叫来了救护车，将他送往急诊科接受治疗。

George 患有严重的慢性阻塞性肺疾病和外周血管病。他有 45 年的吸烟史，2 年前，他被确诊为右肺鳞状细胞癌。此前，他接受过姑息性放疗（30Gy，分 6 次），但 5 个月前复查的 CT 显示癌症已复发，因此医生决定为他提供最佳的支持性护理。出院后，医生建议他转入基层医疗系统进行姑息治疗。

就在送医的前一天，全科医生评估认为 George 可能已接近生命终点。然而，急救人员发现，George 对自己病情的严重性并不了解，也没有准备临终关怀药物。。临床检查显示，他的呼吸频率（RR）为每分钟 28 次，在室内空气条件下血氧饱和度仅为 76%。由于病情危急，急救人员决定将他送往急诊进一步治疗。

临床提示 急诊科（ED）/急症室（AMU）快速评估

ED 和 AMU 经常接诊终末期疾病或急性危重患者[1]。为了更好地满足患者的需求，医护人员需具备快速评估患者姑息治疗需求的能力，能够及时识别临终患者，并提供个性化的护理服务[2]。

关键要素：

- 症状评估。
- 个体的关注点和期望。
- 对疾病及预后的理解。
- 对紧急护理和治疗的偏好，包括复苏意愿。
- 间接病史：与家属、护理人员和急救服务部门进行沟通的情况。

- 价值观、身心健康、精神需求。
- 护理需求。
- 预先护理计划：再入院、优选的护理地点和临终地点。

学习要点 临床评估

依据欧洲癌症疼痛管理的相关标准，我们构建了一套行之有效的疼痛评估流程。疼痛筛查可以通过询问患者是否“经历过干扰日常活动的疼痛”或使用数字评分量表（NRS）和视觉模拟量表（VAS）来实现。

详细的疼痛评估应确定疼痛的强度、病因、时间特征和潜在的疼痛机制。癌症相关骨痛的特征可能会随着时间的推移而变化，因此需要定期评估。

专家点评 什么是最佳支持护理

“姑息治疗”一词与生命终末期相关联，导致“最佳支持性护理”一词被用来描述在缓解疾病症状的同时，管理身体和心理上的不适及治疗的副作用。姑息治疗团队与肿瘤科合作，将支持性护理重新定位为一种关注整体健康的积极护理方式，强调在重病的任何阶段其均为治疗和护理的重要组成部分。在肿瘤学领域，增强型支持性护理服务覆盖了从诊断、抗癌治疗、康复、治疗后护理、生存期到生命终末阶段的全过程，为患者提供综合性、全程的支持。

“支持性护理”这一更广泛的概念现在也在其他领域得到应用，如重症监护后的康复服务等专业也采用了这种护理方式。

专家点评 预先护理计划中的沟通挑战

预先护理计划（ACP）对于提升生命末期患者的护理质量至关重要。为了确保护理信息能够被及时获取，建立可供所有护理人员访问的电子病历系统至关重要。然而，目前 ACP 的质量参差不齐，这对护理院员工、急救人员及其他医护人员在关键时刻执行计划的信心造成了严重影响。尽管在许多情况下制订 ACP 是合理且必要的，但其实施情况却不尽如人意。一些 ACP 可能未能完整落实，或者即便制订了，仍存在获取困难的问题；即使能够顺利获取，也并非每次都能严格按照计划执行。这其中的原因包括执行人员在知识储备、信心及实际操作能力上的不足。此外，如何准确解读并应用 ACP 文件在实际情境中的可靠性也存在较大不确定性。这种不确定性的产生原因多种多样。例如，ACP 未能及时更新、医护人员对患者的认知能力及有效的 ACP 缺乏充分理解。同时，对可能涉及的法律责任的担忧也进一步加剧了执行难度。这种担忧常常导致干预措施的升级，或者将患者转至急诊医院，以证明已经尽力提供了所有“挽救生命”的治疗手段[3]。

专家点评 为什么生命末期的患者会被救护车从护理院转送到医院？哪些情况才算适合的入院条件或复杂情况

在护理院为患者提供姑息治疗时，严重事件常常未被充分报告。许多情况下，医护人员因担心被投诉，或未能及时识别患者的临终状态，导致生命末期患者被急救送往医院[4]。急诊医院的医护人员及专业姑息治疗团队需要认识到，在急诊环境中看似合理的措施，可能并不适用于缺乏检查设备和快速支援的社区护理环境。尽管姑息治疗服务的模式正在不断改进，但要减少“潜在可避免”的住院情况，仍需付出更多努力[5]。由于医疗体系的临床和组织因素，护理院工作人员往往缺乏来自其他机构的支持。例如，他们在非工作时间难以获得全科医生的协助；培训机会不足，且常面临及时获取适当药物的困难。尽管理想情况下应尽量避免患者住院，但更重要的是根据每个病例的具体情况，与护理院共同制订应对计划，从根本上解决问题，避免类似事件的重复发生[6]。

4周前，George因社区获得性肺炎入院并在呼吸科接受治疗，出院后被安排返回护理院而非之前的住址。在此次住院期间，医护人员做出了“拒绝心肺复苏”的决定，并将这一决定告知了他的全科医生和护理院。由于呼吸急促症状，George在护理院内需要他人协助洗漱和穿衣，并依靠代步车进行活动。

George的常用药物包括按需使用的吸入性雾化剂沙丁胺醇2.5mg、口服缓释吗啡硫酸盐10mg（每日2次）、口服即释吗啡硫酸盐2.5~5mg（按需使用），以及每日1次的Trelegy Ellipta®吸入。

检查结果显示，George神志清楚，定向力正常，能用简短的句子交谈。他的血压为110/67mmHg，心率90次/分钟，他呼吸困难，使用鼻导管吸氧2L/min时氧饱和度为88%。他出现了恶病质的表现，手指呈杵状指。胸部听诊在右侧中部区域可闻及湿啰音，并伴有散在哮鸣音。心音正常，临床评估显示血容量正常，小腿柔软且无压痛。

血液检测结果显示炎症指标升高（白细胞计数为12×10^9/L，C反应蛋白为78mg/L），存在正常细胞性贫血（血红蛋白88g/dL），肾功能和肝功能正常。胸部X线片显示慢性病变及右肺中区肺不张（图16.1）。动脉血气分析提示1型呼吸衰竭，COVID-19检测为阴性。

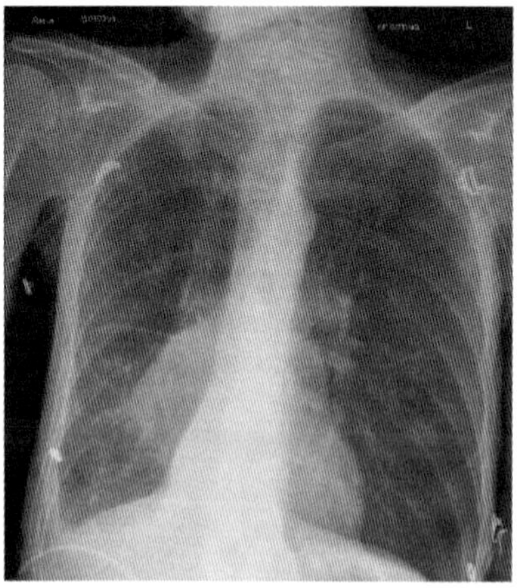

图16.1 胸部X线片显示慢性病变和右肺中区肺不张。

专家点评 我们应该如何评估?何时进行检查?针对异常检查结果,应采取哪些措施

俗话说,如果你不想知道问题的答案,就不该去问。然而,医护人员和患者往往会被医疗系统的生物医学模式所吸引,过于关注“数据怎么说”或检查结果显示的情况,而忽略了从整体上考虑患者的状况。在姑息治疗中,有几个关键问题是我们必须始终要问的。

1. 是否存在潜在可逆的情况?如果有,可能有哪些方法可以尝试逆转?这些方法在当前的疾病阶段能带来哪些收益? 又会带来哪些负担?

2. 患者对自己的整体状况了解多少?他们对于在不同护理地点可以提供的选择有何偏好? 希望在哪接受护理?

3. 是否需要进一步检查,以提供良好的临床护理,从而实现通过前两个问题确定的目标?

4. 已确定的护理目标是否意味着需要对已有检查的异常结果采取相应措施?

George 被转诊至内科治疗团队,并开始接受氧疗和社区获得性肺炎的治疗。他被给予口服即释硫酸吗啡 2.5mg,缓解呼吸困难。在进一步的交流中,他透露出了担忧,认为自己可能即将离世。他表示自己的主要愿望是享受余下的生命,如抽烟和使用电动轮椅与他人社交。他希望能在养老院度过余生,并在那里安详离世。他明确表示,即使不住院可能会缩短生命,也坚持不住院。他同意服用口服抗生素治疗肺炎,并希望能尽快与临终关怀团队见面。在与他充分沟通后,详细讨论了家庭氧疗的利弊,包括可能带来的火灾风险。最终,他决定不接受家庭氧疗,因为他想继续抽烟。

学习要点 拒绝医疗干预的能力

具备判断能力的成年人有权拒绝任何医学治疗,即使这种决定可能会危及生命。医疗团队应以公正、客观的态度向患者详细说明所有治疗选项,积极帮助患者参与决策过程。对于判断能力的评估,应严格依据所在国家的法律规定执行。当患者在具备判断能力时,可以提前制订文件,明确在自己丧失判断能力后,拒绝接受某些特定治疗的意愿。这种做法属于预先拒绝治疗的一部分[7]。

循证基础 在临终关怀中使用氧疗来缓解呼吸困难

长期氧疗(LTOT)通常用于治疗低氧血症,而非直接缓解呼吸困难,适用于慢性阻塞性肺疾病、肺纤维化及与睡眠相关的低通气综合征等呼吸系统疾病,这类治疗通常由呼吸科专家负责管理。对于患有非恶性疾病的低氧临终患者,有研究表明氧疗可能在一定程度上缓解呼吸困难。然而,在恶性肿瘤疾病中,很少有证据表明氧疗有益,偶尔有例外情况(例如,不再接受输血的严重贫血患者)。因此,是否使用氧疗应根据每位患者的具体情况进行个性化评估,重点考虑其临床获益。同时,还需注意氧疗可能带来的不良影响,包括氧中毒、肺不张、气道干燥及火灾风险等,如临床案例中所示[8]。

学习要点 为临终患者安排携氧出院

在疾病的缓解期，只有当患者出现对其他措施无效的顽固性呼吸困难且伴有低氧血症时，才应考虑使用氧疗（图 16.2）。氧疗是针对低氧血症的治疗，对无低氧血症的呼吸困难无明显效果。如果患者仅存在低氧血症但没有呼吸困难，也无需使用氧疗。氧气可以根据患者的具体需求通过制氧机或氧气瓶提供。在安排氧疗时，需要重点关注：确保氧疗的适应证明确，充分考虑安全性和实际操作问题，并定期评估患者对氧疗的需求。

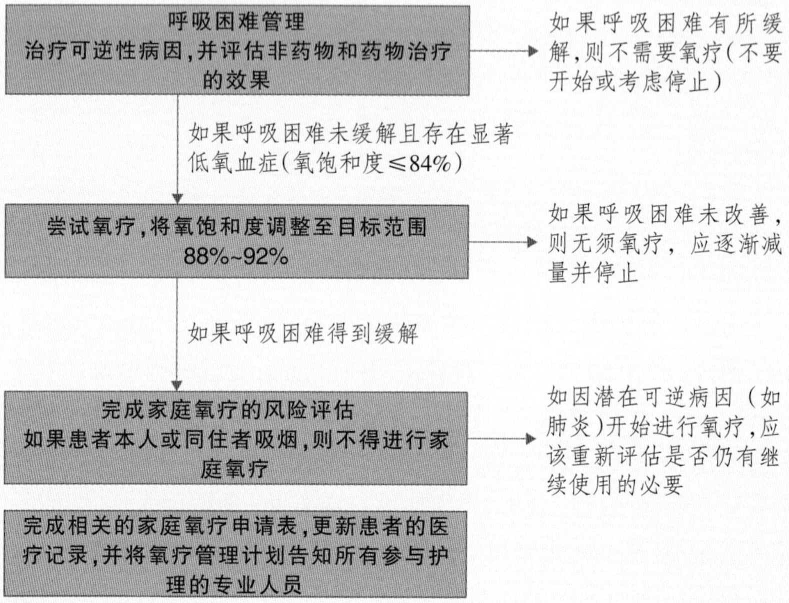

图 16.2 氧疗流程图。（Source: data from North Central London Integrated Care System Use of oxygen in the palliative phase of illness and Long-term Respiratory Disease.）

George 当天出院，携带了预备药物，口服抗生素和类固醇。同时，他被转介至社区临终关怀团队，并完成了推荐紧急医疗救治和治疗总结计划（ReSPECT），以确保未来所有医护人员能够了解并尊重他的意愿（参见病例 18）。3 周后，他在养老院安详离世，未再入院。

临床提示 从急诊科快速出院回家的流程

急诊科的快速出院流程旨在帮助患者迅速转移到其常住地点（如家中、养老院或护理院）进行临终关怀（图 16.3）。以下步骤可作为指南，确保安全且高效的出院过程。

以下陈述是否正确	完成时打√
病情迅速恶化，可能已进入终末期	
临终患者希望能够回到平时居住的地方	
已与患者及照护者就快速出院的服务限制及可用资源进行了交流	
已考虑安全防护问题	
患者具备做出该决定的能力，或已达成最符合其利益的决定	
资深临床医生已与患者及其家属/照护者进行讨论	
病情出现显著变化，需讨论护理目标、预后、治疗升级及对再次入院的意向	
个人的意愿和偏好（例如，首选的护理地点和临终地点）	
在 ReSPECT 表格上记录建议	
自己的家或无须日常护理的养老机构	
联系社区邻里团队和全科医生	
患者/照护者已获得社区团队的联系方式	
已安排护理	
家中必需的设备	
提供日常护理服务的养老院	
与养老院负责人沟通——他们是否能协助完成此次转移	
与养老院负责人或注册护士沟通护理计划、紧急事项及出院方案	
预备药物	
居住地是否已准备所需药物？如果没有，是否已开具急诊姑息治疗处方	
氧气	
如果需要氧气但尚未配备，请填写家庭氧气订购表（HOOF）	
转移	
申请专用姑息治疗救护车	
沟通与信息共享	
向患者、家属或照护者发放书面信息手册	
联系全科医生，确保他们了解此次转移	
更新 ReSPECT 计划的第 4 部分	
必须将包含 DNACPR 决定的 ReSPECT 计划打印版本与患者一起转移	

图 16.3　快速出院流程清单。（Adapted with permission from Leeds Teaching Hospitals NHS Trust Rapid Discharge from ED guideline.）

学习要点　为护理院和养老院提供社区姑息治疗支持

在英国，护理院和养老院通常由私人经营，并有各自的护理政策和程序。养老院通常不提供常规护理服务，对生命末期患者的护理经验也会有所不同。因此，工作人员需了解预先护理计划，包括心肺复苏决策、患者的首选护理地点及临终地点，以及当有人希望在养老院接受临终关怀时，如何寻求帮助和姑息治疗支持。社区姑息治疗团队需要与社区护理、全科医生、护理院和养老院协调护理工作，同时为这些机构的工作人员提供教育和支持。由于各地系统存在差异，因此需要明确关于药物的处方、供应和使用的流程，并制订计划应对患者的死亡（需认识到这是预期内的死亡），包括死亡确认和死亡证明的相关安排。

临床提示　生命末期用药原则及个体化调整

为患者提供症状控制药物（包括预期性药物）时，处方医生应考虑以下原则（参见病例 18）。

- 查阅本地指南：了解一线和二线药物的推荐使用方案。

• 选择合适的给药途径：随着患者病情恶化，口服途径可能无法继续使用。

• 评估肾功能和肝功能：在选择药物时需考虑患者的肾脏和肝脏状况。

• 确保剂量范围适宜：低体重、虚弱或未使用过阿片类药物的患者可能需要更低的剂量。

其他药物也可以作为辅助治疗来缓解症状。例如，口服糖皮质激素可以尝试用于缓解呼吸困难，或用于治疗慢性阻塞性肺疾病急性加重（如本病例）。抗生素的使用应根据当地指南，并作为个体化治疗计划的一部分，在与患者和护理人员充分沟通预期效果和治疗时长的基础上进行。在治疗过程中，必须始终权衡治疗的益处与其带来的负担，如糖皮质激素可能引起的不良反应[9]。

专家点评 谁应该成为决策者？如何避免进一步住院

姑息治疗由许多专业人士提供，既包括专门从事姑息治疗的团队，也包括那些将姑息治疗作为其工作内容一部分的团队。然而，需要注意的是，并非所有医护人员都具备相同的培训或职责，能够对预先护理计划和治疗升级计划做出决策，如转移护理或心肺复苏的相关决定。通常情况下，直接面对患者的往往是初级医护人员，而高级医护人员可能在其他地方工作。因此，熟悉国家和地方关于决策者职责的相关指导和政策尤为重要。同时，还需要确保所有团队成员都了解如何在需要时迅速联系决策者，获得及时支持。通过这些措施，可以避免患者在制订 ACP 后因问题处理不当而需要进一步住院的情况。

未来进展 应对紧急姑息治疗需求时急救人员的角色

随着全球范围内对急诊姑息治疗需求的增加，急救人员越来越多地面对此类患者，并需要在患者接近生命末期时判断是否适合送往医院[10]。尽管急救人员的传统培训主要集中于处理危及生命的紧急情况，但他们在患者家中提供姑息治疗和临终关怀方面也扮演着至关重要的角色。尤其是在偏远地区或缺乏 24 小时运行的姑息治疗服务地方，这一角色显得尤为重要[11,12]。

在英国，不同服务之间虽然存在差异，但只要家中备有相关药物和用药授权及管理记录表格，急救人员就可以在患者家中提供预期药物治疗。不过，急救人员无法补充或调整注射泵，也不能接受药物的口头指令，但他们可以在执业范围内提供其他药物，如阿片类药物或止吐药。例如，伦敦急救服务中心（LAS）下的 Macmillan 临终关怀（EOLC）团队，通过为急救人员提供姑息治疗的教育和支持，并提供电子姑息治疗记录的访问权限，帮助他们在患者家中实现个性化护理。

专家总结

本例强调，在为患者提供护理时，需要综合考虑可能参与的不同医疗和社会护理服务机构，以确保整个系统内的护理计划和沟通高效进行。病例表明，社区和急诊医院中的专业人员能否及时获得姑息治疗的专业建议和支持（包括决策制订、症状控制和护理计划），对患者能否获得最符合其需求的护理至关重要。同时，还需要全面评估患者的整体临床情况，利用现有的临床证据，为每位患者量身定制个性化护理计划。这其中包括审查一些"自动"启动的干预措施，如使用氧气等，因为这些措施未必对患者的整体健康有益。急诊科往往面临压力，使得患者直接从急诊科出院变得困难，更可能被转入急症室。但即便如此，姑息治疗团队仍然能够在缩短住院时间和减少再次入院率方面发挥重要作用。此外，与 ED 和 AMU 的紧密合作，不仅能节省时间和资源，还能为患者提供更好的护理体验，获得较好的结果。

（宋京京 译 李岩 校）

参考文献

1. Grudzen CR, Stone SC, Morrison RS. The palliative care model for emergency department patients with advanced illness. *J Palliat Med* 2011; 14(8): 945–950.
2. Pennell S, Jenks A. Palliative care on the acute medical unit. *Medicine* 2017; 45(2): 65–67.
3. Dinnen T, Williams H, Yardley S, et al. Patient safety incidents in advance care planning for serious illness: a mixed methods analysis study. *BMJ Support Palliat Care* 2019; 12: e403–e410.
4. Yardley I, Yardley S, Williams H, Carson-Stevens A, Donaldson LJ. Patient safety in palliative care: a mixed-methods study of reports to a national database of serious incidents. *Palliative Med* 2018; 32 (8):1353–1362.
5. Pask S, Pinto C, Bristowe K, et al. A framework for complexity in palliative care: a qualitative study with patients, family carers and professionals. *Palliat Med* 2018; 32(6): 1078–1090.
6. Gott M, Gardiner C, Ingleton C, et al. What is the extent of potentially avoidable admissions amongst hospital inpatients with palliative care needs? *BMC Palliat Care* 2013; 12: 9.
7. Chapman S. *The Mental Capacity Act in Practice: Guidance for End of Life Care*, 1st ed. Lavenham: National Council for Palliative Care, 2008.
8. Booth S, Wade R, Johnson M, et al; Expert Working Group of the Scientific Committee of the Association of Palliative Medicine. The use of oxygen in the palliation of breathlessness. A report of the expert working group of the Scientific Committee of the Association of Palliative Medicine. *Respir Med* 2004; 98(1): 66–77.
9. Palliative Care Adult Network Guidelines plus. Anticipatory Prescribing. 2016. Available at: https://book.pallcare.info/index.php?tid = 176
10. Long D. Paramedic delivery of community-based palliative care: an overlooked resource? *Prog Palliat Care* 2019; 27(6): 289–290.
11. Carter AJE, Arab M, Harrison M, et al. Paramedics providing palliative care at home: a mixed-methods exploration of patient and family satisfaction and paramedic comfort and confidence. *CJEM* 2019; 21(4): 513–522.
12. Surakka LK, Peake MM, Kiljunen MM, Mäntyselkä P, Lehto JT. Preplanned participation of paramedics in end-of-life care at home: a retrospective cohort study. *Palliat Med* 2021; 35(3): 584–591.

病例 17
处方审查

Luke Nathaniel Hatton
点评专家：Melinda Presland

病例介绍

David，一名 75 岁的退休血液病专家，因吞咽固体食物困难加重、体重下降 6.35kg（14 磅）及间歇性胸痛就诊于急诊科，尤其是在进食后胸痛加重。David 还说经常感觉到头晕，起身时晕厥感加重。根据更详细的病史，他在过去 3 个月一直存在吞咽食物困难，并且逐渐加重，由间歇性过渡到连续性，涉及的食物种类也逐渐增多。其自述比之前更容易感到乏力，同时食欲下降。

David 既往患有 2 型糖尿病（T2DM）、高血压、缺血性心脏病，4 年前曾因非小细胞肺癌行肺叶切除术。既往有吸烟史，每年大约抽 30 包烟，偶尔饮酒。他和妻子共住在一间有楼梯的房子里，经常开车去超市。他们夫妻二人都很独立，没有照顾者。表 17.1 显示了 David 过去 4 年至今沿用的药物。否认药物过敏史。

表 17.1　David 目前的药物清单

药物	剂量
辛伐他汀	40mg，每晚 1 次，睡前服用
雷米普利	10mg，每日 1 次
阿司匹林	75mg，每日 1 次
二甲双胍	1g，每日 2 次
甘精胰岛素	10 单位，每晚 1 次，睡前使用
达格列嗪	10mg，每天 1 次
格列齐特	80mg，每日 2 次
氨氯地平	5mg，每日 1 次
苯氟噻嗪	2.5mg，每日 1 次
硫酸亚铁	200mg，每日 3 次
多种维生素	每天 2 片

David 入院接受紧急检查和对症治疗。内镜检查显示他的食管中段有一个大溃疡，活检病理提示腺癌，PD-L1 阴性，HER2 阴性。内镜检查时，医生在其食管中置入一个支架来缓解吞咽困难。CT 显示癌症晚期，已经扩散到淋巴结，并出现肺转移，分期是 T3N3M1a。

专家点评 用药史与用药重整

在药物治疗中，必须确保患者准确、详细的用药史。检查患者是否按照处方服药至关重要。不同环境下的用药变更、快速变更、未向患者提供足够信息或者患者对用药方案缺乏了解，以及依从性差都会影响患者的用药效果。

药品重整可识别出处方记录中患者应服用的药品与患者实际正在接受和服用的药物之间的潜在差异[1]。用药重整可利用诸多信息来源（框 17.1）。

全科医生的病程记录和出院总结可能会显示已开具的处方，但无法体现患者从社区医院取药的信息，也无法体现患者如何使用药物。

我们应尽可能地询问患者或其家属及护理人员有关药物使用的详细信息，因为病程记录、诊所及出院总结或社区药房的详细信息不能完全反应患者实际服用药物的情况。

框 17.1 药物信息来源

患者
家属、护理人员、护理机构
近期处方
近期出院病历或门诊病历
电子处方记录
住院病程记录、共享护理记录
社区药房

David 出院后 1 周，肿瘤科对其进行了随访。他的临床虚弱评分为 3 分[2]，表现状态为 1 分，吞咽困难的症状在支架置入后有所改善。但仍有直立性低血压的症状，在门诊测量时立位血压下降了 20mmHg，收缩压为 140mmHg。

在评估了全身治疗带来的获益和风险后，David 同意姑息性使用奥沙利铂和氟尿嘧啶治疗。在开始化疗之前，医生梳理了他的用药情况，与他讨论后决定停用他汀类药物。鉴于他的血压及直立性低血压相关症状，在血压管理方面，宜采用相对宽松的血压控制。可以继续使用目前降压药物，并在门诊或初级保健中复查和监测血压。由于糖化血红蛋白得到了良好的控制，遂停用二甲双胍。在就诊记录中强调了治疗药物的变更。

学习要点 患者的参与

患者应始终参与制订药物治疗方案。健康专业人员应该帮助患者了解药物的风险和益处。当患者有多年服药史时，详细解释药物变更的获益更为重要。

药品优化是一种“以人为本”的方法，确保患者在需要治疗时接受正确的药物。这种方法可以提高药物安全性、患者依从性，并减少浪费。

专家点评 转诊交流沟通

当患者在不同的医疗机构间转诊时，信息共享至关重要，并应尽快完成（理想情况下在24小时内）。从二级医疗保健（机构）到初级医疗保健（机构），出院总结是全科医生接到的最常见获取药物治疗信息的沟通形式，因此，应确保清晰列出任何用药变更、新增药物或监测要求，这对于避免药物相关伤害事件和及时采取行动至关重要。

从初级保健到二级保健，病程记录经常作为患者的用药史和药物重整的依据。确保用药的准确性和及时更新。

临床提示 药物减量与停用

每种药物都有潜在的风险和益处，这些风险和益处会随着患者的需求和情况而变化，有些药物会比其他的药物更容易明确[3]。目前已经制订了一些指南来指导药物减量和停用，比如老年人潜在不恰当处方筛查工具/老年人处方遗漏筛查工具（STOPP/START）[4]和衰弱老年人合理用药处方筛查工具（STOPPFrail）[5]指南。

例如，他汀类药物必须服用多年才有明显心血管获益[6]。因此，如果患者的预期寿命短于药物发挥疗效的时间，患者获益甚微，反而会暴露在潜在的药物风险中。

因此，需要运用临床敏锐度结合患者客观情况做出临床决策。

专家点评 基于“一次性”诊疗的药物减停

评估患者病情并进行药物减停具有一定的挑战性，尤其是对其他医生开具的处方，因为可能觉得无权变更其他医师的处方，或者觉得这并非职责所在。

然而，应该以患者为中心，考虑患者的最佳治疗效果和获益，并在诊疗过程中共同商议。

如果由于存在风险或不可耐受的不良反应而急需停药，则应立即停药。例如，氟哌啶醇治疗恶心而引发了帕金森综合征（立即停用）。

如果在决定停药前可能需要监测其他生化指标，如使用多种降压药物引起的低血压，则有以下方法可减停药物。

- 减少药物剂量并继续监测（逐步方法）。
- 完全停用一种或多种药物，继续监测，必要时进一步停药（混合方法）。
- 向全科医生/原处方医生建议可能需要变更的方案，并请他们考虑相关事宜。

任何变更、监测要求或建议的更改都需要详细记录和沟通。

David接受了3个周期的化疗，最后一个周期时病情平稳。然而，在第3个化疗周期结束后1周，David的左腿开始肿胀伴疼痛。他就诊于肿瘤科评估门诊，接受了腿部B超检查。超声结果显示为深静脉血栓(DVT),他开始抗凝治疗。

在门诊,临床医生对他的治疗方案进行评估,考虑到他出现了化疗常见的不良反应——乏力和恶心加重,以及 DVT,经讨论,医生认为进一步治疗对 David 来说并不是最佳选择。

考虑到 DVT 是一种化疗药物诱发的血栓,因此,肿瘤科团队建议 6 个月后可以停止抗凝治疗。此外,考虑到 David 作为一名血液学专家有着丰富的专业经验,他渴望能继续从事相关工作更长时间。在与抗凝专家讨论后,患者开始直接口服抗凝剂(DOAC)。

专家点评 超说明书用药

对于在各国上市的药物,必须符合药品安全性、质量和有效性相关的标准。药品说明书(SmPC)作为药品审批中重要的一部分,详细说明了药物的适应证、给药途径和剂量。

在药品说明书信息之外使用药物被称为"超说明书用药",在姑息治疗中很常见,通常是由缺乏针对特定适应证或给药途径(药品审批)姑息治疗人群的临床试验数据,但专家临床实践已经证明了其安全性和有效性。

在决定超说明书用药之前,临床医生必须确信目前尚无能够满足患者需求的药物,且有足够的证据证明超说明书用药的安全性,才能开具处方并随访。

姑息治疗处方集是姑息治疗中对症治疗的较好依据,解决了药品超说明书用药的问题[7]。

学习要点 专家建议

鉴于存在过度开药的可能性,尤其是"当病情发生变化并且药物不再适用或不再需要但仍被开具"的情况,不适宜的多重用药风险增加[8]。因此,与临床领域的其他专科医生和专家商讨"超说明书用药"潜在的获益或风险很有帮助,以及理性决定继续用药或停药。

David 出院时,他转诊到社区姑息治疗团队,并且获得了相应的社会支持,他希望在生命的最后时光能住进临终安养院。在接下来的几个月,David 的身体功能进行性下降,愈发虚弱,体重减轻,行动能力受限。

姑息治疗护士定期看望他。他表示目前站立时就会出现眩晕,立位血压已经下降了 30mmHg。在审查用药时发现,David 仍在服用降压药物。考虑到他的体重下降且身体日益虚弱,临终安养院的姑息治疗团队认为控制血压对患者获益不大,反而增加跌倒的风险,所有的降压药物均可停用。

由于 David 应用糖尿病药物治疗、食欲下降和间歇性吞咽困难,发生低血糖的风险增加。鉴于此,决定停用口服降糖药,继续使用胰岛素,同时每天监测一次血糖。每天一次的监测是为了确保血糖在合理范围波动[9]。

考虑到姑息治疗的时间不长,停止深静脉血栓抗凝治疗可能同样合适。鉴于 David 已进入生命的最后几周,DOAC 带来的治疗获益并不明显。然而,作为一名血液学专家,David 倾向于继续抗凝治疗。尽管已经减少了口服药物，但他不确定是否能每天坚持服用抗凝药物。由于间断服用DOAC会降低药物的有效性，于是重新考虑使用低分子量肝素，虽然最初并非首选方案，但现在David和他的治疗团队均认为可以接受。

考虑到David坚持抗凝治疗，医生认为目前继续抗凝治疗虽然没有什么坏处，但在某个时间点，特别是在生命最后时间，他可能会陷入昏睡，甚至无法表达意愿。医护人员将继续抗凝治疗带来的获益与潜在的风险与David讨论解释后，他对此表示认可。

学习要点 药物停用

在患者坚持继续用药的前提下，劝说患者停用药物是具有挑战性的。与患者进行有效沟通，并设定复查目标，这对增加治疗团队和患者的相互理解很有帮助。当然，向同事寻求帮助也是一种很好的做法。

专家点评 药物停用

医生很难决定某些药物何时停用或继续使用。因为这与患者、使用药物时间和使用地点有很大关系。我们应尽可能让患者参与讨论，以了解他们对使用药物的看法，并制订一个与他们意愿相符的计划。

另外，有必要设定一个评估药物处方的时间节点，例如，开具短期（5天）类固醇处方以评估药物疗效，如果药物疗效不明确，则在评估时停用该药物。

接下来的2周，David在家中腹痛加重，并出现吞咽疼痛。医生根据其需要给予吗啡注射液，然后逐渐增加剂量，并换成40mg缓释片，每日2次。对于David的焦虑状态，加用劳拉西泮0.5mg，每日3次。

David的病情进一步恶化，甚至无法吞咽液体。疼痛及焦虑症状逐渐加重，因此，按照他本人的意愿，将他转诊到临终安养院是合理的。

David进入临终安养院后，他的药物又进行了重整，由于身体已无法口服药物或者药物不适宜，停用了剩余的口服药，考虑皮下给药代替口服药物。

根据David的症状和近期口服镇痛药的剂量，开始静脉泵入吗啡和咪达唑仑。他已无能力参与讨论是否继续使用低分子量肝素注射液。他的家属对目前的治疗方案与医生进行了讨论，医生解释说David已处于临终状态，继续静脉用药并不合理，因为临终治疗的重点是缓解症状和让患者舒适。

学习要点 与家属沟通

与家属的沟通很重要，尤其患者进入临终状态。沟通内容包括治疗的药物及给药原因。

帮助家属理解开始和停止使用某些药物的原因[10]。

停用了胰岛素后，每天监测一次血糖，并计划如果血糖高于15mmol/L，在2天后按照减少的剂量重新使用。

在接下来的几天，根据David的症状和需求增加静脉泵入药物的剂量。在转入临终安养院6天后，David在家属的陪伴下离世。

临床提示 药物减量与停用

每种药物都有潜在的风险和益处，这些风险和益处会与家属沟通。与家属沟通解释临终阶段停止或启用药物治疗极为重要。可以这样向家属解释，例如说，我们的重点在于确保患者的症状得到控制，因此我们停用了那些对缓解症状毫无帮助，并且也没有任何获益的药物[11]。

解释启用药物背后的原因也同样重要。例如，解释使用静脉输液泵和调整药物剂量，以尽量减少不良反应。

讨论

总之，处方审查应是一个持续的过程，应关注每一个环节，以确保在不给患者带来过多副作用或负担的情况下让其受益。在患者的治疗过程中，药物产生的疗效和危害可能会发生变化，患者对使用这些药物态度也可能会发生改变。

围绕药物使用的获益和风险，以及患者的意愿和偏好进行开诚布公地讨论，这样能促成最佳共同决策，提高患者的用药依从性和症状管理。这一决策绝非一成不变，而应贯穿在患者的整个治疗过程中，与患者和(或)其家属、护理人员持续进行审查和评估。

多种证据来源可用于支持药物减停。寻求建议总是有益的，尤其是那些不常使用的药物、超说明书用药和使用未被批准使用的药物。

专家总结

药物是最常见的医疗干预措施，其使用占住院人数的 8%，其中许多是可以预防的。在开具处方、处方审查和停止用药时必须经过深思熟虑。如果没有明确用药指征或明确获益，可以不开具处方。与患者、家属/护理人员及参与患者护理的其他医疗保健专业人员进行详细沟通有助于在正确的时间为患者提供适当的药物使用支持，应在患者目标和医疗保健专业人员对药物需求的意见之间平衡利益和潜在危害。

（潘雨苗 李慧博 译　李岩 校）

参考文献

1. Goverment B. *Good for You, Good For Us, Good For Everyone*. D.o.H.S. Care (ed.). 2021.
2. Rockwood K, Song X, MacKnight C, et al. A global clinical measure of fitness and frailty in elderly people. *CMAJ* 2005; 173(5): 489–495.
3. Halli-Tierney AD, Scarbrough C, Carroll D. Polypharmacy: evaluating risks and deprescribing. *Am Fam Physician* 2019; 100(1): 32–38.
4. O'Mahony D, O'Sullivan D, Byrne S, O'Connor MN, Ryan C, Gallagher P. STOPP/START

criteria for potentially inappropriate prescribing in older people: version 2. *Age Ageing* 2014; 44(2): 213–218.
5. Lavan AH, Gallagher P, Parsons C, O'Mahony D. STOPPFrail (Screening Tool of Older Persons Prescriptions in Frail adults with limited life expectancy): consensus validation. *Age Ageing* 2017; 46(4): 600–607.
6. Kutner JS, Blatchford PJ, Taylor DH Jr, et al., Safety and benefit of discontinuing statin therapy in the setting of advanced, life-limiting illness: a randomized clinical trial. *JAMA Intern Med* 2015; 175(5): 691–700.
7. Wilcock A, Howard P, Charlesworth S. *Palliative Care Formulary*, 7th ed. London: Pharmaceutical Press, 2020.
8. Barnett N. *Understanding Polypharmacy Overprescribing and Deprescribing* 2022. Available at: https://www.sps.nhs.uk/articles/understanding-polypharmacy-overprescribing-and-deprescribing/
9. Diabetes UK. *End of Life Guidance For Diabetes Care*. London: DK, 2021.
10. Wilson E, Caswell G, Latif A, Anderson C, Faull C, Pollock K. An exploration of the experiences of professionals supporting patients approaching the end of life in medicines management at home. A qualitative study. *BMC Palliat Care* 2020; 19(1): 66.
11. Twycross R, Wilcock A. *Introducing Palliative Care*, 5th ed. London: Pharmaceutical Press, 2021.

病例 18

护理协调和转移

Rosanna Hill

点评专家：Adam Hurlow

病例介绍

Susan，52 岁，女性，因持续 4 周的体重减轻、疲劳、活动能力下降，以及逐渐加重的呼吸困难被送往医院。同时，她出现了令人担忧的“深色粗糙呕吐物”，可能提示上消化道出血。

Susan 在 12 个月前被诊断为转移性食管癌。尽管接受了化疗，但 CT 显示病情恶化，出现新的肺部、肝脏和骨骼转移，因此决定采取最佳支持疗法。

Susan 因社区获得性肺炎入院，胸部 X 线检查显示相关病变，同时白细胞计数（WBC）和 C 反应蛋白（CRP）均升高，因此接受了抗生素治疗。她被诊断为正常细胞正常色素性贫血，血红蛋白（Hb）水平仅为 78g/L，于是给予 2 单位的输血治疗。输血后，血红蛋白水平升至 85g/L，未发现消化道继续出血的迹象。其他血液检查结果显示，白蛋白水平为 19g/L，肾功能正常，肝酶轻度升高。随后，Susan 被转入内科病房，在接下来的一周内病情逐步稳定。

尽管接受了物理治疗和职业治疗（OT）的干预，但由于极度疲劳，Susan 的功能状态依然较差。澳大利亚改良卡氏功能状态评分（AKPS）仅为 40%，表明她有超过一半的时间需要卧床休息。

Susan 拒绝对贫血进行进一步检查，并清楚地意识到自己可能已经进入生命的最后几周。

临床提示　识别临终患者的特征

2014 年发布的《把握唯一的机会：临终关怀》报告明确提出了 5 项护理优先事项，其中首要任务是识别和沟通患者的临终状况[1]。

对于临终阶段的患者，常见的一些非特异性症状包括食欲不振、恶病质、活动能力下降及疲劳等[2]。然而，判断这些症状是否反映了不可逆的限制性疾病的进展或者是可以治疗的病情变化，是一个充满挑战的过程。由于患者健康状况可能呈波动性，其整体状况变化的速度与程度，往往可以为评估提供重要参考。

在对患者健康状况进行评估时，关键是要综合考虑可治疗的原因，分析患者对治疗的潜在反应，并了解患者对治疗的意愿。如果在实施针对性干预后，病情依然持续恶化，则通常表明这种健康状况的恶化是由终末期疾病引起的。

因此，《把握唯一的机会》报告强调，应该将关注点放在病情不稳定且可能无法恢复的患者身上，而非简单地"诊断死亡"[1]。当患者的状况发生变化时，应及时进行新的评估，让患者及其重要的亲友能够尽早参与决策过程。

专家点评

对于生命终末期的患者及在社区中提供护理和支持的人员来说，了解在出现问题时应联系谁至关重要。这通常取决于所涉及的服务类型、当地服务的安排及问题发生的具体时间。因此，必须在患者出院前提供明确的联系方式，并说明不同情况下应联系的对象。此外，应鼓励患者及护理者在问题恶化之前，尤其是在"非工作时间"，尽早报告相关的担忧和问题。

未来进展 预后预测的生物标志物

对于许多患者来说，估算生存期具有重要意义，但临床医生的预后评估往往不够准确，存在乐观偏见[3]。有研究表明，生物标志物可以作为预后指标，尤其是晚期癌症。以下指标在生命的最后几周可能出现异常，并具有A级证据支持其作为预后预测的作用：CRP、WBC、人血白蛋白、钠、尿素及碱性磷酸酶[4]。

尽管目前已有多种包含生物标志物的预后工具，但这些工具是否始终优于甚至等同于临床医生对患者生存期的预测尚无明确证据。此外，如何将这些工具的使用最优化也不清楚[5]。这些预后工具可能为临床医生的直觉判断提供客观依据，有助于促进团队内部的一致性，并在医学教育中发挥支持作用。随着技术的发展，利用电子健康记录中的常规健康数据并结合机器学习方法，有望超越多学科团队的预测能力，从而进一步提高预后评估的准确性[3]。

在本例中，我们注意到患者的白蛋白水平较低且CRP升高，这可能与其急性肺炎有关。然而，如果没有急性疾病的情况下，白蛋白持续下降且CRP持续升高，则提示预后较差。

循证基础 临终阶段的贫血与输血治疗

在晚期疾病中，输注红细胞是一种常见的贫血治疗方法，但目前支持这一做法的证据仍显不足。一项针对临终关怀机构实践的全国审计及随后的证据回顾表明[7]，输血的标准仍然过于宽松。同时，这些研究指出，晚期疾病患者因输血导致循环超负荷的风险更高。研究显示，输血对症状的改善作用较为有限，仅有18%的患者在输血后能够维持症状改善达30天。因此，文献建议对贫血进行个性化评估与干预，避免不必要的输血，提倡更具选择性和针对性的输血策略[8]。

Susan与丈夫Steven住在一栋两层楼的房子里。虽然她对医院的护理感到满意，但她更希望能在家中接受护理并安详离世。目前，她的症状得到了良好的控制，能够少量进食和饮水。Susan的家人支持她的这一愿望，但对如何承担护理工作表示担忧。

Susan 清楚地了解,她的癌症将逐渐恶化,并可能出现一些急性事件,如肺炎复发或消化道出血。尽管住院治疗可能会延长生命,但也存在住院期间病情加重甚至去世的风险。为此,她与家人一起深入探讨了如何在这种风险与她希望在家中接受护理并安详离世的愿望之间平衡的问题。

Steven 担心在家中处理消化道出血时,会感到痛苦。针对这一问题,他们共同制订了一个管理方案。

临床团队记录了 Susan 的护理偏好,并在高级护理计划中制订了治疗升级的建议,包括"拒绝心肺复苏"的建议。Susan 及其家人理解并同意这一决定。在此例中,Susan 的护理建议被记录在"推荐紧急医疗救治和治疗总结计划(ReSPECT)"表格及"电子姑息治疗协调系统(EPaCCS)"中。

专家点评

心肺复苏(CPR)是治疗升级计划中的重要组成部分,但往往被过度关注,而忽略了应优先考虑的其他更为合理的因素。如果导致心脏骤停的原因无法治疗,或患者不愿接受相关治疗,医生将无法阻止心脏骤停的发生;在这种情况下,CPR 的效果可能非常有限,仅能实现短暂的自主呼吸和循环恢复。对于在家中临终的患者,这通常意味着需要急救人员提供高级生命支持,并将患者送往医院。然而,在讨论 CPR 之前,优先探讨针对可能可治疗情况的临床升级措施更为合理,尤其是在晚期生命限制性疾病的背景下,CPR 的效果通常十分有限。这种讨论方式能够将重点重新放在可能逆转的病情恶化上,关注能够实现的治疗目标。

临床提示 高级护理与治疗升级计划

医疗团队应鼓励、支持并帮助患者将其护理偏好和治疗建议记录为高级护理计划,以指导不同环境中的护理。这种计划能够在患者丧失决策能力时,为未来的护理提供清晰的指引。

英国有一个例子是在全国范围内推广 ReSPECT 流程[9]。该流程通过患者、其重要亲属及相关医疗专业人员之间的讨论,共同制订护理建议。这些建议基于患者的个人优先需求,并结合实际的临床判断[9]。

对于临近生命终点并选择居家护理的患者,就以下内容进行充分讨论、记录,并与相关人员共享。

- 针对可能出现的问题(如肺炎或消化道出血)的院外治疗方案。
- 再次入院的考量:在何种情况下可能有益,或者是否应尽量避免。
- 在医院中的治疗升级方案。
- 心肺骤停的处理决定。
- 护理重点:如患者的首选离世地点。

确保所有参与护理的人员都能及时获取这些计划是至关重要的。为此，ReSPECT 被设计为由患者自行持有的表单，以便随时查阅和使用。

通过数字化共享建议，可以进一步提升信息的共享与获取效率。一些地区已经实施了数字化 ReSPECT 或类似的举措，如 EPaCCS 系统[10]。建议内容应在患者健康状况发生显著变化时进行重新评估，因为随着病情的恶化，患者的目标可能会随之改变。

EPaCCS 旨在克服数字化共享中的一些障碍，通过提供核心记录，并结合数据共享协议和标准化的临床编码，促进不同系统之间的信息共享[10]。

学习要点 预先开具处方

预先开具处方用药被认为是一种能够在生命终末期症状出现且非药物措施无效时，最大限度减少治疗延误的有效手段[11]。然而，这一做法主要依据最佳实践指南，其应用仍缺乏充分的研究证据支持[12]。在开具预先处方时，必须充分考虑临床因素，包括当前症状的药物管理、患者的和肝肾功能、药物的副作用特性及患者对药物的敏感性。通常情况下，预先处方的内容包括以下几个方面。

- 用于缓解疼痛和(或)呼吸困难的阿片类药物(如在无中重度肾功能受损的情况下使用吗啡)。
- 用于治疗焦虑或躁动的抗焦虑镇静药(如咪达唑仑)。
- 用于抑制非黏稠气道分泌物的药物(如丁溴东莨菪碱)。
- 用于缓解恶心和(或)呕吐的止吐药(如在无癫痫、帕金森病及相关疾病的情况下使用左美丙嗪)。

要遵循当地的流程，以确保社区护理团队能够及时使用预先开具的药物，从而最大限度减少护理过程的中断，这可能需要填写社区药物管理记录表。

必须向患者及其家属解释预先用药的理由，包括可能的副作用、适应证及必要的联系电话。当出现新的症状或症状恶化时，药物的使用应促使立即进行临床重新评估。

未来的研究将重点关注患者及其护理者的观点和体验，同时评估临床效果、成本效益和安全性[12]。

临床提示 生命终末期的出血管理

在晚期癌症患者中，10%~20%的人会出现出血，这可能会引发极大的痛苦[13]。

需要进行评估，以确定紧急住院治疗是否有效。如果患者拒绝或不适合治疗，仍应尽可能降低风险，包括调整可能增加出血风险的药物。如果预估会发生出血，这应作为高级护理计划的一部分进行讨论。在某些情况下，开具如氨甲环酸等口服抗纤维蛋白溶解药，用于控制或预防，可能会有所帮助。

在生命终末期管理危及生命的出血时，需要特别考虑以下几个方面。

• 非药物管理：保持冷静，尽可能施加直接压力，使用深色毛巾减少视觉上血液带来的不安，并准备紧急联系方式。

• 药物管理：使用快速起效的苯二氮䓬类药物。在住院时，可使用皮下注射或肌肉注射咪达唑仑；在社区，则可使用口腔黏膜（颊部）给药的咪达唑仑。

非药物管理是危及生命出血情况下最重要的措施。建议在这种情况下不要为了取药而将患者单独留在房间，因为这可能会加剧患者的恐惧和焦虑。此外，患者通常会在药物起效之前迅速失去意识[13]。除了提前向患者提供关于危及生命出血可能性的咨询外，事件发生后还应为家属和参与的专业人员提供事后的心理疏导和支持。

经过 24 小时护理需求评估和专业治疗复查后，Susan 订购了包括电动护理床在内的设备，并制订了护理计划。

由于病情迅速恶化，她被认为符合快速通道资金资助的对象。医院的出院文件更新为：

• 更新当前的临床状况、护理需求和用药信息。

• 通知社区服务部门已完成 ReSPECT 表格和 EPaCCS 系统的相关记录。

• 建议根据金标准框架（GSF）对其持续的护理需求进行评估。

Susan 被转介至社区护理团队继续接受护理和评估，并获得了一份她的 ReSPECT 表格副本。患者和家属了解到，如果 Susan 出现需要专科参与的护理需求，初级保健团队或社区护理团队可以将其转介至社区进行姑息治疗服务。

学习要点　护理与设备的资金支持

病情迅速恶化并进入终末期的患者通常需要及时获得护理和设备支持，以便在医院外进行护理。这需要多学科团队进行全面的护理需求评估，理想情况下应避免烦琐的申请和审批流程，以免造成不必要的延误。

在英国，这一需求通过快速通道工具得以支持[14]。该工具由熟悉患者的临床医生填写，帮助患者获得 NHS 持续护理资金的支持[14]。申请资格不受预计生存期或具体症状的限制。快速通道转诊的提交和管理机制因地区而异，因此需要了解当地的具体流程。

专家点评

对于生命终末期的患者及在社区中提供护理和支持的人员来说，了解在出现问题时应联系谁至关重要。这通常取决于所涉及的服务类型、当地服务的安排及问题发生的具体时间。因此，必须在患者出院前提供明确的联系方式，并说明不同情况下应联系的对象。此外，应鼓励患者及护理者在问题恶化之前，尤其是在“非工作时间”，尽早报告相关的担忧和问题。

未来进展

一些地区已经实施了“单一联系人”的机制，以协调临终关怀服务。这一机制为患者、非正式护理者和专业人员获取全科或专科服务提供了一个统一的途径。预计这一机制可以减轻患者及其护理者在复杂医疗系统中寻求帮助的负担，确保在正确的时间提供适当的护理。

创新的数字化解决方案，包括患者或护理者报告的症状监测，可能进一步完善此类模式，为及时地主动干预提供机会。虽然目前的证据尚未明确哪些方法适用于何种人群、在何种情况下及为何有效，但此类创新或许是实现社区中主动且协调的生命终末期护理的一种有效方式。

专家点评

对现有治疗建议的审查是出院计划的一部分。患者及其亲近的人应有机会参与这一讨论。这不仅可以确保符合心理能力相关法律的要求，还能让各方就信息记录的内容及其共享方式达成一致。

初始治疗建议通常是在患者急性病重期间做出的，这时患者可能无法完全理解相关信息，也未意识到这些建议会被正式记录。同时，患者的朋友、家人及其他相关人员可能未参与之前的讨论。因此，相关讨论应在出院前以有计划的方式进行，而不是在患者出院前意外收到治疗升级计划时才匆忙展开。这种讨论也是帮助非正式护理者的重要步骤，使他们在患者病情恶化时能够明确应对措施。

学习要点 护理的协调性与连续性

社区中提供生命终末期护理的服务应能够评估患者需求的变化并做出有效响应。结构化框架支持的定期多学科病例审查可以帮助实现这一目标[15]。GSF是一种基于证据的有效方法，包含3个步骤：识别、评估和计划[15]。

该框架包括使用“惊讶问题”（“如果这名患者在接下来的几个月、几周或几天内去世，您会感到惊讶吗？”）来帮助识别可能接近生命终末期的患者[16]。与《把握唯一的机会》类似，它更注重评估患者的需求，而非将重点放在时间预估上[1,15]。

讨论

总之，这是一名转移性癌症患者的病例，该患者可能已经进入生命的最后几周，并希望在家中接受护理，她更注重舒适性而非延长生命的干预措施。此案例强调了在不同医疗服务之间安排护理转移时所面临的挑战，以及如何更好地支持有姑息治疗需求的患者顺利过渡到社区护理。

专家总结

朋友、家人、其他无偿护理者及社区的广泛参与是提供生命终末期护理的重要组成部分。然而,他们的作用往往未被充分重视,甚至可能被低估或未能充分发挥。通过增强患者的自我管理能力,更好地支持非正式护理者共同应对社区生命终末期护理的挑战,并充分利用现有的社区资源,同时提供有针对性的服务,这种综合方式可能是实现高质量、公平的社区护理的最佳方案。

(宋京京 译 路桂军 校)

参考文献

1. The Leadership Alliance for the Care of Dying People. *One Chance to Get it Right*. June 2014. Available at: https://assets.publishing.service.gov.uk/government/uploads/system/uploads/attachment_data/file/323188/One_chance_to_get_it_right.pdf
2. Marie Curie. What to expect in the last weeks and days. 2022. Available at: https://www.mariecurie.org.uk/help/support/terminal-illness/preparing/what-to-expect
3. Avati A, Jung K, Harman S, et al. Improving palliative care with deep learning. *BMC Medical Inform Decis Mak* 2018; 18(4): 55–64.
4. Reid VL, McDonald R, Nwosu AC, et al. A systematically structured review of biomarkers of dying in cancer patients in the last months of life: an exploration of the biology of dying. *PLoS One* 2017; 12(4): e0175123.
5. Stone P, Vickerstaff V, Kalpakidou A, et al. Prognostic tools or clinical predictions: Which are better in palliative care? *PLoS One* 2021; 16(4): e0249763.
6. Abernethy AP, Shelby-James T, Fazekas BS, Woods D, Currow DC. The Australia-modified Karnofsky Performance Status (AKPS) Scale: a revised scale for contemporary palliative care clinical practice. *BMC Palliat Care* 2005; 4: 7.
7. Neoh K, Gray R, Grant-Casey J, et al. National comparative audit of red blood cell transfusion practice in hospices: recommendations for palliative care practice. *Palliat Med* 2019; 33(1): 102–108.
8. Neoh K, Page A, Chin-Yee N, Doree C, Bennett MI. Practice review: evidence-based and effective management of anaemia in palliative care patients. *Palliat Med* 2022; 36(5): 783–794.
9. Resuscitation Council UK. ReSPECT for healthcare professionals. Available at: https://www.resus.org.uk/respect/respect-healthcare-professionals
10. NHS England and NHS Improvement North West. *Electronic Palliative Care Coordinating Systems (EPaCCS)*. Available at: https://www.england.nhs.uk/north-west/north-west-coast-strategic-clinical-networks/our-networks/palliative-and-end-of-life-care/for-professionals/electronic-palliative-care-coordinating-systems-epaccs/#:~:text=Electronic%20Palliative%20Care%20Coordination%20Systems,people's%20discussions%20about%20their%20care
11. NHS Scotland. *Scottish Palliative Care Guidelines, Anticipatory Prescribing*. June 2014. Available at: https://www.palliativecareguidelines.scot.nhs.uk/guidelines/pain/anticipatory-prescribing.aspx
12. Bowers B, Ryan R, Kuhn I, Barclay S. Anticipatory prescribing of injectable medications for adults at the end of life in the community: A systematic literature review and narrative synthesis. *Palliat Med* 2019; 33(2):160–177.
13. NHS Scotland. *Scottish Palliative Care Guidelines, Anticipatory Prescribing*. April 2014. Available at: https://www.palliativecareguidelines.scot.nhs.uk/guidelines/palliative-emergencies/Bleeding.aspx
14. Department of Health and Social Care. *Fast Track Pathway Tool for Continuing Healthcare*. December 2018. Available at: https://www.gov.uk/government/publications/nhs-continuing-healthcare-fast-track-pathway-tool

15. National Gold Standards Framework Centre, The Gold Standards Framework. 2022. Available at: https://goldstandardsframework.org.uk/
16. The Gold Standards Framework Centre. *The GSF Prognostic Indicator Guidance*. October 2011. Available at: https://www.goldstandardsframework.org.uk/cd-content/uploads/files/General%20Files/Prognostic%20Indicator%20Guidance%20October%202011.pdf

病例 19

为家庭及其他专业服务人员提供远程咨询

Shaun Peter Qureshi，Philippa Guppy，Georgina Osborne

点评专家：Rasha Al-Qurainy

病例介绍

Pam，79 岁，女性，诊断为转移性乳腺癌。一周前出现右乳房疼痛加重，因此，全科医生（GP）给她开了口服吗啡改良释放制剂（根据需要立即释放吗啡），每天 2 次，每次 10mg。2 天后，Pam 的疼痛并未缓解，还影响了她的睡眠，全科医生打电话给临终关怀值班医生寻求建议。

学习要点 远程建议和咨询

姑息治疗的专业医疗人员通常需要向其他医疗保健专业人员、患者及其亲属提供远程建议（图 19.1）。根据本病例，我们对建议和咨询分别进行定义。

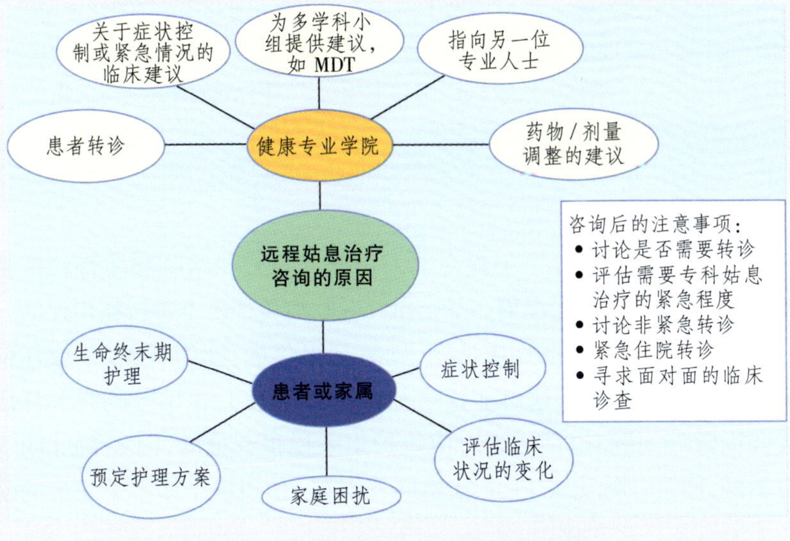

图 19.1 远程姑息治疗咨询的理由示例。

专家点评

由于 COVID-19 的大流行，所有医疗保健专业人员需要重新考虑如何与患者进行互动。远程咨询的发展是为了保护患者和工作人员免受病毒感染[1]，其现在已成为主流医疗保健临床实践的一部分[2]。反馈表明，患者非常喜欢这种方式[3]。因此，所有姑息治疗专业人员都应具备提供远程咨询和应对新兴远程医疗变化的能力。

临床提示 向医疗保健专业人员提供远程建议

姑息治疗医疗保健专业人员可能会接受各种原因的远程咨询。指导所提供建议的关键包括：

- 寻求建议的人是谁。
- 所需咨询的目的。
- 情况的紧急程度。

建议是远程的,被咨询的医疗保健专业人员不在现场,他们以前可能并不认识患者，可以向覆盖广泛区域的多个地点/多项服务的医疗保健专业人员寻求建议。有些医疗保健专业人员可能会寻求远程建议,包括全科医生、地区护士、医疗辅助人员和其他临床学科或姑息治疗服务的专业人员。

远程咨询需要医疗保健专业人员与患者/亲属通过电话或视频直接联系。自 COVID-19 大流行以来,远程咨询越来越普遍。

临床提示 利用不同的信息来源以支持你的评估

可以利用多种信息源来更好地了解患者的情况,包括:

- 患者本人。
- 其他重要人员(包括亲属、护理人员、居住地或疗养院的工作人员)。
- 为患者做检查的医疗保健专业人员,口头交接或书面文件形式。
- 包含一级和二级护理的电子病历。
  - 诊所信函。
  - 出院小结。
  - 血液和影像学检查。
- 电子姑息治疗协调系统(EPaCCS)。
  - 预先护理计划。
  - 复苏状态和治疗升级计划(TEP)。

通过这些来源收集的信息可以支持决策和提供建议。

专家点评 向医疗保健专业人员提供远程建议时的管理风险

必须考虑由医疗保健专业人员传递的信息的质量,尤其是在姑息治疗团队成员不认识患者的情况下。姑息医疗保健专业人员应专注于他们提出的问题,确保他们能够获取足够的临床信息以为来电者提供决策。如果来电者无法提供重要信息,可能无法做出具体决定。在这种情况下,可以建议来电者寻找更多的信息,或为其提供附带告诫的通用建议。建议通过共享电子记录或加密电子邮件平台以当地商定一致的形式发送邮件来保持同期记录。

全科医生在周五下午提交了一份非紧急转诊给临终关怀社区护理团队,随后安排患者在周一早上由社区临终关怀护士进行初步评估。

周末,Pam 的胸部疼痛加剧,她感到很焦虑,因为“没有采取任何治疗措施”并且“担心这可能意味着什么”。Pam 打电话给临终关怀团队咨询镇痛问题;电话咨询对值班护士来说很有难度,因为 Pam 的听力不好,经常让她丈夫 Peter 代她回答问题。值班护士联系了值班的临终关怀医生寻求建议。

学习要点　判断是否需要远程咨询或面对面咨询

患者有不同的临床需求。许多临床问题可以通过远程咨询来管理，而其他一些则需要面对面咨询；咨询格式应根据具体情况决定，结合患者的需求、出现问题的性质和背景及临床判断。

专业医疗机构已发布了指导意见，以帮助做出有关远程咨询还是面对面咨询的决策，但是并不详尽，并且不能取代应用临床推理来评估个体患者的需求；不存在“一刀切”的方法（表 19.1 和表 19.2）[1,4,5]。

表 19.1　改编的综合医学委员会指南，用于确定远程咨询是否合适[1,4,5]

以下情况，可能适合进行远程咨询	以下情况，可能不适合远程咨询
• 患者的临床需求明确	• 对临床问题的紧急程度进行分类
• 可以获取患者的医疗记录	• 审查病情稳定的患者
• 不需要对患者进行检查	• 审查非紧急问题
• 可以向患者提供所有需要的信息	• 审查非复杂症状
• 具有可以开远程处方的安全系统	• 审查药物变更
• 患者有能力决定治疗方案	• 成为虚拟病房服务的一部分
• 可以远程提供稳健的管理计划	• 多学科/家庭会议

Source: data from NHS England (2020). Clinical guide for the management of remote consultations and remote working in secondary care during the coronavirus pandemic. https://www.rcslt.org/wp-content/uploads/2021/10/NHS-England-clinical-guide-for-the-management-of-remote-consultations-and-remote-working-in-secondary-care-during-the-coronavirus-pandemic.pdf; Royal College of General Practitioners (2020). Remote versus face-to-face: which to use and when?. https://elearning.rcgp.org.uk/pluginfile.php/154305/mod_page/content/13/Remote%20versus%20face-to-face_Nov%202020.pdf; and General Medical Council (2020). Remote consultations flowchart. https://www.gmc-uk.org/ethical-guidance/learning-materials/remote-consultations-flowchart.

表 19.2　姑息治疗远程咨询的最新指导意见

可能适合远程咨询	可能不适合远程咨询
• 对临床问题的紧急程度进行分类	• 实施例行首次评估
• 审查病情稳定的患者	• 讨论制订护理计划
• 审查非紧急问题	• 审查复杂症状
• 审查非复杂症状	• 审查需要检查和调查的急性症状
• 审查药物变更	
• 成为虚拟病房服务的一部分	
• 多学科/家庭会议	

通常会首先进行远程咨询，以确定问题所在，并确定是否可以完全远程解决，或者是否需要面对面咨询，如果需要，确定谁是进行这项工作最合适的医疗专业人员。

临终关怀医生在回电话之前搜集了更多关于 Pam 的信息。她无法获取当地医院的记录，但查看了转诊资料，包括用药史和临床信函。医生打电话给 Pam，询问是否可以进行视频会诊，Pam 确认自己有一台手提电脑，并且能够熟练操作。

学习要点 远程咨询的优点与缺点

优点	缺点
• 为患者提供便利，可以避免行程成本和时间。 • 方便患有并发症、行动不便和(或)缺乏护理的患者就诊。 • 更加适合家属(包括距离较远的家属)参与咨询。 • 可进行更频繁和定期的联系。 • 提高服务响应能力。 • 能够让更多的医疗专业人员参与患者咨询。	• 数字技术不平等——依赖于患者获得技术的机会及他们使用技术的能力。 • 视觉、听觉和认知障碍的患者将面临挑战。 • 有限的身体评估。 • 缺乏视觉提示——远程评估获得非语言提示和情绪更加困难。 • 处理敏感问题的挑战，包括传达坏消息和讨论复杂的护理计划。

临床提示 远程咨询的技术方面

进行远程咨询需要双方都能使用技术，包括姑息治疗专业人员和患者。至少需要电话接入，但鉴于视频咨询可以提供额外的视觉提示，治疗存在更多好处(对于病情较重或沟通需求复杂的患者尤其有帮助)，因此视频咨询可能更合适。

技术准备*

- 环境
  - 尽量重现一个模拟真实临床环境的场景。
  - 尽可能确保隐私和安静。
  - 尽可能与患者预约咨询时间(提供安全感)。
- 可用的技术和软件
  - 使用具有高质量音视频功能的台式机或笔记本电脑。
  - 考虑与一个“搭档”进行技术试运行——视频设置、音量、麦克风和摄像头、互联网覆盖、电源。
  - 确保互联网访问是安全的；使用强密码和加密技术。

    ○ 使用 NHS 批准的工具并避免使用个人设备。
- 确保有远程访问相关 IT 系统的权限
    ○ 远程访问 NHS IT 系统和临床记录。
    ○ 远程访问姑息治疗/临终关怀 IT 系统和临床记录。

启动咨询

- 确定患者身份，包括姓名和出生日期。
- 帮助患者进行技术设置，检查“你能听到我说话吗？”或“你能看到我吗？”；必要时，对他们进行指导。
- 请注意患者的环境；与面对面咨询一样，需要同样的隐私/保密性：检查患者所在的位置及是否还有其他人存在，例如“还有谁可以听到我们的谈话？”“我们能自由交谈吗？”。
- 获得咨询同意。
- 建立一个应急计划，在技术故障的情况下使用：检查患者的电话号码，以防连接失败。
- 正式介绍，包括姓名、身份及咨询的原因。
- 提供一些背景信息以帮助建立融洽的关系，如“我们上周见过/交谈过”。

结束咨询

- 总结要点，注意由于技术干扰可能会遗漏某些内容。
- 明确那些尚未跟进的全部事项，并规划何时解决这些问题。
- 告诉患者你即将结束通话，并在结束前说再见。邀请患者先断开连接，以消除他们担心咨询是由于技术问题被中断的顾虑。
- 确保准确、及时的记录。

* 斜体文字仅指视频咨询。

Adapted with permission from Burke K. et al.(2021) Advanced Telecommunications Course Mastering sensitive conversations via remote consultations v.1. [unpublished]. Clinical Education, University College London Hospitals NHS Foundation Trust, UK.

专家点评　如何在远程咨询中建立良好的关系

远程咨询面临着多种挑战，包括在医疗专业人员之间建立信任、处理敏感问题，以及向患者及其亲属传递同理心等。许多良好的口头和非口头沟通技巧可以从面对面的场合转移过来，但有些需要仔细考虑，以确保远程咨询的有效性。

- 使用简单、明确的语言。
- 在必须使用语言沟通时，要注意语气。
- 通过简短的口头肯定，来展示积极地参与和倾听。
- 在视频咨询期间，请将注意力集中在屏幕上，并直视患者。

临床提示 远程咨询中的临床评估

可以通过视频咨询对患者进行有限的身体检查，为整体评估增加价值，有助于制订管理计划[7]。

- 总体外貌。
- 意识水平。
- 肤色变化，包括苍白、发绀和黄疸。
- 面部表情，包括可能表明疼痛程度的痛苦表情。
- 呼吸急促，包括呼吸频率和语言表达能力。
- 震颤或抽搐行为。

- 当你在忙其他事情，比如做记录时，要告知患者。
- 在无法通过观察对方的非语言线索来判断其理解程度时，停顿就显得尤为重要，它为患者提供了提问的机会。
- 与面对面场合中常用的非语言安慰相比，在虚拟环境中识别情感通常需要口头确认。
- 在讨论敏感问题时，沉默可以代替提供纸巾或理解性触碰。

在视频咨询期间，Pam 完全能够流利交流，并且比通过电话更能积极参与对话。她的疼痛是间歇性的，位于右乳房，严重程度波动不定，具有"啃咬"的特征。Pam 没有感到痛苦及不适，也没有表现出明显的阿片类药物中毒迹象。医生也能够在一定程度上观察她的家庭环境。Pam 确认，必要时临时口服(PRN)吗啡"在服药 1 个小时左右有一点帮助"；很明显，她对药物剂量不确定，并且没有持续服用长效吗啡。医生重新讨论了如何使用即时释放的 PRN 吗啡和常规的长效吗啡，并检查了她的理解力。医生向 Pam 保证，如果她的症状恶化，她可以拨打 24 小时咨询热线，并安排周末后进行电话随访。

讨论

远程咨询可能会造成与同事讨论的机会减少。要记得在必要时仍需征求更广泛的多学科团队(MDT)的意见。有时，患者的暗示和担忧可能更难以察觉，因此考虑降低升级到面对面咨询的门槛。全面考虑患者路径也很重要，注意上次进行面对面访问的时间。这是为了确保参与护理的所有人员不会因持续的远程咨询而"错过"患者。建议各单位建立流程以避免这种情况。

专家点评 远程咨询时的风险管理

必须考虑远程咨询带来的特殊挑战，确保符合医学法律规范并最大限度地降低患者的安全风险。英国医学总会的"良好医疗规范"原则必须继续遵守，即必须获得充分的患者同意、保密、保留同期记录、对患者的症状进行适当的评估、与其他医生沟通以确保护理的连续性，并制订适当的保障措施[8]。

学习要点 教育和支持

随着远程咨询变得越来越普遍，要重点对医疗保健专业人员进行培训以了解如何进行远程咨询及关键考虑因素。具体提示包括以下几个方面。

- 远程咨询可能会让人感到孤单。抓住机会分享病例，同时参与定期的团队交流。
- 评估：在征得患者同意的情况下，考虑与主管医生一起使用双耳机模式进行基于工作场所的评估/其他学习机会。
- 临床医生适应新系统的速度有所不同，有些需要更长的适应时间。
- 皇家全科医师学院(RCGP)可以提供有效指导、电子学习模块及资源[9]。

未来进展

随着人口老龄化，姑息治疗的需求预计会增加[10]。然而，姑息治疗顾问医师和护理人员仍然短缺[11]。为了满足这种日益增长的需求，必须采取创新的工作方式来确保提供足够的服务。技术进步可以扩大社区护理的覆盖范围，提高响应能力，同时减少患者（可能带来生活质量改善）和医疗专业人员（有助于提高服务效率）的出行时间[12]。除了远程咨询外，虚拟病房模式正在不断发展，允许人员从医院护理中退出，并补充现有的临终关怀和社区服务。

虚拟多学科会议（MDM）正在迅速兴起，以应对人员配备不足的挑战，并且能够使姑息治疗团队更灵活地管理有复杂需求的患者，尤其是在传统上专家参与较少的领域。NHS 和第三部门与 Supportive Care UK 等公司的合作，展示了远程顾问参与的价值[13]。

循证基础

远程咨询和远程医疗是医疗保健中迅速发展的领域，它受到 COVID-19 大流行的推动[14]，现已成为临床实践中公认的一部分[2]，越来越多的证据表明其益处及在更广泛的医疗保健服务中的应用。反馈表明，患者非常欢迎这种模式[15,16]，超过 90%的患者体验到了积极的互动，80%的患者表示他们会再次使用[3]。如果患者可以选择，他们更倾向于选择视频咨询[16]。研究最初侧重于初级保健机构，但越来越多地探讨远程医疗在姑息治疗服务中的作用[12,17]，有病例报告支持通过实施远程访问、虚拟查房和多学科讨论在临终关怀服务中使用远程医疗[13,14]。

专家总结

随着远程咨询越来越多地融入临床实践，医疗保健提供者必须考虑如何利用远程咨询来更好地支持他们的服务、患者和其他医疗保健专业人员。如果使用得当，远程咨询具有许多优势，能够及时评估和（或）实施管理计划以改善护理。远程咨询也存在复杂性和挑战性，特别是在与患者建立融洽关系方面，这是姑息治疗的关键，尽管可以使用简单的策略来缓解这些问题。随着医疗保健提供者和专业人员对远程咨询越来越有信心，我们可能会进一步开发可远程提供的服务，这将有助于使姑息治疗专家在多个地点和更广泛的地理区域内分享他们的专业知识。基于姑息治疗在个性化护理方面的良好声誉，远程咨询应成为为患者和更广泛的医疗保健家庭提供的多项服务的一部分。

（刘中光 译　路桂军 校）

参考文献

1. NHS England, NHS Improvement. Clinical guide for the management of remote consultations and remote working in secondary care during the coronavirus pandemic. 2020. Available at: https://www.rcslt.org/wp-content/uploads/2021/10/NHS-England-clinical-guide-for-the-management-of-remote-consultations-and-remote-working-in-secondary-care-during-the-coronavirus-pandemic.pdf
2. Horton T, Jones B. Three key quality considerations for remote consultations. The Health Foundation. 2020. Available at: https://www.health.org.uk/news-and-comment/blogs/three-key-quality-considerations-for-remote-consultations
3. Nash A, Gadd B. What patients and staff really think about remote consultations. 2021. NHS Providers. Available at: https://nhsproviders.org/news-blogs/blogs/what-patients-and-staff-really-think-about-remote-consultations
4. Royal College of General Practitioners. Remote versus face-to-face: which to use and when?. 2020. Available at: https://elearning.rcgp.org.uk/pluginfile.php/154305/mod_page/content/13/Remote%20versus%20face-to-face_Nov%202020.pdf
5. General Medical Council. Remote consultations flowchart. 2020. Available at: https://www.gmc-uk.org/ethical-guidance/learning-materials/remote-consultations-flowchart
6. Burke K, Chitale A, Delgado S, et al. Advanced Telecommunications Course Mastering sensitive conversations via remote consultations v.1. [unpublished]. Clinical Education, University College London Hospitals NHS Foundation Trust. June 2021. [available by email: uclh.clinicaleducation@nhs.net]
7. British Medical Journal. Covid-19 remote consultations. 2020. Available at: https://www.bmj.com/sites/default/files/attachments/resources/2020/04/cv19-remote-web-v1.3_1.pdf
8. General Medical Council. Good medical practice. 2019. Available at: https://www.gmc-uk.org/ethical-guidance/ethical-guidance-for-doctors/good-medical-practice
9. Royal College of General Practitioners. Remote consultations and triaging. Available at: https://elearning.rcgp.org.uk/mod/page/view.php?id = 10551#RCGP
10. Bone AE, Gomes B, Etkind SN, et al. What is the impact of population ageing on the future provision of end-of-life care? Population-based projections of place of death. *Palliat Med* 2018; 32(2): 329–336.
11. Kamal AH, Bull JH, Swetz KM, et al. Future of the palliative care workforce: preview to an impending crisis. *Am J Med* 2017; 130(2): 113–114.
12. Keenan J, Rahman R, Hudson J. Exploring the acceptance of telehealth within palliative care: a self-determination theory perspective. *Health Technol* 2021; 11: 575–584.
13. Supportive Care UK. *Case Studies: Ellenor Hospice, Gravesend*. Available at: https://www.supportive.care/case-studies/ellenor-hospice
14. eHospice. *Hospice Care Goes Virtual in Response to Covid-19*. 2020. Accessed at: https://ehospice.com/uk_posts/hospice-care-goes-virtual-in-response-to-covid-19/
15. Healthwatch, National Voices, Traverse. The doctor will zoom you now: getting the most out of the virtual health and care experience. 2020. Available at: https://www.nationalvoices.org.uk/sites/default/files/public/publications/the_dr_will_zoom_you_now_-_insights_report-min.pdf
16. NHS Providers. What patients and staff really think about remote consultations. 2021. Available at: https://nhsproviders.org/news-blogs/blogs/what-patients-and-staff-really-think-about-remote-consultations
17. Hawkins JP, Gannon C, Palfrey J. Virtual visits in palliative care: about time or against the grain? 2020. Accessed at: https://spcare.bmj.com/content/10/3/331.citation-tools

病例 20
在家中死亡的预期

Tammy Oxley

点评专家：Catherine Malia

病例介绍

Sophie，63 岁，女性，患有转移性胰腺癌，接受了 6 个周期的姑息化疗。重复扫描显示，尽管进行了化疗，但疾病仍在进展，因此决定采用最佳的支持治疗。

几周后，Sophie 的丈夫 David 因为担心其状况进一步恶化，给他们的家庭医生打了电话。

经过检查，全科医生发现 Sophie 现在卧床不起，进食、进水很少，一天大部分时间都在睡觉。全科医生没有发现任何可逆的迹象，并解释说，他们认为 Sophie 的生命即将结束。Sophie 没有出现不受控制的症状，但她的丈夫正在努力应对她行动不便和失禁的情况。

全科医生敏锐地发起了预先护理计划讨论，完成了紧急护理和治疗推荐总结计划（ReSPECT）表格，记录了 Sophie 的愿望：她不希望进行进一步的检查或转至医院，她希望在家中去世。ReSPECT 表格记录了个人在无法做出或表达选择时的个性化护理建议（详见病例 18，以获取更多详细信息）。

专家点评 沟通

如果认识到一个人正在进入生命的最后几天时，卫生专业人员应该提供：

- 清晰的沟通，确定患者希望参与讨论和决策的程度。
- 有关预后及死亡临近时可能发生的情况的具体信息。
- 患者及其亲属表达任何目标、愿望、恐惧或担忧的机会。
- 有关在何时何地与谁联系寻求帮助的信息。

决定和讨论应记录在患者记录中，并在征得同意后与相关卫生专业人员共享[1,2]。

循证基础 在家中死亡患者的趋势

在家中去世的患者数量正在上升；来自英格兰和威尔士的数据显示，除2009年外，从2005年（n=94 245）到2020年（n=166 576）在家中去世的患者数量每年都有增加[3]。在2020年及2021年初，有一个更为显著的增长，这被认为是COVID-19流行的间接后果[3]。尽管目前尚不清楚这种急剧增加是否会持续，但疫情前的研究预测显示，死于家中的患者数量将继续上升[4]。一项预测表明，如果从2014年到2040年总体死亡率增加27%，那么在家死亡的人数将增加88.6%[4]。

学习要点 家是死亡的首选地点

死亡地点常被用作衡量死亡质量和服务效果的代表指标[5]。在家中去世曾被视为是"善终"的标志，这可能是患者的选择倾向。因此，明确患者关于死亡地点的选择倾向至关重要，实现这一倾向才是关键。有关这方面的研究目前尚不明确。最近的一项系统性综述表明，在排除了缺失数据后，报告中的大多数受访者（53/65）更倾向于在家中去世[6]。然而，当纳入缺失数据时，结果就不那么明确了，报告中只有36个受访者倾向于在家中去世[6]。关于选择死亡地点的决定是复杂的，患者可能会向他们的亲属和卫生专业人员寻求建议。这种偏好可能会随着时间的推移而改变，因此明确记录最新的首选死亡地点是至关重要的[4]。在分析导致患者安全问题的预先护理计划事件中，常见对预先护理计划决策缺乏及时或准确的沟通[7]。

专家点评 家是什么

人们在临近死亡时，家的重要性被普遍认可。有研究探讨了"家"对临终患者的意义，强调了家不仅仅是一个实体地址。相反，家是一个安全的地方，能够给予人们庇护与自由。在家中，人们可以全身专注于生活及死亡，并处理自己的事务。"合适的人在身边"能让人感到与所爱的人有联系。对于一些人来说，在生命结束时回家，这并不关乎一座建筑，而是与他们来的地方进行精神上的重新连接[5,8]。

有人认为死亡是在某一时刻发生的单一事件，然而死亡是一个动态的过程。"安置工作"的概念描述了工作人员持续努力地确保一个垂死之人的环境，尽可能地让他们感到安全和有意义，这强调为了创造一个适合死亡的地方。由于随着死亡的临近，人与环境之间的关系不断变化，空间通常也需要在物理上和象征上进行改变[9]。

学习要点 在家去世的障碍和促进因素

英国国家卫生与临床优化研究所（NICE）的指南指出，在可能的情况下，应支持患者对死亡地点的选择[1]。实现这一选择倾向有时并不可行。一项研究发现，在已知接受姑息治疗服务的患者中，只有 23%的人倾向于在家中死亡，并最终在家中去世[10]。 增加一个人在家中死亡的可能性因素包括：与他人居住、接受家庭护理和大家庭的支持[8,10]。关于患者功能状态对在家中死亡的影响，存在相互矛盾的证据。一项研究表明，高功能状态是一种促进因素，而另一项研究结果则相反[8,10]。 专业人士在评估在家去世的可行性时考虑的 3 个关键因素是：疾病特异性因素（例如，出血风险）、护理人员参与（可用性），以及患者及其家人的关系（优先事项）[11]。

学习要点　为在家中死亡的患者提供支持

临终患者可能需要全科姑息治疗（在英国，这通常由全科医生和社区护理团队提供）、专科姑息治疗（由社区姑息治疗团队提供，通常由临床护理专家、医生和多学科团队的其他成员组成），或者两者都需要。 NICE 指南规定，接近生命末期的成年人应能够随时获得健康专业人员或咨询服务的支持[1]。然而，在英国，在家中死亡的患者可以获得的支持存在地域性差异，无论是在工作时间还是在非工作时间。

在英国，接近生命末期的个人可能有资格获得资助，这使得病情迅速恶化、可能进入终末期的个人能够迅速获得必要的护理或设备。

专家点评　为在家中死亡的患者提供非正式支持

在西方社会中，死亡和临终过程越来越被医疗化，这导致社会知识、技能和信心的丧失，无法支持人们在家中去世。尽管这主要由医疗保健系统管理，但大部分的照顾工作落在了临终者自己、家人和朋友身上[2]。作为回应，一个日益增长的全球爱心社区运动正在将地方网络聚集起来，这增强了识别和支持那些在本地社区中临终、照顾或悲伤的人的能力[2]。照护职责根据患者的需求而有所不同，但通常涉及倡导、提供情感和精神支持，以及帮助完成实际任务。

学习要点　为在家中死亡的患者提供药物治疗

在临终阶段，提前用药对有效管理症状至关重要。推荐采取个体化的处理方法[12,13]。药物的使用可以减少危机情况及可避免不必要的住院[13]。 特定的药物可能对于有特殊紧急情况风险的患者是必要的，如出血或癫痫发作。NICE 建议临终患者应能获得药房服务，备有必要的药物供应[1]。 然而，研究发现社区访问中问题频出[13]。在流程的任何阶段都可能出现问题，包括开具处方、社区药物库存不足，以及患者或家属在非工作时间难以获取（领取）药物[13]。流程涉及许多不同的服务，这些服务之间的联系可能会出现问题[13]。这些问题可能会越来越复杂，因为需要频繁使用管控药物，如阿片类药物和苯二氮䓬类药物。卫生专业人员应该意识到这些潜在的问题，并尝试通过提前规划来减少问题出现。

未来进展 护理人员皮下注射预期药物的管理

传统上，皮下注射预期药物是由卫生专业人员进行的。在某些地区，护理人员正在接受如何使用这些药物的培训。一项随机对照试验将生命最后几周在家中的患者分配到干预组（他们的护理人员接受注射培训）或对照组（常规护理）[14]。获益包括缩短症状缓解时间，干预组 88.8% 的患者症状在 30 分钟内改善至可接受的水平，而对照组为 26.7%。与对照组相比，干预组的用药时间较短：中位数分别为 5 分钟和 105 分钟。研究完成时，护理人员对用药信心的自我评价很高。然而，卫生专业人员对筛选和选择合适参与者存在一些顾虑[14]。这项积极进展可能有助于改善在家中去世的患者的症状管理。

专家点评 护理人员的支持

支持亲人在家中去世可能会对其带来安慰和满足，但也可能充满不确定性、孤立、疲惫和经济紧张。即将失去亲人的同时，照顾者也感到自己准备不足。护理人员的支持与更好的丧亲结果、改善护理质量，以及增加在家死亡的可能性有关[15]。

评估护理人员的需求很重要，请考虑：

- 实践培训，包括如何安全地移动亲人、提供皮肤或口腔护理。
- 家中提供帮助的设备。
- 经济支持。
- 情感支持。

在英国，护理人员有权通过当地议会免费获得护理人员需求评估。许多第三方组织提供建议、信息和支持。

我们发了一个护理包，并提供了一张病床和便盆，使 Sophie 能够住在楼下。

不幸的是，Sophie 开始出现幻觉并变得烦躁。David 呼叫了片区护士（DN），为她注射了氟哌啶醇，减轻了她的痛苦。他们将情况转介给了社区姑息治疗团队。

经过检查，姑息治疗临床护理专家（CNS）意识到 Sophie 处于极度烦躁状态，濒临死亡。他们将这一敏感情况向 David 做了慎重解释。她已经接受了多次剂量的氟哌啶醇治疗，效果较好，因此，开始使用持续皮下输注。CNS 安排了夜间陪护，并向其提供了特殊姑息治疗咨询的联系信息，以供非工作时间使用。

Sophie 的焦虑缓解了，但她的状况继续恶化，两天后其于家中去世，去世时她的丈夫在场。法医到场确认了 Sophie 的死亡，而全科医生填写了死亡原因医学证明。她的临床护理专家为 David 安排了丧亲支持。

临床提示　终末期焦虑的管理

临终不安，也被称为临终焦虑，是临终前几天出现的以烦躁为特征的谵妄状态[16]。在临终患者中，88%的人会出现谵妄的特征[16]。常采取循序渐进的方法进行管理，从识别病情开始。应对患者进行检查，以确保不存在特定的、可逆的干预因素，例如，可能需要导尿管的尿潴留。向家人做出敏感的解释是关键，这包括承认患者即将死亡。非药物管理包括患者的定向和安抚。如果患者持续感到痛苦，可以考虑药物治疗。药物的选择包括抗精神病药物（如氟哌啶醇）和苯二氮卓类药物（如咪达唑仑）。如果患者无法服用口服药物，则可能需要皮下注射。不幸的是，这种初步治疗可能难以缓解症状，需要进一步干预[16]。

专家点评　在家中死亡后的处理过程

人死后仍需要尊重其表达意愿的个性化、富有同情心的护理。如果患者的近亲缺席，则应通知他们。应向死者身边的人提供支持，并提供进行任何仪式或尸体准备的机会。应当考虑宗教和文化信仰。当地信仰团体的成员可以照顾逝者并帮助逝者亲友[17]。死亡确认，即正式确认死亡的过程，建议在家中死亡后 4 小时内进行。应告知家属官方死亡时间可能与人停止呼吸的时间不同[18]。应指导亲属联系全科医生开具所需的死亡证明。这个医生必须在死亡前 28 天内见过死者[19]。临床医生应了解如何转给验尸官，并在必要时通知亲属。

向亲属提供后续步骤的信息很重要，包括联系殡仪馆和死亡登记。

循证基础　在家中死亡的质量

全国丧亲者调查（VOICES）提供了丧亲者亲属对英格兰成年人临终关怀生活经历的看法的证据[20]。2015 年的最新可用数据包括按不同死亡地点的经历，详见表 20.1 和表 20.2 [20]。

表 20.1　对有关生命最后两天经历的问题的答复（按死亡地点分类）

	强烈同意/同意		同意/不同意		不同意/强烈不同意	
	任何地点	家里	任何地点	家里	任何地点	家里
有足够的疼痛缓解	80.9%	80.2%	8.9%	8.0%	10.3%	11.7%
有足够的帮助来满足个人护理需求	79.5%	78.7%	8.1%	7.8%	12.4%	13.5%
有足够的护理帮助	79.3%	77.8%	8.3%	8.5%	12.5%	13.8%

亲属被问及死亡时所获得的支持，详情见表 20.2。

表 20.2 对问题“在他/她死亡时，你或他/她的家人是否得到了医疗团队的足够帮助和支持？”的回答，按死亡地点分类

是		一定程度上是		否	
任何地点	家里	任何地点	家里	任何地点	家里
58.7%	55.4%	27.1%	24.0%	14.2%	20.6 %

这些结果表明，与在其他地方去世的患者相比，在家中去世的患者得到了足够的镇痛护理。然而，对于那些在家中去世的人来说，特别是在死亡时，卫生专业人员的支持较少。

需要注意的是，数据是通过亲属收集的，因此这是对患者经历的一种代理判定。其次，数据搜集是在丧亲后 4~11 个月，因此其亲属对事件的记忆可能已经发生了变化。

讨论

总而言之，此病例介绍了一位临终患者，她的愿望是在家中去世。这件事需要各种健康专业人员的参与来促成。关键措施包括承认死亡、与患者和亲属进行良好沟通、明确记录所表达的愿望、提供预期药物、提供护理和设备资金，以及获取支持和信息的联系方式。还提供了死后支持，包括后勤支持（死亡验证）和援助性支持（家人的丧亲护理）。

专家总结

在家中去世的人数正在上升，并且可能会进一步增加。为了满足患者选择在家中去世的愿望，考虑促进因素并解决一些已确定的障碍至关重要。创新方法如爱心社区的发展可能有助于人们理解死亡和临终是生活的一部分，这得到了当地社区的支持，这些社区在临终关怀方面受过培训，经验丰富，从而为患者和亲属带来更好的结果。

（刘中光 译 路桂军 校）

参考文献

1. National Institute for Health and Care Excellence (NICE). NICE Guideline: End of life care for adults: service delivery. 2019. Available at: https://www.nice.org.uk/guidance/ng142
2. Sallnow L, Smith R, Ahmedzai S, et al. Report of the Lancet Commission on the value of

death: bringing death back into life. Lancet 2022; 10327(399): 837–884.
3. Office for National Statistics, Deaths registered in private homes, England and Wales: 2020 final and January to June 2021, provisional, 2021. Available at: https://www.ons.gov.uk/peoplepopulationandcommunity/birthsdeathsandmarriages/deaths/articles/deathsinprivatehomesenglandandwales/2020finalandjanuarytojune2021provisional#deaths-in-private-homes-2001-to-2021
4. Bone A, Gomes B, Etkind S, et al. What is the impact of population ageing on the future provision of end-of-life care? Population-based projections of place of death. *Palliat Med* 2018; 32(2): 329–336.
5. Collier A, Phillips J, Iedema R. The meaning of home at the end of life: a video-reflexive ethnography study. *Palliat Med* 2015; 29, (8): 695–670.
6. Hoare S, Morris Z, Kelly M, et al. Do patients want to die at home? A systematic review of the UK literature, focused on missing preferences for place of death. *PLoS One* 2015; 10(11): e0142723.
7. Dinnen T, Williams H, Yardley S, et al. Patient safety incidents in advance care planning for serious illness: a mixed-methods analysis. *BMJ Support Palliat Care* 2019; 12(e3): e403–e410.
8. Gomes B, Higginson I. Factors influencing death at home in terminally ill patients with cancer: systematic review. *BMJ* 2006; 7540 (332): 515–521.
9. Driessen A, Borgstrom E, Cohn S. Placing death and dying: making place at the end of life. *Soc Sci Med* 2021; 291: 113974.
10. Higginson I, Daveson B, Morrison RS, et al. Social and clinical determinants of preferences and their achievement at the end of life: prospective cohort study of older adults receiving palliative care in three countries. *BMC Geriatr* 2017; 17(1): 271–285.
11. Sathiananthan M, Crawford G, Eliott J. Healthcare professionals' perspectives of patient and family preferences of patient place of death: a qualitative study. *BMC Palliat Care* 2021; 20: 147.
12. National Institute for Health and Care Excellence (NICE). NICE Guideline: Care of dying adults in the last days of life, 2015. Available at: https://www.nice.org.uk/guidance/ng31/resources/care-of-dying-adults-in-the-last-days-of-life-pdf-1837387324357
13. Ogi M, Campling NB, Birtwistle J et al. Community access to palliative care medicines—patient and professional experience: systematic review and narrative synthesis. *BMJ Support Palliat Care* 2021, doi:0.1136/bmjspcare-2020-002761.
14. Poolman M, Roberts J, Wright S et al. Carer administration of as-needed subcutaneous medication for breakthrough symptoms in people dying at home: the CARiAD feasibility RCT. *Health Technology Assessment* 2020; 24(25): 1–150.
15. Grande G, Austin L, Ewing G et al. Assessing the impact of a Carer Support Needs Assessment Tool (CSNAT) intervention in palliative home care: a stepped wedge cluster trial. *BMJ Support Palliat Care* 2017; 7(3): 326–334.
16. Lacey J, Cherny N. Management of the actively dying patient. In *Oxford Textbook of Palliative Medicine*, edited by Cherny N, Fallon M, Kaasa S, et al. 6th ed. Oxford: Oxford University Press, 2021, ch. 18.3.
17. Hospice UK. *Care after Death; Guidance for Staff Responsible for Care After Death*, 3rd ed. 2020. Available at: https://professionals.hospiceuk.org/what-we-offer/clinical-and-care-support/clinical-resources
18. Hospice UK and National Nurse Consultant Group (Palliative Care). *Care After Death: Registered Nurse Verification of Expected Adult Death Guidance*, 4th ed. 2021. Available at: https://professionals.hospiceuk.org/docs/default-source/What-We-Offer/Care-Support-Programmes/Care-after-death/rnvoead-special-covid-19-edition-final_2.pdf?sfvrsn=2
19. NHS England. Coronavirus Act expiry: death certification and registration easements from 25 March 2022. 2022. Available at: https://www.england.nhs.uk/coronavirus/wp-content/uploads/sites/52/2022/03/C1566_-coronavirus-act-expiry-death-certification-and-registration-easements-from-25-march.pdf
20. Office for National Statistics. National Survey of Bereaved People (VOICES) 2015 edition of this dataset. 2016. Available at: https://www.ons.gov.uk/peoplepopulationandcommunity/healthandsocialcare/healthcaresystem/datasets/nationalsurveyofbereavedpeoplevoices

病例 21

个体化临终关怀计划

Stephanie Hicks

点评专家：Ben Bowers

病例介绍

Patrick，54 岁，男性，患有左侧口咽复发性转移性鳞状细胞癌（SCC），因 3 周的进行性吞咽困难和 2 天的发热史被收入院。他的肿瘤学背景包括左侧颈部淋巴结清扫术及后续抢救性手术、放疗和化疗。最近的 CT 结果显示肺转移在进展，头颈多学科会诊的结果提示其病情不会通过进一步的手术或全身性抗癌治疗得到改善。他已被转诊至当地的姑息治疗和姑息护理团队。

常规药物包括 50μg/h 芬太尼贴片，每 72 小时更换一次，20mg 奥美拉唑，每日 1 次。Patrick 独自生活，家中没有正式的护理包或设备，尽管最近几周他变得越来越虚弱，每天有超过 50%的时间在床上度过。他的亲属有他的兄弟和 2 个侄女，都住在本地。

经检查，他体温 38.4℃，呼吸频率升高，心率加快。右肺底闻及粗啰音。检查显示炎症标志物升高，白细胞计数（WCC）为 15.6×10^9/L，C 反应蛋白（CRP）为 182。COVID-19 PCR 检测为阴性。他的白蛋白水平低，为 16g/L，估算的肾小球滤过率（eGFR）为 63mL/min。他的胸部 X 线片显示右肺底部有斑片状实变。他开始接受静脉注射（IV）抗生素治疗吸入性肺炎和静脉补液。他的负责团队与 Patrick 及其兄弟讨论后，制订了一个治疗升级计划，包括在病房内进行可逆性治疗，但不适合升级至重症监护或使用正性肌力药物、通气支持或透析。一份不尝试心肺复苏（DNACPR）的表格已经完成。在入院时，言语-语言治疗团队对其进行了评估，发现他有显著的口咽吞咽困难和高危的吸入风险。Patrick 拒绝了肠内喂养，并选择继续小口饮用稀释的液体，接受误吸的风险。

入院第二天，根据微生物学的建议，由于炎症标志物上升和持续的血流动力学不稳定，他的静脉抗生素治疗被升级。到了第四天，临床和生化指标进一步恶化。Patrick 卧床不起，昏昏欲睡，仅能够进行简短的对话。他呼吸急促，依靠 4L 氧气维持目标血氧饱和度，并且在他的右下肺区持续有啰音。他的口腔干燥，皮肤弹性降低，四肢发冷，毛细血管再充盈时间减少。未闻及他呼吸道分泌物的声音，也没有外周水肿。

学习要点 临终诊断

确定一个人是否接近死亡可能很困难，并且没有足够的证据表明任何特定的预后工具可以准确地指导对任何特定个人的判断。认识到某人可能即将进入生命的最后几天，是确保个性化临终护理的重要第一步[1]。英国国家卫生与临床优化研究所（NICE）的指导建议，进入生命最后几天的人可能出现的变化包括：

- 沟通能力改变、行动能力下降、表现状态恶化或社交退缩。
- 疲劳加剧、体重逐渐减轻、食欲下降。
- 意识下降、皮肤斑驳、呼吸道分泌物嘈杂、潮式呼吸[2]。

这些体征和症状通常结合时间的变化来进行临床评估，以及考虑症状的可逆性。理想情况下，应由了解患者的资深临床医生进行评估，并且应有来自多学科团队（MDT）的参与。应定期重新评估个体，以便发现可能表明改善的变化。

Patrick 的责任顾问医生在 MDT 的协助下，确定他可能正处于生命的最后几小时到几天。他们探讨了他对近期事件的理解，并且他希望在兄弟在场的情况下了解自己的预后情况。他的兄弟紧急前来讨论护理计划，他们同意转诊至姑息治疗团队。通过讨论，探索了 Patrick 在生命末期的优先事项，并结合了他兄弟的意见，目的是制订一个个性化的临终关怀计划。

循证基础 一次成功的机会

2013 年 7 月，英国发布了一条针对临终患者使用的利物浦护理路径（LCP）的独立审查报告[3]。1990 年开发的 LCP 是一个广泛实施的临床工具，旨在促进对临终患者的护理，并试图在所有护理环境中模仿临终关怀。然而，审查发现通过其应用交付的临终关怀既有良好的实践也有不好的方面，已在英国停止使用。随后在意大利进行的一项多中心群随机试验发现，实施 LCP 的病房与未实施 LCP 的病房在整体护理质量上没有显著差异[4]。

临终关怀领导联盟的成立是为了制订临终关怀的未来方法，并于 2014 年出版了《一次成功的机会》[1]。这份文件基于专家共识提出了关于临终关怀的 5 项优先事项：

1.这种可能性被认可并清晰地传达，并根据个人的需求和愿望做出决定，采取行动，同时，这些决定和行动会定期进行审查并相应地进行修订。

2.工作人员和临终者及其近亲属进行敏感问题沟通。

3.临终者及近亲属，可以根据临终者的意愿参与有关治疗和护理的决策。

4.积极探索、尊重并尽可能满足被认定为临终者家属和其他重要的人的需求。

5.个人护理计划，包括饮食、症状控制及心理、社会和精神支持，是带着同情心经过商定、协调制订的[1]。

专家点评

个性化的临终关怀计划应满足并反映患者及其近亲属的需求和愿望。关怀计划应包括：

- 持续沟通并让患者和家属参与临床决策。
- 个人的目标和期望（如情感、心理、社会、精神、文化和宗教需求）。
- 首选的护理和死亡地点。
- 对身体和症状管理的倾向，包括水分和营养摄取。
- 预见并满足可能出现的症状控制需求。
- 死亡后的护理要求。
- 所需资源。

护理计划的交流不应常规地成为一次性事件。计划需要定期审查，并随着患者及其近亲属状况、优先事项和愿望的变化而重新审视[2]。

专家点评

英国利物浦护理路径（LCP）的撤销对以人为本的临终关怀产生了深远的影响，其中许多影响仍然存在。国际姑息治疗界普遍认为，英国所经历的这种危机是因为临床工具的实施和解释不当所致。这一事件还凸显了应用标准化路径的危险性，因为该路径主要基于癌症人群的姑息治疗价值观和愿望，没有强有力的证据基础[1,3,5]。

图21.1展示了Patrick及其家属认为重要的关键领域，并帮助团队能够制订个性化的临终关怀计划。Patrick更喜欢医院里的隐私保护及持续的照顾，在那里他熟悉工作人员并感到安全，这导致他被优先安排到一个单人病房。允许他的家属随时探望，并且安排了一张折叠床。这保证了他的兄弟能够和他一起过夜。他可以使用便携式收音机在房间里播放古典音乐。Patrick被转诊给了医院牧师团队，他们去病房看望了他。

Patrick因为吞咽困难和嗜睡而难以服用口服药物，这些都是合理的。他的左下颌一直出现间歇性疼痛，除了芬太尼透皮贴剂之外，此前他对即释口服吗啡液体PRN反应良好。

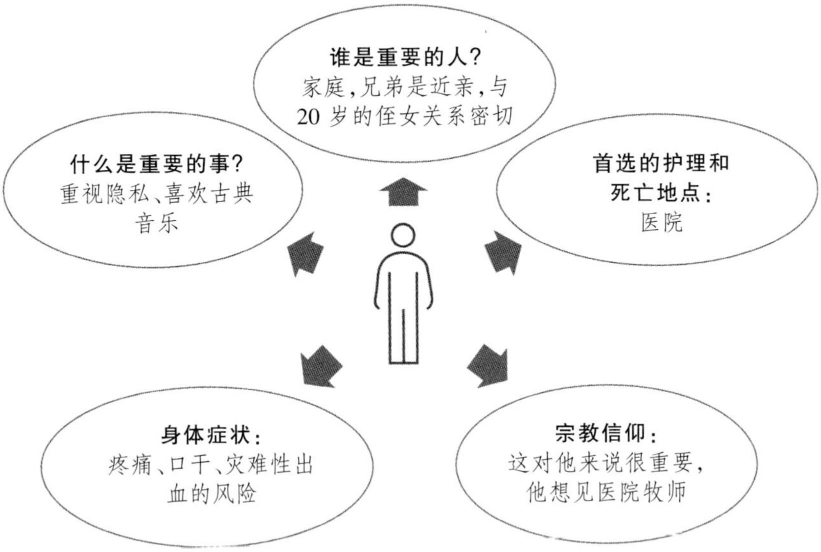

图 21.1　Patrick 在生命最后几天的需求和愿望的视觉呈现。

姑息治疗团队建议继续使用 50μg/h 的芬太尼贴片，并使用 PRN 皮下注射吗啡 10mg(每小时最大量)来缓解突发性疼痛:约占背景总阿片类药物的 1/6。他们建议根据当地指南,针对生命最后几天可能出现的症状,包括躁动、恶心、呕吐和呼吸道分泌物,开出 PRN 皮下注射预防药物。CT 结果显示 Patrick 的癌症病灶靠近大血管，包绕颈动脉。因此,他有发生灾难性出血的风险,已经将这种风险敏感地向 Patrick、其家人及病房工作人员做了详细解释,预先开出了 10mg 的咪达唑仑作为临时用药,一旦发生出血,立刻单次肌内注射。

专家点评

对于临终时的常见症状,应考虑注射预期药物。可能的症状包括疼痛、呼吸困难、恶心、呕吐、烦躁和呼吸道分泌物噪声[2,5]。采取个体化的方法来开具预期处方非常重要,并考虑患者的偏好、特定症状发生的可能性、开药或不开药的利弊、护理环境及获取药物所需的时间[2]。药物选择和剂量需要考虑当地指南、阿片类药物使用经验、合并症及器官功能障碍[特别是肾功能和(或)肝功能衰竭]的存在。

专家点评

预期处方是 LCP 的一部分,并且仍然是国际上推荐的最佳方案[2,5]。关怀主要基于临床医生的感知和经验,他们认为预防性药物能够给所有人带来安心,并有助于有效控制症状[5]。然而,预期药物在让患者和家属放心的同时,也带来了不安[6];处方需要被仔细、公开地讨论,并根据他们的喜好和经验进行调整。预先开药的临床效果、成本效益和安全性尚未得到充分研究[5]。

临床提示　灾难性出血的管理

灾难性出血是一种罕见的紧急情况,但可能对患者、家庭和医疗保健专业人员产生重大影响[7]。重要的是要识别那些有风险的人,如那些患有广泛头颈癌、广泛中央型肺癌、严重血小板减少症、血液恶性肿瘤和患有凝血病的人,以便为其发生做好适当的准备[8]。管理包括支持性措施，如确保有人陪伴患者，呼叫求助，施加压力，将患者置于侧卧位，并使用深色毛巾来掩盖失血[7]。“危机用药”的使用旨在减少个体在预期几分钟内死亡的情境下的意识/痛苦。最常见的是使用镇静剂+/-抗焦虑药物，如皮下/肌内/静脉/颊部注射咪达唑仑 10mg[9]。然而，考虑到死亡可能发生的速度及准备和注射药物所需的时间，危机药物可能无效，不应首选置于患者身边[7]。

专家点评

对于有灾难性出血风险且希望在家接受临终关怀的患者来说，与所有参与护理的人员就急性出血的管理进行敏感、现实的对话非常重要。准备工作应包括获取深色毛巾、紧急药物及关于家属应该给谁打电话的建议：考虑到需要立即支持，拨打急救电话联系护理人员可能是最合适的[10]。

发生灾难性出血后，应为家庭和专业护理人员提供心理支持，包括丧亲咨询和提供倾诉的机会。

循证基础 临终时的临床辅助输液

在生命末期，关于静脉或皮下输液的话题常常存在争议。已有证据表明，一个人无法耐受口服补液与丧亲亲属的高度情绪悲伤有关[11,12]。然而，最近的一项系统综述发现，临床辅助输液对患者生命最后几天的症状或生存没有明显影响[13]。

因此，临床辅助输液时必须采用个体化的方法，考虑临终者的选择、意识水平、口渴程度、舒适度、肺水肿风险及暂时恢复的可能性[2]。应该提前交流，而不是等待问题出现，并应讨论关于临床辅助输液益处的不确定性，以及它是否能够延长生命或延长死亡过程。至少每 12 小时审查姑息治疗的有效性，并监测不良反应，包括增加的呼吸道分泌物和水肿，这是至关重要的[2]。

临床检查显示，Patrick 的黏膜干燥，皮肤弹性降低。尽管很困倦，但当被问及是否感到口渴时，他点点头。作为他个性化临终护理计划的一部分，为他进行了定期口腔护理。包括在他清醒时小口喝点液体，使用软毛牙刷轻柔地清洁他的牙齿、牙龈、舌头和口腔，以及涂抹水基润唇膏保持他的嘴唇湿润[11]。Patrick 及其家属讨论了临床辅助输液的好处和潜在风险。他们选择尝试临床辅助输液，并且一致认为超过 24 小时通过皮下注射输注 1L 0.9%的氯化钠是合适的。24 小时后，重新评估了他体内的含水状态。这时候 Patrick 意识不清，口腔湿润。他没有周围水肿，但可闻及呼吸道分泌物噪声。已经向他的家人进行了解释，鉴于呼吸道分泌物的增加，现在继续进行临床辅助输液的风险超过其潜在的好处。所以决定停止皮下输液。36 小时后，Patrick 安详地去世了，他的兄弟也在现场。

未来进展 临终时的临床辅助输液

目前，急需明确的研究来确定临床辅助输液对患者在生命最后几天的生存或症状有何影响[13]。关于临床辅助输液的决定可能会影响临终时的其他选择，如留在医院接受输液[13]。尽管一些地区有关于在社区使用氯化钠注射液的本地指南，但训练有素的人员、设备和基础设施可能并不总是容易获得。未来关于在社区环境中提供临床辅助输液的研究和指导将非常重要。

讨论

综上所述，这是一名患有左口咽部复发性转移性鳞状细胞癌的患者，因吸入性肺炎入院。尽管在病房里使用了静脉注射抗生素和液体治疗，但他的病情持续恶化，并确定已处于生命的最后几天。已经告知患者本人及其家属，并促成了他们一起制订了个性化的临终护理计划。

他倾向于在医院接受临终关怀。我们安排了一个支持家属探望的、放松、熟悉的环境。他的精神关怀需求得到了医院牧师团队的协助支持。需要考虑的是，如何最好地管理可能发生的灾难性出血风险。同样重要的是，必须仔细向他、他的家人和病房工作人员解释这个风险，以便为可能发生的情况做好准备。鉴于他有脱水症状并希望尝试临床辅助输液，因此给予了皮下输液。随后，他出现了呼吸道分泌物，这属于输液的潜在副作用，所以在他去世前停止了输液。这个案例强调了在生命末期提供个性化、全面护理方法的重要性，以及与患者及其家属进行清晰、预防性沟通的必要性。

专家总结

规划和管理死亡存在许多不确定因素。医院文化和临床医生优先考虑居家临终和终止积极治疗（包括临床辅助输液），并不总是符合患者和家属的预期和愿望。有时，人们会觉得医院是临终时最安全的地方。本病例强调了积极探索患者及其家属的愿望和关切的重要性，然后共同制订个性化的护理计划，并随着环境和需求的变化定期调整计划方案。

（刘中光 译 路桂军 校）

参考文献

1. Leadership Alliance for the Care of Dying People. *One Chance To Get It Right*. London: UK Government, 2014. Available at: https://assets.publishing.service.gov.uk/government/uploads/system/uploads/attachment_data/file/323188/One_chance_to_get_it_right.pdf
2. National Institute for Health and Care Excellence (NICE). Care of dying adults in the last days of life: NICE guideline [NG31]. 2015. Available at: https://www.nice.org.uk/guidance/ng31/resources/care-of-dying-adults-in-the-last-days-of-life-pdf-1837387324357
3. Neuberger J. More care, less pathway: a review of the Liverpool Care Pathway. 2013. Available at: https://assets.publishing.service.gov.uk/government/uploads/system/uploads/attachment_data/file/212450/Liverpool_Care_Pathway.pdf
4. Costantini M, Romoli V, Di Leo S, et al. Liverpool Care Pathway for patients with cancer in hospital: a cluster randomised trial. *Lancet* 2014; 383: 226–237.
5. Bowers B, Ryan R, Kuhn I, Barclay S. Anticipatory prescribing of injectable medications for adults at the end of life in the community: a systematic literature review and narrative synthesis. *Palliat Med* 2018; 33(2): 160–177.
6. Bowers B, Pollock K, Barclay S. Simultaneously reassuring and unsettling. Patient, informal caregiver and clinician perspectives of community anticipatory medication prescriptions: a longitudinal qualitative study. *Age Ageing* 2022; 51(12): 1–11.
7. Harris DG, Noble SIR. Management of terminal hemorrhage in patients with advanced cancer: a systematic literature review. *J Pain Sympt Manage* 2009; 38: 913–927.
8. Prommer E. Management of bleeding in the terminally ill patient. *Haematology* 2005; 10(3): 167–175.
9. Watson M, Armstrong P, Back I, Gannon C, Sykes N. *Palliative Adult Network Guidelines*, 4th ed. Lisburn, NI: Tricord, 2016, p. 199.
10. Ubogagu E, Harris DG. Guideline for the management of terminal haemorrhage in palliative care patients with advanced cancer discharged home for end-of-life care. *BMJ Support Palliat Care* 2012; 2: 294–300.
11. Royal College of Nursing. *Mouth Care Matters in End-of-Life-Care*. 2021. Available at: https://www.rcn.org.uk/professional-development/publications/mouth-care-matters-in-end-of-life-care-uk-pub-009-921
12. Yamagishi A, Morita T, Miyashita M, et al. The care strategy for families of terminally ill cancer patients who become unable to take nourishment orally: recommendations from a nationwide survey of bereaved family members' experiences. *J Pain Symp Manage* 2010; 40: 671–683.
13. Kingdon A, Spathis A, Brodrick R, et al. What is the impact of clinically assisted hydration in the last days of life? A systematic literature review and narrative synthesis. *BMJ Support Palliat Care* 2021; 11: 68–74.

病例 22

生命限制性疾病中的抑郁症

Felicity Wood

点评专家：Annabel Price

病例介绍

Angela 是一位 58 岁的非洲女性，患有卵巢癌和转移性腹膜病。在过去的几个月里，她的情绪越来越低落。一位临床护理专家在社区姑息治疗服务时进行临床访问中发现的这一问题，当时他们正在尝试管理她的疼痛。

在确诊时，她已经患有转移性疾病，这种疾病无法通过治疗来治愈。在确诊之前，她已经经历了几个月的腹胀和食欲减退，但是没有去就医。她一直认为自己的症状不重要，直到腹痛使她难以从事清洁工的工作。

学习要点

该患者一直在接受姑息治疗团队的疼痛管理，但她没有报告或寻求帮助来处理她的情绪低落。患者并不会一直主动告知他们的精神症状，我们也会一直寻找这些症状，因此主动筛查这些症状是很重要的。

除了临床判断之外，以下的筛查工具之一可能有所帮助：

- 医院焦虑抑郁量表（HADS）。
- 简易爱丁堡抑郁量表（BEDS）。
- 一种包含一个或多个关于抑郁症问题的通用症状评估量表，如姑息治疗结果量表（POS）。

确诊之后，Angela 努力接受这个事实。在 6 个月的时间里，她的情绪逐渐恶化。关注到这个问题时，她正经历疲劳、食欲减退和睡眠质量差。在阅读或看电视时，难以集中注意力。对日常活动失去了兴趣。

学习要点

抑郁症在生命末期相当普遍，其发生率为 24%~70%[1]。其往往未被充分识别和治疗[2]。抑郁症与情感痛苦、疲劳、疼痛加剧、治疗依从性降低、残疾、预后较差及死亡率较高相关[3]。

专家点评

少数民族人群在获得姑息治疗服务方面存在差异。这种需求未得到满足的原因包括文化和沟通问题[4]。随着人口老龄化，来自少数民族背景的老年人口比例及其临终关怀需求将不断增加。研究与实践和政策相结合对于为少数民族群体调整服务至关重要[4]。

专家点评

良好的姑息治疗是预防抑郁症发展的一个重要因素[3]。良好的沟通以及提供适当的信息和社会心理支持可以帮助人们应对压力。识别那些患抑郁症风险较高的人很重要，因此，可以根据需要提供额外的支持。

学习要点 姑息治疗中患抑郁症的危险因素：

- 个人或家族抑郁史[3]。
- 生活压力。
- 缺乏社会支持。
- 年轻。
- 诊断时疾病已属晚期。
- 症状控制不佳。
- 表现不佳或残疾。

专家点评

尽管宗教信仰通常可以起到保护作用，但当文化期望与生活经历不同时，它可能会起到相反的作用。

专家点评

加速死亡的愿望被定义为没有主动计划的被动死亡意愿、请求帮助加速死亡或自杀计划[8]。在姑息治疗人群中，加速死亡的愿望与抑郁症密切相关[9]。这凸显了识别和有效管理晚期疾病患者抑郁症的重要性。

临床提示

ICD-105 标准用于诊断抑郁症并评估其严重程度。抑郁症的生物学症状很难与癌症相关的症状区分开来[6]。Endicott[7]建议，对于身体不适的人，可用心理症状代替抑郁症的生物学症状，以提高诊断准确性(表 22.1)。识别抑郁症的另一个困难是很难将其与恐惧和悲伤区分开来。当姑息治疗中的抑郁症和悲伤不明确时，绝症悲伤或抑郁量表(TIGDS)可能有助于区分抑郁症和悲伤。

表 22.1 Endicott 标准

生理症状	心理症状
食欲/体重的变化	流泪、沮丧
睡眠障碍	社交退缩、话语减少
疲劳/精力丧失	沉思自怜、悲观主义
注意力下降	缺乏反应性

Reproduced with permission from EndicottJ. (1984). Measurement of depression inpatients with cancer. Cancer. 15(53): 2243 - 2248. DOI: 10.1002/cncr.1984.53.s10.2243.

Angela 与她的丈夫和 24 岁的儿子住在一起。在生病之前，她是一名非常忙碌的清洁工，她形容自己“总是站着”。她的丈夫工作时间长且轮班工作，所以她一直管理着家庭生活，并以照顾家人为荣。她说丈夫是个好男人，但不太擅长“情感方面的东西”。她说，丈夫发现很难谈论失去她的情景，随着健康状况的恶化，她对可能成为丈夫的负担而感到内疚。她的儿子在临时办公室工作，她担心儿子将如何应对她的疾病进展。她形容儿子是一个“大器晚成”的人，一直非常依赖家人。她非常担心自己去世后，丈夫和儿子将如何应对没有她的情况。

她的生活一直很忙碌；她是当地教会的活跃分子，经常和朋友一起在教堂唱诗班唱歌。在确诊几周后，她开始退出社交活动，并避免去见朋友。

她对自己的自卑感到内疚，因为周围的每个人都在鼓励她积极向上。然而，她没有向朋友们透露她的任何感受，并试图掩盖情绪。她意识到自己已经好几个月没有真正笑过了。这导致她的社交越来越少，进一步加剧了情绪的低落。

在精神状态检查中，她泪流满面，动作迟缓，眼神交流极少，情绪低落。她没有出现精神病症状，而且认知能力也很正常。关于自己的身体疾病对情绪的影响，她有一些了解。

就风险而言，她并没有自杀的念头，但常常希望自己每天早上不要醒来。这与她的文化信仰相悖，因为她感受到了存活的压力。她的朋友们告诉她要“继续战斗”。这让她感觉更糟，因为她认为自己应该与疾病作斗争，但又没有任何动力。

Angela 以前没有任何精神问题的病史。她不经常喝酒，也从不使用违禁药品。她认为她的母亲可能经历过抑郁症，但母亲从未为此寻求过帮助。她想起了一个叔祖父曾自杀，但家里没有公开谈论过这个问题。

又对她进行了调查，以排除抑郁症状的代谢或生化可逆原因。她没有服用类固醇。钙离子水平和甲状腺功能正常。我们考虑了额叶脑转移导致冷漠的可能性，但她的头部 CT 结果未见异常。

图 22.1 显示了她的生物-心理-社会构图。她正在与生活中许多不同的损失经历作斗争。身体功能的变化使她再也不能当清洁工了。她习惯了忙碌和活跃的生活，现在已经不可能了。她感觉自己的身份被剥夺了，因为她觉得在工作中和家庭中自己失去了一些关键角色。这导致了她强烈的内疚，因为她给丈夫和儿子带来了太多额外的负担。她生活的重点一直是照顾别人，所以很难接受别人的帮助。她也觉得失去了朋友圈，因为感觉自己被他们疏远了。她没有动力去社交，并且因不断掩饰自己的真实感受而感到疲惫不堪。然而，这进一步加剧了她的低落情绪，因为她觉得这是又一次失去自我。

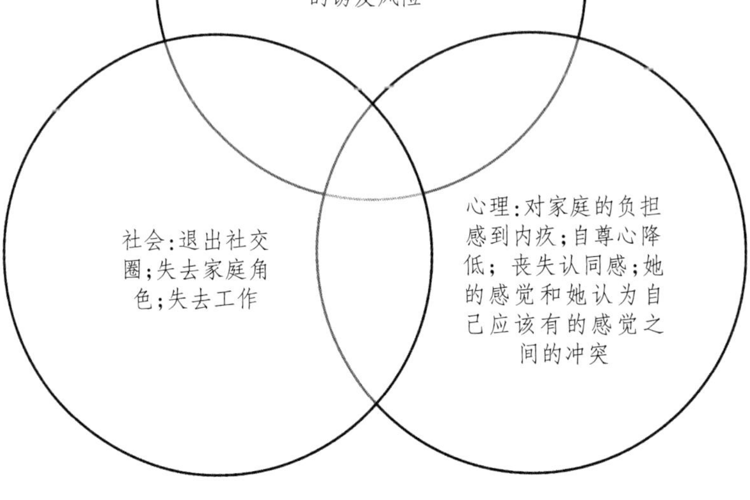

图 22.1　Angela 的生物-心理-社会构图。

专家点评

联络精神病学服务可以为姑息治疗团队提供宝贵的支持，照顾患者、提供教育和参与研究[10]。

循证基础

一项系统综述[1]显示，抗抑郁药在减轻抑郁症状和改善生活质量方面很有效。关于特定抗抑郁药物选择的证据较少，但已证明米氮平和西酞普兰在姑息治疗中有效[11]。即使预后很短，抗抑郁药仍然可能是有益的[12]，所以，考虑采取适当的治疗方法很重要。Maudsley 指南[13]为临终时精神疾病的处方提供了很好的指导。

学习要点

开始使用抗抑郁药物时，重要的是要经常检查不良反应和有效性，并在安全的前提下尽快达到治疗剂量，尤其是在时间很短的情况下。

临床提示

当出现吞咽问题时，请考虑替代制剂：

• 大多数标准释放的抗抑郁药可以压碎并通过鼻胃管给药。

• 许多药物可作为口服溶液提供给那些服用片剂有困难的人：米氮平、氟西汀、舍曲林和帕罗西汀。

• 米氮平和氟西汀可作为分散片使用。

• 西酞普兰和艾司西酞普兰可作为滴剂使用。

姑息治疗小组将她转诊到当地的精神病学联络服务处。评估后并被诊断为中度抑郁发作。使用生物–心理–社会方法与她探讨了疾病管理方案。她渴望获得补充治疗，因此，安排她的丈夫进入家庭支持团队。

我们与她讨论了药物选择。最初，她不确定是否要服用药物来调节情绪。于是我们为她提供了书面信息，并向她充分解释了各种选择。她同意开始服用抗抑郁药，并开始服用米氮平，希望也有助于改善食欲和睡眠。在治疗的第一周内对她进行了药物不良反应检查，显示她对药物的耐受性良好。然后每 2 周检查一次她的症状，并继续每天服用 30mg 米氮平。

我们与她讨论了心理治疗的选择。她接受了一个认知行为疗法（CBT）的课程，以关注她的抑郁症状。这主要集中在她的核心信念上；她“内心批评者”的角色和内疚感。她练习着与当下的状态建立联系。

药物治疗和心理治疗的结合有助于改善她的情绪，她觉得自己能够更好地应对自己的情况。她认为自己的主要价值观是与家人、朋友的积极关系，以及她的基督教信仰。她能够识别出是什么想法和行为使她更接近自己的价值观。她觉得与亲密朋友交往更有动力，并且这种关系对她非常有益。她意识到，自己对家人的罪恶感进一步使她远离了他们。姑息治疗团队能够为她的丈夫和儿子提供家庭会议，他们发现这是一个有益的认可自己感受的空间。他们还为她和丈夫提供支持，以考虑她未来的愿望和计划，包括葬礼安排。随着她的动力的增强，她觉得自己能够为儿子做一个记忆盒，并发现给家人和好朋友写信也是很有帮助的。她收集照片并写下最喜欢的食谱，这样就能感受到与未来的家庭生活有更多的联系。她加入了一个互助小组，发现与理解她经历的那些人进行更真实的交谈是有效的。她开始参加一个临终关怀日间治疗工艺小组，这让她有机会更有效地与他人保持积极的关系。她会见了临终关怀中心的精神护理团队，他们为她提供了表达痛苦的空间，她发现这是一种与她的信仰联系的支持性方式，她通过这种方式找到了平静和安慰。

循证基础

尽管英国临终关怀机构获得心理专业人员的机会有所改善，但许多临终关怀机构认为他们的整体心理服务还是不够[14]。与精神卫生服务中心的联系对于改善获得专科护理的机会至关重要。

NICE 建议，患有严重疾病并伴有严重心理困扰的人应立即获得专业的心理护理[15]。

对姑息治疗中抑郁症循证管理的系统评价[1]表明，以下非药物治疗具有显著益处：咨询、临床催眠、尊严治疗、认知疗法、CBT、音乐干预治疗、引导意象、渐进性肌肉放松治疗、针灸、正念呼吸和短期回顾心理治疗。

未来进展

虽然传统的心理治疗致力于解决问题，但在限制生命的疾病中，这往往是一种具有挑战性的方法，因为这些疾病往往存在复杂的心理问题，没有简单的解决方案。接纳与承诺疗法（ACT）是灵活和跨诊断的，允许患者忍受痛苦而生活在当下[16,17]。这是一种新的第三波 CBT，关于其在这一人群中的有效性的证据正在收集中[18]。

Angela 的健康状况在几周后恶化，在与她和家人讨论后，双方同意她将尽量留在家里。在社区姑息治疗团队的支持下，她的丈夫和儿子管理得很好，直到她生命的最后一刻，她都很享受家人和朋友的陪伴。她继续服用抗抑郁药，直到在死亡前一周昏昏欲睡，无法口服药物。

学习要点

有时停止服用抗抑郁药会导致头晕、恶心、感觉异常、焦虑和头痛等症状[3]。所有的抗抑郁药物都会导致停药症状，特别是突然停药，但这更可能发生在半衰期较短的药物中，如帕罗西汀或文拉法辛。如果无法逐渐减少剂量，假如患者正处于生命的最后几天，可以考虑使用苯二氮䓬类药物来控制任何相关的烦躁或不安。

讨论

综上所述，本病例是一位患有转移性癌症和抑郁症的 58 岁女性。她情绪低落、快感缺乏、兴趣丧失、注意力和活动力下降。还表现出食欲下降和睡眠不佳的症状，但她身体疾病也有这些特征，使得抑郁症的症状表现被掩盖。她有着强烈的内疚感，并退出了平常的社交活动。确诊时她的病情已处于晚期，加上不受控制的身体症状，增加了她患情绪障碍的风险。

抗抑郁药物和心理治疗相结合有助于改善她的情绪。她的家人也受益于这种有针对性的支持治疗。因此，她感觉能够与家人和朋友更好地建立联系，并能够从自己的活动和与他人的互动中获得更多价值。

专家总结

识别和管理晚期疾病患者的抑郁症可以对患者的体验、生活质量和人际关系产生巨大的影响，但这很容易被忽视，特别是当患者不主动透露自己的症状时，或者我们对此缺乏人文关怀的时候。将抑郁症的主动检测纳入常规患者的评估中，可确保早期诊断并有机会提供基于循证医学的有效干预措施。

（刘中光 译 路桂军 校）

参考文献

1. Perusinghe M, Chen KY, McDermott B, Evidence-based management of depression in palliative care: a systematic review. *J Palliat Med* 2021; 24(5): 767–781.
2. Stiefel R, Trill MD, Berney A, et al. Depression in palliative care: a pragmatic report from the Expert Working Group of the European Association for Palliative Care. *Support Care Cancer* 2001; 9(7): 477–488.
3. Rayner L, Higginson IJ, Price A, Hotopf M. *The Management of Depression in Palliative Care: European Clinical Guidelines*. London: Department of Palliative Care, Policy & Rehabilitation.
4. Calanzani N, Koffman J, Higginson IJ. *Palliative and End of Life Care for Black, Asian and Minority Ethnic groups in the UK*. Marie Curie. 2013. Available at: https://www.mariecurie.org.uk/globalassets/media/documents/who-we-are/diversity-and-inclusion-research/palliative-care-bame_full-report.pdf
5. World Health Organization (WHO). *The ICD-10 Classification of Mental and Behavioral Disorders: Clinical Descriptions and Diagnostic Guidelines*. Geneva: World Health Organization, 1992.
6. Lawrie I, Lloyd-Williams M, Taylor F. How do palliative medicine physicians assess and manage depression. *Palliat Med* 2004; 18(3): 234–238.
7. Endicott J. Measurement of depression in patients with cancer. *Cancer* 1984; 15(53): 2243–2248.
8. Hudson PL, Kristjanson LJ, Ashby M, et al. Desire for hastened death in patients with advanced disease and the evidence base of clinical guidelines: a systematic review. *Palliat Med* 2006; 20(7): 693–701.
9. Price A, Lee W, Goodwin L, et al. Prevalence, course and associations of desire for hastened death in a UK palliative population: a cross-sectional study. *BMJ Support Palliat Care* 2011; 1(2): 140–148.
10. Irwin SA, Ferris FD. The opportunity for psychiatry in palliative care. *Can J Psychiatry* 2008; 53(11): 713–724.
11. Rayner L, Price A, Hotopf M, Higginson IJ. Expert opinion on detecting and treating depression in palliative care: a Delphi study. *BMC Palliat Care* 2011; 10: 10.
12. Rayner L, Lee W, Price A, et al. The clinical epidemiology of depression in palliative care: systematic review and meta-analysis. *Palliat Med* 2011; 25(3): 36–51.
13. Taylor D, Barnes T, Young A. *The Maudsley Prescribing Guidelines in Psychiatry*, 14th ed. Oxford: Wiley Blackwell, 2021, pp. 829–830.
14. McInnerney D, Candy B, Stone P, et al. Access to and adequacy of psychological services for adult patients in UK hospices: a national, cross-sectional survey. *BMC Palliat Care* 2021; 20(1): 31.
15. National Institute for Clinical Excellence (NICE). Improving supportive and palliative care for adults with cancer. 2004. Available at: https://www.nice.org.uk/guidance/csg4/resources/improving-supportive-and-palliative-care-for-adults-with-cancer-pdf-773375005
16. Hayes SC, Luoma JB, Bond FW, et al. Acceptance and commitment therapy: model, process

and outcomes. *Behav Res Ther* 2006; 44(1): 1–25.
17. Burian H, Böge K, Burian R, et al. Acceptance and commitment-based therapy for patients with psychiatric and physical health conditions in routine general hospital care—development, implementation and outcomes. *J Psycho Res* 2021; 143: 110374.
18. Low J, Serfaty M, Davis S, et al. Acceptance and commitment therapy for adults with advanced cancer (CanACT): study protocol for a feasibility randomised controlled trial. *Trials* 2016; 17: 77.

第 4 部分

姑息治疗与心理健康之间的关联

病例 23
囤积行为及相关疾病

Manraj Bhamra
点评专家：Khalida Ismail

病例介绍

Helga，82 岁，女性，打电话给她的全科医生，称她因剧烈疼痛不能移动，无法去手术。她在电话里大喊大叫，说非常害怕。

查阅 Helga 的病例记录，她已经 5 年没有去过门诊，包括例行健康检查。最后一次记录她出现非特异性症状和“全身疼痛”，是在 5 年前其丈夫去世后不久。之前的病例记录里有高血压和肥胖的诊断，但其他方面都提示与患者的接触较少。

全科医生进行了紧急家访。敲门时，医生听到里面的喊声，但无法入户。求助警察和消防队，破门入户。那些处于极度疏于打理的地方，能闻到一股令人难以忍受的食物腐臭和排泄物的恶臭。另外，发现患者存在大量囤积行为，家里到处都是杂乱无章的箱子，成堆的书籍和衣服，阻碍视线并存在重大火灾隐患。

大家发现她时，她正躺在沙发上，无法自主活动。与过去的肥胖史相比，现在体重明显减轻。她周围都是空食品袋、空瓶子、袋子，房间里到处都是苍蝇。她身旁和衣服上都有粪便。

尽管医生跟她温和的沟通，Helga 仍拒绝从沙发上起来，并拒绝去医院，她说只需要止痛药来缓解腹痛。也许她身体的严重衰退和被疏于照顾的状态正在影响她的决策能力。经过现场专业人员的多学科评估和讨论，根据《2005 年精神能力法》，认为她不具备同意进一步检查和管理疼痛的能力。最终决定，在消防队和护理人员的帮助下用骨科担架将她送往医院。

临床提示 囤积行为的鉴别诊断

囤积行为可能是一种独立的精神障碍，也可能是其他精神障碍的表现，最常见的是强迫症(表 23.1)。这些可以通过个人囤积物品的意图和丢弃物品的能力来区分。如果囤积是精神疾病的症状，发生时本人可能没有任何目的或意图，可以毫无情绪地丢弃物品。 如果囤积是原发性离散性疾病的表现，那么这种行为就是故意的，且会造成损害，丢弃物品会给患者带来严重的痛苦[1]。

另外，那些患有原发性离散囤积障碍的患者更容易合并其他精神疾病，最常见的是抑郁症、广泛性焦虑障碍和社交焦虑症[2]。

表 23.1 以囤积行为为特征的精神疾病的鉴别诊断

诊断(代码 ICD-11)	囤积表现	与囤积症的区别
囤积症（6B24）	物品囤积是由于重复冲动或行为造成，这些冲动或行为可能是出于被动或主动的本能。丢弃物品会带来痛苦	N/A
精神病（6A2）	物品囤积由错觉驱动	个体常表现出其他精神病症状，如思维障碍和幻觉
心境障碍（6A7，6A8）	物品囤积发生在抑郁（精力不足、缺乏动力、冷漠）或躁狂症状（过度消费）之后	个体在丢弃物品时无任何痛苦 在抑郁时，囤积行为无目的或兴趣 躁狂持续时间下的囤积通常不足以产生明显的杂乱
强迫症（6B20）	囤积过多物品(强迫囤积)	物品囤积通常是强迫性思维，违背个人意愿，令人痛苦 囤积症的物品囤积可能是愉快的
痴呆症（6D8）	物品囤积是由于渐进性认知缺陷及行为(重复，去抑制)，或无丢弃物品的能力	囤积无目的或兴趣，个体通常不会表现出与丢弃物品相关的痛苦。可能会表现出明显的行为和性格变化

学习要点 老年人囤积症

研究表明，老年人囤积症的患病率比年轻人高出近 3 倍，每增长 5 岁患病率线性增加 20%[3,4]。

鉴于其长期性和渐进性，囤积症的后果随着年龄的增长而更加令人痛苦，伤害性也逐渐增加，因为随着时间的推移，物品堆积起来，越来越无法丢弃。老年人囤积症与社会孤立、自我忽视、环境风险及精神和身体疾病的合并症有关[5,6]。此外，老年人对治疗的抗拒性更强，因此早期诊断至关重要[7]。

抑郁症和焦虑症是老年人囤积症最常见的合并症。晚年出现的囤积行为可能与痴呆症有关[5]。

专家点评　对拒绝接受帮助的个体进行能力评估

在家访中，能力评估应考虑囤积的程度、风险水平、身体和心理健康情况。应尽一切努力与个体接触并获取他们的信任。如有需要，应采取紧急干预措施，如转院。在不需要立即采取行动的情况下，应召开由相关专业人员参加的多机构病例讨论会议。

当患者拒绝接受干预或治疗时，应考虑患者是否患有精神疾病，并利用当地相关心理健康/能力准则（本案例中，即她居住地英格兰的《心理健康法》）。在本案例的初步审查中，尚不清楚她是否患有精神疾病，也没有已知的既往精神病史，因此《精神卫生法》并非适用准则。应使用《2005 年精神能力法》对她的能力进行评估。这里，可以认为她缺乏同意进一步检查和治疗的能力，因为她似乎无法权衡接受干预的利弊（包括身体严重恶化的预防），她也无法表达这些。可以做出对她最有利的干预方面的决策。

入院后，对其进行了全面的医疗检查，发现了一个比较大的盆腔肿块。影像学检查结果提示Ⅳ期卵巢癌，已转移到肝脏。颅脑 MRI 结果未见脑转移或脑萎缩。

由于患者与工作人员配合度差、情绪激动、抗拒医疗干预，因此，需要联络专科医生对其进行精神评估。在精神状态检查中，Helga 表现出情绪低落、厌世（对生活的厌恶）和自我价值感低等。她自述还有更多的抑郁症状，包括无尿症、快感缺失和厌食症。蒙特利尔认知评估量表（MoCA）用来筛查认知障碍，得分低至 22/30，这表明她存在轻度认知障碍，诊断为抑郁发作，伴有囤积行为和认知障碍。

再次对其同意接受检查治疗的能力进行评估。由于患有抑郁症和认知障碍，Helga 无法记忆、评估或交流信息，因此，认为其缺乏做出这些决定的能力。

几次评估后，Helga 能够讲述她的个人经历，包括与她父亲有关的童年家庭暴力的背景，她的父亲有情绪低落和酗酒问题。她的丈夫也是这样，酒后有时会对她和儿子施暴。丈夫 65 岁患脑卒中后，她主要负责照顾他，直到 5 年前丈夫去世。儿子住在加利福尼亚州，过去的 4 年里，他们很少联系。社会文化评估结果提示，她在家独居，无人照料。丈夫去世前，她完全可以正常独立活动，但现在由于精力不足和疲劳而难以正常活动。由于厨房和浴室管道受损，她无法做饭，也无法使用厕所。她一直靠干燥食物维持，几乎没什么胃口。丈夫去世后，她的社交圈子也比较有限，最近几周都没有出门。

她的病例在妇科肿瘤医学决策制订会议上进行了讨论，由于肿瘤已经广泛转移，临床表现也较差，因此，认为没有必要进行抗癌治疗，建议进行姑息治疗。Helga 表达了她对死亡的恐惧、绝望，以及随着疾病进展而加剧的焦虑。她起初不愿意服用抗抑郁药，但最终还是同意了。对于住院患者，使用舍曲林缓慢静滴，她的情绪显著改善，认知障碍缓解，再次 MoCA 评分为 28/30。因焦虑和情绪低落，将其转介给住院心理学团队，使用认知行为治疗技术进行治疗。

她最希望在家里接受照护，也希望在家里死亡。起初，她对家里的任何干预措施包括深度清洁都持抵制态度。因此，随着病情的进展，她的住院时间延长，因为医生认为她回家并不安全。随着情绪和认知能力的改善，她开始参与社会服务，这些服务能够在适当的时候帮助她对家里进行深度清洁，也不会造成任何严重困扰。尽管社区姑息治疗团队正在为她出院回家做准备，并准备了充分的护理和严密监护，但不幸的是，她的病情还是恶化了，导致照护需求增加，最终，她同意出院后到疗养院接受临终关怀。

专家点评 假性痴呆

这个词最早是在 1961 年创造的，用来描述与痴呆症密切相关的病例[8]。现在广泛用于描述各种精神疾病中发生的认知缺陷，尤其是老年人的抑郁症。但是诊断通常比较困难，因为抑郁症可能表现出认知障碍，而痴呆症又可能表现为抑郁症状。值得注意的是，这些疾病没有神经退行性过程，通常呈现渐进性认知减退。因此，从专业角度看，如果潜在的精神疾病得到治疗，这些认知缺陷是可逆的。在老年人抑郁的情况下，如果没有潜在的神经退行性过程（假性痴呆），出现认知障碍后，用药物及心理干预来治疗情绪障碍有望缓解这些认知缺陷。本病例中，舍曲林对患者抑郁症的有效治疗缓解了首次评估中发现的认知障碍[9-11]。

讨论

总之，这是在一次紧急家访中发现的一个病例，该患者以疼痛为主要症状，暴露出其存在大量囤积物品、居住环境脏乱及疏于自我照顾的情况。医院评估中，检查和影像学结果均表明转移性卵巢癌。对其进行全面的精神病评估后，得出的结论是，她没有囤积症，她的囤积行为是抑郁症的继发表现，同时伴有相关的认知障碍。

功能评估表明，自丈夫去世以来，她的各种功能能力逐渐下降，自我忽视现象日益严重。这可能是多因素的，与恶性肿瘤、抑郁症和认知障碍相关。

由于她病情严重，只能进行支持治疗。舍曲林显著改善了她的情绪和认知，使其能够接受心理社会干预。住院心理学团队缓解了她对癌症死亡的焦虑和恐惧。出院计划过程中考虑了患者的意愿和首选死亡地点。通过深度清洁，改善了她的囤积行为及恶劣的生活环境。多学科协作对本病例的联合治疗至关重要。

不幸的是，尽管她的精神状态有所改善，但身体状况却恶化了，她再也不能出院回家了。这表明有些患者直到很晚期无法进行有效干预治疗时，才能接受到服务。因此，对与精神疾病相关的囤积行为及原发性囤积症进行区分至关重要。

临床提示 囤积症的诊断

囤积症的诊断通常是在排除了导致囤积行为的其他疾病后做出的（图 23.1）[12]。

国际疾病分类（ICD-11）囤积症诊断标准（6B24）：

1.物品的囤积导致生活空间杂乱，影响使用或环境安全。这种囤积是由重复的冲动或行为造成的，这些冲动或行为在本质上可能是被动的或主动的，以及由于感知到对物品的需求和丢弃物品带来的痛苦而难以丢弃物品。

2.症状导致个人、家庭、社会、教育、职业和其他功能领域的轻微痛苦或损害。

其他临床特征：

- 评估还可能包括抵押物信息和对房屋的外观检查。
- 物品往往因其情感意义、感观特征或价值观而被囤积。
- 个人可能无法找到重要物品，无法经常搬家或出门，无法准备食物，无法使用电器或家具。
- 个人可能患有慢性身体并发症，如肥胖、行动不便，并且由于囤积而面临很多居住环境风险。

专家点评 姑息治疗中的囤积行为

为姑息治疗患者进行囤积行为的治疗具有挑战性，因为有时间限制及很多护理障碍。第一步是确定这是一种独立的疾病，还是另一种精神疾病的继发症状（图 23.1）。在本病例中，囤积行为是患者抑郁症的表现，因为患者表现出精力差、无动机、冷漠和认知障碍的症状，物品囤积没有目的或兴趣，深度清洁似乎也没给患者带来痛苦。与卵巢癌相关的症状可能进一步导致物品囤积和无能力丢弃物品。

在这些情境中使用的方法包括减少伤害，与患者建立治疗关系，如果有相关精神疾病的话进行创伤知情护理和治疗。减少伤害承认囤积的长期困难，旨在通过最大限度地降低环境风险和危害并将控制权交还给患者来减少其影响。动机性面谈是一种目标明确的咨询风格，可能有助于评估和鼓励改变的意愿，承认改变的矛盾心理，权衡选择（放弃物品或允许深度清洁，而不是继续忍受疼痛和其他症状）和领悟能力。创伤知情护理能够意识到患者可能引发囤积症的创伤经历，旨在提供一个让人感觉安全并能够建立信任的环境，这样患者就能够“放弃”他们的物品。

姑息治疗中对囤积行为需要特殊注意的是，在复查时定期评估囤积情况，注意时间跨度和疾病严重程度，心智能力评估，风险程度，创伤知情护理以改善业务，护理人员教育，多机构合作。

循证基础 囤积症的未来研究方向

自囤积症被确认为一种特定的疾病以来，对其研究越来越多。最近，大部分研究都集中在两方面，一是认知功能障碍，这是囤积行为发展和维持的潜在病因；二是关于患者缺乏领悟能力等情绪特征[17]。未来的研究旨在了解囤积行为和精神性合并症相关的损伤。

虽然研究表明认知行为疗法（CBT）在囤积行为治疗上有效，但目前的治疗方法并不像其他精神疾病那样效果显著[17]。技术支持的囤积干预、认知康复治疗、慈悲聚焦疗法（CFT）、动机性面谈和减少伤害都可能有积极效果[18]。抗抑郁药的治疗效果可能还不够。未来可能选择使用新型药物，如兴奋剂和认知增强剂，或使用药物强化心理疗法。关于禁忌情况需要进一步的研究和更有效的治疗。

专家总结

本病例表现了囤积行为的个体经常经历的复杂过程。可能由于抑郁症的发作，这位女士在丈夫去世后不再接受医疗服务和社交网络。她的一些相关症状，如精力下降、动力低下、冷漠和认知障碍，可能导致其被动囤积物品和无法丢弃物品，进而导致囤积行为。此外，她的抑郁症和潜在的恶性肿瘤将导致渐进性身体功能退化和社交隔离。因此，发现她处于肮脏的环境中，对她最好的方式就是紧急医疗和精神评估及治疗。继而诊断出卵巢癌、抑郁症和认知障碍。对她的抑郁症进行了积极有效的治疗，使她的精神和认知状态得到了显著改善，精神状态也得到了恢复，能够参与护理计划。

该病例表明，尽管患者身体健康状况恶化，但通过药物、心理和社会干预，囤积行为和抑郁症的治疗效果良好。创伤知情护理和多机构合作是治疗的关键。

（任娟娟 译 路桂军 校）

参考文献

1. Maier T. On phenomenology and classification of hoarding: a review. *Acta Psychiatr Scand* 2004; 110: 323–337.
2. Frost RO, Steketee G, Tolin DF. Comorbidity in hoarding disorder. Depress Anxiety 2011; 28: 876–884.
3. Samuels JF, Bienvenu OJ, Grados MA, et al. Prevalence and correlates of hoarding behavior in a community-based sample. *Behav Res Ther* 2008; 46: 836–844.
4. Cath DC, Nizar K, Boomsma D, et al. Age-specific prevalence of hoarding and obsessive compulsive disorder: a population-based study. *Am J Geriatr Psychiatry* 2017; 25: 245–255.
5. Ayers CR, Saxena S, Golshan S, et al. Age at onset and clinical features of late life compulsive hoarding. *Int J Geriatr Psychiatry* 2010; 25: 142–149.
6. Koenig TL, Chapin R, Spano R. Using multidisciplinary teams to address ethical dilemmas with older adults who hoard. *J Gerontol Soc Work* 2010; 53: 137–147.
7. Pertusa A, Gaston RL, Choudry A. Hoarding revisited: there is light at the end of the living room. *BJPsych Advances* 2019; 25: 26–36.
8. Kiloh LG. Pseudo-dementia. *Acta Psychiatr Scand* 1961; 37: 336–351.
9. Frost RO, Hartl TL. A cognitive–behavioral model of compulsive hoarding. *Behav Res Ther* 1996; 34: 341–350.
10. Iervolino AC, Perroud N, Fullana MA, et al. Prevalence and heritability of compulsive hoarding: a twin study. *Am J Psychiatry* 2009; 166: 1156–1161.
11. Timpano KR, Exner C, Glaesmer H, et al. The epidemiology of the proposed DSM-5 Hoarding Disorder: exploration of the acquisition specifier, associated features and distress. *J Clin Psychiatry* 2010; 72: 780–786.
12. World Health Organization (WHO). *ICD-11: International Classification of Diseases* (11th revision). Geneva: World Health Organization; 2019.
13. Tolin D, Frost RO, Steketee G, et al. Cognitive behavioural therapy for hoarding disorder: a meta-analysis. *Depress Anxiety* 2015; 32: 158–166.
14. Tolin DF. Understanding and treating hoarding: a biopsychosocial perspective. *J Clin Psychology* 2011; 67: 517–526.
15. Saxena S, Brody AL, Maidment KM, et al. Paroxetine treatment of compulsive hoarding. *J Psychiatr Res* 2007; 41: 481–487.
16. Saxena S, Sumner J. Venlafaxine extended-release treatment of hoarding disorder. *Int Clin Psychopharmacol* 2014; 29: 266–273.
17. Davidson EJ, Dozier ME, Pittman JOE, et al. Recent advances in research on hoarding. *Curr Psychiatry Rep* 2019; 21: 91.
18. Bratiotis C, Muroff J, Lin NXY. Hoarding disorder: development in conceptualization, intervention and evaluation. *Focus* 2021; 19: 392–404.

病例 24
谵 妄

Kitty Jackson
点评专家：Felicity Wood

病例介绍

Michael，77 岁，男性，患转移性非小细胞肺癌，在临终关怀住院部接受疼痛管理。既往病史包括慢性肾病和良性前列腺增生。戴眼镜和助听器。有吸烟史，无饮酒史。

Michael 描述他的胸壁痛与转移性骨病的部位一致。目前正在服用阿米替林和羟考酮缓释剂（MR），并根据需要使用羟考酮速释液（IR）。患者有尿频症状，并且每天服用番泻叶来排便。白天嗜睡，注意力集中困难。未具体评估谵妄风险和进行谵妄筛查，也未采取任何预防措施。

学习要点

英国国家卫生与临床优化研究所（NICE）谵妄指南提倡对患者进行风险评估，并为有风险的患者应用个性化非药物多组分干预[1]。

谵妄的易感危险因素[2]：

- 年龄 65 岁以上。
- 认知功能障碍。
- 有多种并发症。
- 重伤（如髋部骨折）。
- 功能损害。
- 医源性因素（如导尿术、多重用药或手术）。
- 既往或现在的酗酒史。
- 感官障碍（如视力障碍或听力丧失）。
- 营养不良。
- 疾病终末期。

谵妄风险随目前的危险因素数量增加。

预防谵妄的非药物多组分干预措施倾向于减少或消除谵妄的几个易感危险因素。常见干预措施的详细信息见表 24.1。一项对住院(非 ICU)患者采用这种方法的系统评估表明,与常规医院护理相比,这种方法可将谵妄的发生率降低 43%[3]。没有明确证据表明任何药物能有效预防谵妄[4]。

表 24.1 预防谵妄的非药物干预[1,5,6]
(同样的干预措施也可用于治疗谵妄)

目标	适当的照明
	清晰的标识
	时钟和日历
	重新定位时间、地点和人物
	认知刺激活动
	方便家人和朋友来访
解决感觉障碍	戴助听器和眼镜
	解决可能的损害原因
优化睡眠-觉醒模式	在睡眠期间避免不必要的流程,包括药物巡查
	减少睡眠期间的噪声和光线
提高活动能力	根据患者的表现状态进行活动
	戴合适的助行器
	主动活动度练习
改善患者的生理功能	最优的水分和营养
	膀胱和肠道功能
	如果使用的话,增加氧气供应
解决感染问题	查找并治疗感染
	避免不必要的导管置入术
	实施感染控制程序
缓解疼痛	评估疼痛,包括查找非言语疼痛迹象
	开始或回顾疼痛管理
药物审查	对服用多种药物的患者进行药物审查,尽可能减少用药

入院 1 周后,Michael 开始感到困惑。他开始嗜睡,与人交谈的过程中总会走神,甚至入睡。还会迷失方向,无法回忆起前一天的对话,似乎对看不见的刺激有反应。诊断为低活动型谵妄。

循证基础

谵妄在姑息治疗中很常见:58.8%~88%的患者在死亡前几周或几小时内出现谵妄[7]。在姑息治疗病房内,60%的患者在住院期间的某些时候会出现谵妄[8]。

专家点评

谵妄的诊断可能具有挑战性,尤其是低活动型。通常会漏诊或误诊为痴呆症、抑郁症。因此,指南提倡使用经过验证的方法进行谵妄筛查,以识别可能患有谵妄的患者[6]。目前有多种经过验证的筛查方法包括谵妄 4AT 量表、意识模糊评估法(CAM)和谵妄单一问题量表(SQUID)。使用时应遵循当地指南及使用者对其熟悉程度。

谵妄与患者的预后差有关，包括住院时间延长、死亡率增加和可能出院接受长期护理[5]。可能会导致跌倒和褥疮等并发症[9]。对于患者、家属、家庭看护人员、医护人员来说，谵妄都是令人痛苦的[10]。谵妄及其镇静药物的治疗会干扰患者的沟通[11]。

学习要点

谵妄是一种以认知水平不稳定及注意力和意识障碍急性发作为特征的疾病。当人体的身体健康受到干扰，影响认知功能并在短时间内发展时，就会发生这种情况[12]。患者可能会出现困惑、定向障碍、幻觉、语言或行为失常、不安和激动、嗜睡、变得孤僻和活跃度降低、注意力不集中和昼夜颠倒。这些症状可能比较微妙，容易被忽视。

专家点评

谵妄可分为三种精神运动亚型：

- 激越型（或过度活动型）：患者情绪激动、高度警觉和躁动不安。
- 安静型（或低活动型）：患者昏昏欲睡，反应迟钝。
- 混合型：患者同时具有以上两种特征。

在姑息治疗中，低活动型和混合型最常见。

对可逆原因进行了评估：药物核查显示阿米替林和羟考酮的剂量有所增加。复习 Michael 的病例记录，目前已行导尿术，6天未排大便。全面体格检查后无新情况出现，无阿片类药物中毒的证据。家属提供的其他病史：助听器丢失，常在医院使用尼古丁贴片。血液检查无感染、电解质紊乱或器官功能障碍的证据。

在病情允许的情况下，对谵妄的可逆病因进行了处理。减少了羟考酮剂量，但患者的疼痛没有加重。治疗了便秘，使用了尼古丁贴片，重装了助听器。

学习要点

谵妄的初步管理依靠对谵妄可逆原因的临床评估和治疗。在癌症晚期住院患者中，50%的谵妄是可逆的，常见多种诱发因素[13,14]。这意味着对所有常见可逆因素进行系统评估非常重要。谵妄的主要可逆原因包括：

- 药物和复方制剂：阿片类药物、苯二氮䓬类药物、皮质类固醇、三环类抗抑郁药、抗惊厥药、抗毒蕈碱类药物等。
- 药物戒断：酒精、尼古丁、违禁药品、苯二氮䓬类药物、阿片类药物。
- 不受控制的症状：尿潴留、便秘、疼痛。
- 代谢紊乱：电解质异常、脱水、高/低血糖。

- 器官衰竭：肾衰竭、肝衰竭、呼吸衰竭。
- 其他生理障碍：缺氧、贫血。
- 感染。
- 颅脑病理：原发性脑肿瘤、脑转移瘤、软脑膜疾病。
- 环境变化：陌生面孔、房间或日常生活改变、视觉/听觉辅助设备的丢失。

专家点评

在决定检查及治疗内容时，应考虑患者的疾病阶段、谵妄的可逆原因及患者和护理人员的倾向。有些可逆因素适合评估并治疗，如尿潴留或疼痛。有些因素在技术上可能是可逆的，但结合实际情况，不适合这样做，例如，对临终患者进行侵入性手术。谵妄也可能有着不可逆的潜在原因。晚期疾病的谵妄可能是预后不良的标志，通常是死亡进程的一部分。

对Michael的谵妄采取了非药物的治疗措施。在Michael面前摆放了一个时钟和一本日历。工作人员做了自我介绍，并对患者进行引导。由于认为患者不太可能主动报告疼痛情况，因此，决定定期对患者进行疼痛评估。在用餐时，也给了Michael更多的时间和支持，以优化水合及营养。

在接下来的5天里，情况有所改善：尽管Michael的方向感仍然较差，但相对清醒一些。然而，第二天他更加困惑、激动和痛苦。他说话语无伦次，认为自己被监禁了。如果工作人员靠近，他就会大发雷霆，并对看不见的刺激做出反应，拔出尿管，试图爬下床，根本不可能安全地接近他。护理人员不确定这是谵妄症状加重，还是患者现在情绪极度激动。重新进行医学评估后，诊断为过度活动型谵妄。

学习要点

谵妄管理的核心是非药物治疗。非药物治疗的目的是促进大脑恢复，评估和治疗躁动及痛苦，预防谵妄并发症（例如，静止、跌倒、褥疮、脱水、营养不良、孤独），并为患者和护理人员提供支持[6]。

谵妄的非药物管理与非药物预防大致相似（表24.1）。其他部分包括与患者和家属沟通谵妄的诊断，以及对痛苦的发现、评估和治疗。

专家点评

对于姑息性患者的谵妄，经常混淆的是“临终躁动”和“谵妄”之间的关系。这两个术语完全不同，不可互换（图24.1）。

临终躁动是指生命最后几天出现的任何躁动。

患有过度活动型谵妄伴躁动的临终患者既有“谵妄”，也有“临终躁动”。临终患者可能会因谵妄以外的原因而激动，如无法控制的症状或情绪困扰。识别临终躁动患者是否存在谵妄可能会改变治疗策略。

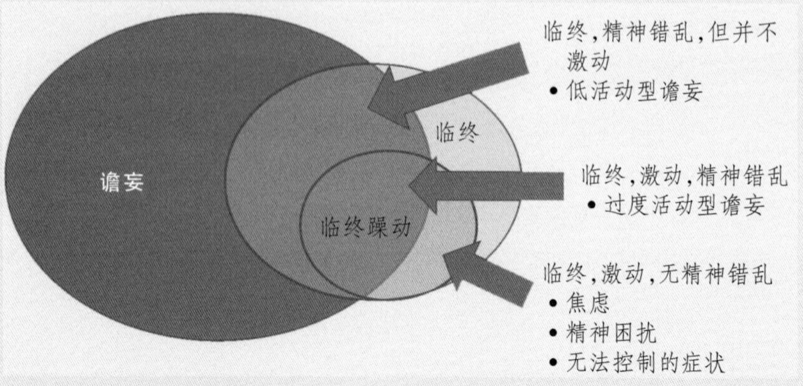

图 24.1 谵妄与临终躁动之间的关系。此图诠释了谵妄和临终躁动之间的关系。表明这些术语是不可互换的,但在某些患者中确实存在重叠现象。

鉴于 Michael 的严重焦虑和痛苦,以及对工作人员和患者安全的风险考量,双方同意为了安全地进行身体评估,进行药物治疗。Michael 拒绝口服 0.5mg 氟哌利多,在家属协助下对其给予皮下注射 0.5mg 氟哌利多,以此分散 Michael 的注意力。30 分钟后,即可进行检查。

学习要点

在特定情况下可以考虑对谵妄进行药物治疗[1]:

- 患者对自己或他人构成危险。
- 痛苦:严重的躁动或令人痛苦的幻觉。

使用药物治疗的决定应与患者(如果可能的话)及其家属协商,即使在这种情况下,镇静对某些患者来说也可能不是理想的结果。

如果准备使用药物,应采用低起始剂量的“按需”给药方法。

治疗初始阶段,不开长期用药。任何处方药都应该定期审查,短期使用,一旦谵妄消失就停止用药[1,6]。

学习要点

对于不具备同意谵妄药物治疗能力的患者,应在符合国家法律制度下接受治疗(本病例中,根据《心智能力法 2005》[15],做出符合最佳利益的决策)。

关于谵妄药物治疗的决定最好让患者家属或患者律师、了解患者的护理人员、开具药品的专业医疗人员和药剂师都参与进来。讨论治疗方案,包括继续非药物治疗、口服或皮下给药。

如果患者拒绝药物治疗,可以考虑对患者进行约束或秘密用药,但这些仅适用于特殊情况。为保证患者安全,应首选限制最少的方案。记录并定期审查治疗计划。

临床提示

药物选择应遵循地方政策。然而，氟哌利多（一种抗精神病药物）通常作为治疗谵妄的一线药物[1]。抗精神病药物的风险包括[16]：

- 诱发或加剧帕金森综合征，氟哌利多禁用于帕金森病。
- 中风和死亡风险增加，尤其是老年痴呆症患者。
- QT 间期延长易诱发心律失常。
- 癫痫发作阈值降低。

如果确定氟哌利多无效或不适合，可以使用苯二氮䓬类药物作为替代品[17]。首选舌下含服劳拉西泮。使用苯二氮䓬类药物的风险包括[16]：

- 镇静会增加跌倒风险。
- 加剧精神错乱。
- 心肺功能抑制。
- 躯体及心理依赖风险。

对于患有难治性谵妄的临终患者，采取加深镇静的谵妄管理方法也许能够缓解患者和家属的痛苦。本病例中，单独使用左美丙嗪等镇静抗精神病药物，或与咪达唑仑等苯二氮䓬类药物联合使用可能更合适[17]。

循证基础

目前没有证据能证明药物治疗谵妄的益处。

Cochrane 的几篇综述阐述了谵妄的药物治疗。结论是，在住院的非重症监护室患者中，抗精神病药物并不能减轻谵妄的严重程度、缓解症状或降低死亡风险[18]，现有证据也不支持常规使用苯二氮䓬类药物[19]。

Michael 出现发烧症状，膀胱充盈可触及。诊断为导管相关性尿路感染、尿管堵塞、尿潴留。给予拔除尿管处理，口服头孢氨苄。向家属解释了谵妄的诊断和诱发因素，并就如何与他沟通给出了建议。

临床提示

考虑到谵妄对患者及家属的影响，让他们了解、支持及参与有关谵妄管理的决策非常重要。与患者和家属沟通内容[6]：

- 患者是否存在谵妄风险。
- 患者是否出现了谵妄。
- 出院后谵妄发作情况。

谈话应该说明的内容[6]：

- 什么是谵妄，都有哪些症状；使用“谵妄”这个词的依据。
- 谵妄的原因。
- 家属如何参与帮助亲属预防和治疗谵妄。

临床提示

幻觉在谵妄中很常见，不是必须需要药物治疗。

倾听患者的声音，不否认他们的经历，并对他们的痛苦表示同情。

向患者和护理人员解释谵妄产生的原因和谵妄的更多情境，可以让他们更安心。

患者可能会从分散注意力的活动中受益。如果采取了这些措施后，患者仍存在剧烈痛苦，可以考虑使用氟哌利多进行治疗。

接下来的一周，Michael 的焦虑激动症状有所缓解，更加清醒，困惑混乱症状也有所减轻。但是仍存在一些谵妄症状，包括间歇性定向障碍、短期记忆力下降、白天嗜睡。病情稳定在现有状态，出院后对其进行了一系列护理和持续的社区姑息治疗。

专家点评

在姑息治疗群体中，许多患者在死亡前永远无法恢复谵妄前的认知功能。

谵妄的恢复需要很长时间，尤其是老年人。在高达65%的老年人中，一些谵妄症状持续至少12个月[20]。大多数姑息治疗患者的预后时间较本病例中的患者短，因此，患者死亡时谵妄症状可能未完全缓解。

这对照护需求、决策及患者或照护人员的持续痛苦都有影响，以后在规划姑息护理时需要考虑这些因素。

讨论

本病例描述的是一名转移性肺癌患者，被送入临终安养院进行症状管理。入院筛查谵妄会发现多种危险因素和些许轻微的谵妄症状。对这些风险因素进行处理并实施个性化非药物干预可能有助于预防谵妄的进展。

多种因素包括药物、便秘、感觉丧失、尼古丁戒断、导管堵塞和尿路感染等，导致患者活动减少，继而出现过度活动型谵妄。在条件允许的情况下，逆转了诱发因素，并进行了非药物性谵妄管理。在进行临床检查时，可以使用氟哌利多确保患者安全。虽然针对谵妄的病因进行了治疗，但一些症状仍持续到出院。

专家总结

该病例阐释了可能导致谵妄的复杂因素；在姑息治疗中，通常存在许多潜在的影响因素。

本病例中，Michael经历了疾病的低活动期和过度活动期。低活动型谵妄常被误认为是抑郁症，因此，将谵妄作为鉴别诊断非常重要。由于药物治疗的论证有限，因此，应该重点进行疾病预防和非药物管理。由于谵妄复发概率较大，因此，对患者及其家属进行心理教育非常重要。这有助于患者在未来适当主动寻求帮助，并通过更好地了解病情来减轻家属的负担。

（任娟娟 译 路桂军 校）

参考文献

1. National Institute for Health and Care Excellence (NICE). Delirium: prevention, diagnosis and management. (Nice Guideline CG103). Available at: https://www.nice.org.uk/guida

nce/cg103

2. Clinical Knowledge Summary (CKS). Delirium: What are the risk factors?: National Institute for Health and Care Excellence (NICE). 2021. Available at: https://cks.nice.org.uk/topics/delirium/background-information/predisposing-factors/
3. Burton JK, Craig LE, Yong SQ, et al. Non-pharmacological interventions for preventing delirium in hospitalised non-ICU patients. *Cochrane Database Syst Rev* 2021; 7: CD013307.
4. Siddiqi N, Harrison JK, Clegg A, et al. Interventions for preventing delirium in hospitalised non-ICU patients. *Cochrane Database Syst Rev* 2016; 3: Cd005563.
5. LeGrand SB. Delirium in palliative medicine: a review. *J Pain Symptom Manage* 2012; 44(4): 583–594.
6. Scottish Intercollegiate Guidelines Network (SIGN). Risk reduction and management of delirium. 2019. Available at: https://www.sign.ac.uk/our-guidelines/risk-reduction-and-management-of-delirium/
7. Hosie A, Davidson PM, Agar M, Sanderson CR, Phillips J. Delirium prevalence, incidence, and implications for screening in specialist palliative care inpatient settings: a systematic review. *Palliat Med* 2013; 27(6): 486–498.
8. Watt CL, Momoli F, Ansari MT, et al. The incidence and prevalence of delirium across palliative care settings: a systematic review. *Palliat Med* 2019; 33(8): 865–877.
9. O'Keeffe ST, Lavan JN. Clinical significance of delirium subtypes in older people. *Age Ageing* 1999; 28(2): 115–119.
10. Breitbart W, Gibson C, Tremblay A. The delirium experience: delirium recall and delirium-related distress in hospitalized patients with cancer, their spouses/caregivers, and their nurses. *Psychosomatics* 2002; 43(3): 183–194.
11. Bruera E, Fainsinger RL, Miller MJ, Kuehn N. The assessment of pain intensity in patients with cognitive failure: a preliminary report. *J Pain Symptom Manage* 1992; 7(5): 267–270.
12. American Psychiatric Association. *Diagnostic and Statistical Manual of Mental Disorders*, 5th ed. Washington DC: American Psychiatric Publishing, 2013.
13. Bush SH, Tierney S, Lawlor PG. Clinical assessment and management of delirium in the palliative care setting. *Drugs* 2017; 77(15): 1623–1643.
14. Lawlor PG, Gagnon B, Mancini IL, et al. Occurrence, causes, and outcome of delirium in patients with advanced cancer: a prospective study. *Arch Intern Med* 2000; 160(6): 786–794.
15. Mental Capacity Act 2005, c.9, HMSO.
16. Twycross R, Wilcock A, Howard P. *Palliative Care Formulary*, 7th ed. London: Pharmaceutical Press, 2020.
17. Hosker CMG, Bennett MI. Delirium and agitation at the end of life. *BMJ* 2016; 353: i3085.
18. Burry L, Mehta S, Perreault MM, et al. Antipsychotics for treatment of delirium in hospitalised non-ICU patients. *Cochrane Database Syst Rev* 2018; 6(6): Cd005594.
19. Li Y, Ma J, Jin Y, et al. Benzodiazepines for treatment of patients with delirium excluding those who are cared for in an intensive care unit. *Cochrane Database Syst Rev* 2020; 2(2): CD012670.
20. Cole MG, McCusker J. Delirium in older adults: a chronic cognitive disorder? *Int Psychogeriatr* 2016; 28(8): 1229–1233.

病例 25
痴呆症

Kirsty Tolmie
点评专家：Karen Harrison Dening

病例介绍

患者 David，男，84 岁，由全科家庭医生转诊至社区专科门诊。患者既往有体重减轻、声音嘶哑和吞咽困难的病史。CT 检查发现声门上有一个较大的肿瘤，肿瘤扩展至右侧舌根，并伴有数个Ⅱ级到Ⅲ级的颈部淋巴结肿大。淋巴结活检确诊为低分化鳞状细胞癌，疾病分期为 T4aN2bM0。

David 有 5 年的阿尔茨海默病病史。他的认知功能在 3 年内迅速下降，目前出现了严重的记忆障碍、执行功能差及找词困难。尽管他已告知确诊为痴呆症和癌症，但他无法回忆出大部分相关患病信息，并对自己的病情缺乏了解。

该地区耳、鼻、喉（ENT）专家对该病例进行了联合会诊，鉴于恶性肿瘤的程度及伴有中度至重度的痴呆症，建议采取支持性护理方案。

姑息治疗护理专家对 David 进行了复查。在提示下，他能够自主报告或被观察到有多种身体症状，包括疼痛、疲劳、食欲减退和吞咽困难。

他开始抵触个人护理，尤其在护理其头部和颈部时，他会尝试推开为他护理的工作人员。由于复方可待因 30mg/500mg 会导致患者出现严重的意识混乱和便秘，因此，将其换为 1g 的对乙酰氨基酚，每天 4次。David 很少主动报告疼痛，也从未主动要求按需使用止痛药；但如果医护人员主动提供止痛药，他会使用勺子服用 2.5mg 口服吗啡（速释液）。

David 的女儿报告了患者的情绪和行为发生了变化。患者的睡眠状况发生紊乱，他每晚都会醒来，并经常在房间来回踱步。当患者女儿试图安慰他时，他会变得更加焦虑和痛苦。他经常自行取下颈部的敷料，导致伤口出血，并且出现了大小便失禁的情况。如果他能被说服接受额外的镇痛治疗，他的烦躁和痛苦将会显著减少。鉴于疼痛很可能

> **专家点评**
>
> 全面评估患者的功能变化对于了解痴呆患者的需求至关重要。许多研究尝试识别预后指标或指数，以指导临床医生采取更偏向姑息治疗的护理方式[1]。但需谨慎使用对痴呆症的评估方式及方法，因为它们可能在识别低死亡风险的痴呆患者方面更可靠，而在识别高死亡风险患者方面则效果较弱[2]。

是引发患者行为变化的原因，尤其是在夜间他没有接受镇痛治疗的情况下，因此，他开始服用长效的阿片类药物，硫酸吗啡（缓释片），5mg，每日 2 次。硫酸吗啡逐步加量至 20mg，每日 2 次。为了减少药物负担及非依从性的风险，最终换为使用透皮贴剂（芬太尼，每小时 12μg）。

专家点评

识别自身疼痛需要较高的理解力，包括痛点位置、疼痛性质和过往的疼痛经历。自我报告被视为评估疼痛的“金标准”，许多中度至重度痴呆患者仍能较准确地报告疼痛。然而，随着疾病的进展，患者逐渐失去高级执行功能、理解力和判断力。他们可能无法认识到自身经历和疼痛有关，并可能无法通过行为来表达痛苦。这使得周围医护人员需要着重“观察”患者的疼痛及其表现方式。

学习要点

表 25.1 疼痛评估工具

评估量表	预期用途	领域	评分
Abbey 疼痛量表	6 个行为观察领域测量行为的变化，需要重复测量	声音、语言表达 习惯和举止 身体姿势 身体观察 精神运动反应 心理社会反应	0~2 无疼痛 3~7 轻度疼痛 8~13 中度疼痛 14+ 重度疼痛
痴呆疼痛评估量表（PAINAD）	5 点观察量表 对活动状态和非活动状态都很敏感	呼吸 负性发声 面部表情 身体语言 可安抚性	1~3 轻度疼痛 4~6 中度疼痛 7~10 重度疼痛
残疾痛苦评估工具（DisDAT）	无疼痛的特征性表现 而是观察痛苦行为 9 种外观和行为类别	外观 下颌运动 眼部外观 皮肤外观 发声与语言 习惯与举止 身体姿势 身体观察	将识别出的体征和行为，及其严重程度与之前的观察记录进行比较

（待续）

学习要点

认知障碍和无法表达疼痛的经历给专业医护人员在诊断及管理复杂症状时带来了挑战。文献表明，晚期痴呆患者的症状负担与癌症患者相当，常经历疼痛、呼吸困难和食欲减退[3]。然而，疼痛在痴呆患者中往往未被充分检测和治疗。一些研究报道显示，认知功能障碍患者所开具的阿片类处方药物是认知正常患者的 1/3[4]。

临床提示

当沟通存在困难时，应避免使用按需给药（PRN），而采取常规给药的方式进行镇痛。如果常规性给予镇痛药物能改善患者行为并减少其痛苦，其本身即可视为一种诊断工具。

临床提示

行为观察工具可作为了解患者疼痛和痛苦行为的基础。例如，如果痴呆患者被入院收治或在家中护理，通过收集患者在过去如何反应和管理疼痛的既往病史，结合观察工具的指标，可以建立其个性化疼痛标准，从而支持护理计划的制订。

表 25.1(续)

评估量表	预期用途	领域	评分
疼痛评估量表 Doloplus	观察10种与疼痛相关的行为	躯体反应(5个子类别) 精神运动反应(2个子类别) 心理社会反应(3个子类别)	得分>5表示存在疼痛

Source: data from Lichtner V. et al.(2014). Pain assessment for people with dementia: a systematic review of systematic reviews of pain assessment tools. BMC Geriatr. 17:14:138. DOI: 10.1186/1471-2318-14-138.

尽管调整了阿片类药物剂量并添加了神经病理性辅助镇痛药物，David 的疼痛控制效果仍不理想。

因此，提出了入住临终关怀医院的请求，并在入院时的多学科会诊上讨论了该病例。此外，还完成了一项跨专业的全面需求评估，从而确定患者的护理需求、家庭日常活动、环境压力源和痛苦触发因素，以及对护理人员的需求。入院前的规划也旨在提高对临终关怀工作人员的信心、知识和技能，以帮助制订以人为本的护理计划。

学习要点

75%的痴呆患者在疾病的某个阶段会经历行为和心理症状（BPSD）[11]，BPSD 包括：

- 激动。
- 攻击性行为。
- 异常发声。
- 妄想。
- 幻觉。
- 徘徊。
- 去抑制行为。

因为 BPSD 的许多体征和症状与存在沟通障碍患者的疼痛和痛苦表现相似，所以需要谨慎对待。对痴呆症的诊断可能会误将疼痛表达解读为 BPSD。

学习要点

将痴呆症患者送入临终关怀病房的决定受到多个因素的影响：

- 痴呆症病程不确定且发展缓慢，判断患者何时进入病程晚期具有挑战性，这会影响护理地点的选择[6]。
- 环境变化会加剧痴呆症的行为和心理症状，需权衡搬入陌生环境的益处和风险[7]。
- 患者的偏好应被考虑，缺乏预先护理计划和沟通困难可能会导致患者的意愿不明或被误解[8]。
- 尽管临终关怀病房提出姑息与痴呆症护理，但可能缺乏专门资源来满足晚期痴呆患者的需求[9]。

入住临终关怀病房后，使用 Abbey 疼痛量表确定 David 的基线特征，并在后续观察中识别因疼痛影响引起的细微行为变化。调整阿片类镇痛药剂量，并添加了神经性辅药，效果良好。

非药物护理侧重于设定目标和感官刺激，提供绘画和沐浴等有意义的活动，并给予芳香疗法和手部按摩。鼓励照护者参与，并在家庭会议中定期审查护理计划。仅在严重激动和痛苦发作时才使用药物干预。

专家点评

人们日益关注精神和精神护理，这些被视为以人为本护理的重要组成部分，有助于维持痴呆患者的生活质量，特别是在疾病晚期失去自理能力时。Namaste 护理是一种系统的多感官护理方案，专为满足失去社交或团体活动能力的晚期痴呆患者的精神需求而设计。Namaste 护理不需要语言沟通，有助于帮助患者建立自我连接及与家人、朋友和护理人员的联系[10]。

学习要点 痴呆症行为和心理症状(BPSD)的非药物管理

在管理 BPSD 时，首选非药物干预，应注重患者和照护者的需求。尽管非药物疗法的理论基础有限且薄弱，但长期的患者和临床经验增强了这一证据的价值验证疗法、认知刺激疗法和回忆疗法，旨在改善情绪并减少 BPSD。感官刺激(如音乐疗法和芳香疗法)可短期改善情绪和易怒，但效果仅限于干预期间。满足护理需求、身体活动及有效管理疼痛和抑郁，也有助于改善 BPSD 症状[12]。

根据相关的法律框架(本例中为《无行为能力成人法》)对 David 的判断能力进行评估后，多学科团队得出结论，认为他的认知功能恶化已使他无法对他本人的治疗做出知情决策。他的家人和他一起参与治疗的相关决策，根据他过去和目前的意愿和偏好制订了相应的护理计划。决定不进行心肺复苏抢救(DNACPR)，护理计划侧重于提供舒适、减轻症状，避免过度医疗或住院。最大利益评估会议认为管饲喂食不太可能改善他的生活质量，反而可能增加不必要的痛苦。他在清醒时可以主动进食和饮水。

学习要点

在英国各地，各地的行为能力法旨在保护缺乏心智能力的人，并确保其财务、福利或医疗决定具有法律效力。所有法规都基于默认个人具备行为能力，除非有评估证明其为无行为能力。在苏格兰，《2005 年成年人无行为能力法》规定干预必须尽可能符合个人意愿和偏好；在英格兰和威尔士，《2005 年心智能力法》强调以最少限制的方式作出符合最佳利益的决定；在北爱尔兰，《2016 年心智能力法》与精神能力法(Mental Capacity Act)有许多相似之处[14]。

循证基础

研究人员试图了解在认知功能受损的情况下，患者仍能可靠地参与高级护理计划决策的分界点[15]。使用简易精神状态检查(MMSE)评估时，18~20 分被认为是正常的分界点。然而，由于该工具并非专为评估决策能力而设计，低于此分数的患者仍应参与未来的护理计划讨论。

专家点评

痴呆症会影响人的决策能力，因为它会影响大脑中与记忆、理解和信息处理相关的部分。然而，这并不意味着所有痴呆患者都缺乏决策能力。

应始终保证个人自主权益，尽可能提高其自主决策。相关法律规定，心智能力具有“特定决策”和“特定时间”的属性，意味着每次做出决策时都必须遵循法律中关于心智能力的原则。

循证基础

《欧洲姑息治疗协会(EAPC)白皮书》基于相关医疗数据和专家共识，对痴呆症的姑息治疗进行了定义，提出了包含11个领域的57项最佳护理建议。白皮书建议将痴呆视为一种终末期疾病，姑息治疗应成为所有痴呆症患者治疗和护理的基础。此外，它还建议采取以下措施：包括以人为本的护理服务、设定相应治疗目标、护理连续性、预后评估、症状控制、照护者支持，以及相关的教育和培训[19]。

在患者临近生命终末期时，继续采用整体护理方法，结合非药物干预措施和少量皮下注射药物来控制痛苦。5周后，David在家人和临终关怀医院工作人员的陪同下安详去世。

讨论

据估算，英国目前约有94.4万人患有痴呆症，且有迹象表明这一数字将在2025年增加到100万，到2051年增至200万[16]。痴呆症目前是英国的首要死亡原因，也是老年人致残和需要护理的主要原因之一[17]。

痴呆症患者经历的症状与癌症患者相似，但通常持续时间更长，症状更为严重。尽管如此，痴呆症患者，尤其是独居患者，较少就诊于全科医生或联系社区护士，也较少被转至专业的姑息治疗服务团队[18]。

本病例探讨了痴呆症患者、其照护者及支持他们的医疗专业人员所面临的挑战、困难及改善措施。它很好地展示了共病如何影响治疗和护理决策，并对专科姑息治疗在晚期痴呆症中的应用做出了说明。

未来进展

一个工作组目前正在制订对痴呆症患者的预先护理计划(ACP)的相关建议。该工作组旨在提供相关定义，以确定当决策能力可能在疾病早期阶段丧失时，痴呆症患者的ACP与其他疾病（如癌症）的ACP有所不同。

专家总结

多重共病在痴呆症患者中很常见，最常见的共病是癌症。尽管痴呆症本身是一种影响寿命的疾病，然而在进入晚期之前，许多痴呆症患者会因另一种共病去世。终末期痴呆症患者的症状与癌症晚期患者相似，疼痛是最常见的症状。然而，由于痴呆症引起的认知和行为能力的变化导致的沟通障碍，痴呆症患者的疼痛往往未被充分识别、评估和管理。这要求临床医生更好地理解痴呆症患者可能表现出的疼痛和其他痛苦症状，并在其管理上做出符合最大利益的决策。

（张越雄 译 路桂军 校）

参考文献

1. Sampson EL, Harrison Dening K. Chapter 27: Palliative and End-of-life Care. In: Dening T, Thomas A, Stewart R, Taylor JP, editors. *Oxford Textbook of Old Age Psychiatry*, 3rd ed. Oxford: Oxford University Press, 2021, pp. 395–396.
2. Van der Steen JT, Ooms ME, van der Wal G, Ribbe MW. Withholding or starting antibiotic treatment in patients with dementia and pneumonia: prediction of mortality with physicians' judgment of illness severity and with specific prognostic models. *Med Decis Making* 2005; 25(2): 210–221.
3. McCarthy M, Addington-Hall J, Altmann D. The experience of dying with dementia: a retrospective study. *Int J Geriatr Psychiatry* 1997; 12(3): 404–409.
4. Morrison RS, Siu AL. A comparison of pain and its treatment in advanced dementia and cognitively intact patients with hip fracture. *J Pain Symptom Manage* 2000; 19(4): 240–248.
5. Lichtner V, Dowding D, Esterhuizen P, et al. Pain assessment for people with dementia: a systematic review of systematic reviews of pain assessment tools. *BMC Geriatr* 2014; 17(14): 138.
6. Wong WM (2018). P2-320: How to do better prognostication in advanced dementia. *Alzheimer's & Dementia* 14: P805–P805.
7. Bakker R. Sensory loss, dementia, and environments. *Generations* 2003; 27: 46–51.
8. Detering K, Fraser, SA, Whiteside K, Silvester W. O-71 Not competent but not silent – a pilot study of ACP with dementia patients. *BMJ Support Palliat Care* 2015; 5: A22–A23.
9. Midtbust MH, Alnes RE, Gjengedal E, Lykkeslet E. Perceived barriers and facilitators in providing palliative care for people with severe dementia: the healthcare professionals' experiences. *BMC Health Serv Res* 2018; 18(1): 709.
10. Simard J. *The End-of-Life Namaste Care™ Program for People with Dementia*. Baltimore, MD: Health Professions Press, 2013.
11. National Collaborating Centre for Mental Health. Dementia: the NICE-SCIE guideline on supporting people with dementia and their carers in health and social care. 2007. Available at: http://www.scie.org.uk/publications/misc/dementia/dementia-fullguideline.pdf
12. Abraha I, Rimland JM, Trotta FM, et al. Systematic review of systematic reviews of non-pharmacological interventions to treat behavioural disturbances in older patients with dementia. *BMJ Open* 2017; 7: e012759.
13. Management of non-cognitive symptoms associated with dementia. *Drug Ther Bull* 2014; 52: 114–118.
14. Ruck Keene A, Ward A. With and without 'best interests': the Mental Capacity Act 2005, the Adults With Incapacity (Scotland) Act 2000 and constructing decisions. *Int J Ment Health Capacity Law* 2016; 17.
15. Dening KH, Jones L, Sampson EL. Advance care planning for people with dementia: a review. *Int Psychogeriatr* 2011; 23(10): 1535–1551.
16. Wittenberg R, Knapp M, Hu B, et al. The costs of dementia in England. *Int J Geriatr Psychiatry* 2019; 34(7): 1095–1103.
17. Office for National Statistics (ONS 2020). Deaths registered in England and Wales: 2020. Available at: https://www.ons.gov.uk/peoplepopulationandcommunity/birthsdeathsandmarriages/deaths/bulletins/deathsregistrationsummarytables/2020
18. Lloyd-Williams M, Payne S, Dennis M. Specialist palliative care in dementia: patients with dementia are unable to access appropriate palliative care. *BMJ* 2005; 330(7492): 671–672.
19. Van der Steen JT, Radbruch L, Hertogh CM, et al. White paper defining optimal pallia-

tive care in older people with dementia: a Delphi study and recommendations from the European Association for Palliative Care. *Palliat Med* 2014; 28(3): 197–209.
20. Van der Steen JT et al. Advance care planning in dementia: conceptualisation and recommendations for practice, policy and research. Available at: https://www.eapcnet.eu/eapc-groups/task-forces/advance-care-planning-in-dementia/

病例 26
学习障碍

Jamie Richardson
点评专家：Valerie Potter

病例介绍

Andrew 是一名 67 岁的男性，患有中度学习障碍（LD）。母亲去世后，他已在一家护理机构居住了 4 年。患者的处方为利培酮 500μg，每日 2 次，阿托伐他汀 20mg，每晚 1 次。Andrew 无法说话，但可以使用基本的手势来表达需求。他需要在社区中得到个人护理和帮助。他每周 4 天参加活动中心的日常活动，并喜欢驱车前往机场观看飞机降落。

临床提示 沟通

由于沟通困难，学习障碍者（PwLD）可能无法有效利用医疗资源[1]。医疗人员、患者和照护者之间的沟通不畅是 PwLD 死亡率过高的原因之一[2]。尽管每个人都应被认为是独立的个体，但应为 PwLD 改变的沟通方式，这包括：

- 与患者的沟通
    - 调整语言（例如，简短句子、频繁停顿）。
    - 使用 Makaton 和其他基于手势的语言。
    - 易读的文件。
    - 视觉和符号沟通辅助工具[如图片交换沟通系统（PECS）]。
- 与专业人员和照护者之间的沟通
    - 医院护照，包括个人信息、沟通方式等。
    - 护理计划会议。
    - 在患者无决策能力时召开最佳利益会议。

未来进展 医院照护

医院照护已存在 10 余年。尽管被广泛使用，但关于其对健康影响的研究有限。同时不同医院之间的照护内容也存在差异。未来需要对医院照护的有效性和标准化进行研究。

尽管 Andrew 已经被安顿下来，但在 6 个月的时间里，他变得更加焦虑，出现自伤行为，并开始扔东西。在此期间，他的体重下降了8kg。

专家点评

在评估PwLD时，通常非常有必要让家属或照护者在场，以减轻患者对当前情境的焦虑，从而了解患者的常规表现形式，有助于解读患者新出现的行为。

专家点评

医疗专业人员(HCP)需要倾听患者的家属和(或)常规照护者的意见，因为他们往往能最早注意到患者行为的异常变化，这种行为变化可以表明存在需要调查改进的潜在问题。痛苦或表现出"令人难以处理"的行为可能是患者表达身体疾病的一种方式。照护者应该得到支持，以便更有信心提出此类问题。

掌握患者的基线信息并使用识别痛苦的工具非常重要。例如，残疾痛苦评估工具(DisDAT)通过记录愉悦的迹象和行为，有助于识别沟通能力受限患者的痛苦信号，从而更清晰地识别出痛苦状况[3]。

在一次就诊中，全科医生尝试对Andrew进行腹部检查，但在触诊其腹部时，他变得痛苦不安并打了医生。在此事件后，全科医生按需开了1mg劳拉西泮，并紧急联系了社区学习障碍团队，以评估他的行为。

循证基础 诊断遮蔽

诊断遮蔽是指倾向于将行为变化归因于如LD等已有疾病，而未考虑其他生理和心理原因，从而可能导致遗漏潜在的疾病诊断[4]。诊断遮蔽会导致错误的转诊、治疗延误并会升高患者的死亡率。数据显示，相较于普通人，LD患者患多种身体疾病的风险概率较高[5]，其因可避免的医疗原因死亡的风险是普通人群的3倍[2]。检查结果表明，一半的成年LD患者有未被满足的医疗需求[6]。对于患有LD的儿童，早期症状未被发现是导致过高死亡率的因素之一，而大多数成年轻度LD患者的过高死亡率是可以避免的[7]。LD越严重，早逝的风险越高[8]。

降低诊断遮蔽风险的方法包括直接与患者沟通，注意行为变化和非语言交流，将环境调整到尽量舒适的氛围，并听取最了解患者的人的建议，以了解患者的基本情况。

在接受社区LD团队的评估之前，Andrew经历了一次全面性强直-阵挛性癫痫发作。由于无既往癫痫病史，家属拨打了救护电话。在评估中发现患者处于癫痫后状态，随即被转送至医院。

在急诊科，Andrew变得痛苦并表现出攻击性，需要保安对其进行约束。在精神科的建议下，他接受了1mg劳拉西泮肌内注射。Andrew情绪平稳后，完成了必要的观察，随后被急诊内科安排至单人病房。

专家点评

沟通方式须根据患者个人情况进行调整，避免使用专业术语，确保沟通无威胁性。书面信息应简单易懂，并提供涵盖不同的医疗检查和治疗内容的小册子。在进行任何程序时，患者的照护者在场通常是有帮助的，并在可能的情况下提前让患者参观陌生环境。

考虑合理调整治疗方法，如放松疗法、分级接触，或在需要使用镇静剂的情况下，寻求其他医院专科人员（如 LD 护士或麻醉团队）的帮助。

在最大利益会议后，患者被安排了全身麻醉下的扫描。检查结果发现他左额叶有一个 5cm 的肿瘤。对胸部、腹部和骨盆进行扫描，发现胸椎部位有一个肿瘤，左腋下淋巴结肿大，但无法确定原发部位。Andrew 的病例被转到原发部位不明癌症（CUP）多学科团队（MDT）进行讨论。

专家点评

帮助 PwLD 以理解对他们的诊断、可能的症状进展及预后是非常重要的，这样患者才有机会提前准备，并让他人了解患者的意愿和偏好。理解症状的原因有助于减少对未知的焦虑，并帮助患者应对各种治疗。

专家点评

所有 CUP 的新入患者都会在 MDT 会诊中讨论，以确定最佳治疗方案。在所有癌症 MDT 中应加入姑息治疗，以协助决策过程，并探讨患者的症状控制、考虑预先护理计划及相关的心理社会因素。

在 MDT 会议前，一位照护者注意到 Andrew 的床旁放有一份“紧急护理和治疗推荐总结计划（ReSPECT）”表格。表格上注明了 Andrew 在心搏骤停时不进行复苏，但未记录与 Andrew 或其照护者的讨论细节，并将“LD”列为该决策的依据。照护者向病房护士长和主治医生提出了这个问题，他们认为该决定不适当，撤回了表格，并等待 CUP MDT 的讨论。

学习要点 是否对 PwLD 使用心肺复苏

是否使用心肺复苏的决策较为复杂，详细内容请参见案例[46]。升级PwLD 的治疗方案应使用与普通人群一样的策略，应适当咨询患者及其家属和照护者。研究发现，在去世之前，医生决定对 73%患有 LD 的成人不尝试使用心肺复苏，并且这种决定更可能出现在中度、重度或极重度 PwLD 及 65 岁以上的患者中[2]。

然而，在这些决定中，有 29% 是不正确的，主要原因有以下三点：

- 没有决策过程的证据。
- 文档问题，如缺少签名或错误的患者信息。
- 不适当的决策理由，如仅以 LD 为依据而无其他具体解释。

最后一点尤其令人担忧。PwLD 更有可能遭遇健康问题[5,12]，这可能成为不升级治疗的合理理由。但单凭学习障碍绝不应被认为是一个恰当的理由。如果出现这种情况，临床医生应做好准备去质疑这些决定。

在 CUP MDT 会议中，医疗团队一致认为，Andrew 患有晚期癌症，需要进一步检查以进行积极治疗。考虑到 Andrew 在此前的检查中已经表现出明显的痛苦，以及疾病的晚期性质和他不断恶化的身体状况，团队一致认为 Andrew 无法承受相关的治疗，因此，决定提供最好的支持性护理。已与 Andrew 及其护理人员讨论了这一决定。然而，目前尚不清楚 Andrew 理解了多少内容。

学习要点 临终规划

儿童从 5 岁起开始理解死亡是一种永久、不可逆的状态[13]。然而，有 PwLD 的人会推迟对死亡的理解，甚至永远不会理解死亡。由于对死亡的理解有限，对 PwLD 讨论临终关怀可能会变得困难。然而，证据表明这些讨论是有效的。一项研究显示在与 PwLD 讨论时，79%的讨论将死亡描述为 “舒适/较为舒适”[14]，患者对死亡的恐惧并未增加，焦虑症状显著改善。

对 PwLD 做临终决策时的困难包括患者并不知晓自己的末期诊断、需假定患者的理解能力、沟通困难及依赖第三方决策者[15]。可能的解决方案包括将对 PwLD 的护理纳入姑息治疗服务中、提供非言语沟通培训、延长就诊时间、使用身体症状筛查工具，以及调整探视时间等[16]。

专家点评

培养 PwLD 的死亡意识非常重要。应该在 PwLD 被诊断出绝症之前开始，可通过鼓励的对话使死亡成为更正常的话题。媒体报道的死亡事件，或亲人和朋友的去世，都可以成为讨论死亡的契机。还可以借助诸如“关注死亡周”这样的宣传活动。这有助于 PwLD 更好地为他们的亲人及本人的离世做好心理准备[17]。

姑息治疗团队与 Andrew 讨论了他对护理的偏好。以他母亲的去世为例，团队与他讨论了死亡及其可能发生的地点。Andrew 表示，他希望回到自己的住所去度过最后的时光。

专家点评

ACP 是指患者与家属及照护者之间围绕未来的护理意愿和护理优先级等事项进行的探讨，包括 PwLD 在内的一些群体较少有机会对“自己的善终”进行规划。因此，为 PwLD 提供参与 ACP 的机会至关重要，使他们能够为自己的临终护理做出选择，并明确表达偏好。即使患者没有足够的理解能力全面参与此类讨论，仍需坦诚地对患者的未来进行讨论，并帮助他们确认和分享自己的愿望。在讨论中，可能需要使用不同展现形式以让 PwLD 达到最佳的理解效果，目前已有专门为 PwLD 参与 ACP 而开发的工具。重要的是，要让患者亲近的人一起参与，记录（以便于他人理解）、定期审查并与相关医疗人员分享计划。

在社区姑息治疗团队支持下，以及社区护理团队提供的方案和设备的帮助下，Andrew 在一个月后出院回家。回到家后，Andrew 的病情进一步恶化，表现为疲劳加剧、虚弱和进食减少。临终症状包括中度的终末期躁动和上呼吸道分泌物增多，这些症状由社区姑息治疗团队、Andrew 的全科家庭医生和家中护理人员进行共同管理。4 周后，Andrew 在家中去世。

专家点评

对于有 LD 的人来说，从他们熟悉的环境过渡到另一个环境可能尤为困难。如果 PwLD 希望在家中接受护理并度过人生的最后阶段，就必须支持他们留在家中的决定。为实现这一目标，支持性居住环境的住宅需要确保配有能够对患者提供持续的护理，包括临终阶段的照护。这要求护理单位加强工作人员在临终护理方面的知识和信心，并提供有效的支持和监督。

能够接受社区专业的姑息治疗是患者能留在家中的关键因素。一项关于 PwLD 过早死亡的保密调查(CIPOLD)发现，许多将要去世的 PwLD 的临终护理缺乏协调，且对他们本人和家人的帮助也有待提高。调查还发现，与没有 LD 的人群相比，PwLD 更难获得专业的姑息治疗服务和阿片类镇痛药[17]。因此，必须及时将有姑息和(或)临终需求的 PwLD 转介给当地的姑息治疗团队，并确保姑息治疗专家具有为 PwLD 提供护理的能力和信心。

专家点评

由于对 PwLD 的护理和专业姑息治疗服务之间缺乏协作，导致 PwLD 获得专业姑息治疗的机会减少。在传统上这两个服务之间并没有建立密切的合作关系，导致彼此对对方角色和提供的服务理解不足，PwLD 的姑息治疗转介率也偏低[16]。因此，需要加强跨部门的协作和交叉培训，以确保为学习障碍服务的工作人员理解姑息和临终护理，以及帮助 PwLD 获取这些服务。同时，姑息和临终护理服务的工作人员应接受学习障碍方面的培训。

讨论

对 PwLD 的医疗护理应与普通人群相同。然而，正如 Andrew 的案例所示，由于包括患者、临床医生和医疗机构等多种因素的影响，PwLD 的就医过程可能会偏离常规程序。通过培训、合理调整或结构性改革来改善上述因素，我们有望在 PwLD 感到困惑和痛苦时，为他们提供更好的护理。

专家总结

这个案例展示了 PwLD 在被诊断出终末期疾病时所面临的困难和障碍。Andrew 行为上的变化本应引起进一步检查与诊断，但诊断却被延误。在医院，起初并未针对患者的情况进行合理的调整以便完成必要的检查，也未联合 MDT 对检查结果进行分析。其“不进行心肺复苏(DNACPR)”表格的填写不符合标准，将 LD 作为不适合进行心肺复苏的理由，这种做法是不可接受的。重要的是，沟通的形式应根据患者个人的需求进行调整，以便他们能够理解所提供的信息并有机会参与预先护理计划(ACP)的讨论。一旦回到家中，患者、家人、护理人员、LD 服务团队和姑息治疗团队之间的协作至关重要，以确保 PwLD 能获得高质量并和普通人一样的临终护理。

（张越雄 译　路桂军 校）

参考文献

1. Backer C, Chapman M, Mitchell D. Access to secondary healthcare for people with intellectual disabilities: a review of the literature. *J Appl Res Intellect Disabil* 2009; 22(6): 514–525.
2. University of Bristol; The Learning Disabilities Mortality Review (LeDeR) Programme Annual Report 2020; University of Bristol; 2021. Available at: https://leder.nhs.uk/images/annual_reports/LeDeR-bristol-annual-report-2020.pdf
3. St Oswald's Hospice; Distress and Discomfort Assessment Tool (DisDAT); St Oswald's Hospice. Available at: https://www.stoswaldsuk.org/how-we-help/we-educate/education/resources/disability-distress-assessment-tool-disdat/
4. Neurotrauma Law Nexus; Neuroglossary; Neurotrauma Law Nexus; 2022. Available at: https://www.neuroglossary.com/neuroglossary
5. Liao P, Vajdic C, Trollor J, Reppermund S. Prevalence and incidence of physical health conditions in people with intellectual disability – a systematic review. *PLoS One* 2021; 16(8): e0256294.
6. Baxter H, Lowe K, Houston H, et al. Previously unidentified morbidity in patients with intellectual disability. *Br J Gen Pract* 2006; 56(523): 93–98.
7. Hirvikoski T, Boman M, Tideman M, Lichtenstein P, Butwicka A. Association of intellectual disability with all-cause and cause-specific mortality in Sweden. *JAMA Netw Open* 2021; 4(6): e2113014.
8. Abuga JA, Kariuki SM, Kinyanjui SM, et al. Premature mortality, risk factors, and causes of death following childhood-onset neurological impairments: a systematic review. *Front Neurol* 2021; 12: 627824.
9. Blair J. *Diagnostic Overshadowing: See Beyond the Diagnosis; University of Hartfordshire*. Available at: http://www.intellectualdisability.info/changing-values/diagnostic-overshadowing-see-beyond-the-diagnosis
10. NHS England. Reasonable adjustments; NHS England. Available at: https://www.england.nhs.uk/learning-disabilities/improving-health/reasonable-adjustments/
11. General Medical Council; Learning disabilities; General Medical Council. Available at: https://www.gmc-uk.org/ethical-guidance/ethical-hub/learning-disabilities
12. Cooper SA, McLean G, Guthrie B, et al. Multiple physical and mental health comorbidity in adults with intellectual disabilities: population-based cross-sectional analysis. *BMC Fam Pract* 2015; 16: 110.

13. Marie Curie. How grief may affect children. Marie Curie. 2020. Available at: https://www.mariecurie.org.uk/help/support/bereaved-family-friends/supporting-grieving-child/grief-affect-child
14. Stancliffe RJ, Wiese MY, Read S, et al. Does talking about end of life with adults with intellectual disability cause emotional discomfort or psychological harm? *J Appl Res Intellect Disabil* 2020; 34(2): 659–669.
15. Kirkendall A, Linton K, Farris S. Intellectual disabilities and decision making at end of life: a literature review. *J Appl Res Intellect Disabil* 2016; 30(6): 982–994.
16. Adam E, Sleeman KE, Brearley S, et al. The palliative care needs of adults with intellectual disabilities and their access to palliative care services: a systematic review. *Palliat Med* 2020; 34(8): 1006–1018.
17. Palliative Care for People with Learning Disabilities (PCPLD) Network; Delivering high quality end-of-life care for people who have a learning disability; NHS England. 2017. Available at: https://www.england.nhs.uk/publication/delivering-high-quality-end-of-life-care-for-people-who-have-a-learning-disability/
18. Confidential Inquiry into Premature Deaths of People with Learning Disability (CIPOLD); Final Report; University of Bristol. 2013. Available at: http://www.bristol.ac.uk/cipold/reports/

病例 27
严重精神疾病患者的姑息治疗

Daniel Hughes
点评专家：Maggie Bisset

临床提示

所有提及“MHA”的地方均指 1983 年颁布的《英格兰和威尔士精神健康法》，简称《精神健康法》，而在苏格兰和北爱尔兰则有（尽管相似）独立立法。对于 2005 年颁布的《心智能力法》也是如此。在国际上，针对精神障碍患者和缺乏决策能力患者的治疗，有许多类似的法律，但各国的具体内容有所不同。

学习要点 严重精神疾病（SMI）

SMI 指一类使人日渐衰弱的精神疾病，严重影响患者从事日常功能性和职业性活动的能力。其包括精神分裂症、分裂情感性障碍和双相情感障。

病例介绍

Yusuf，50 岁，在 6 岁时随父母移居英国。他的童年生活并不快乐，父亲酗酒且有暴力倾向。在这样的环境中长大后，Yusuf 开始从事建筑工作。20 多岁时，他首次出现了精神病症状，开始出现幻听，并且认为同事们在策划暗杀他。他被诊断为偏执型精神分裂症。此后，精神健康团队对他进行间断性的治疗，并且根据《精神健康法》（MHA）的规定，要求他定期住院治疗。他的治疗一直由社区心理健康团队负责跟进，在此期间接受了各种口服和长效肌肉注射的抗精神病药物治疗。

学习要点 精神分裂症

精神分裂症是一种精神病性疾病，其特征包括思维、自我体验、认知、情感和行为的紊乱。核心特征包括妄想（即错误的信念）、幻觉（即在没有外部刺激情况下产生的知觉），以及思维紊乱（通常表现为语言紊乱）。症状持续至少一个月，且并非由其他健康问题或精神活性药物所导致。有些患者的病程呈现复发缓解的情况，而另一些患者则表现为持续性症状[1]。

Yusuf 的母亲突然去世后，他就不再去诊所看病，也不再服药，还否认自己患有精神疾病。Yusuf 指责邻居闯入他的公寓，有人还看见他自言自语。他生活自理能力下降，体重锐减。根据《精神健康法》第二条的规定，Yusuf 被送入精神科病房。最初他拒绝体检和抽血检查，每天抽 40 支烟，轻微活动后就气喘吁吁。

循证基础 平等关注

患有 SMI 的人比未患病者的平均寿命缩短 15~20 年[3]。其原因是多方面的，包括就医较晚、诊断延误、未得到充分治疗、抗精神病药物与其他药物药理上的相互作用，以及不健康的生活方式（如不良饮食、吸烟率高、酗酒和缺乏运动）[4]。自杀率的上升也增加了这一死亡率上的差距[5]。SMI 合并其他疾病可能导致其他疾病的症状被忽视，复杂的药理相互作用也可能导致不良反应或并发症而未被发现。

在 SMI 患者中常见的疾病通常需要由姑息治疗团队进行护理，但其预后往往很差。此类患者的癌症筛查率较低[6]。SMI 患者中各种癌症发病率的差异较大，前列腺癌和结直肠癌的发病率似乎较低，而乳腺癌和肺癌的发病率较高。

证据明确表明，患有 SMI 并同时被诊断为癌症的患者死亡率更高[5]。

其他可能受益于姑息治疗的非肿瘤性疾病在 SMI 人群中也更为常见，如慢性阻塞性肺疾病[6]、心力衰竭[7]和痴呆[8]的发病率更高。

专家点评 社会孤立

患有 SMI 的人往往很少，甚至几乎没有社交[2]，这可能会导致 SMI 患者在临终时变得更加脆弱。

专家点评 诊断遮蔽

“诊断遮蔽”最早在智力障碍人群中被提出，指的是当患者的身体疾病症状被归因于精神疾病时，导致误诊和治疗延误的现象。

学习要点 MHA

根据 MHA 中的第 2 条（评估，持续长达 28 天）或第 3 条（治疗，最初持续长达 6 个月），对患者进行收治需要两位医生（其中一位必须获得“第 12 条批准”），以及一名获批的心理健康从业者（AMP）共同评估。此类条款不能在公共场所或急诊室中使用。在紧急情况下，可以由一名医生（第 5 条第 2 款，长达 72 小时）或一名护士（第 5 条第 4 款，长达 6 小时）使用较短的收治条款。大多数条款可以在转院或转病房中使用（例如，从精神科病房转到普通病房）。如需更多信息，请访问：https://www.nhs.uk/mental-health/social-care-and-your-rights/mental-hea lth-and-the-law/mental-health-act/

Yusuf 最近去看全科医生，称其邻居篡改了他的药物处方，导致他出现腹泻和胃痛，医生将此归因于精神疾病。进入病房后，Yusuf 重新开始使用抗精神病药物，症状有所减轻。然而，他仍不断表达对邻居的迫害性妄想，因此，在第 2 节条款到期后，改为 3 节条款继续治疗。

学习要点 迫害性妄想

妄想性信念是指不基于现实的、一直不变的且与患者的教育或文化背景不符的信念[9]。迫害性妄想是最常见的妄想类型，通常表现为患者坚信自己正受到外界的干扰或迫害[10]。因此，了解患者对迫害性妄想的情绪反应至关重要，并需着重表达出对患者健康的关心。相反，直接质疑患者的妄想通常效果不佳，应试图理解其信念形成的原因，同时坦诚表达你对这些信念的理解。

Yusuf在病房中晕倒，心动过速，但血压正常。转入当地急诊医院后，他接受了血液检查，显示血红蛋白水平偏低（55g/dL）、肝功能异常。触诊时发现左下腹有肿块。CT显示疑似IVB期结直肠癌伴肝转移。外科和肿瘤多学科团队（MDT）一致认为手术对他来说并非最佳选择，但可以提供姑息性化疗。Yusuf被转诊，并由医院的姑息治疗团队对其症状进行管理。

临床提示 精神病医院的姑息治疗

尽管精神科病房可以进行紧急的心肺复苏治疗，但通常无法进行插管、静脉给药或输液。由于样本需送至附近实验室这一实际操作问题，常规检查结果可能会延误。此外，在没有帮助的情况下，精神科护理人员对复杂疾病的护理经验有限。

最佳的做法是与精神科团队沟通，并了解病房内可进行的治疗措施和需要转至急诊的事项。在精神病房中治疗重疾可能让医护人员感到孤立无援和不知所措，也会对其他患者造成困扰。

在姑息治疗团队的初次评估中，Yusuf不愿配合。他知道自己患有癌症，但不希望接受进一步治疗，因为他想“一个人待着”。Yusuf希望能尽快回家。他拒绝了化疗，因为他“不想再被扎针了”。肿瘤科医生想知道：根据《精神健康法》，这种情况下能否强制进行化疗？

临床提示 精神能力法（MCA）和MHA治疗疾病

MCA

评估患者自主决策能力需经过两个阶段的测试：

阶段一：患者是否存在大脑或思维功能的损伤或障碍？

阶段二：这种损伤或障碍是否足以使患者丧失做出特定决定的能力？

具备决策能力的条件，患者必须能够：

- 理解与该决策的相关信息。
- 记住该信息。
- 使用或权衡该信息以做出决策。
- 表达自己的决策。

决策能力评估是针对特定时间和具体事项的。例如，不应问“此人是否有能力处理其癌症治疗？”，而是问“此人是否有能力同意进行半结肠切除术以治疗结直肠癌？”

如果患者被评估为无决策能力，根据MCA可以提供治疗（必要时可以施加限制或约束），以防止患者受到伤害。任何限制或约束都必须是合理的，并符合对患者潜在伤害的可能性和严重程度。MCA仅关注对患者自身的伤害，而非他人。

对患者的决定不能以促成患者死亡为目的，必须从延长其生命的目的出发[11]。

如果化疗对改善患者症状或延长其寿命的可能性很小，反复约束患者以实施化疗可能被视为与患者所得利益不符合。所有决定必须考虑患者的最大利益，且限制措施应尽可能少。

MHA

MHA 只能用于治疗与精神疾病“相关或附属”的身体健康问题（如治疗因精神疾病引起的自残伤口）[12]。由治疗精神疾病导致的药物过量可以遵照 MHA 进行治疗，这些情况往往较为复杂，通常需要法律团队的参与。

在探讨 Yusuf 是否有能力就接受化疗做出决策后，评估认为他有决策能力拒绝化疗。在与精神健康联络团队讨论后，一致认为根据《精神健康法》对 Yusuf 强制实施化疗是不合适的。

Yusuf 请求自行出院，并认为他的邻居跟踪了他。他自述腹部疼痛严重，但并未服用医生按需开具的止痛药。经过商议，他同意服用 5mg 口服吗啡，服药后其症状得到了缓解。随后，医生为他开具了常规的止痛药，还开了泻药和止吐药以预防其不良反应。

Yusuf 的精神状态有所改善，精神健康联络团队（MHLT）撤销了对他的第 3 条款。他同意在医院多待几天，以便在家中安排一张新床。姑息治疗团队继续对 Yusuf 进行随访，但他仍不愿与他们交流，有时表现出轻蔑态度，常说他想“回家去死”。姑息治疗医生注意到，临床医生经常把对 Yusuf 的查房安排到最后，有时甚至完全忘记了他。

Yusuf 向姑息治疗护士解释说，他不喜欢见医护人员，并会对医护人员发脾气或爆粗口，因为医护人员的出现会“持续提醒”他快要死了。

专家点评　心理动力学原则

姑息治疗是一种高度以关系为导向的治疗方式。然而，与患有 SMI 的患者建立关系是很困难的，因为他们可能不太容易与他人产生情感联结。以下心理动力学原则可以初步解释患者与医护人员之间相互作用的心理机制：

移情：患者基于其过往的人际关系经历，将特定品质投射到临床医生身上。例如，Yusuf 可能将女性姑息护士视为过于专横跋扈，这可能源于他与母亲的关系。

反移情：临床医生基于自己的历史经验或当前经验，对患者产生的看法。例如，由于姑息治疗医生与自己青春期儿子之间相处的个人经历，他可能对不愿配合的 Yusuf 表现出日益明显的父权式的态度。

投射性认同：患者无意识地将自己的情感投射到他人身上。例如，Yusuf 可能感到病房的工作人员想要杀死他，这实际上反映了他内心不想再活下去的愿望。

专家点评　拒绝治疗

姑息治疗团队需要谨慎地探讨 Yusuf 拒绝治疗的原因，确保这并非出自他的内心世界——一个充满强烈自卑感、被忽视感、未表达过自杀想法的世界，或者是认为自己从未被重视或从未感受到他人关爱的世界。这种深层心理状态可能是他拒绝治疗的根源，需要特别关注。

专家点评　急诊中的《精神健康法》

通常情况下，在急诊中根据《精神健康法》被收治的患者需要有一名注册心理健康护士（RMN）进行一对一陪护。这些护士可以帮助患者改善精神状态，并成为提供患者精神状态信息的重要来源。这类患者通常由当地的精神健康联络团队（MHLT）负责跟踪，MHLT 将决定患者需要接受随访的频率。

专家点评 严重精神疾病患者的预先护理计划

与SMI患者进行预先护理计划(ACP)讨论的步骤可能会被省略,因为担心这会引发患者的心理不稳定,同时还可能涉及复杂的决策能力评估。可以与心理健康团队协作,从而提高此类谈话的质量和效果。

SMI患者可能因为过往经历的创伤,而对任何涉及心理、精神或社会痛苦的讨论感到不适。在讨论过程中,理解和尊重患者的情感反应,并采用理解和协作的方式,能够帮助患者更好地参与ACP的制订。

临床提示 风险评估

对于SMI患者,询问他们是否有结束生命或伤害自己的想法至关重要,尤其是在患者生命的末期阶段。这需要特别关注他们是否能够接触到临终用药。对于有自杀念头的患者,应与心理健康专家讨论并获得额外的帮助,从而制订护理计划。

姑息治疗中,在家中被护理的患者[14]和在临终关怀机构中的患者[15]的自杀风险较低[13]。这可能是因为患者病情的恶化使自杀在实际操作上变得困难,或者患者的心理产生了根本性的变化,使得自杀倾向减弱。此外,也可能由于自杀的死因难以被准确确定。

临近出院时,团队担心Yusuf能够接触到大量阿片类药物和其他镇静药物。尽管他开始配合医院的姑息治疗团队,但医院团队担心,一旦社区姑息治疗团队接管护理工作,Yusuf可能会迅速中断与医院的联系。Yusuf选择将临终关怀机构作为他希望的去世地点,但临终关怀机构的管理人员因Yusuf近期刚被收治过,且无法对其精神健康进行护理,而不情愿接收他。由于这些复杂的原因,当Yusuf的身体状况进一步恶化时,他最终再次被送入急诊病院,并于次日去世。

专家点评 严重精神疾病患者的临终规划

临终前,SMI患者可能需要在急诊医院接受治疗,这是由于他们无法从同一机构同时获得心理健康治疗、基础治疗和姑息治疗的资源。当精神科和姑息治疗系统无法协作时,姑息治疗的核心理念可能无法达成,尤其是在缓解痛苦方面。

进入临终阶段并逐渐失去意识是一个极度需要依靠他人和脆弱的时期。在意识减退的过程中,患者以往的创伤性经历可能浮现。因此为严重精神疾病患者提供心理护理时,必须特别谨慎地考虑护理的环境,这可能包括对患者的感官刺激,在患者出现幻觉或谵妄时给予陪伴,或者在患者感到陪伴过于打扰或恐惧时选择“让其独处”。

讨论

该病例典型地反映了SMI患者在医疗系统中的遭遇,包括就医延迟、预后不良、诊断受掩盖,以及在复杂的社区精神病治疗系统中寻求帮助。对于同时患有身体和精神疾病的患者来说,去急诊就医令患者和临床医生都感到无所适从,并可能涉及使用《精神健康法》和《精神能力法》。通过运用有效的沟通技巧和对该病例中提到的心理动力学原则的基本理解,姑息治疗医生将更容易与患者建立联系,从而改善治疗效果。

针对 SMI 患者提供姑息治疗的共识性方法，目前的证据有限。现有的定性研究表明，需要采用多学科和多专业团队协作的护理模式，同时对医护人员进行大量的培训[16]。这些 SMI 患者未能获得应有的姑息治疗，因此需要更多的研究和收集更多的临床数据来进一步完善和改进护理模式。

专家总结

该病例有助于我们深入理解如何识别并关注个体在身体和精神症状交织下的心理脆弱性，以及随时间积累其他可能导致心理痛苦的因素。临床医生需要格外注意患者在临终时的依赖性和不确定性，同时注意使用沟通技巧和心理学技能。临床医生必须能够识别并直接应对那些患者内心中未表达出的强烈恐惧和焦虑，同时在患者精神健康需求复杂且不可预测的情况下，动态评估知情同意，并协调姑息治疗。构建患者对医护的信任是至关重要的，尤其是当患者的自身感知信息或对疾病的治疗信念阻碍患者接受治疗时。通过与心理健康领域的同事协作，共享临床遇到的问题，便可以更好地预判精神健康疾病的发生。

同时，亟须提高心理健康医生在识别和理解终末期疾病预后方面的专业能力，以便更好地帮助临终患者。为实现这一目标，需要建立相关多学科团队（MDT）之间的协作。在生命的最后阶段，患者的心理健康需求有时可能会超过其身体健康需求，反之亦然。这种情况突显了采用混合护理方法的重要性，从而以最佳方式减轻症状。通过将心理和身体护理结合起来，可以更全面地满足患者的需求，从而提供更高质量的临终关怀。

（张越雄 译　路桂军 校）

参考文献

1. McGrath J, Saha S, Chant D, Welham J. Schizophrenia: a concise overview of incidence, prevalence, and mortality. *Epidemiol Rev* 2008; 30(1): 67–76.
2. Wiersma D. Needs of people with severe mental illness. *Acta Psychiatrica Scandinavica* 2006; 113: 115–119.
3. Thornicroft G. Physical health disparities and mental illness: the scandal of premature mortality. *Br J Psychiatry* 2011; 199(6): 441–442.
4. Laursen TM, Munk-Olsen T, Vestergaard M. Life expectancy and cardiovascular mortality in persons with schizophrenia. *Curr Opin Psychiatry* 2012; 25(2): 83–88.
5. Grassi L, Riba M. Cancer and severe mental illness: bi-directional problems and potential solutions. *Psycho-oncology* 2020; 29(10): 1445–1451.

6. Himelhoch S, Lehman A, Kreyenbuhl J, Daumit G, Brown C, Dixon L. Prevalence of chronic obstructive pulmonary disease among those with serious mental illness. *Am J Psychiatry* 2004; 161(12): 2317–2319.
7. Correll CU, Solmi M, Veronese N, et al. Prevalence, incidence and mortality from cardiovascular disease in patients with pooled and specific severe mental illness: a large-scale meta-analysis of 3,211,768 patients and 113,383,368 controls. *World Psychiatry* 2017; 16(2): 163–180.
8. Cai L, Huang J. Schizophrenia and risk of dementia: a meta-analysis study. *Neuropsychiatr Dis Treat* 2018; 14: 2047.
9. Walton H. Fish's Outline of Psychiatry. Edited by Max Hamilton. Bristol: John Wright & Sons, 1978.
10. Oyebode F. Sims' Symptoms in the Mind: An Introduction To Descriptive Psychopathology. London: *Elsevier Health Sciences*, 2008.
11. General Medical Council. Treatment and Care Towards The End Of Life: Good Practice In Decision Making. London: General Medical Council, 2010.
12. Great Britain. Welsh Office, Great Britain. Department of Health. Code of practice: Mental Health Act 1983. The Stationery Office, 1999.
13. Dormer NR, McCaul KA, Kristjanson LJ. Risk of suicide in cancer patients in Western Australia, 1981–2002. *Med J Aust* 2008; 188(3): 140–143.
14. Ripamonti C, Filiberti A, Totis A, De Conno F, Tamburini M. Suicide among patients with cancer cared for at home by palliative-care teams. *Lancet* 1999; 354(9193): 1877–1878.
15. Grzybowska P, Finlay I. The incidence of suicide in palliative care patients. *Palliat Med* 1997: 11(4): 313–316.
16. Edwards D, Anstey S, Coffey M, Gill P, Mann M, Meudell A, Hannigan B. End of life care for people with severe mental illness: Mixed methods systematic review and thematic synthesis (the MENLOC study). *Palliat Med* 2021; 35(10): 1747–1760.

病例 28

器官衰竭的症状管理

Stephanie Lister-Flynn，Stephanie Ainley

点评专家：Emma Murphy

病例介绍

Fred 是一名 74 岁的男性，患有Ⅱ型糖尿病、高血压和充血性心力衰竭，因糖尿病继发终末期肾病（ESKD）。他接受了肾脏替代治疗（RRT），目前已经透析 8 年，完全无尿，每周通过肱动静脉瘘管进行 3 次透析。由于身体虚弱、症状严重、透析效果逐渐下降，他被转介至社区姑息治疗团队（CPCT），以进行症状管理并开始进行 ACP 的讨论。

专家点评　识别症状

对于 ESKD 的住院患者，医疗团队常常未能充分识别他们的症状，治疗也有所不足。因此，在透析的同时，主动评估患者的症状是至关重要的。使用有效的症状评估工具可以帮助识别原本可能被忽视的临床症状。在肾病领域，已有一些验证过的且针对肾病患者的评估工具。在英国，《姑息治疗结果量表-症状模块（POS S 肾脏版）》（详见 www.pos-pal.org）已被验证适用于 ESKD 患者。该量表评估了肾病患者最常见的一系列身心症状[1]。将症状管理指南与经过验证的症状评估工具相结合，纳入晚期肾病的常规临床实践，是改善护理质量，实现以患者为中心治疗效果的关键。

专家点评　透析治疗控制策略

在症状管理时，可以考虑调整透析方案，使用药物治疗和非药物治疗相结合的策略。透析特有的身体症状可能包括血管通路引起的疼痛、透析处方不当或干体重调整不达标导致的疲劳、食欲不振、肌肉痉挛、瘙痒，以及尿毒症引起的不宁腿综合征。与肾脏科团队合作，了解哪些身体症状可以通过调整透析方案得到改善，对于提升患者的生活质量至关重要。

此外，需了解并向患者及其家属清晰传达有关 ESKD 患者的生存情况，尤其是针对尚未开始透析的患者，以及考虑停止透析的患者是十分重要的。研究表明，对于 75 岁以上的患者，接受 RRT 的患者通常比未接受透析而采取保守治疗患者的寿命更长。然而，当患者的合并症较多且功能状态较差时，这种生存优势将显著降低[2]。

经复查，Fred 的主要症状之一是尿毒症瘙痒症，这严重影响了他的睡眠，并导致他的情绪低落。起初，他尝试使用薄荷醇乳膏和抗组胺药，但效果甚微。

透析后服用 100mg 加巴喷丁导致他白天嗜睡，在改为服用 25mg 普瑞巴林后，其不良反应减少，瘙痒症状和睡眠质量显著改善。

学习要点和循证基础 尿毒症瘙痒症

无论是接受透析治疗的患者，还是选择保守治疗的患者(图 28.1)，尿毒症瘙痒症都是 ESKD 患者中常见的症状。瘙痒可导致患者情绪低落和睡眠障碍，从而降低生活质量[3]。瘙痒可以是局部或全身性的，间歇或持续性的，通常在夜间加重。

治疗方案需根据患者的具体情况而定，但应包括一些常规治疗措施，例如，定期使用润肤剂。皮肤干燥在 ESKD 患者中很常见，尽管它并不是导致瘙痒的唯一原因，但可能会加重瘙痒症状。

对于局部瘙痒，可尝试使用 0.025%~0.075%的辣椒素软膏。但这可能会在涂抹部位引起灼烧感，从而影响患者的耐受性。

目前，加巴喷丁类药物是唯一针对尿毒症瘙痒有着良好疗效的药物。在一项关于“晚期慢性肾病患者瘙痒干预”的 Meta 分析研究中发现，加巴喷丁类药物在效应大小和研究程度方面均被证明是最好的干预药物[4]。

基于以上 Meta 研究和早期的系统性综述，加巴喷丁和普瑞巴林可用于全身性瘙痒的治疗。用药需根据肾功能情况从低剂量开始，并密切监测其不良反应，尤其是嗜睡情况。这两种药物可通过透析清除，因此建议透析后给药[5]。

也可以考虑紫外线光疗，一些随机对照试验(RCT)显示了其有效性，但是最新的研究并不支持这一结论[6]。治疗需要每周多次，持续数月，对行动不便或预后较差的患者可能不实际。

尽管抗组胺药经常用于治疗尿毒症瘙痒，但几乎没有证据表明它们具有明显效果。多塞平是个例外，它是一种具有抗组胺活性的三环类抗抑郁药，在一项小型 RCT 中也显示出了一定效果[7]。

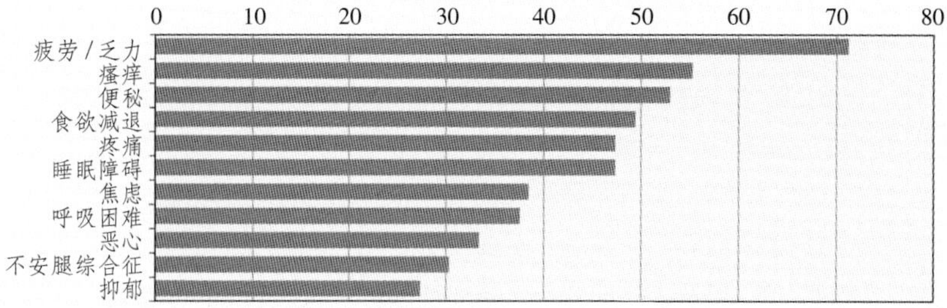

图 28.1　图中展示的是系统性综述中统计的 ESKD 患者症状的加权患病率(%)。(Reproduced with permission from Murtagh FE, Addington-Hall J, Higginson IJ. The prevalence of symptoms in end-stage renal disease: a systematic review. Adv Chronic Kidney Dis 2007; 14, 82-99.)

Fred 还自诉双腿出现广泛性双侧神经性疼痛,这可能是由糖尿病神经病变继发引起的。由于疼痛区域广泛,不宜使用辣椒素乳膏。在尝试增加普瑞巴林的剂量后,导致他嗜睡情况加剧,于是 Fred 同意尝试口服即释羟考酮,必要时每 4 小时服用 1~2mg。虽然这种方案对他的疼痛有一定缓解,但 Fred 认为每 4 小时服药一次过于频繁。因此,改用 5μg/h 的丁丙诺啡透皮贴剂,效果良好。

学习要点　疼痛(阿片类药物)

研究表明,至少一半的透析患者有疼痛症状(47%~67%)(图 28.1),而在选择保守治疗的 ESKD 患者中,疼痛发病率与之相似[8,10,11]。在生命的最后几周,ESKD 患者报告疼痛的比例比晚期癌症患者更高[12]。疼痛通常是由多因素引起的,常与神经病变、血管疾病、不宁腿综合征、骨痛、胸痛、肌肉酸痛、头痛、瘘管和血液透析并发症有关[10]。

由于多种原因,这类患者的疼痛往往未被充分发现和治疗。这些原因包括疾病早期对症状管理的关注不足、疼痛评估不准确,以及担心阿片类药物的毒性。对于严重肾功能损害情况,对阿片类药物潜在的毒性研究有限;由于可能影响肾脏和肝脏清除功能、降低蛋白结合率,以及增加中枢神经系统(CNS)敏感性,开具阿片类药物处方时应始终从低剂量开始,并谨慎逐步调整[5]。

当肾功能严重受损时,临床建议使用无活性代谢产物的强效阿片类药物,例如,阿芬太尼、丁丙诺啡、芬太尼和美沙酮[5]。应避免使用吗啡和海洛因,因为它们会在体内蓄积并导致不良反应。对于轻至中度肾功能损害患者,常使用羟考酮,但对严重肾功能损伤的患者需谨慎使用。在生命终末期,通常建议使用芬太尼,因其易用性和体积特性常用于持续皮下输注,但其半衰期短,作为突破性用药选择效果欠佳。在肾脏替代疗法(RRT)中,药物选择与上述情况类似,以上提到的四种药物通常被认为是安全的,而其他阿片类药物则需要在更严格的监测下使用[5]。

学习要点 疼痛（神经性）

ESKD患者的疼痛常具有神经性疼痛的特点，因此在使用阿片类药物的同时，应考虑同时给予辅助性镇痛药物。神经病变是肾病晚期的常见特征，研究表明，约1/3的患者有“手脚麻木或刺痛感”[10,12]。

三环类抗抑郁药（如阿米替林和去甲替林）可用于治疗神经性疼痛，但用药剂量需谨慎，尤其存在心脏共病时应避免使用。这类药物在透析过程中无须调整剂量[5]。抗惊厥药（如加巴喷丁和普瑞巴林）也可用于神经性疼痛的管理。然而这些药物应从低剂量开始谨慎使用，因为可能存在药物蓄积的风险。正如之前提到的，由于透析会清除部分药物，对于这些患者，建议在透析后立即给药以确保疗效。

Fred还出现了腿部水肿和皮肤破损的情况。在与他的肾病治疗团队协商后，增加了呋塞米的剂量，效果良好。同时也开始进行ACP的讨论，因为Fred希望探讨停止透析的可能，以减轻透析对生活质量的影响。社区姑息治疗团队（CPCT）与他的肾病治疗团队经过商定，将在两周后跟进这些讨论。

专家点评 预先护理计划

慢性肾病（CKD）患者更倾向于在疾病早期阶段进行ACP讨论[13]。然而，这些讨论通常很困难，研究表明，肾病医生往往较少主动与患者进行ACP方面的交流[14]。导致ACP实施率低的因素包括病程的不可预测性、预后评估的不明确性，以及治疗团队时间不足[15]。透析患者的病程与其他慢性疾病相似，通常在生命的最后一年中频繁住院并出现急性病情恶化。因此，应在疾病早期主动将ACP讨论纳入护理过程中，并与透析治疗同时进行。同时，在患者接受透析且病情仍在恶化时，及时与患者进行ACP的讨论。

专家点评 恶心

恶心是ESKD患者的常见症状，应基于推测的潜在病因选择止吐药物。建议所有的止吐药物都应以低于常规剂量开始使用，并缓慢调整剂量[5]。对于尿毒症引起的恶心，首选氟哌啶醇。在临终阶段出现恶心症状时，可以使用低剂量的氟哌啶醇或左美丙嗪，不过左美丙嗪可能会引起嗜睡。

临床提示 预先护理计划

虽然提供姑息治疗的咨询可以提高CKD患者中ACP的实施率和覆盖程度，但直到患者临终前，以透析为中心的治疗方案也无法被替代[16]。

因此，将姑息治疗和支持性护理整合到疾病进展前期尤为关键，以确保ESKD患者能够接受符合其价值观、目标和偏好的护理[17]。主动进行症状导向的透析评估，联合开展肾病与姑息治疗门诊，可以帮助识别那些接受透析但预后较差的患者、症状逐渐加重或健康状况恶化的患者，以及难以耐受透析且正在考虑停止透析的患者。

两个月后，Fred决定停止透析，并在停止透析5天后被送入当地的临终关怀机构接受临终护理。他因尿毒症（血清尿素水平70mmol/L）

导致恶心，起初通过注射泵给予氟哌啶醇并调整至 3mg，但效果不明显。随后改为通过注射泵在 24 小时内输注左美丙嗪 6.25mg，效果良好。由于神经性疼痛，以及外周水肿加剧，他的腿部疼痛持续存在。通过注射泵给予阿芬太尼，剂量逐步增加至 2mg/24 小时后，疼痛得以控制。Fred 的病情继续恶化，意识逐渐模糊，在入住临终关怀机构 6 天后（停止透析 11 天后）平静离世。

专家点评 停止透析

在英国，每年有超过 4000 名透析患者死亡。在接受 RRT 的老年患者中，通常会在患者临终前停止透析，据报道，停止透析是这些患者的第三大常见死因[18]。在透析停止后，患者的症状和生存时间可能因其合并症和肾功能衰竭的严重程度而有所不同。平均来看，从停止透析到死亡的时间约为 10 天。不过，对于具有一定残余肾功能的患者，这一存活时间可能会更长。而过于僵化的预后评估可能会引起患者和家属的焦虑[19]。

临床提示 停止透析

在停止透析后，相关症状的出现往往非常常见，"无痛的尿毒症死亡"这种说法并不准确。停止透析大多发生在衰弱的老年患者中，他们通常伴有严重的合并症。在生命的最后几天，患者可能出现以下其他症状：因尿毒症引起的肌阵挛和瘙痒，因液体过多导致的呼吸困难和水肿，以及因活动受限和组织灌注不足引起的肌肉疼痛。为了更好地预测停止透析后的症状和生存时间，我们必须首先明确："我的患者因何种原因死亡？"。

未来进展

CKD 的发病率高，在全球范围内构成了沉重的疾病负担。最近的一项系统分析将其列为全球第十二大死因[20]。随着 CKD 发病率的上升，其导致的致命性并发症（如心肾综合征和肝肾综合征）的发病率也在上升。与其他慢性疾病发病率下降的趋势不同，CKD 的发病率似乎并未呈现下降趋势，反而导致对 RRT 的依赖性增加。未来的工作重点应集中在针对 CKD 风险因素的早期识别和治疗上，例如，监测或停止使用多种致病药物，这可能有助于减少这一疾病的总体负担。鉴于 CKD 仍普遍发生在合并症，以及体弱患者中，优先开展早期姑息干预尤为重要。未来应与肾病团队建立联系，发现在其护理下病情可能恶化的患者，在患者的疾病早期及时介入，为综合治疗和早期的姑息治疗创造机会。

专家总结

该病例很好地展示了透析患者在终末期肾功能衰竭(ESKF)中可能经历的症状、疾病进程,以及决策过程。现今,透析患者患有多种共病的情况已成常态。对于这些患者,肾病团队也在不断提高对于此类复杂的姑息和支持性护理需求的意识。正如该病例所示,为这一人群提供姑息治疗面临诸多挑战，包括不可预测的疾病进程、预后和症状表现。通过参考现有识别、评估和管理姑息治疗和支持性护理需求的证据,将有助于为终末期肾病患者提供高质量的护理服务。

（张越雄 译　路桂军 校）

参考文献

1. Murphy EL, Murtagh FE, Carey I, Sheerin NS. Understanding symptoms in patients with advanced chronic kidney disease managed without dialysis: use of a short patient-completed assessment tool. *Nephron Clin Pract* 2009; 111(1): c74–80.
2. Foote C, Kotwal S, Gallagher M, et al. Survival outcomes of supportive care versus dialysis therapies for elderly patients with end-stage kidney disease: a systematic review and meta-analysis. *Nephrology (Carlton)* 2016; 21: 241–253.
3. Pisoni RL, Wikström B, Elder SJ, et al. Pruritus in haemodialysis patients: international results from the Dialysis Outcomes and Practice Patterns Study (DOPPS), *Nephrol Dial Transplant* 2006; 21(12): 3495–3505.
4. Hercz D, Jiang SH, Webster AC. Interventions for itch in people with advanced chronic kidney disease. Cochrane Database Syst Rev 2020; 12: CD011393.
5. Wilcock A, Howard P, Charlesworth S (eds). *Palliative Care Formulary*, 7th ed. London: Pharmaceutical Press, 2020.
6. Ko MJ, Yang JY, Wu HY, et al. Narrowband ultraviolet B phototherapy for patients with refractory uraemic pruritus: a randomized controlled trial. *Br J Dermatol* 2011; 165(3): 633–639.
7. Pour-Reza-Gholi F, Nasrollahi A, Firouzan A, Nasli Esfahani E, Farrokhi F. Low-dose doxepin for treatment of pruritus in patients on hemodialysis. *Iran J Kidney Dis* 2007; 1(1): 34–37.
8. Murtagh FE, Addington-Hall J, Higginson IJ. The prevalence of symptoms in end-stage renal disease: a systematic review. *Adv Chronic Kidney Dis* 2007; 14: 82–99.
9. Goh ZS, Griva K. Anxiety and depression in patients with end-stage renal disease: impact and management challenges—a narrative review. *Int J Nephrol Renovasc Dis* 2018; 11: 93–102.
10. Chambers EJ, Germain M, Brown E (eds). *Supportive Care for the Renal Patient*. Oxford: Oxford University Press; 2004.
11. Davison SN. Pain in haemodialysis patients: prevalence, etiology, severity and analgesic use. *Am J Kidney Dis* 2003; 42: 1239–1247.
12. Murtagh FE, Addington-Hall J, Edmonds PM, et al. Symptoms in the month before death for stage 5 chronic kidney disease patients managed without dialysis. *J Pain Symptom Manage* 2010; 40(3): 342–352.
13. Davison SN. End-of-life care preferences and needs: perceptions of patients with chronic kidney disease. *Clin J Am Soc Nephrol* 2010; 5(2): 195–204.
14. Tamura MK, Montez-Rath ME, Hall YN, Katz R, O'Hare AM. Advance directives and end-of-life care among nursing home residents receiving maintenance dialysis. *Clin J Am Soc Nephrol* 2017; 12 (3): 435–442.
15. O'Hare AM, Szarka J, McFarland LV, et al. Provider perspectives on advance care planning for patients with kidney disease: whose job is it anyway? *Clin J Am Soc Nephrol* 2016; 11 (5): 855–866.

16. Abdel-Rahman EM, Metzger M, Blackhall L, et al. Association between palliative care consultation and advance palliative care rates: a descriptive cohort study in patients at various stages in the continuum of chronic kidney disease. *J Palliat Med* 2021; 24(4): 536–544.
17. Sudore RL, Lum HD, You JJ, et al. Defining advance care planning for adults: a consensus definition from a multidisciplinary delphi panel. *J Pain Symptom Manage* 2017; 53(5): 821–832.e1.
18. Steenkamp R, Rao A, Fraser S. UK Renal Registry 18th Annual Report Nephron 2016; 132(suppl1):111–144 (December 2015) Chapter 5: Survival and Causes of Death in UK Adult Patients on Renal Replacement Therapy in 2014: National and Centre-specific Analyses
19. Holley JL. Palliative care in end-stage renal disease: illness trajectories, communication, and hospice use. *Adv Chronic Kidney Dis* 2007; 14: 402–408.
20. Bikbov et al. Global, regional, and national burden of chronic kidney disease, 1990–2017: a systematic analysis for the Global Burden of Disease Study 2017. *Lancet* 2020; 395: 709–733.

第5部分

具有挑战性的生理/身体状况

病例 29
强 直

Constantina Pitsillides
点评专家：Lou Wiblin

病例介绍

Michael，74 岁，男性，于 2019 年 12 月去看全科医生（GP），主诉腿部僵硬和行走困难。他既往有缺血性心脏病病史，去年曾就诊于当地诊所。全科医生注意到他走路时拖着脚。经过神经科医生初步检查后，他被诊断为帕金森病（PD），并开始使用卡比多巴/左旋多巴复合制剂治疗，每次 25/100mg，每日 3 次，分别于上午 9 点、下午 1 点和下午 5 点用药。

客观原因导致社交限制，随访受限。在此期间，全科医生对 Michael 进行了电话随访。他坚持规律服药，但因为他是独自生活，所以没有家属的帮助，邻居帮他购买食物。这段时间，帕金森病专科护士也对其进行了电话随访。他明显的声音变化（音调低沉、沙哑且难以听懂）让护士越来越担心，但 Michael 告诉专科护士，“我挺好的”“我还行”。大家越来越担心他开始出现了认知障碍的早期迹象，邻居联系了他儿子，儿子又给全科医生打了电话。

2021 年初，全科医生又对 Michael 进行了复查，他主诉阅读时出现视力模糊和颈部疼痛。他曾多次跌倒，需要偶尔使用在网上购买的轮椅。Michael 身体不稳、凝视的表情，以及双脚“粘”在地上走路困难的症状，都让全科医生感到震惊。当他从诊室的椅子上快速起身时，失去了平衡，向后摔倒，被医生扶住。受到惊吓的全科医生要求他紧急进行神经学检查。

神经科医生发现 Michael 的表情很奇怪，额肌过度活动（前额起皱纹），垂直眼球运动减少，所以向上向下看很困难。在眼部检查时，Michael 的复视情况更明显。他的声音模糊不清，神经科医生称其为“沙哑”。与胳膊和腿相比，他的脖子非常僵硬。他毫无戒备，猛地向后坐到椅子上，差点把椅子弄翻。蒙特利尔认知评估量表（MoCA）显示，他的得分为16/30，存在明显的认知障碍，尤其在语言流畅性和视觉空间功能方面得分最差。Michael随后被诊断为进行性核上性麻痹(PSP)，图29.1展示了这种疾病的典型面部特征。

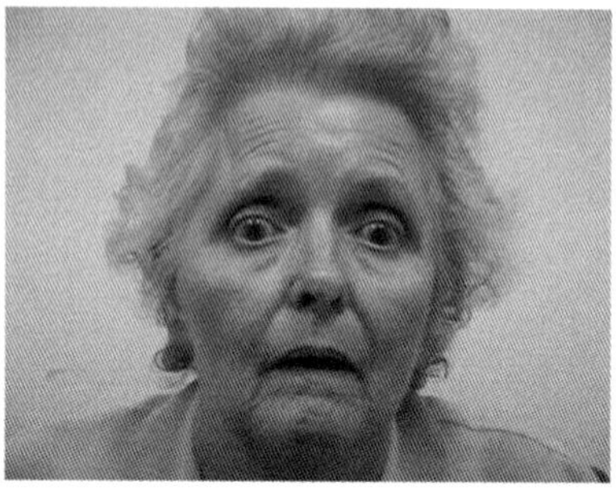

图29.1 PSP的面部特征。

学习要点 进行性核上性麻痹

PSP是一种散发的进行性运动障碍疾病，其诊断经常存在延误，患者往往在病程后期才被诊断出来。由于存在认知问题，患者刚开始可能会去记忆力门诊就诊，或者由于垂直性凝视受限导致视力模糊而去眼科就诊。如果没有及时识别症状，延迟转诊至神经科，那么就可能导致误诊。PSP起初常被误诊为PD[1,2]。PSP有几种不同的亚型。存活率最低的是查理森型，这是“典型”PSP，病情会迅速恶化[3]。

学习要点 如何诊断进行性核上性麻痹

PSP是一种基于临床诊断的疾病，可通过一些检查(如血液检验和颅脑成像)进行鉴别诊断[1]。Rowe等描述了PSP和PD的不同表现，了解这些差异有助于诊断。PSP患者常表现为躯干和颈部僵硬、肢体症状对称(无震颤)，且在发病第一年容易跌倒。由于PSP患者的垂直眼球运动受限(通过检查可发现)，他们行走时头部会朝向前上方。在PSP患者中，通常有认知和人格改变，声音变化也很明显[1]。疾病进展的表现包括出现跌倒(通常是最先出现的迹象)、言语改变和住院治疗[2]。

专家点评 进行性核上性麻痹的诊断

查理森型是“典型”PSP，具有认知障碍、垂直凝视麻痹和轴向强直等特征。帕金森综合征型(PSP-P)刚开始更像特发性帕金森病，在疾病进展后期会出现垂直凝视麻痹等特征。如果出现跌倒、快速认知和活动障碍、人格改变和视力问题，应尽快检查并考虑PSP(而不是PD)。要注意病情变化的速度。患者可能会出现颈项强直和复视的情况，且通常在确诊后的前3年内出现跌倒。患者可能需要使用轮椅，这表明其功能在迅速衰退。有些患者会感觉自己的脚“粘”在地板上，走路时呈现“磁性步态”。声音变得低沉、沙哑及早期出现吞咽功能障碍，这都是诊断 PSP 的潜在依据。识别额叶退行性综合征的特征也非常重要（如 PSP 中所示症状），包括重复一些简短的句子，例如，“我挺好的”，或模仿别人说的话，重复最后一个人说的全部或部分话语。

学习提示 强直与跌倒——左旋多巴治疗进行性核上性麻痹导致的强直

PSP 的其中一个特征就是轴向强直，常见表现是向后跌倒。患者会有被向后拉的感觉，在拉力试验中严重失衡（检查人员应确保患者站稳，在测试之前应有另一个人来协助他们，尤其对于体型较大的患者）。

跌倒通常是由转身或旋转功能受损导致。伸展时的躯干强直（有向后倾倒趋势）会使患者无法保持坐立姿态[4]。患者可能会不自主地活动，进一步增加跌倒风险。当患者突然起身或捡东西时，会迅速失去平衡。这与缺乏抑制力有关，是额叶功能障碍的表现。

左旋多巴对 Michael 没有明显的效果。与 PD 患者相比，PSP 患者对左旋多巴的药效反应通常较差[1]。左旋多巴的药效反应往往在疾病早期，效果可能只持续几个月[4]。研究表明，约 30%的 PSP 患者使用左旋多巴有轻微的效果，而且在未使用高剂量之前，不能断定患者无反应[1]。虽然左旋多巴可以与金刚烷胺等其他多巴胺能药物一起使用，但使用左旋多巴以外的其他多巴胺能药物对 PSP 几乎没有效果[4]。

当患者饱受疼痛困扰（常累及腿部、手臂和背部）时，也可以尝试使用多巴胺激动剂，当患者有明显的认知障碍时，应谨慎使用，因为多巴胺激动剂会加重这种情况。对于患有 PSP 的患者，当试用多巴胺能药物时，25%的患者疼痛症状会有所缓解[3]。

学习要点

PSP 的表现为经常出现眼睑不自主闭合的情况，由于患者难以睁开眼睑，这会导致功能性失明，即睁眼失用症。肉毒杆菌毒素可以选择性地降低眼睑闭合的肌肉功能来改善这种情况[1]。

临床提示 左旋多巴的应用及不良反应

PSP 患者很少出现左旋多巴的常见不良反应，使用剂量较 PD 患者可以大幅度增加，左旋多巴剂量可以增加到 1000mg/d。通过观察 2~3 个月内的变化来评估患者对左旋多巴的反应，如果没有效果，可以在 4~6 周内逐渐减量并停用[1]。

如果在左旋多巴减量期间，患者的病情恶化，则应将左旋多巴维持在该剂量。日后可以尝试进一步降低剂量[4]。

专家点评

眼睑松弛是一种肌张力障碍。PSP 的其他眼部症状包括眨眼减少导致的干眼症。在某些情况下，使用三棱镜片可能会改善由垂直眼球运动不良引起的复视。在疾病早期，这通常被误诊为眼部问题，在确定眼球运动障碍之前，应该对患者进行白内障和青光眼检查。

显然，Michael 在家里需要被照顾，因此为他分配了一名社工。还安排了护工每天去他家 4 次。由于 Michael 存在认知障碍，他经常锁门，有时候不让护工进家。一向安静且彬彬有礼的 Michael，经常不合时宜地拍着照护人员称她们为“我的漂亮姑娘”，并对她们的衣服和外貌评头论足。其儿子说自己的父亲在谈话时毫无顾忌，并形容父亲“没有边界感”，这与他之前的行为方式截然不同，不过他很友好，没有攻击性。

学习要点 MoCA 在认知障碍中的应用

PSP 患者经常出现认知和人格改变，与额颞叶痴呆密切相关[1]。PSP 患者的认知变化是一个重要特征，早期变化比较明显。使用 MoCA 可以识别和监测 PSP 的认知变化，在检测 PSP 的认知障碍方面比常用的简易精神状态检查量表（MMSE）更敏感[5]。

专家点评

如果抑制力缺失导致攻击性行为，且患者因无法察觉自身平衡和行动能力欠佳而频繁跌倒，这可能会给护理人员带来很大压力，并且跌倒受伤的情况会很常见。认知增强剂等药物已被超说明书使用，尤其是在患者痛苦时，曲唑酮这样的药物也被用来尝试控制这种症状，但额叶抑制力缺失问题非常具有挑战性。精神科联合治疗可能效果非常好。如果患者的行为造成的伤害或攻击性不大，可以对这类患者使用低剂量苯二氮䓬类药物治疗，氯硝西泮也有助于改善帕金森病患者的睡眠质量，但可能会加剧患者身体不稳的情况。抗精神病药物几乎都会使运动性帕金森综合征加重，只有经患者的神经科治疗团队详细讨论后才能开始使用。应绝对禁忌使用氟哌利多和传统抗精神病药物。

Michael 的儿子从法国回来看望他，发现其父亲精神错乱加重，总是昏昏欲睡。其父亲入院后被诊断为吸入性肺炎。言语和语言治疗团队（SALT）对他进行了复查，建议他引用增稠液体，但仍存在误吸风险。由于 Michael 存在认知障碍，他无法自己对该手术知情同意，因此团队开会讨论后决定对其进行经皮内镜下胃造瘘术（PEG）。经过一个疗程的抗生素治疗后，他的病情明显好转。另外，他的护理人员表示，由于 Michael 吃饭时间很长、很费力，导致自己出现焦虑。因此，MDT 决定为 Michael 进行 PEG 手术。这保障了患者的营养供给，减轻了护理人员的压力，因此也提高了他的生活质量，他还能愉快地吃一些布丁和喝几杯他最喜欢的咖啡，这些食物和饮料中会加入一些增稠剂。在接受误吸风险的同时，Michael 的生活质量（QoL）也得到了改善。

专家点评

在考虑对 PSP 患者进行 PEG 治疗时，必须考虑患者的个人需求，包括患者的身体情况是否可以耐受 PEG，以及 PEG 是否增加了他们的负担。有些额叶综合征患者会强制性拉扯衣服、拔除导管等。这种情况下，PEG 非常具有挑战性，当拔除 PEG 管时可能会发生损伤。对于非常虚弱的患者，肠内营养并不会延长他们的生命，在与患者及其亲属沟通 PEG 手术的预期效果时，应该向他们如实告知。

因 Michael 无法在自家活动，且现有最大限度地社会关怀也满足不了他的需求，Michael 被安置在了疗养院。Michael 的儿子能够通过监视器“看到”他，这给了他些许安慰。

安顿了 6 个月后，Michael 出现大小便失禁的情况，洗澡和移动都需要借助升降机。他几乎说不出话，但别人和他说话时他会微笑，高兴时还会竖起大拇指（这在 PSP 患者中很常见）。他多次患上胸部感染，每次被送往医院治疗时，都对新环境感到极度烦躁不安。尽管使用 PEG 管进食，但他的体重仍在下降。他的全科医生、疗养院护理人员和神经科团队与 Michael 的儿子进行了线上会议，并启动了 ACP。大家决定，如果他再次感染，就在疗养院为他治疗，如果病情没有好转，就尽可能让他在养老院的环境中保持舒适。一个月后，Michael 在又一次患上胸部感染后，在养老院安详离世。他备有预期用药，但只按需使用了控制分泌物的药物。

讨论

总之，这是一位进行性核上性麻痹患者，最初患者被误诊为帕金森病，后来在疾病进程中被诊断出来。他出现了身体僵硬的症状，且对多巴胺激动剂反应不佳。后续他多次出现跌倒，并存在认知障碍，这使得护理工作变得更加困难。

MDT 是提供良好护理的基础，技术的应用使他的儿子即使在国外也能照看到父亲。尽管运动障碍疾病患者的病程变化不定，但姑息治疗对于控制症状非常重要。

专家总结

本病例中，患者最初被诊断为典型特发性帕金森病，随后出现额叶执行功能障碍和行为改变的早期症状，步态冻结和垂直凝视麻痹的治疗效果不佳之后，又对患者进行了再次诊断。在疾病进展超乎预期的患者中，多次因跌倒而就诊于急诊科，或者在疾病诊断后仅几个月就坐着轮椅再次来到门诊，关注这些特征非常重要。进行性核上性麻痹是一种非常难管理的疾病，护理人员的压力也非常大。当患者仍行动自如，但却缺乏抑制力且无法控制四处活动的冲动时，他们面临的风险最大，很快就面临因跌倒而受伤的风险。另外，这类患者很难保证 24 小时安全，因为他们不稳定的体态和向后跌倒的倾向增加，应该对这种情况予以重视。

继发于帕金森病的语言障碍及认知功能下降都会导致进行性核上性麻痹患者早期沟通困难，因此应尽快为其制订治疗方向和未来规划。研究表明，很少有运动障碍患者使用 ACP[3]。ACP 对进行性核上性麻痹患者非常有必要，但疾病不可预测的发展轨迹可能会使这项计划很难被实施。任何有能力做这些并且与患者及其亲属关系密切的人都可以协助做出 ACP 决策。在大多数神经退行性疾病中，如进行性核上性麻痹、多系统萎缩(MSA)和运动神经元疾病(MND),患者通常在经历一段时期的身体功能衰退后离世,表现为体重下降(即使进行了经皮内镜下胃造瘘术)、反复感染和嗜睡倾向。吸入性肺炎通常是致死原因。

(任娟娟 译 李岩 校)

参考文献

1. Rowe J, Holland N, Rittman T. Progressive supranuclear palsy: diagnosis and management. *Pract Neurol* 2021; 21: 376–383.
2. Wiblin l, Durcan R, Galna B, Lee M, Burn D. Clinical milestones preceding the diagnosis of multiple system atrophy and progressive supranuclear palsy: a retrospective cohort study. *J Mov Disord* 2019; 12(3):177–83.
3. Wiblin L, Lee M, Burn D. Palliative care and its emerging role in multiple system atrophy and progressive supranuclear palsy. *Parkinsonism Relat Disord* 2017; 34: 7–14.
4. Bluett B, Pantelyat A, Litvan I, et al. Best practices in the clinical management of progressive supranuclear palsy and corticobasal syndrome: a consensus statement of the CurePSP centers of care. *Front Neurol* 2021; 12: 1123.
5. Fiorenzato E, Weis L, Falup-Pecurariu C, et al. Montreal Cognitive Assessment (MoCA) and Mini-Mental State Examination (MMSE) performance in progressive supranuclear palsy and multiple system atrophy. *J Neural Transm* 2016; 123(12): 1435–1442.

病例 30
流　涎

Kirsty Douglas
点评专家：Rachel Burman

病例介绍

Sandy，60 岁，是一名退休电工，长期存在活动困难及跌倒的情况，18 个月前被诊断出患有运动神经元疾病（MND）。他平时使用轮椅，由伴侣照顾他的生活，通过经皮胃造瘘管接受营养及药物治疗。他讲话时很吃力，声音微弱，发音也很困难。另外，还出现了流涎的情况，这让他非常痛苦，还导致口腔周围出现擦伤，因此到姑息治疗门诊就诊。

学习要点　流涎

流涎是口腔中唾液积聚及无意识地从口中流出，发生原因是唾液分泌过多或清除降低，常见于神经系统疾病，包括帕金森病、卒中和运动神经元疾病。在这些情况下，延髓和面部肌肉的协调性或强度降低会导致吞咽功能下降和吞咽频率减少，自我控制唾液的能力受损和唇部闭合不良，从而导致唾液清除率降低[1]。

高达 50%的 MND 患者会出现流涎，其中 20%的患者症状呈中度至重度[2-4]。随着疾病的进展，这种情况越来越常见，且可能难以控制。最近一项观察性研究显示，近 50%的流涎患者症状难以控制[5]，且只有 25%的患者得到了有效的治疗[4]。

患者称持续流涎，总是需要吞咽并用纸巾擦拭。由于手臂越来越没力气，他很难将纸巾举到嘴边，需要其他人的帮助。唾液从他的嘴角流出，也导致皮肤破损、不适。他觉得出门在外这样会很尴尬，很不舒服。这种情况也影响到了睡眠，夜晚变得更加煎熬，有时候他会感觉窒息，呼吸困难，这种感觉令他感到恐惧。他的咳嗽变得无力，因吸入性肺炎需要住院治疗。

学习要点 唾液的分泌和功能

唾液腺每天分泌 1~1.5L 唾液[12]。尽管有数百个小唾液腺，3 对主要腺体（腮腺、颌下腺和舌下腺）分泌的唾液量占总量的 90%[12]。唾液具有多种生理功能，对消化功能、口腔卫生及语言功能至关重要。

唾液的分泌受自主神经支配，在神经递质乙酰胆碱的介导下，对副交感神经反应增加。通常，人大约每分钟吞咽一次唾液，以防止唾液过度积聚[1]。

临床提示 评估口腔分泌物

评估患者的分泌物类型至关重要。本病例主要聚焦稀水样“浆液性”唾液的管理。对于黏稠、顽固的“黏液性”分泌物需使用黏液溶解剂和生理盐水雾化器处理。评估内容还应该包括流涎的严重程度、发作时间和总体影响，必要的话，还应评估患者使用 NIV 的效果。

学习要点 运动神经元疾病

运动神经元疾病（MND）是一种进行性神经退行性疾病，影响脊髓前角、脑干和运动皮层中的运动神经元[1-6]。典型类型（肌萎缩侧索硬化症）表现为上下运动神经元混合受累特征。发病通常呈局灶性，疾病进展因人而异[7]，全身无力，影响四肢、延髓和呼吸肌，导致进行性瘫痪和言语障碍，同时吞咽和呼吸功能受损。常见的死亡原因是呼吸衰竭，通常与感染有关[7]。

在发病初期，延髓症状相对少见（发生率为 20%），预后较差[6]。在疾病后期，大多数患者都有延髓症状，导致沟通障碍、流涎和吞咽困难等问题。

其他症状包括疼痛、痉挛、疲劳、呼吸困难、焦虑和抑郁[7]。大约 20%的患者会出现认知和行为变化，可能会降低生活质量，并使治疗计划及方案的制订复杂化[8]。

患者及其家属在整个疾病过程中面临着诸多挑战：诊断延迟，症状多变且常随着时间恶化，疾病过程中会不断出现功能丧失，尽管疾病进展和死亡不可避免，但时间不确定。

目前尚无治愈方法，预后通常不佳，平均存活期为 2~3 年[8]。利鲁唑是唯一可用的缓解疾病的药物，但只能将疾病进展速度减缓几个月[9]。夜间无创通气（NIV）可提高呼吸衰竭且无严重延髓功能障碍患者的 1 年生存率，并维持生活质量[10]。

治疗应由经验丰富的多学科团队（MDT）提供，以支持治疗为主[11]。MDT 治疗可提高患者生活质量、控制症状并延长生存期[7]。团队中安宁疗护专家的作用日益受到认可：他们在症状控制、心理–社会支持、协调沟通和决策制订，以及临终关怀方面可能发挥重要作用[7,8,11]。

学习要点 流涎的身体不良后果

慢性流涎会导致各种身体问题。唾液向前溢出，口腔周围皮肤出现皲裂或浸渍，导致持续潮湿。除了感到不舒服外，还会造成难闻的气味和继发感染问题。唾液积聚会导致说话困难，无法与人正常沟通，流涎还会干扰睡眠，加剧疲劳，对患者和护理人员都产生影响。唾液向后溢会增加吸入性肺炎的风险，在住院治疗及生存方面，都会产生极大的痛苦和负面影响。重要的是，不自主流涎与 NIV 耐受性较差有关，研究表面，NIV 是少数可以提高 MND 生存率和维持生活质量的干预措施之一[10]。

学习要点 流涎的社会–心理不良后果

患者会感到尴尬，可能不再进行社交互动，变得越来越孤立。吃饭和说话越来越困难，对其他社交活动也失去了兴趣。随着亲人越来越多地承担起照顾者的责任，患者变得更加依赖他人，人际关系可能会发生变化。一些伴侣和家庭成员可能难以维持亲密关系及感情。患者的自尊心可能受到影响，社会的歧视会使患者更加孤立，损害其生活质量。

有些人会出现窒息症状，加剧焦虑和恐惧感。有些人害怕会死，感觉“好像溺水了”自己会有“仿佛溺水”的感觉中死去。

当然，在 MND 中，流涎并不是独立发生的。同时伴随着一系列功能的连续丧失，使患者的个人角色、生活和工作安排都发生了变化，导致他们越来越依赖护理和医疗干预。这些迅速而巨大的变化涉及生活的各个方面，都给患者造成了心理负担。

Sandy 尝试了多种治疗方法，但都没有成功。一项关于氢溴酸东莨菪碱贴片的试验表明，尽管轮换贴片位置并使用了外用类固醇，但氢溴酸东莨菪碱贴片仍会引起皮肤瘙痒刺激的情况。其伴侣每天给他舌下滴注四次阿托品眼药水，但没有效果。通过胃造瘘管给予的阿米替林溶液让 Sandy 感到困倦不适，症状也只有轻微改善。

循证基础 治疗原则

治疗的目的是改善症状及提高生活质量。由于药物具有全身性副作用，并缺乏指导治疗选择的循证依据，治疗的过程就会比较困难。由于样本量少、缺乏盲法及缺乏有效的结局衡量指标，因此，目前的研究有一定局限性[4]。有些循证结果来自儿科患者。治疗决策大多基于专家意见，采用“试错疗法”，逐步地尝试保守治疗、抗胆碱能药物和唾液腺内进行肉毒杆菌毒素注射等治疗方案[1,11]。

2022 年 Cochrane 的综述探讨了 MND 中流涎的治疗，并确定了四项随机对照试验（RCT），得出的结论是，有低等或中等确定性的证据表明向唾液腺注射 B 型肉毒毒素有效果，有中等确定性证据表明口服右美沙芬联合奎尼丁（DMQ）可以治疗 MND 患者的流涎[3]。

临床提示 非药物治疗措施

如果前倾的颈部姿势是导致流涎问题的原因之一，那么通过简单的调整纠正颈前部屈曲可能有一定帮助，方法包括使用支撑椅、下巴托和柔性颈托。保持良好的口腔卫生很重要，早期转诊进行言语和语言治疗对于优化吞咽功能和唇部闭合至关重要[1]。

对于那些药物治疗无效的流涎患者，尤其存在唾液积聚情况的患者，可以考虑使用便携式吸引装置[1]。应该对患者或其护理人员进行安全使用吸引器的培训。

临床提示 抗胆碱能药物

抗胆碱能药物是一线治疗用药[11]，通过阻断副交感神经刺激，作用于唾液腺以减少唾液分泌。然而，近 1/3 的患者治疗后没有效果，而且其应用受到副作用（尿潴留、便秘、视觉障碍、意识模糊、躁动、镇静和体位性头晕）的限制[13,14]。

用药过程中，必须避免口腔干燥或呼吸道分泌物过于黏稠，这些可能比原本的问题更令人痛苦。一般建议从低剂量开始使用，在耐受范围内逐渐增加药物浓度。

氢溴酸东莨菪碱

氢溴酸东莨菪碱属于超说明书用药，通常使用透皮贴剂。东莨菪碱透皮贴剂含 1.5mg 氢溴酸东莨菪碱[15]，贴剂每三天更换一次，在此期间平均吸收 1mg 氢溴酸东莨菪碱[15]。

其主要优点是给药方法简单，能维持稳定状态。然而，不是所有患者都能耐受贴剂：一项多中心观察性研究结果显示，有 1/3 的患者因副作用而停止使用贴剂[14]。皮肤反应很常见，但可以通过轮换贴片位置及有必要时使用外用类固醇来减轻不良反应[1]。因中枢抗胆碱能副作用，出现认知障碍或有认知障碍风险的患者应避免使用氢溴酸东莨菪碱。

阿米替林

阿米替林有口服液，也有片剂，片剂可压碎并溶解于水中，这些剂型可以通过口服或经饲管给药。专家建议逐步增加药物剂量，有效剂量为 10~50mg[1]。阿米替林价格较低，处方医生对其比较熟悉，但由于全身性作用，患者可能耐受性较差[5]。

阿托品滴眼液

阿托品具有高生物利用度、起效快、作用持续时间短等特点[15]。1%阿托品滴眼液可自主使用，滴在舌下或舌上。《姑息治疗药物目录》（PCF）建议每 4 小时按需滴 4 滴[15]。滴数和剂量因用药者和用药技术而异，可能需要家属或护理人员的帮助进行安全用药。

有些医生推测阿托品以这种方式给药时会出现局部反应，全身吸收减少，存在抗胆碱能副作用的风险，但是，目前缺乏论证或药理学理论依据[17]。如果流涎与进食有关，阿托品可能是一个不错的选择，因为滴剂可以在进食前或出现问题时应用[1]。

格隆溴铵

格隆溴铵口服溶液可自主使用。由于浓度不同，不同厂家的药物不可交替使用。PCF 建议起始剂量为每 8 小时 200μg，可每隔几天增加一次剂量，最大剂量为每次 2mg，每天 3 次[1,13,15]。

刻度注射器可用于计算药物剂量及注射给药，也可通过口服或通过 NG/PEG 管给药。这一过程需灵活操作，可能需要护理人员协助给药。

其主要优点是中枢性副作用较小。

专家点评

对于流涎治疗的推荐剂量是每 72 小时使用一片东莨菪碱透皮贴剂。必要时，剂量可以增加到两片，也可以通过将贴剂剪成两半来减少剂量[16]。

专家点评

阿米替林的镇静副作用可能对一些人有益，但也可能会导致其他人不得不停止使用该药物。

临床提示 口服右美沙芬联合奎尼丁（DMQ）

DMQ 用于治疗假性延髓性麻痹（无缘无故及无法控制的大笑或哭泣）。据 Cochrane 综述报道，一项对 20mg 氢溴酸右美沙芬和 10mg 硫酸奎尼丁进行的 2 期随机安慰剂对照交叉研究发现，DMQ 可能减轻患者的流涎[3]。常见的副作用是便秘、腹泻、恶心和头晕，DMQ 组和安慰剂组之间没有差异。

专家点评

目前没有证据可用于指导抗胆碱能药物的选择，实际临床应用中的差异很小。治疗决策应以患者为中心，应考虑给药途径、认知功能及潜在副作用。格隆溴铵是认知障碍或虚弱患者的首选，因为它不易穿过血脑屏障，可以减少对中枢神经系统的影响[11]。

专家点评

明确的用药说明十分重要，这有助于避免意外用药过量，还能将药物使用限制在特定情形下，比如用餐时、社交场合、门诊就诊时等。

进一步考虑的治疗方案包括格隆溴铵试验、唾液腺内注射肉毒杆菌毒素或放射疗法。由于无法耐受药物试验的副作用，Sandy 尝试了肉毒杆菌毒素治疗。在超声引导下进行双侧腮腺和颌下腺注射。治疗后他反馈流涎有所减少，并选择四个月后再次重复治疗。

临床提示 肉毒杆菌毒素

将肉毒杆菌毒素注射到唾液腺中，通过抑制副交感神经末梢乙酰胆碱的释放来减少唾液分泌。注射在门诊进行，腮腺和颌下腺之间的剂量不同，通过体表标记技术或超声引导确定腮腺位置[1,18]。一周内起效，作用持续 3~6 个月[18]。必要时可多次注射。

2019 年，英国国家卫生和临床技术优化研究所（NICE）批准了治疗神经系统疾病慢性流涎的保妥适（Xeomin®）A 型肉毒杆菌毒素制剂[19]。目前，它是 MND 和帕金森病治疗指南中的二线药物，在一线药物治疗无效、不能耐受或存在禁忌证时使用[11,17]。有些专家主张早期应用，然而，由于明显的地域差异，药物接触机会不等，药物可用性和服务提供也存在差异。

专家点评

肉毒杆菌注射的主要优势在于治疗具有针对性，避免了全身性影响。其存在口干症的风险，随着毒素作用的消失，口干症会逐渐消退。有 MND 患者在颌下腺注射肉毒杆菌后出现吞咽困难加重的情况[18]，目前尚不清楚这是注射肉毒杆菌导致的还是疾病进展的继发症状。为了预防这种情况，一些医疗中心不再为保持经口摄入的 MND 患者行颌下腺注射治疗[18]。

临床提示 放射疗法

放射疗法并不常用，口干是头颈部癌症放射治疗的常见副作用。因此，放射疗法被考虑用于治疗流涎，多项观察性研究表明这种方法是安全有效的[20]，治疗效果可持续数月至数年。最佳治疗方案尚未确定，常用的方案是对双侧颌下腺和腮腺尾部进行放疗。最近的一项综述结果建议辐射量为 12Gy 分 2 次照射或 20Gy 分 4 次照射，每周放疗 2 次[20]。

未来进展

综合性多学科协助的新模式改善了 MND 的治疗效果[7]。对这些患者而言，早期获得及时帮助至关重要。全面的口腔评估应该纳入常规护理，一些医疗中心提倡尽早转诊或与口腔颌面部科室的同事讨论和评估牙齿状况、颞下颌关节痉挛及肉毒杆菌注射情况。需要进一步的研究来确定在疾病进展中肉毒杆菌注射的最佳时机。

学习要点

流涎和肠内营养都是吸入性肺炎的危险因素。在病情恶化时应评估喂养方式，临终患者停止肠内营养是很常见的做法。

几个月后，Sandy 的病情明显恶化——出现发热、呼吸困难、疲乏等症状：推测又出现了吸入性肺炎。根据他的个人意愿，采取了对症治疗的方法，维持他在家中度过生命的最后时光。他不再通过 PEG 管进食，使用注射泵皮下注射药物来减轻呼吸困难和焦虑并减少呼吸道分泌物过多的症状。

专家总结

通过Sandy的病例，探讨了姑息治疗中一个常见但具有挑战性的症状，强调了积极治疗流涎对减少流涎对身体及社会–心理的不良后果十分重要。可以说，这对于使用无创通气的患者尤其重要，因为不自主流涎会降低无创通气的耐受性，从而可能降低患者的预期寿命和生活质量。目前，症状管理中有一种试错疗法，即以患者本人及其家属为中心，逐步进行治疗决策的制订。

（任娟娟 译　李岩 校）

参考文献

1. McGeachan AJ, Mcdermott CJ. Management of oral secretions in neurological disease. *Pract Neurol* 2017; 17(2): 96–103.
2. Bradley WG, Anderson F, Bromberg M, et al. Current management of ALS. *Neurology* 2001; 57(3): 500–504.
3. James E, Ellis C, Brassington R, Sathasivam S, Young CA. Treatment for sialorrhea (excessive saliva) in people with motor neuron disease/amyoptrophic lateral sclerosis. Cochrane Database Syst Rev 2012; 5(5): CD006981.
4. McGeachan AJ, Hobson E v., Shaw PJ, McDermott CJ. Developing an outcome measure for excessive saliva management in MND and an evaluation of saliva burden in Sheffield. *Amyotroph Lateral Scler Frontotemporal Degener* 2015; 16(1–2): 108–113.
5. Hobson E v., McGeachan A, Al-Chalabi A, et al. Management of sialorrhoea in MND: a survey of current UK practice. *Amyotroph Lateral Scler Frontotemporal Degener* 2013; 14(7–8): 521–527.
6. McDermott CJ, Shaw PJ. Diagnosis and management of motor neurone disease. *BMJ* 2008; 336(7645): 658–662.
7. Oliver DJ. Palliative care in motor neurone disease: where are we now? *Palliat Care* 2019; 12: 1178224218813914.
8. Oliver D. Palliative care for patients with MND: current challenges. *Degener Neurol Neuromuscul Dis* 2016; 6: 65–72.
9. Miller RG, Mitchell JD, Moore DH. Riluzole for amyotrophic lateral sclerosis ALS/MND. *Cochrane Database Syst Rev* 2012; 2: CD001447.
10. Bourke SC, Tomlinson M, Williams TL, Bullock RE, Shaw PJ, Gibson GJ. Effects of NIV on survival and quality of life in patients with ALS: a randomised controlled trial. *Lancet Neurol* 2006; 5(2): 140–147.
11. National Institute for Health and Care Excellence. Motor neurone disease: assessment and management. NICE Guideline (NG42). 2016. Available at: https://www.nice.org.uk/guidance/ng42
12. Hockstein NG, Samadi DS, Gendron K, Handler SD. Sialorrhea: a management challenge. *Am Fam Physician* 2004; 69(11): 2628–2634.
13. Banfi P, Ticozzi N, Lax A, Guidugli GA, Nicolini A, Silani V. A review of options for treating sialorrhea in ALS. *Respir Care* 2015; 60(3): 446–454.
14. McGeachan AJ, Hobson E v., Al-Chalabi A, et al. A multicentre evaluation of oropharyngeal secretion management practices in ALS. *Amyotroph Lateral Scler Frontotemporal Degener* 2017; 18(1–2): 1–9.
15. Wilcock A, Howard P, Charlesworth S. *Palliative Care Formulary*, 7th ed. London: Pharmaceutical Press, 2020.
16. NHS Scotland. Hyoscine hydrobromide 1.5mg transdermal patch for respiratory secretions (Scopoderm®). Scottish Palliative Care Guidelines. 2020. Available at: https://www.palliativecareguidelines.scot.nhs.uk/media/83345/hyoscine-hydrobromide-scopod

erm-pil-2020-10.pdf
17. National Institute for Health and Care Excellence (NICE). Parkinson's disease in adults: diagnosis and management (NG71). 2017. Available at: https://www.nice.org.uk/guidance/ng71
18. Harbottle J, Carlin H, Payne-Doris T, Tedd HMI, de Soyza A, Messer B. Developing an intrasalivary gland botox service for patients receiving long-term NIV at home: a single-centre experience. *BMJ Open Respir Res* 2022; 9(1): e001188.
19. National Institute for Health and Care Excellence. Xeomin (botulinum neurotoxin type A) for treating chronic sialorrhoea; Technology appraisal guidance [TA605]. 2019. Available at: https://www.nice.org.uk/guidance/ta605
20. Hawkey NM, Zaorsky NG, Galloway TJ. The role of radiation therapy in the management of sialorrhea: a systematic review. *Laryngoscope* 2016; 126(1): 80–85.

病例 31
衰弱与多种慢性病

Felicity Dewhurst
点评专家：Caroline Nicholson

病例介绍

Florence(Flo)是一位独居的82岁老年女性。除了需要频繁预约心脏病科医生、肾脏病科医生和呼吸科医生诊治她的心力衰竭、慢性肾病和慢性阻塞性肺疾病外，她很少离开家。她有高血压病史，并为此服用了多种药物。Flo提供给全科医生的门诊病历中包括"衰弱"和"多种慢性病(MLTC)。医生将"衰弱"和"多种慢性病"列入了她的问题清单中。

Flo因摔倒而被转到老年医学服务机构，需要接受全科医生的复查、急诊科接诊和住院治疗。就诊时，她接受了衰弱筛查，表现为"衰弱综合征"，并接受了老年综合评估(CGA)。

循证基础 衰弱与多种慢性病的定义

衰弱

衰弱被定义为与年龄相关的多系统衰退，这种多系统衰退会增加对健康压力因素的易感性[1]。

MLTC

相对于多病和共病，患者和公众更倾向于使用MLTC一词。美国国家卫生与保健研究所(National Institute for Health and Care Research)和世界卫生组织(WHO)支持医学科学院(Academy of Medical Sciences)对MLTC的定义：两种或两种以上慢性病共存，包括非传染性疾病、传染病或长期的精神健康状况不佳[2]。复杂性MLTC也是一个公认的概念。它的定义不统一。该定义包括有三种或四种长期疾病或多个身体系统受影响和(或)有严重的功能限制[3]。

专家点评　衰弱和多种慢性病的关联

衰弱和 MLTC 都会随时增加病情恶化和死亡的可能性[4]。

年龄

在前所未有的全球老龄化时代，死亡大多发生在高龄阶段。到 2040 年，多数死亡（54%）将发生在年龄≥ 85 岁的人群中[5]。MLTC 的患病率正在随着年龄的增长而增加，现在已成为晚年阶段人群的常态[3]。

衰弱在老年人中也很常见：大约 11%的年龄>65 岁老年人和 25%~50%的年龄>85 岁老年人身体虚弱[6]。

老年人中，身体疾病对社会、功能和心理的影响更大[7]。因此对老年病、姑息治疗和初级保健以及社区服务的需求日益增加。这些服务必须协同工作，以确保护理的连续性和协调性。

社会经济和种族不平等

如果人们来自贫穷的社会经济背景或少数民族群体，患有和死于 MLTC 的情况更为常见。在这些区域，MLTC 的患病率与年长 10~30 岁的富裕人群相当，由于病情、残疾和虚弱的迅速积累，预期寿命减少了多达 15 年。尽管如此，提供的一般护理服务，特别是姑息治疗服务却尤为匮乏。

学习要点　为什么衰弱和多种慢性病是社会和医疗保健的大问题，特别是在姑息治疗中

衰弱

在姑息治疗中，衰弱可能是所有年龄组的普遍现象[8-10]。有证据表明，体弱多病的老年人常会出现严重的未经治疗的症状，而且对死亡的认识不足[6]。在最近的姑息治疗文献中，对衰弱的考虑越来越多，但适当的姑息治疗模式（无论诊断与否）还需要深入探讨[4,11]。临床衰弱量表已被用作衡量和推进理解衰弱概念的一种方法。

MLTC

MLTC 是医疗服务面临的最大问题之一[12,13]。其患病率正在显著上升，导致与生活质量差有关的疾病的高发病和高致残率，增加了医疗投入和社会服务的成本，并随之影响死亡率。MLTC 的负担往往大于其各部分的总和，尤其是在患者接近生命终点的情况下[3]。

临床提示　识别衰弱的益处是什么

识别衰弱的目的会因患者处于其疾病进程的不同阶段而有所不同。在早期阶段，尝试扭转病情往往是合适的；然而，在生命的后期阶段，协调的临终关怀很重要，但往往会错过死亡的识别。

识别衰弱程度可以改善预测和决策，特别是在重症或需采取可能造成重大伤害的干预措施的情况下（如化疗和手术）。

通过识别和评估虚弱状况，有助于与患者及其家属进行沟通协作，以便制订

临床提示　衰弱与多种慢性病不是同一概念，但是又相互关联。

NICE 指南建议，当患者身体衰弱时，识别和适当治疗相关的 MLTC 至关重要。相反，衰弱也是描述 MLTC 患者功能受限的一种方式[3]。

专家点评　关怀的目标

全面评估超越纯粹的医学审查，这一点至关重要。关怀的目标和对患者最重要的事情应该作为核心。CGA 是一种最常用于评估衰弱患者的工具，它考虑到患者的功能、实际和社会需求；姑息治疗评估通常包括精神和心理问题。将这些结合起来是有益的。

出以个体化为导向、以目标为中心的护理计划[6]。

对衰弱进行分级和处理

如果筛查结果呈阳性，应进行老年综合评估(CGA)，“这是一个多维度、跨学科的诊断过程，旨在确定老年人的医疗、心理和功能能力，从而制订协调和综合的护理计划”[14](图31.1)。

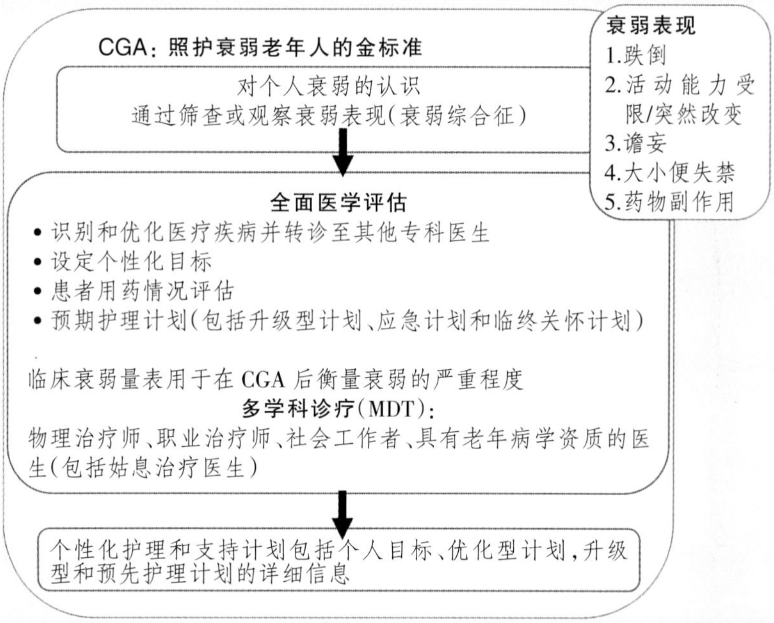

图31.1　老年综合评估。[Adapted from British Geriatrics Society (2017). Fit for Frailty Part 1: Consensus best practice guidance for the care of older people living in community and outpatient settings. https://www.bgs.org.uk/sites/default/files/content/resources/files/2018-05-23/fff_full.pdf.]

Flo的临床衰弱等级量表(CFS)评分为6分。CGA后，她出现了直立性低血压。由于她已经“多年”没有心绞痛，因此，停用氨氯地平和单硝酸异山梨酯。

专家点评　跌倒、低血压和心力衰竭

在老年人中，跌倒与收缩压低于110 mmHg有关。

处方的建议包括停用硝酸酯类、钙通道阻滞剂和其他血管扩张药。如果没有淤血的迹象，减少利尿剂的使用[14,15]。

血管紧张素转换酶抑制剂和β受体阻滞剂对收缩性心力衰竭患者有生存益处，如果患者有收缩功能障碍，在可行的情况下应继续使用这两类药物。

然而，大多数老年人的心力衰竭是舒张性的(左心室功能保留)。

血管紧张素转换酶抑制剂和β受体阻滞剂对舒张功能衰竭患者的生存益处

不大，因此可以停用。

让职业治疗师和物理治疗师参与环境评估、设备和助行器具选用方面的工作。

Flo 最近经历了丧亲之痛。她的丈夫在被诊断出患有痴呆症后 6 个月去世。之前她一直被丈夫照顾着，丈夫去世后，她形容自己“缺乏目标且孤独”。她现在独自生活在一个四居室的房子里；她的两个孩子都住在英国，但地理位置上相隔很远。

专家点评　姑息治疗服务需要改变

与癌症相比，未来更多的人会死于衰弱和 MLTC，（严重衰弱导致一年内死亡风险增加 5倍）。然而，目前的姑息治疗服务仍侧重于癌症和单一疾病患者[4]。由于缺乏明确可转移的护理模式，人们越来越认识到需要改变姑息治疗服务，以适应衰弱患者和 MLTC 患者[4]。

循证基础

以上因素如何使患者更容易受到伤害？

衰弱支点是考虑衰弱问题并向患者和亲属解释这个概念的有效方法。衰弱是一个动态过程，在晚期衰弱中，病情恶化比改善更常见（图 31.2）。

衰弱患者的储备能力降低，导致支点受到相对较大的冲击或因微小的损伤而失衡[16]。通过提高各领域的弹性，可以重新平衡支点。许多因素使 Flo 更加脆弱。丈夫去世后，她变得孤僻（失去配偶与较差的健康状况有关），她患有MLTC，最近发生了健康方面的急性事件。

在 Flo 的 CGA 之后，物理治疗师以及一名社会工作者对她进行了复查。为她的房子配备了一些设备，并提供了行走辅助工具。社会工作者为她安排了一套照护套餐，并安排她每周去日间护理中心。

6 个月后，Flo 自诉呼吸困难加剧。CT 扫描结果为转移性肺癌。她的肿瘤医生认为，鉴于她“身体虚弱的程度以及存在多种慢性病”，她不适合接受积极性的肿瘤治疗，并建议应将她登记至全科医生的姑息治疗登记册上。

学习要点　现在是转入姑息治疗服务的适当时机吗，还是之前就应该考虑这个问题

如何衡量衰弱和 MLTC 以及如何提供适当的临终关怀是一项重要课题，也是国际上优先关注的事项[6,8,11]。到 2040 年，养老院和社区提供的临终关怀服务需要增长一倍[11]。老年患者和非癌症患者获得姑息治疗的机会较少。最近的一项定量研究描述了衰弱患者在生理、心理和社会方面的需求未得到满足，尤其是在生命末期[6]。许多像 Flo 这样的人只有在确诊为恶性肿瘤时才会被转介去接受姑息治疗。

Flo 正在为未来做规划，作为其中的一部分，她问道：“我还能活多长时间？我可能在哪里、以怎样的方式去世？”

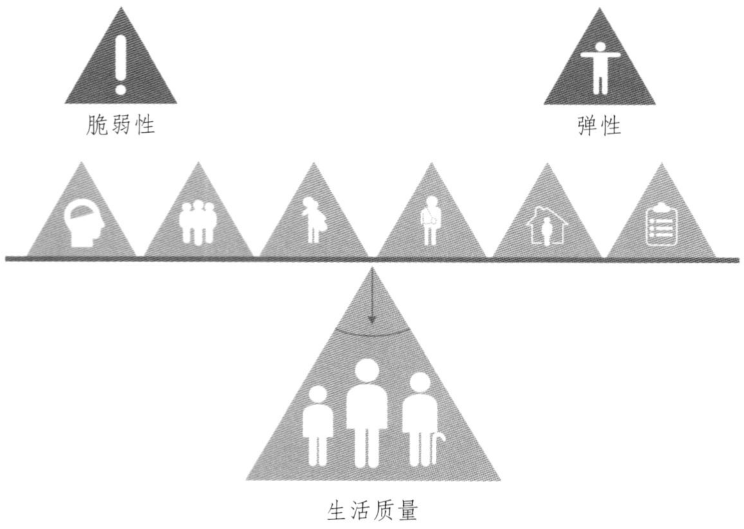

综合评估

领域	需要考虑的范畴
社会环境	• 主要照护者 & 照护者关系 • 近亲 & 大家庭 • 朋友 & 社会群体 • 较喜欢的互动方式
物理环境	• 感知外界 • 衣服 & 鞋类 • 主要生活区域 • 外出 & 交通方式
护理系统	• 医疗与社会服务一体化 • 共享信息与护理记录 • 疾病缓解 & 护理支持 • 资金 & 福利
心理状态	• 已知的情况或症状 • 动力 & 信心 • 情绪状况 • 精神和文化满足感
多病共存	• 多种慢性病的治疗负担 • 身体和精神健康状态 • 视觉、听觉、咬合力、自制力 • 体力 & 灵活性
严重健康事件	• 衰弱综合征：精神错乱、跌倒、行动不便、大小便失禁、药物副作用 • 计划内的急性护理（如手术）

图 31.2 衰弱支点。[Reproduced from the Frailty Toolkit(2020). Frailty Fulcrum Animation. https://www.frailtytoolkit.org/frailty-fulcrum-animation]

循证基础　预后情况

衰弱

衰弱程度可以通过 CFS 来预测患者的预后：衰弱程度越高，患者的预期生存期越短。严重衰弱会导致一年内死亡风险增加 5 倍。CFS 已被证实可作为住院老年人预后不良的预测指标。然而，由于衰弱状态所呈现的问题具有多因素性质，尽管文献支持预后不良的事实，但确切的时间可能差异很大，这就给未来的照护管理带来了困难，并突显了个体衰退指标的重要性[7,9,17,18]。

衰弱和心力衰竭

衰弱在慢性心力衰竭中很常见，常与不良后果，甚至死亡相关。无论是在医院还是在社区环境中，衰弱都可以用来预测心力衰竭患者的死亡率[18]。衰弱和慢性阻塞性肺疾病（COPD）。

衰弱程度可反映慢性阻塞性肺病患者多个系统的恶化情况，并且能呈现身体功能受损的整体状况，还可识别出死亡风险增加的个体[19]。

衰弱伴恶性肿瘤

衰弱可用于预测实体器官/血液系统恶性肿瘤患者的死亡率[20]。它还可以预测包含化疗/放疗和手术在内的肿瘤患者治疗后的生存率[21]。

专家点评　可以和应该考虑哪些姑息治疗策略

衰弱和 MLTC 的患者常难以得到良好的临终关怀。为这些患者提供的许多服务都是被动的。 需要更加积极主动的护理。经常与老年人及其家人一起回顾他们的生命历程非常重要，这样才可以在正确的时间提供正确的护理服务[4]。

有必要根据患者、亲属和照护者的意见来改变姑息治疗服务的提供方式，以提供更公平的服务。老年人表达了对护理连续性和协助寻找新服务的需求[6]。

在不影响多学科专家团队投入的情况下，需要新的护理模式提供单点护理服务。无论是在道义上还是临床上姑息治疗服务都有必要在患者生命即将结束时为他们提供支持。重塑姑息治疗服务应更多地关注需求，而不是诊断和预后。与年龄相适应的姑息治疗已经成为一种解决方案[4]。这种护理提供方式旨在平衡护理的连续性与对损失的持续适应。临终关怀和社区姑息治疗服务可以与周边服务结合，建立互利的关系，减少医院就诊和住院人数。专科临床医生可以提供远程支持、建议和指导。无论哪种情况，姑息治疗服务都需要更加综合和积极主动，以更好地满足需求。临终关怀医院可以作为当地社区的中心，提供多学科团队评估，以改善整体症状控制、促进康复、医疗疾病的诊断和治疗优化，包括与其他专家讨论、个性化目标设定、药物审查和处方精简、向当地医疗服务提供推荐和预先制订护理计划[4,6]。

循证基础　可以和应该考虑哪些姑息性管理策略

在对晚期心力衰竭患者进行跨学科姑息治疗干预后，与常规治疗相比，患者在生活质量、焦虑、抑郁和精神健康方面始终表现出更大的获益。对于非恶性肿瘤疾病、MLTC 和衰弱的患者，应更多地考虑姑息治疗的早期投入[22]。

学习要点　衰弱患者姑息治疗的关键因素

需要考虑老年医学中的五个方面：活动能力、心智水平、药物、多重复杂性和最重要的事项[23]。

Flo 所在地区的护士每周都来看望她，她们注意到她的整体情况每周都在恶化。她深受疼痛和恶心的困扰，随后被转介到社区姑息治疗团队。经过初次评估和认定，Flo 即将去世，于是安排她住进临终关怀医院接受临终关怀护理。两天后，Flo 就在临终关怀医院去世了，她总共接受了一周的专业姑息治疗服务。

专家总结

衰弱患者与接受常规的姑息治疗服务患者一样,也有相同的症状问题。然而,他们的问题没有得到充分评估和治疗。老年人的能力和韧性往往比卫生和社会保健人员,以及社会所认可的要强很多[4]。他们希望保持活跃并与社会保持联系,因此社区需要更加有同情心,认识到老年人的价值和贡献,并在老年人的健康和社会护理方面发挥更重要的作用。这一阶段,社区参与,例如,富有同情心的社区(见案例43)可能改善社会孤立等复杂问题,这些问题是晚年面临的主要挑战。通过向患有多种慢性病的体弱老年人提供良好的姑息治疗,有可能节省医疗资源并降低个人花销。提前制订护理计划、适当的预后和提供切合实际的药物可以减少住院次数和门诊接诊量,同时提高护理满意度,提升幸福感和生活质量。

为患多种慢性病和衰弱患者提供适当的姑息治疗可能是改善姑息治疗现状的关键。未来,如果这些社区提供的姑息治疗水平得到提升,那么衰弱与多种慢性病患者的结局将得到改善。

(陈汇怡 译 李岩 校)

参考文献

1. Clegg A, Young J, Iliffe S, Rikkert M, Rockwood K. Frailty in elderly people. *Lancet* 2013; 381(9868): 752–762.
2. MacMahon S, The Academy of Medical Sciences. Multimorbidity: a priority for global health research. *Acad Med Sci*. 2018. Available at: https://acmedsci.ac.uk/file-download/82222577
3. National Institute for Health Research. NIHR Strategic Framework for Multiple Long-Term Conditions (Multimorbidity) MLTC-M Research. 2020. Available at: https://www.nihr.ac.uk/documents/research-on-multiple-long-term-conditions-multimorbidity-mltc-m/24639?pr=
4. Nicholson C, Richardson H. Age-attuned hospice care: an opportunity to better end of life care for older people. 2018. Available at: http://www.stchristophers.org.uk
5. Etkind SN, Bone AE, Gomes B, et al. How many people will need palliative care in 2040? Past trends, future projections and implications for services. *BMC Med* 2017; 15(1): 1–10.
6. Stow D, Spiers G, Matthews FE, Hanratty B. What is the evidence that people with frailty have needs for palliative care at the end of life? A systematic review and narrative synthesis. *Palliat Med* 2019; 33(4): 399–414.
7. Bone AE, Gomes B, Etkind SN, et al. What is the impact of population ageing on the future provision of end-of-life care? Population-based projections of place of death. *Palliat Med* 2018; 32(2): 329–336.
8. Hamaker M, van den Bos F, Rostoft S. Frailty and palliative care. *BMJ Support Palliat Care* 2020; 10: 262–264.
9. Harwood RH, Enguell H. End-of-life care for frail older people. *BMJ Palliat Care*. 2019 Nov 15. Available at: http://spcare.bmj.com/content/early/2019/11/14/bmjspcare-2019-001953.abstract
10. Nicholson C, Gordon AL, Tinker A. Changing the way 'we' view and talk about frailty. *Age Ageing* 2017; 46(3): 349–351.
11. Bone AE, Morgan M, Maddocks M, et al. Developing a model of short-term integrated palliative and supportive care for frail older people in community settings: perspectives of

older people, carers and other key stakeholders. *Age Ageing* 2016; 45(6): 863–873.
12. Pearson-Stuttard J, Ezzati M, Gregg E. Multimorbidity-a defining challenge for health systems. *Lancet Public Health* 2019; 4(12): e599–600.
13. Marmot M, Allen J, Boyce T, Goldblatt P, Morrison J. *Health Equity in England: The Marmot Review 10 Years On*. 2020. Available at: https://www.instituteofhealthequity.org/resources-reports/marmot-review-10-years-on/the-marmot-review-10-years-on-full-report.pdf
14. British Geriatric Society. Fit for Frailty Part 1 Consensus best practice guidance for the care of older people living in community and outpatient settings. 2017;1–22. Available at: http://www.bgs.org.uk/campaigns/fff/fff_full.pdf
15. Darowski A, Dwight J, Reynolds J. Medicines and falls in hospital. 2011; 1–4. Available at: https://www.bgs.org.uk/sites/default/files/content/attachment/2018-05-22/Falls_drug_guide.pdf
16. Moody D. The Frailty Fulcrum. 2016. Available at: https://www.england.nhs.uk/blog/dawn-moody/
17. Vernon MJ. NHS RightCare Frailty Toolkit. 2019;(June). Available at: https://www.england.nhs.uk/rightcare/wp-content/uploads/sites/40/2019/07/frailty-toolkit-june-2019-v1.pdf
18. Jha SR, Ha HSK, Hickman LD, et al. Frailty in advanced heart failure: a systematic review. *Heart Fail Rev* 2015; 20(5): 553–560.
19. Gale NS, Albarrati AM, Munnery MM, et al. Frailty: a global measure of the multisystem impact of COPD. *Chron Respir Dis* 2018; 15(4): 347–355.
20. Welford J, Rafferty R, Hunt K, et al. The Clinical Frailty Scale can indicate prognosis and care requirements on discharge in oncology and haemato-oncology inpatients: A cohort study. *Eur J Cancer Care* 2022; 31(6): e13752. https://doi.org/10.1111/ecc.13752
21. Ethun CG, Bilen MA, Jani AB, Maithel SK, Ogan K, Master VA. Frailty and cancer: Implications for oncology surgery, medical oncology, and radiation oncology. *CA Cancer J Clin* 2017; 67(5): 362–377.
22. Rogers JG, Patel CB, Mentz RJ, et al. Palliative care in heart failure: the PAL-HF randomized, controlled clinical trial. *J Am Coll Cardiol* 2017; 70(3): 331–341.
23. Molnar F, Frank CC. Optimizing geriatric care with the GERIATRIC 5*Ms*. *Can Fam Physician* 2019; 65(1): 39.

病例 32

终末期糖尿病管理

Felicity Dewhurst

点评专家：Alastair Lumb

病例介绍

Harry，44 岁男性，有乙状结肠远端腺癌病史，因严重腹痛加重和腹胀被送入三级肿瘤中心进行治疗。影像学检查显示疾病扩散广泛，有胸腔积液、肺转移灶扩展、多发性肝转移灶扩大和广泛腹膜病变。还发现有一个较大的腹盆腔积液区，内含气体和液体，推测是由结肠远端壁的支架穿孔所致。对此患者，已没有其他全身性抗癌治疗方案可以提供。

他在 16 岁时被诊断出患有 1 型糖尿病，接受全科医生治疗。糖化血红蛋白（HbA1c）在目标范围内。他的母亲也患有 1 型糖尿病。入院时患者已停止注射基础胰岛素（Lantus®/甘精胰岛素）和速效胰岛素（Humalog®/赖脯胰岛素）。他已经 36 小时没有进食了，由于血糖水平较低（为 5~6mmol/L），他暂时停用胰岛素。入院血糖为 6mmol/L，肝功能严重紊乱，白细胞、炎症标志物和尿素升高。静脉血气分析（VBG）显示 pH 值正常，碳酸氢盐水平低，碱缺失，表明存在呼吸代偿性代谢性酸中毒。

Harry 的妻子和母亲担心他可能患上糖尿病酮症酸中毒（DKA），重新启用了甘精胰岛素。然而，他随后出现低血糖反应，医疗小组再次停用了甘精胰岛素 Lantus®。

专家点评 1 型糖尿病的治疗方案

大多数 1 型糖尿病患者通过每天多次注射胰岛素来控制病情。注射胰岛素是为了模拟生理胰岛素的分泌。长效基础胰岛素每天注射 1~2 次，速效胰岛素随食物注射。有些人使用胰岛素泵，通过持续输注速效胰岛素提供基础胰岛素，这种方式可使胰岛素水平在一天中持续变化。

学习要点 1 型糖尿病和癌症的流行病学

在英国，只有不到 400 万人被诊断患有糖尿病，其中大约 8%的人患有 1 型糖尿病，这是在儿童中常见的糖尿病类型[1]，可在任意年龄段确诊。1 型糖尿病的治疗包括在血糖监测指导下终生使用外源性胰岛素。设定血糖目标是为了降低发生长期微血管和大血管并发症的风险。直接由糖尿病造成的死亡相对较少，大多数是由心血管疾病（如缺血性心脏病、慢性肾病、心力衰竭）或癌症造成的。大量的流行病学证据表明，糖尿病与癌症风险增加之间存在关联[2,3]，尤其是乳腺癌、肺癌、结肠癌、前列腺癌和胰腺癌[4]。

肿瘤学团队意识到 Harry 的生命即将走到尽头。将他转至医院姑息治疗团队(HPCT)进行症状控制,并为他的妻子和年幼的孩子提供心理支持。他开始使用吗啡和左美丙嗪注射泵治疗中重度疼痛、恶心和呕吐。他看上去黄疸症状明显,身体十分虚弱,且极度消瘦,别人询问时只能做出单音节的回答。护士报告说他出现了意识模糊的症状。

Harry 的母亲无法赶来他身边,他的妻子和孩子立即前来探访。他的家人担心他没有接受胰岛素治疗,有患 DKA 的风险。VBG 排除了代谢性酸中毒,尿液分析排除了酮体。入院后 6 小时监测的血糖读数稳定(为 5.3~8.5mmol/L)。考虑到患者家属的担忧,HPCT 开出医嘱立即减少甘精胰岛素的剂量,每天早上定时给药一次。同时还开了低血糖治疗用药处方,以备不时之需。

一夜之间,血糖降至 4mmol/L 以下。先是用口服葡萄糖凝胶进行了治疗,随后静脉注射 10%葡萄糖,并建议在早上保持胰岛素。早餐前血糖 4.2mmol/L。经高级 HPCT 复查后,再次停止使用胰岛素。在接下来的 24 小时内,又出现了几次低血糖情况,通过已置入的外周静脉穿刺中心静脉导管(PICC)或中心静脉导管进行了静脉注射葡萄糖的治疗。他的家人仍然担心 DKA 的风险,但 VBG 的监测显示平稳。HPCT 意识到他已濒临死亡,几个小时后,他不幸去世了。

专家点评

1 型糖尿病患者在专业医疗团队的支持下自我管理病情。他们通常会对药物剂量做出详细的决定,根据血糖、活动和食物中的碳水化合物含量等一系列因素调整胰岛素的剂量。应将 1 型糖尿病患者视为管理其病情的专家,并在可能的情况下寻求他们对治疗改变的意见。

临床提示 糖尿病酮症酸中毒

DKA 是一种急性代谢危机,最常见于 1 型糖尿病患者,并由绝对胰岛素缺乏引起。当由于某种原因(数小时到数天)不使用胰岛素时,DKA 常会迅速发展,也可能与并发症有关。有专门的诊断标准[5]。应将其视为所有 1 型糖尿病不适患者的鉴别指标[6]。

循证基础 糖尿病护理临终指导,第 4 版。糖尿病趋势(经英国糖尿病协会认可)

一些国家,如澳大利亚[1]和英国[8],针对临终阶段的糖尿病管理制订了专门的指南。在制订本指南之前,缺乏最佳实践共识[9,10],质量标准和管理不一致。这可能导致糖尿病医生和姑息治疗团队的建议不一致。

为了在生命末期获得高质量的糖尿病照护,基于疾病阶段和预后情况提出相关建议:

- 积极主动,定期检查和合理化降糖治疗和使用其他药物(如他汀类药物),由患者和护理人员共同决策。
- 避免代谢紧急情况,如 1 型糖尿病的低血糖发作、持续症状性高血糖和 DKA。
- 早期识别疾病阶段和病情恶化的可能,并讨论高级护理计划。
- 尽可能长时间地支持患者和照顾者进行自我管理。
- 在生命结束之际有效控制症状。
- 糖尿病患者的护理不影响患者、护理人员或医疗保健专业人员(HCP)对首选护理地点(PPC)或首选死亡地点(PPOD)的偏好。

专家点评 酮测量

酮的水平可以在尿液、毛细血管样本和全血中测量。成人 DKA 管理指南推荐毛细管酮测量，提供快速、精确和定量的酮评估[5]。尿酮体检测属于无创检测，但用处不大，因为其对糖尿病酮症酸中毒中产生的酮体没有特异性，而且可能无法反映当前的临床状况[7]。饥饿也会使酮体水平升高，而在生命末期，随着经口摄入量的减少，这可能会造成混淆。

临床提示 1 型糖尿病在生命末期的推荐管理

1 型糖尿病患者通常每天需要胰岛素来避免 DKA，即使在不进食、不喝水的情况下也是如此。在生命末期，英国指南[8]建议改用简化的治疗方案，每日一次长效基础类似物胰岛素（如 Lantus®/甘精胰岛素或 Tresiba®/德谷胰岛素）。这种类型的胰岛素提供稳定的胰岛素水平，低血糖的风险相对较低（图 32.1）。

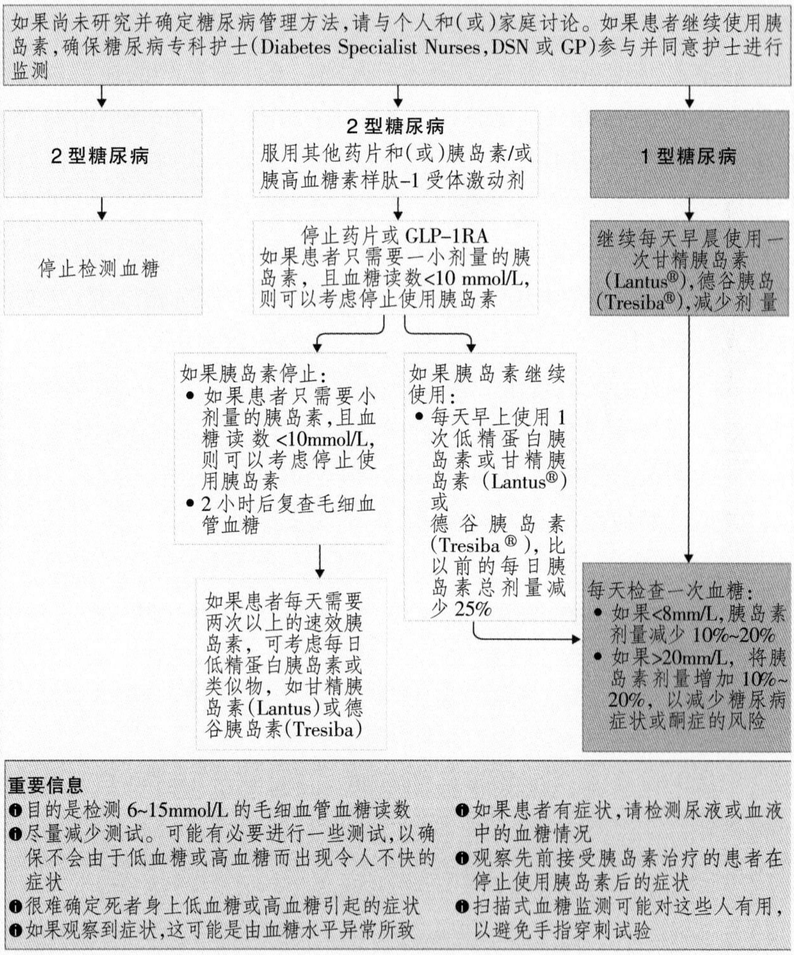

图 32.1 生命末期的糖尿病管理流程。（Reproduced with permission from Trend Diabetes & Diabetes UK.）

学习要点　生命末期血糖指标和监测

血糖水平可影响症状的严重程度（如疲劳、疼痛）和整体生活质量，但没有发表的数据或前瞻性研究证明生命末期的理想血糖或糖化血红蛋白（Hba1c）范围[4,8]。考虑到疾病分期、预后、是否存在低血糖、营养状况，以及糖尿病患者及其护理人员的意愿，需要采取个性化的方法。推荐采用 6~15mmol/L 的毛细血管血糖管理范围[8]，以避免低血糖和高血糖及任何相关症状。监测频率可以降低到每天一次。在这种情况下，由于担心 1 型糖尿病患者停止基础胰岛素，血糖监测仍保持每天 4 次。

专家点评　降阶治疗的影响

在生命的最后，治疗的重点从严格的血糖管理和避免长期并发症转向更宽松的血糖目标和更全面的方法[11]。这种治疗的降级对患者和护理人员来说可能具有挑战性。需要仔细的解释和保证，以确保人们不会感到糖尿病管理被忽视，或 HCP 正在“放弃”他们。

专家点评　连续监测血糖（CGM）

CGM 涉及一个皮下传感器，可以测量间质血糖读数，近年来它的使用显著增加。该技术是以一种侵入性较小的方法获得频繁的血糖读数，插入一个传感器可以提供 7~14 天的血糖水平。

传感器读数提供了血糖目前是稳定、上升还是下降的信息。大多数系统都有警报，可以对高或低的血糖读数发出警报，从而指导治疗的调整。如果读数超出了目标范围，通常建议用指尖读数再确认。

临床提示　低血糖的管理

低血糖在住院的糖尿病患者中很常见。2019 年的全国糖尿病住院患者审计（NaDIA）显示，超过 1/4 的 1 型糖尿病住院患者在住院的最后 7 天内至少有 1 次血糖<3.0mmol/L[12]。在疾病晚期和 1 型糖尿病的情况下，低血糖风险会因多种因素而增加：体重减轻、食欲缺乏、厌食–恶病质综合征、恶心、呕吐、胃轻瘫、肾脏或肝脏损害以及症状控制不良（影响葡萄糖储存从而影响葡萄糖水平）。低血糖的存在是一个不良的预后指标[1]。关于低血糖发作的管理有明确的指导，如图 32.2 所示[8]。然而，根据患者和护理人员的意愿（例如，希望不转到医院）、护理地点，以及患者是否处于积极死亡状态，管理方法可能有所不同。

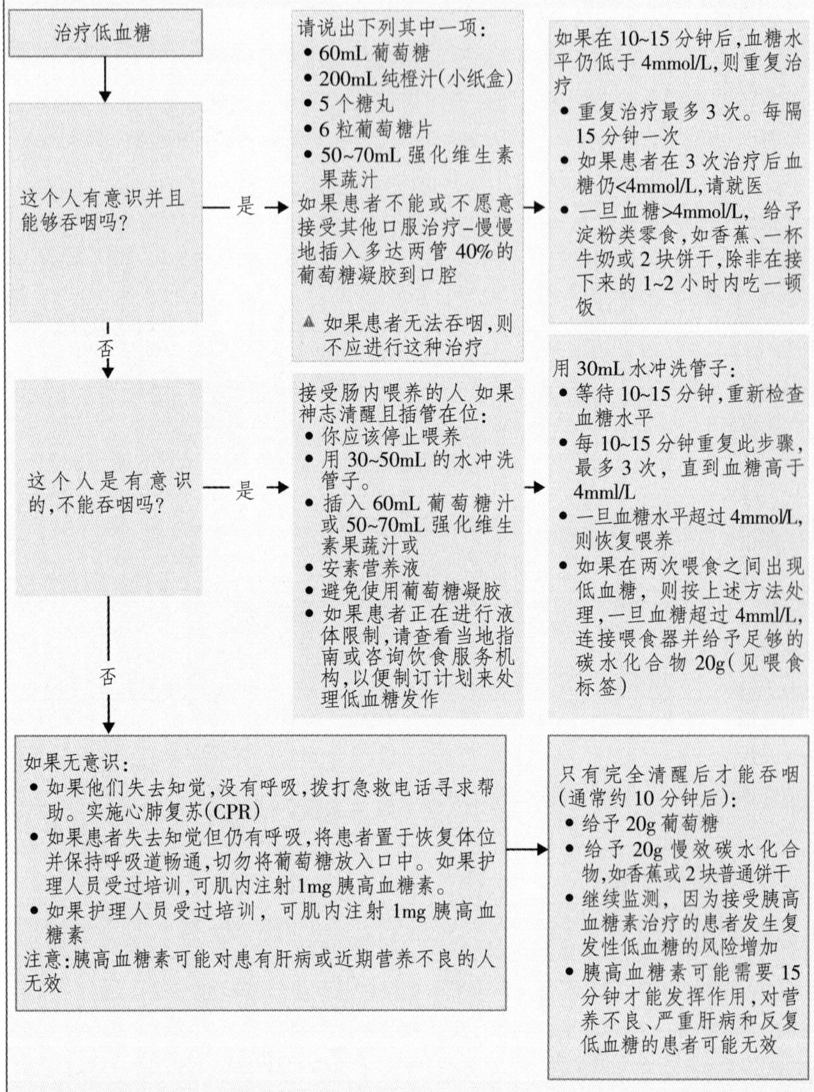

图 32.2　治疗低血糖的流程。(Reproduced with permission from Trend Diabetes & Diabetes UK.)

专家点评 复发性低血糖

1 型糖尿病患者在生命末期需要停止胰岛素治疗并不常见，但有许多因素导致了低血糖，包括继发于癌症的厌食–恶病质综合征、恶心、呕吐，肠穿孔导致的胃肠功能受损和死亡过程。我们通常认为停用外源性胰岛素会引发 DKA，但在本例中，血糖测量值<6mmol/L，这是生命最后几天血糖的推荐下限[8]。胰岛素的重新引入导致了反复的低血糖，这表明它不是必需的。因此，停用胰岛素，并进行监测，以确保这不会导致患者 DKA，从而避免患者遭受更多痛苦。

专家点评 胰岛素治疗和肾脏损害

该患者的肾功能可能在停止验血后进一步恶化。肾脏负责 30%~80%的胰岛素清除，因此肾功能的下降与胰岛素半衰期的增加和胰岛素需求的减少有关[13]。实际的剂量减少需要个体化设计和监测，但减少 50%的剂量可能在降低低血糖风险的同时，提供相似的血糖控制效果。

讨论

指南建议在生命末期，1 型糖尿病患者应继续使用基础胰岛素治疗，但必须考虑个体情况。在本案例中，Harry 本人决定停止使用基础胰岛素。胰岛素的撤离可能导致 DKA 的风险增加，他的家人对此表示担忧，但测试结果令人放心。鉴于他在糖尿病自我管理方面具备专业知识，评估他是否有能力做出停用胰岛素治疗这一决定本应是很重要的。入院时并未有人提出相关疑虑，但谵妄、嗜睡、疼痛和痛苦等多种因素叠加，可能已经影响了他的决策能力。胰岛素也有可能是被有意停用，以此作为加速死亡的一种手段。

Harry 在一家三级肿瘤医院接受治疗，体内留置有 PICC 导管，这使得可以方便地采集血液样本和给予静脉药物治疗。在静脉通路存在问题的情况下，如患者在家或无法给予静脉药物或液体（如某些住院姑息治疗单位），应与患者和护理人员讨论管理和治疗升级决策，最好在早期进行，并作为预先护理计划（ACP）的一部分。早期 ACP 可能已经解决了 Harry 案例中提出的一些问题，特别是 DKA 的行动计划，以及症状性高血糖和低血糖的处理。良好的沟通在任何治疗关系中都至关重要，在管理决策偏离常规做法的情况下，更是必不可少。

Harry 没有告知他的母亲他决定停止使用胰岛素以及这样做的原因。她担心他的糖尿病要么被忽视，要么管理不善，她的恐惧还因为自己无法探望即将去世的儿子而加剧。定期监测血糖以及静脉血气分析（VBG）结果有助于与家属进行沟通交流，让他们放心并接受临床治疗管理措施。这些监测结果还有助于辨别他的症状及临床状况是由临终过程所致还是由糖尿病所致[14]。

1 型糖尿病患者及其护理人员可能很难接受将重点从严格的血糖管理上转移开来。在姑息治疗中，多达 1/3 的处方里，非必需药物常常会被合理化调整使用，或用于药品核准标示外的适应证[15]。尽管对于 1 型糖尿病患者来说，通常需要使用一定量的胰岛素，但已不再需要为达到严格的血糖控制目标而使用相应剂量了。指南支持随着患者接近生命末期，减少血糖监测和其他侵入性测试的频率，以减轻患者负担并避免不必要的检测。在这种情况下，CGM 可能是有用的，它可以在没有显著负担的情况下提供有关血糖水平的相关信息。需要重点指出的是，在此种情况下，关于什么构成负担这一问题，应当以患者及其护理人员的想法为准，而非医疗专业人员（HCP）的想法。

这是一位年轻患者的病例，比较复杂，该患者患有侵袭性转移性癌症和1型糖尿病，在生命的最后几天停止使用胰岛素是适当的。但英国和澳大利亚的指南[1,8]推荐1型糖尿病患者继续使用胰岛素，但这两项指南都认识到在某些情况下停止使用胰岛素是合适的（例如，频繁、持续的低血糖发作）。通过本案例，希望医疗和护理团队熟悉糖尿病临终关怀指南，争取为患者提供一致、全面的照护，并根据临床表现及其他情况采取个体化的处理方法。

未来进展

目前，姑息治疗中的大部分病例涉及癌症患者，其次是器官衰竭，如心力衰竭和肾衰竭，这些通常是糖尿病的继发性并发症。因此，在姑息治疗中管理1型糖尿病患者是不可避免的。可穿戴技术和其他技术的发展也将增多，HCP 对这些技术有一定的了解，以及获得专家的咨询和支持是很重要的。与糖尿病团队密切联络并讨论可穿戴技术的替代方案是有益的，尤其是在工作人员可能不熟悉新技术的情况下。尽管设备管理不易或出现代谢紧急情况，也不应对患者或护理人员在护理地点的选择上产生负面影响。

专家总结

这个案例展示了生命末期糖尿病管理的复杂性。标准的血糖目标旨在降低与糖尿病相关的长期并发症的风险，因此随着生命末期的临近，这些目标变得不那么重要。在生命的最后阶段，指南建议，治疗的焦点应该是减少糖尿病管理的负担以及由低血糖或高血糖引起的症状风险。在这个阶段，低血糖是一个特别的风险，因为增加了低血糖发生的因素，如厌食-恶病质综合征、肝肾功能受损和体重减轻，在生命末期都很常见。通常建议简化糖尿病治疗，并且有指南支持这一观点。对于1型糖尿病患者，通常应继续使用减量的胰岛素。预先护理规划讨论可能非常有用，可以让糖尿病患者及其护理人员了解焦点转变的原因，并就糖尿病管理方法达成一致。可穿戴设备治疗糖尿病技术，如连续血糖监测器，越来越多地用于支持治疗决策。这些技术可以提供有价值的信息，且负担不高，但姑息治疗人员可能需要额外的培训来掌握它的使用。

（陈汇怡 译 李岩 校）

参考文献

1. Dunning TM, Peter. Revised guidelines for deciding Palliative and End of Life Care with People with Diabetes Australia: Australian Disease Management Association (ADMA) 2019. Available at: https://adma.org.au/download/revised-guidelines-for-deciding-palliative-and-end-of-life-care-with-people-with-diabetes/.
2. Giovannucci E, Harlan DM, Archer MC, et al. Diabetes and cancer: a consensus report. *Diabetes Care* 2010; 33(7): 1674–1685.
3. Jacob P, Chowdhury T. Management of diabetes in patients with cancer. *QJM* 2015; 108(6): 443–448.
4. Hershey DS. Importance of glycemic control in cancer patients with diabetes: treatment through end of life. *Asia-Pac J Oncol Nurs* 2017; 4(4): 313–318.
5. Dhatariya KK; Joint British Diabetes Societies for Inpatient Care. The management of diabetic ketoacidosis in adults—an updated guideline from the Joint British Diabetes Society for Inpatient Care. *Diabet Med* 2022; 39(6): e14788.
6. Muneer M, Akbar I. Acute metabolic emergencies in diabetes: DKA, HHS and EDKA. *Adv Exp Med Biol* 2021; 1307: 85–114.
7. Brewster S, Curtis L, Poole R. Urine versus blood ketones. *Practical Diabetes* 2017; 34(1): 13–15.
8. Diabetes UK and Trend Diabetes. *End of Life Guidance for Diabetes Care 2021*, 4th ed. Available at: https://diabetes-resources-production.s3.eu-west-1.amazonaws.com/resources-s3/public/2021-11/EoL_TREND_FINAL2_0.pdf
9. James J. Dying well with diabetes. *Ann Palliat Med* 2019; 8(2): 178–189.
10. Ford-Dunn S, Smith A, Quin J. Management of diabetes during the last days of life: attitudes of consultant diabetologists and consultant palliative care physicians in the UK. *Palliat Med* 2006; 20(3): 197–203.
11. King E, Haboubi H, Evans D, Baker I, Bain S, Stephens J. The management of diabetes in terminal illness related to cancer. *QJM* 2012; 105(1): 3–9.
12. NHS Digital. The National Diabetes Inpatient Audit (NaDIA) 2019 2019. Available at: https://files.digital.nhs.uk/F6/49FA05/NaDIA%202019%20-%20Full%20Report%20v1.1.pdf
13. Hahr A and Molitch M. Management of diabetes mellitus in patients with chronic kidney disease. *Clin Diabetes Endocrinol* 2015; 1: 2.
14. Quinn K, Hudson P, Dunning T. Diabetes management in patients receiving palliative care. *Aus Nurs Midwifery J* 2006; 13(8): 29.
15. Hagemann V, Bausewein C, Remi C. Drug use beyond the licence in palliative care: a systematic review and narrative synthesis. *Palliat Med* 2019; 33(6): 650–662.

病例 33

恶性脊髓压迫

Mairi Finlay, OliverJackson
点评专家：Mark Teo

病例介绍

Chris，一位 55 岁的男性，因进行性的胸背部疼痛 6 个月前来急诊科就诊，在过去一周内疼痛显著加剧，并伴有右腿无力和感觉异常。他能够独立活动，没有尿路或肠道症状。近几个月来，Chris 注意到自己体重减轻了约 14 磅(6.35kg)，持续咳嗽，并伴有咯血。

神经系统检查显示，患者右侧下肢力量减退[医学研究委员会(MRC 评分 4+/5)]，L3~S2 皮节对轻触感觉改变。会阴区感觉和肛门张力正常。步态正常，速度适中，无共济失调。

Chris 既往无重大病史，职业是木工。他有 20 年的吸烟史，现已戒烟。根据世界卫生组织(WHO)的体能状态评分测定其为 1 分。

临床高度怀疑他患恶性脊髓压迫症。Chris 开始接受 16mg 口服地塞米松治疗，并使用质子泵抑制剂(PPI)进行胃黏膜保护，同时紧急申请进行全脊柱 MRI 检查。处方开具吗啡片，5mg 口服，每 4 小时一次，暴发痛时可追加口服 2mg 吗啡。

学习要点 恶性脊髓压迫的诊断

对于所有疑似恶性脊髓压迫(MSCC)的患者，进行全面的神经系统检查至关重要，以便将临床检查结果与放射影像学结果相互关联，并确保正确治疗相关部位。对于已知癌症患者以及具有高风险癌症因素的住院患者，应当高度怀疑 MSCC。MSCC 的临床预测因素包括神经系统体征的存在、颈椎或胸背痛、已知的椎骨转移，以及已知的转移性疾病，没有风险因素的患者患 MSCC 风险为 8%，而有超过 3 个风险因素的患者，该风险高达 81%[1]。除非有禁忌，一旦怀疑为 MSCC，应立即给予 16mg 口服地塞米松。但对于疑似新发的血液系统癌症(如浆细胞瘤、淋巴瘤)患者需注意，大剂量使用类固醇会增加后续组织诊断的难度，因此，需要紧急进行活检和(或)手术减压。应在 24 小时内[2]紧急进行全脊柱 MRI 检查，因为多节段恶性脊髓压迫(MSCC)很常见，会影响治疗选择。如果

MRI 检查存在禁忌，CT 影像可以作为一种实用的替代方案。如果计划进行紧急手术干预，应考虑安排夜间成像。对于疑似 MSCC 的患者，如有神经病理性背痛但没有神经系统体征的癌症患者，应在 7 天内进行紧急影像学检查[2]。

临床提示 地塞米松处方

务必在早晨开具地塞米松处方，因为在当天较晚的时间再开具使用会增加失眠和睡眠紊乱的风险。

学习要点 管理类固醇副作用

地塞米松是一种具有较强糖皮质激素活性的皮质类固醇。其副作用包括类固醇引起的高血糖、现有糖尿病恶化，以及增加胃肠道出血、感染和精神障碍（如躁动、偏执）的风险。在开始开具处方时，必须有明确的减量计划或剂量复查日期。

对所有患者都应发放类固醇警示卡。在一项 Meta 分析中[3]，使用疗程不足一个月短期类固醇药物（绝对风险 1.4%）以及低于 1mg 口服地塞米松等效剂量药物（绝对风险 2.4%）时，都有引发肾上腺皮质功能不足的风险。若类固醇疗程超过一个月，这一风险增加到 11%以上，而剂量超过 8mg 口服地塞米松时，风险超过 21.5%。

在大剂量使用类固醇药物期间，通常应常规联合开具胃黏膜保护剂，典型的是口服质子泵抑制剂。需要定期监测毛细血管血糖，以识别出现类固醇诱导性高血糖的患者（考虑开具磺胺类药物，目标血糖控制在 6~15mmol/L）。对于已有糖尿病的患者，可能需要在糖尿病专科团队的支持下更频繁地进行监测[4]。

长期使用皮质类固醇的不良反应包括近端肌病、库欣样外貌和皮肤改变。为了减少这些影响，一旦针对 MSCC 的确定性治疗开始，应在 5~7 天内逐渐减少地塞米松治疗。如果在剂量减少过程中神经功能恶化，可能需要短期内增加地塞米松剂量。当手术或放疗均不适用时，应逐渐减少地塞米松，最终目标是停药；一些患者可能需要长期低剂量使用地塞米松，例如，在剂量减少过程中神经功能恶化的患者[2]。

临床提示 恶性脊髓压迫患者的疼痛处理

MSCC 引起的疼痛通常非常严重，患者在确诊前可能经历疼痛加剧。疼痛管理策略将取决于患者当前的镇痛方案。对所有患者而言，能够获得短效阿片类镇痛药以应对暴发性疼痛十分重要。一些患者也可能从常规服用对乙酰氨基酚和（或）非甾体抗炎药（NSAID）中受益；鉴于存在胃肠道出血的风险，在开具高剂量类固醇药物的同时，若要联用两种 NSAID 需格外谨慎[2]。需要进行个体化的风险与效益评估，以优化镇痛效果，特别是当不充分的疼痛管理阻碍了诊断性影像学检查或放射治疗时。

放射治疗可以改善疼痛控制，但可能需要超过 2 周的时间才能看到全部效果。在这段时间内，总体的镇痛需求可能会减少。应该定期复查疼痛控制情况，并相应调整镇痛剂量。

罹患 MSCC 的乳腺癌、前列腺癌或骨髓瘤患者，可能会从双膦酸盐或核因子 κB 受体激活配体抑制剂（RANK 配体抑制剂）（如地诺单抗）的治疗中获益，以减轻疼痛并降低进一步骨骼并发症的风险。关于这一点应与癌症团队讨论[2]。

MRI 检查显示广泛的硬膜外脊柱转移（图 33.1），C5/C6 处因混合性退行性和恶性压迫导致多节段 MSCC，T1 椎体的病理性塌陷，以及由于硬膜外软组织病变导致的 T6/T7 出现早期 MSCC。分期 CT 影像学检查显示右侧下叶原发性肺癌，伴有恶性胸腔积液、纵隔和肺门淋巴结肿大，以及广泛的骨转移。胸腔内病变适合活检。

与值班的脊柱外科团队讨论了 Chris 的病例，以探讨是否适合进行手术治疗。鉴于脊柱稳定、存在广泛的椎体转移和多节段的脊髓压迫，医疗团队认为手术并不适宜。

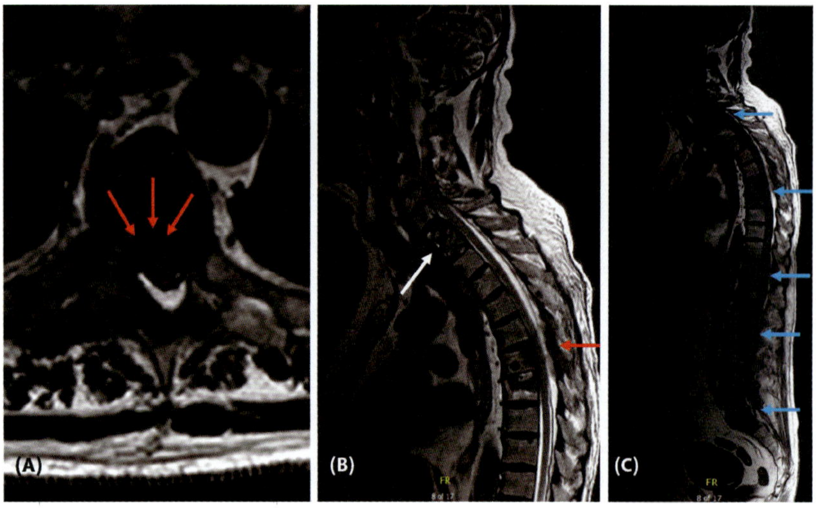

图 33.1 MRI 全脊柱 MRI 影像显示：① 在 T2 加权序列上，由于 T6 和 T7 水平右侧椎体大量软组织转移病灶（图 33.1A 和 33.1B 红色箭头所示），导致前方脑脊液间隙受压变窄；②颈椎区域存在混合性退行性和恶性压迫性脊髓病（图 33.1B 白色箭头所示）；③在 T1 加权序列上，可见广泛的多节段硬膜外脊柱转移（图 33.1C 蓝色箭头所示）。

学习要点 恶性脊髓压迫的手术治疗

手术治疗 MSCC 的目标是进行脊柱减压以恢复神经功能，阻止进一步的神经功能恶化，并维持脊柱稳定性。手术适应证基于多种因素，包括合并症、衰弱程度、病变部位的数量、神经症状发作的速度和严重程度以及癌症预后。适宜手术的患者应在失去行走能力之前接受手术；对于预后良好的患者，那些仍有残留运动或感觉功能的患者应为其提供手术治疗，以恢复功能。

手术干预通常包括后路减压椎板切除术，可考虑同时进行内固定或植骨。仅在极少数情况下（完成全面分期检查后，发现孤立的甲状腺或肾细胞转移灶）应尝试对转移灶进行整块根治性切除。应尽可能在确诊后 24 小时内开始确定性治疗。

循证基础 恶性脊髓压迫患者的减压手术切除

一项随机对照试验和一项系统综述评估了手术减压和固定联合放疗与单独放疗的效果[5,6]。这些研究显示，与单纯放疗相比，手术在行走恢复方面显然更好（分别为 64%和 29%），保持行走功能的中位持续时间更长（分别为 122 天和 13 天），以及疼痛缓解效果更好（分别为 88%和 74%）。报道的手术并发症发生率为 29%（范围 5%~65%），术后 30 天死亡率为 5%（范围 0~22%）。所有癌症的中位总生存期，手术治疗（17 个月）优于单纯放疗（3 个月），这可能是因为术后行走功能得到改善（但也可能受到患者选择偏倚的影响）。

Chris 被转诊至地区临床肿瘤学团队接受放射治疗。他接受了从 C4~T7 椎体的单次放射治疗（图 33.2）。Chris 对放射治疗的耐受性良好，出现的副作用为轻微的自限性疲劳和吞咽痛，吞咽痛通过使用奥西卡因混悬液进行缓解。他的胸背部疼痛加剧时，按需口服 5mg 吗啡混悬液，同时常规服用对乙酰氨基酚和可待因缓解。

学习要点 放射治疗的途径/技术/副作用

放射治疗的分割方案各不相同，但通常是单次 8 格雷（Gy）的剂量[7]。更高剂量的放射治疗方案，例如在十天内每日分割照射共 30Gy，能更好地实现局部控制，但更耗费资源和时间；对于预后较差的患者来说，长时间控制可能并无意义。

治疗包括进行计划性 CT 扫描以进行目标定位和放射治疗剂量规划。为确保患者设置的可重复性，可能需要适当的患者定位和固定装置，如使用放射治疗面罩。对于紧急的 MSCC 治疗，通常应用单个矩形放射治疗野，或一对相对的放射野（图 33.2），单次放射治疗分割剂量的照射时间为 10~15 分钟。采用单次放射治疗时，计划制订和治疗实施常在一天内完成。放射治疗的抗癌效果通常在治疗后 10~14 天内显现。

姑息性放射治疗的副作用与剂量有关，通常在治疗后 24~48 小时出现，严重程度在治疗后两周内达到峰值，并在 2~4 周内自行缓解。疲劳和轻度皮肤皮炎较为常见，其他副作用通常较轻，与治疗部位和相邻器官有关（例如，颈椎/上胸椎区域——食管炎引起的黏膜炎；下腰椎/骶椎区域——大肠肠炎引起的腹泻）。大约 10%的患者可能会在治疗后 24~48 小时出现原有疼痛加剧的情况。这种疼痛加剧通常可在一周内自行缓解，使用缓解暴发性疼痛的镇痛药有助于缓解疼痛。

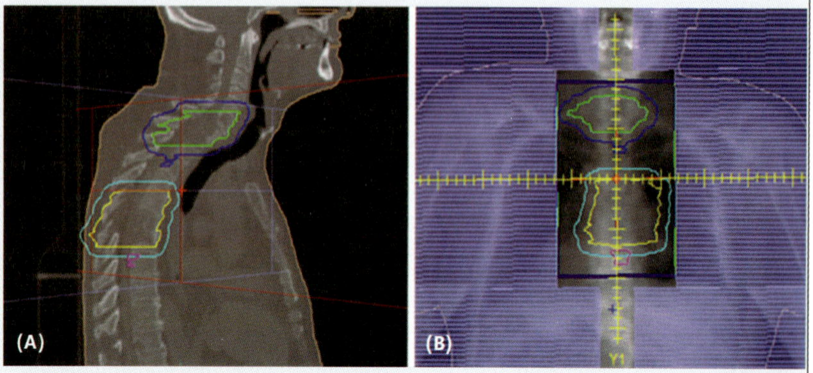

图33.2 放射治疗虚拟模拟定位计划。图33.2A显示了另一患者MSCC的两个靶区(浅蓝和深蓝色区域),采用平行对穿野布置,后野辐射边界为红色,前野为浅蓝色。图33.2B显示了前方野在计划性CT数字重建放射图像上的"束眼视图"。

临床提示 恶性脊髓压迫症的其他治疗选择

虽然大多数MSCC采用的治疗是手术或放射治疗,但在特定情况下,全身性治疗可能也是合适的。在未经治疗的前列腺癌中,促性腺激素释放激素拮抗剂,例如,地加瑞克,可以对睾酮驱动的肿瘤细胞产生非常快速的效果,并且通常与放射治疗同步进行。在对化疗敏感的癌症中,如小细胞肺癌、淋巴瘤或浆细胞瘤,尤其是以根治性放射治疗剂量行治愈性治疗时,可考虑紧急初始化疗。

学习要点 放射治疗的适宜性

在转诊时一定要考虑放射治疗是否适合每位患者。为了安全地进行放射治疗,患者必须能够平躺且保持静止10~15分钟。这可能不适用于无法控制疼痛、谵妄或认知障碍,以及临床不稳定患者。对于临床不稳定的患者,通常不适合在医院之间转诊进行治疗。

必须要识别出那些不会从放射治疗中获益的患者,可能他们的预后太差(即少于几周),可能已不存在功能恢复的可能(例如,完全性运动丧失超过24小时且对高剂量类固醇无反应)。对于后一组患者,仍然可以考虑行放射治疗以控制疼痛。

专家点评 放射疗法

对于不适合手术的MSCC患者,放射治疗仍然是主要的治疗手段。一项Meta分析表明,单次分割放射治疗(8~10Gy一次性给予)与多次分次分割方案相比,在行走运动反应、膀胱功能障碍风险和总生存率方面效果相当[7]。对于预后良好、更倾向于从更高剂量中获得更长期局部控制的患者,会考虑多次分割放射治疗。

为了使放射脊髓病的风险<1%,脊髓和马尾的最大终身剂量耐受量,以2Gy为单位换算等效剂量,分别为50Gy和60Gy。因此,是否对同一脊髓水平进行再次放疗,取决于之前接受的放射治疗剂量、上次治疗后疾病控制的持续时间以及患者的预后(放射诱导的脊髓病通常在放射治疗后6个月以上发生)。据报道,对于脊柱转移瘤,立体定向消融放射治疗(SABR)比传统放射治疗有更好的局部癌症控制和症状控制,但由于其需要更长的放射治疗计划制订时间,因此在MSCC的紧急治疗中没有常规作用。

治疗两周后，神经系统检查显示他的右腿肌力持续存在但保持稳定。Chris 仍然能够独立行动，没有出现进一步的神经功能缺陷。抽取胸膜积液用于组织学检查和癌症分子分型，Chris 被转介至医学肿瘤学团队，以考虑姑息性系统治疗。

学习要点 脊柱不稳定和活动能力

评分系统，如脊柱不稳定性肿瘤评分（SINS）[8]，有助于预测脊柱不稳定性，以识别最有可能从手术稳定转诊中获益的患者。对于 SINS 评分显示稳定或已通过外科手术实现脊柱稳定的患者，应鼓励逐步活动，并仔细监测任何疼痛加重或神经功能恶化的情况。

对于 SINS 评分显示脊柱不稳定但不适合手术的患者，应考虑使用颈托和（或）脊柱支具，这不仅有助于控制疼痛，还能保护脊髓。但患者往往对此耐受性较差。在决定脊柱固定程度和活动水平设定时，需要患者参与决策，同时考虑神经功能恶化的风险、对生活质量的影响，以及 MSCC 总体预后不良的情况[2,9]。

学习要点 姑息性康复和心理影响

多学科护理是 MSCC 管理的核心，包括专业的护理，以及物理治疗和职业治疗的早期介入。姑息性康复治疗聚焦于具体的、预期寿命较短患者的目标，通常以提高生活质量为重点。MSCC 后患者的功能状态差异很大，康复需要适应个体患者的需求。MSCC 对患者、家庭和护理人员的现实生活、心理可产生深远影响。康复在帮助患者适应新的残疾、实现短期目标以及规划长期目标方面发挥着重要作用[2,10]。

临床提示 膀胱和肠功能障碍

积极治疗膀胱和肠道功能障碍对于症状控制和预防其他并发症至关重要。具体的干预措施根据脊髓损伤的程度有所不同，因此早期评估膀胱和肠道功能是必不可少的。与患者和护理人员沟通至关重要，以了解患者的优先考虑事项，以及如何根据他们的具体情况（包括预后）调整最好的干预措施（例如，肠道常规管理、导尿）[9,11]。

专家点评 康复

关于 MSCC 患者的康复治疗结果，已发表的数据并不多，且多为回顾性研究。一项加拿大的回顾性人群登记研究发现[12]，在住院康复治疗中，MSCC 患者的预后评分与非恶性脊髓损伤（SCI）患者相当，有 75%的 MSCC 患者达到了他们的康复目标。在这项研究中，住院康复的平均停留时间为 30 天，中位生存期为 9.5 个月。虽然被诊断患上无法治愈的癌症，但 MSCC 患者的康复仍然是有益的，还需要根据患者的具体目标，并与他们可能的预后相平衡。对于 MSCC 住院患者，应在入院后 24~48 小时内进行早期物理治疗和职业治疗评估[9]。

专家点评

MSCC 患者总体一年生存率为 20%[13]，因此预后评估对于指导 MSCC 治疗的积极程度（如手术、较高剂量的放射治疗）和康复潜力的决策至关重要。已有多个临床评分系统见于报道，其中修订版的 Tokuhashi 评分是最广泛使用的，但其总体预测价值仅为 66%，并且在不同类型的癌症中可能准确性更低[14]。

一项系统综述确定了其他临床预后因素，如年龄、行走状态和放射治疗前运动神经学持续时间，以及癌症特异性的预后因素（如肿瘤组织病理学、激素受体表达状态和致癌驱动基因突变）[15]。

然而，这些评分系统大多是在免疫疗法和小分子靶向治疗出现之前建立的，而这些新疗法已经使得某些癌症的生存时间延长至数年。随着靶向癌症治疗的发展，进行患者的癌症分子分型在治疗 MSCC 中变得越来越重要。

专家总结

本案例是典型的转移性癌症初诊伴有 MSCC 的例子。这些患者通常较年轻，有长期背痛的病史，但由于年龄较轻，通常不会怀疑是恶性肿瘤。当务之急是紧急诊断和癌症分期，以确定恶性疾病的范围和适合进行组织学取样的部位（包括获取足够的活检样本以进行癌症分子分型，以便开展靶向治疗）。这些信息连同肿瘤治疗适宜性的评估，将指导对 MSCC 的最佳管理方式，决定选择是手术治疗（更好的功能结果）还是非手术/放射治疗（侵入性较小的治疗，允许更早开始全身抗癌治疗）。需要急性肿瘤学方面的建议来帮助改善预后（特别是潜在的抗癌治疗），确定康复潜力和全面护理需求。良好的功能结果将决定患者的生活质量并有望延长肿瘤患者的生命。

（陈汇怡 译　李岩 校）

参考文献

1. Lu C, Gonzalez RG, Jolesz FA, Wen PY, Talcott JA. Suspected spinal cord compression in cancer patients: a multidisciplinary risk assessment. *J Support Oncol* 2005; 3(4): 305–12.
2. National Institute for Health and Care Excellence (NICE). Spinal metastases and metastatic spinal cord compression. NICE guideline (NG234) 2023 [6 September 2023. Available at: https://www.nice.org.uk/guidance/ng234]
3. Broersen LH, Pereira AM, Jorgensen JO, Dekkers OM. Adrenal insufficiency in corticosteroids use: systematic review and meta-analysis. *J Clin Endocrinol Metab* 2015; 100(6): 2171–80.
4. Joint British Diabetes Societies for Inpatient Care. Management of Hyperglycaemia and Steroid (Glucocorticoid) Therapy. 2021. Available at: https://diabetestimes.co.uk/wp-content/uploads/2021/06/JBDS-08-Steroids-and-DM-Guideline-FINAL-28.05.21-1.pdf
5. Kim JM, Losina E, Bono CM, et al. Clinical outcome of metastatic spinal cord compression treated with surgical excision +/– radiation versus radiation therapy alone: a systematic review of literature. *Spine (Phila Pa 1976)* 2012; 37(1): 78–84.
6. Patchell RA, Tibbs PA, Regine WF, et al. Direct decompressive surgical resection in the treatment of spinal cord compression caused by metastatic cancer: a randomised trial. *Lancet* 2005; 366(9486): 643–8.
7. Donovan EK, Sienna J, Mitera G, Kumar-Tyagi N, Parpia S, Swaminath A. Single versus multifraction radiotherapy for spinal cord compression: A systematic review and meta-analysis. *Radiother Oncol* 2019; 134: 55–66.

8. Fisher CG, DiPaola CP, Ryken TC, et al. A novel classification system for spinal instability in neoplastic disease: an evidence-based approach and expert consensus from the Spine Oncology Study Group. *Spine (Phila Pa 1976)* 2010; 35(22): E1221–9.
9. Guidelines and Audit Implementation Network (GAIN). Guidelines for the rehabilitation of patients with metastatic spinal cord compression (MSCC)2014 8/2/2022. Available at: https://www.rqia.org.uk/
10. Manson J, Warnock C, Crowther L. Patient's experiences of being discharged home from hospital following a diagnosis of malignant spinal cord compression. *Support Care Cancer* 2017; 25(6): 1829–36.
11. Multidisciplinary Association of Spinal Cord Injured Professionals. Guidelines for Management of Neurogenic Bowel Dysfunction in Individuals with Central Neurological Conditions. Available at: https://www.mascip.co.uk/wp-content/uploads/2015/02/CV653N-Neurogenic-Guidelines-Sept-2012.pdf2012
12. Fortin CD, Voth J, Jaglal SB, Craven BC. Inpatient rehabilitation outcomes in patients with malignant spinal cord compression compared to other non-traumatic spinal cord injury: a population based study. *J Spinal Cord Med* 2015; 38(6): 754–64.
13. Hoskin PJ, Hopkins K, Misra V, et al. Effect of single-fraction vs multifraction radiotherapy on ambulatory status among patients with spinal canal compression from metastatic cancer: the SCORAD randomized clinical trial. *JAMA* 2019; 322(21): 2084–94.
14. Quraishi NA, Manoharan SR, Arealis G, et al. Accuracy of the revised Tokuhashi score in predicting survival in patients with metastatic spinal cord compression (MSCC). *Eur Spine J* 2013; 22 Suppl 1: S21–6.
15. Luksanapruksa P, Buchowski JM, Hotchkiss W, Tongsai S, Wilartratsami S, Chotivichit A. Prognostic factors in patients with spinal metastasis: a systematic review and meta-analysis. *Spine J* 2017; 17(5): 689–708.

病例 34
癫 痫

Geoffrey Wells

点评专家：Jane Neerkin

病例介绍

Peter 是一名 77 岁的男性，他因突发性认知障碍就诊。其妻子诉说病史，说他有 5 天的头痛和轻微恶心，Peter 的行为变得奇怪和混乱。她呼叫了救护车，救护人员到达时发现患者出现了言语障碍。

Peter 是一名退休的会计师，在退休之初他一直充满活力，经常打羽毛球。但在大概 8 周前，他就发现自己难以保持以往的运动水平，并且因为疲劳错过了几场比赛。他的妻子注意到他变得越来越暴躁。

他的既往病史包括良性前列腺增生、高血压和 2 型糖尿病（通过饮食控制）。

在急诊科复查时，Peter 出现了表达性失语，被问问题时变得愈发烦躁。在到达医院 15 分钟后，他突然出现固定凝视，头部转向右侧，右臂屈曲。20 秒后，四肢开始剧烈抽搐。主治团队按照 ABCDE 程序进行了紧急处理，并静脉注射 4mg 劳拉西泮，癫痫发作停止。

学习要点 脑肿瘤患者癫痫发作的原因

即使已知患有脑肿瘤的患者出现了癫痫发作恶化或发生不同类型的癫痫发作的情况，也应排除其他原因。

肿瘤本身	
相关治疗	化疗或放疗
感染	直接：中枢神经系统感染
	间接：全身性感染，降低癫痫发作阈值
新陈代谢	低钠、低镁、低钙或低血糖
血管	伴有静脉血栓形成
副肿瘤综合征	例如，边缘性脑炎

学习要点 脑肿瘤部位与症状的相关性

脑肿瘤部位	症状/体征	癫痫发作类型
额叶	一侧肢体轻瘫/瘫痪	同侧头部和眼睛运动
	思维持续症(思维重复)	说话困难
	难以集中注意力	暴发性尖叫/大笑
	抑制力下降、情绪波动、易怒	身体姿势异常
	失语症、语言障碍	重复动作
	解决问题能力下降	
颞叶	感觉性和(或)表达性失语症	先兆感
	面孔失认症(脸盲症)	似曾相识感
	暴力行为	厄运感
	短期和长期记忆问题	异常气味
	物体命名困难	听觉异常(如嗡嗡声)
		复杂的部分性癫痫发作
		凝视不动
		异常姿势
		言语混乱
		全身强直-阵挛发作
顶叶	对身体部位的忽视	(癫痫发作)不常见
	手-眼协调能力差	感觉障碍:有发热感、麻木感、乏力感、头晕、幻觉、空间扭曲感
	读写、计算及物体命名困难	
	左右不分	
枕叶	视觉改变/模糊,出现盲点	(癫痫发作)罕见
	视幻觉	有闪光感或出现其他视觉变化
	读写困难	
小脑	协调功能障碍	幕下肿瘤不引起癫痫发作
	震颤	
	眩晕	
	言语不清	
	行走困难	
脑干	呼吸变化	
	眩晕——平衡失调和恶心	
	吞咽困难	

学习要点 苯二氮䓬类药物在癫痫发作管理时的选择

急性期管理

苯二氮䓬类药物	用药剂量和给药途径	其他需要考虑的问题
劳拉西泮	4mg 静脉注射	**医院和临终关怀机构** 用0.9%的氯化钠溶液或注射用水按1:1比例稀释。在2分钟内快速静脉推注。如果癫痫发作持续，可在10~20分钟后重复给药一次[1,2]
咪达唑仑	10mg 口腔黏膜给药/皮下注射/肌内注射 10mg IV	**在医院、安宁疗护院和家庭环境中** 如果通过口腔黏膜、皮下或肌内注射给药，需采用即刻给药剂量（肌内注射的咪达唑仑与静脉注射的劳拉西泮一样有效） 咪达唑仑以口腔黏膜溶液形式（预填充的口腔注射器）给药，注入口腔黏膜空间（牙龈和颊之间） **在医院环境中** 作为2分钟内的推注给药 如果癫痫持续发作，可以在10分钟后重复使用咪达唑仑（通过任何途径）
地西泮	10mg 直肠给药 2mg IV	**在医院或家庭环境中** **医院环境中** 优先选择静脉注射乳剂（例如，地塞米松） 如果癫痫持续发作，10分钟后可通过上述任意一种给药途径再次给予地西泮 注意：地西泮具有刺激性，不得通过皮下注射或持续皮下输注装置给药
慢性管理		
由于会产生耐受性，苯二氮䓬类药物对癫痫的长期治疗，仅限于对其他治疗无效的难治性癫痫。		
氯巴占	每晚口服10~30mg一次（有些处方为分次剂量）	每5~7天可以增加20~30mg，最大剂量为60mg/24小时（剂量超过30mg应分次给药）
氯硝西泮	每晚口服0.5~1mg一次	每3~5天可以增加0.5mg，最大剂量为4mg/24小时。若剂量超过2mg/24小时，应分次给药

急性期管理		
苯二氮䓬类药物	用药剂量和给药途径	其他需要考虑的问题
临终患者		
咪达唑仑	咪达唑仑仍然是临终患者苯二氮䓬类药物的首选。癫痫的紧急处理方式不变 通过连续 CSCI 维持 10~60mg/24 小时的剂量 注意,如果尽管每 24 小时 60mg 咪达唑仑治疗,癫痫仍然持续发作,则推荐使用苯巴比妥治疗	
苯巴比妥	100~200mg 肌内注射(IM)作为初始剂量(负荷剂量),随后通过 CSCI 每 24 小时 100mg 的剂量给药	开始苯巴比妥治疗的患者,需要在医院或安宁疗护医院中接受治疗 如果癫痫持续发作,可在 20 分钟后重复给予即刻负荷剂量。CSCI 剂量可以逐渐增加至 400mg/24 小时 或者负荷剂量也可以稀释在 100mL 生理盐水中,并通过 20~30 分钟的缓慢皮下注射给药

检验结果

血液检查结果:无异常。

CT 头部扫描:左侧额叶出现肿块。影像特征高度提示原发性脑肿瘤。

MRI 头部扫描:单发肿物,尺寸为 6.2cm×3.5cm×4.8cm,周围伴有血管源性水肿,局限于左侧额叶。影像学特征高度提示原发性脑肿瘤(图 34.1)。

CT 胸腹部盆腔检查:未见恶性肿瘤迹象。

初始治疗计划

医疗团队与神经外科团队讨论了 Peter 的病情,神经外科医生建议开始每日服用地塞米松 16mg,以减少血管源性水肿,并且使用左乙拉西坦 500mg 每天两次,以预防癫痫再次发作。

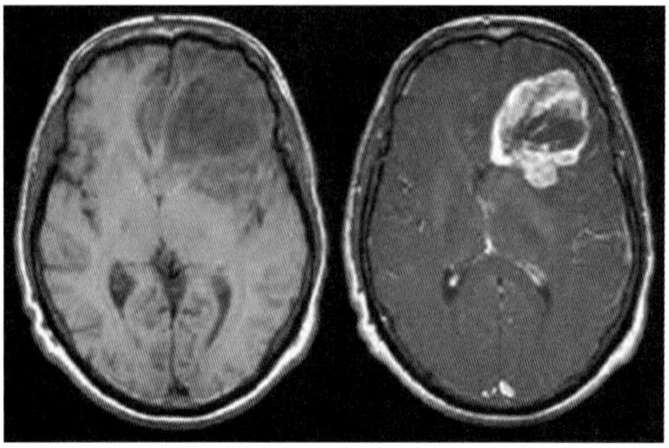

图 34.1 MRI 显示左侧额叶单发肿物。(Reproduced with permission from David C Preston © 2006.)

临床提示 皮质类固醇治疗脑肿瘤患者

糖皮质激素(如地塞米松)用于减少脑肿瘤患者的肿瘤相关水肿和放射引起的脑病。

地塞米松具有长半衰期和低盐皮质激素活性，这使其适用于该患者群体。然而,目前关于肿瘤水肿管理的剂量指导证据有限[3]。一项随机对照试验比较了地塞米松 8mg/d 与 16mg/d,4mg/d 与 16mg/d 的效果,结果表明,对于无即将发生脑疝迹象的患者，治疗 1 周后,4mg/d 与 16mg/d 的改善程度相同，并且 4mg/d 的副作用的发生率较低[4]。但是,患者可能对类固醇产生耐受性,随着维持剂量下症状的复发,可能需加大剂量。

皮质类固醇的副作用

糖皮质激素有许多副作用,这些副作用可能随着时间的推移而累积。即使在停用皮质类固醇后,仍然可能出现骨质疏松和白内障等副作用。

类固醇的常见副作用	类固醇的较少见副作用
近端肌无力:高达 10%的患者可能出现这种情况,通常在开始使用类固醇后的 2~3 个月内发生[5]	感染-长期使用高剂量类固醇可能导致免疫系统受到抑制,从而增加感染的机会性感染风险
胃肠道出血:这种情况在实际临床中较为常见,但在试验中与用药的相关性并不显著[6]	精神病症状-严重的精神病性症状并不常见,但如果患者既往有精神疾病问题,那么出现此类症状的风险会增加
骨质疏松:随着预后改善,这种情况变得更加常见。随着患者更容易患上骨质疏松,不受控制的癫痫发作可能使骨折风险增加	胰腺炎
失眠	小肠穿孔

类固醇的常见副作用	类固醇的较少见副作用
行为变化	呃逆
糖耐量异常/类固醇诱导的糖尿病	
库欣样外貌，包括皮肤紫纹	
青光眼和白内障	
高血压	
血管性坏死	
药物与类固醇的相互作用	
某些药物作为肝酶诱导剂可以增加地塞米松的代谢，加快多达 50%。苯妥英、卡马西平和苯巴比妥更常用于有潜在胶质瘤的患者，在这些情况下可能需要更高剂量的类固醇。	

专家点评 抗癫痫药物的选择

抗癫痫药物（AED）的选择应基于癫痫发作类型，同时尽量减轻患者可能出现的副作用。新型药并不比传统药物（如苯妥英、卡马西平或苯巴比妥）更有效[7]；然而，新型药物的药物间相互作用较少，副作用也更少。例如，苯妥英是一种强效的酶诱导剂，会加快某些药物（包括地塞米松）的代谢和清除速度[8]。

对于脑肿瘤相关癫痫患者应使用哪种抗癫痫药物，目前尚无基于循证医学的具体指导意见。2016 年的一项 Mata 分析推荐左乙拉西坦作为与脑肿瘤相关癫痫的首选药物，特别适用于希望避免药物相互作用的情况[9]。

当需要使用多种抗癫痫药物时，使用作用机制不同的药物至关重要。对于所有癫痫发作管理复杂的患者，建议尽早寻求神经科医生的专业意见。

一线药物左乙拉西坦、拉莫三嗪、丙戊酸钠	
二线药物	上述药物外，还有卡马西平、拉考沙胺、氯巴占
在滴定抗癫痫药物时，为快速控制癫痫从集性发作而使用	氯巴占
钠通道阻断剂	卡马西平、拉莫三嗪、拉考沙胺、丙戊酸钠（弱效）
钙通道阻断剂	丙戊酸钠（弱效）
NMDA 谷氨酸受体拮抗剂	丙戊酸钠（弱效）
抑制囊泡释放	左乙拉西坦
增强 GABA 受体激活	苯二氮䓬类药物、苯巴比妥
改变 GABA 再摄取和分解	丙戊酸钠（弱效）

神经肿瘤学多学科团队会议（MDM）结果：澳大利亚改良卡氏功能状态评分量表（AKPS）评分为80%。可能是原发性脑肿瘤，适合进行肿瘤减瘤术和组织学检测。

Peter同意进行手术，并被转至当地的神经外科病房。他没有再次癫痫发作，而且他的语言障碍对类固醇治疗反应良好。

组织学检查结果：高级别胶质瘤，WHO分级为Ⅳ级（多形性胶质母细胞瘤），异柠檬酸脱氢酶（IDH）野生型。

Peter术后恢复良好。在物理治疗和职业治疗的辅助下，他于第二周出院，AKPS评分为70%。他正在服用左乙拉西坦500mg，每日两次，以及每天服用4mg地塞米松。计划每5天将地塞米松剂量减半，直至1mg，然后停药。

专家点评 逐渐减少类固醇药物的使用

长期使用糖皮质激素会导致对下丘脑-垂体-肾上腺（HPA）轴的负反馈，从而减少内源性糖皮质激素的产生。服用5mg泼尼松（相当于0.75mg地塞米松）超过4周的患者，其HPA轴有受抑制的风险。若患者处于生理应激状态下，例如急性疾病期间，就可能引发肾上腺危象。因此，这些患者需要谨慎地逐渐减少类固醇的用量。

面临肾上腺危象风险增加的患者，包括那些反复接受短期口服类固醇治疗的患者，以及虽类固醇用药疗效较短但同时接受过关节内类固醇注射的患者[10]。

在停药过程中，口服糖皮质激素的剂量可以快速减少（每3天减少10mg泼尼松/1.5mg地塞米松），降至生理剂量（大约7.5mg泼尼松或1mg地塞米松），之后更缓慢地减量（每5天减少5mg泼尼松/0.5mg地塞米松）[11]。然而，如果颅内压增高的症状再次出现，患者应恢复到之前能够控制症状的剂量。

他被转诊至神经肿瘤科医生，接受后续治疗。

Peter和他的妻子与肿瘤科医生会面；他们被告知肿瘤进展很快，他的预后可能不到一年。他同意接受姑息性化疗和放疗，目的是改善预后和生活质量，并被转诊至社区姑息治疗团队（CPCT）。

病情变化

治疗约3个月后，Peter的妻子打电话给CPCT寻求建议，因为她注意到Peter变得越来越疲劳、易怒，且右臂出现了颤抖的症状。团队建议将左乙拉西坦的剂量增加到750mg每天两次，确保他的全科医生知道药物变更情况，同时要求他的肿瘤科医生再次进行头部影像检查。检查结果显示，两个额叶出现了新的病灶，周围伴有血管源性水肿。

一周后，肿瘤科医生对 Peter 进行了复查。他的 AKPS 是 40%。肿瘤科医生解释说，尽管接受了治疗，但扫描结果显示肿瘤仍然进展，并且已无进一步的治疗方法。于是重新开始每天 8mg 的地塞米松治疗，以减少血管源性水肿，并观察他的整体状况是否会有所改善。

尽管接受了类固醇治疗，Peter 还是开始出现恶心症状。CPCT 在家中对他进行了复诊，并开始使用环丙沙星。他的随机血糖升高到了 16mmol/L，鉴于类固醇不再提供益处，因此决定停用。

专家点评

癫痫发作阈值描述的是大脑中兴奋性和抑制性信号之间的一种平衡状态。引发癫痫发作的确切阈值因人而异。有一些特定药物可以降低癫痫发作的阈值：对于已有癫痫病史的患者，应该谨慎使用这些药物，甚至应完全避免使用。

安宁疗护中常用的药物类别和类型如下。

药物类别	药物名称
止吐药（抗精神病药）	左美丙嗪
	氟哌啶醇
精神科药物	选择性 5-羟色胺再吸收抑制剂
	三环类抗抑郁药
	5-羟色胺-去甲肾上腺素再摄取抑制剂
抗菌药物	头孢菌素（第四代）
	氟喹诺酮类（如环丙沙星）

如果患者癫痫发作比平常更为频繁，那么全面审查所开处方药和非处方药是非常重要的，以便找出可能降低癫痫发作阈值的药物。

尽管 Peter 的病情每况愈下，但他仍然具有自主决策能力，并希望讨论他未来的护理计划；他的意愿被记录在一份预先护理计划中。

由于 Peter 在家中仍有癫痫发作的风险，CPCT 请求全科医生开具处方，使用咪达唑仑口颊黏膜溶液来应对癫痫发作紧急情况。医生指导他的妻子如何使用这种药物，并告知如果癫痫发作且咪达唑仑口颊黏膜溶液无法起效，应立即拨打急救电话。在接下来的几周里，Peter 的病情持续恶化，因此预约了每天两次的护理服务。他明确表示，希望尽可能长时间地待在家里。

专家点评　对社区癫痫发作的管理

癫痫发作常让患者家属和护理人员感到恐惧。应向他们宣讲在家中发生癫痫发作时可以采取的措施，并确保备有急性抗癫痫药物。照顾者和亲属可以学习如何使用口腔黏膜吸收型咪达唑仑/直肠给药型地西泮，并告知他们何时应寻求帮助以及如何寻求帮助。提前规划在家中对癫痫进行急性和长期管理是非常重要的（例如，当患者无法吞咽时，家中应备有可注射的抗惊厥药）。临床医生通过预先写好必要时使用和注射泵给药图表，有助于护理人员通过皮下给药方式开始抗惊厥治疗，以确保癫痫活动得到控制。

Peter 的吞咽功能开始恶化，他错过了几次左乙拉西坦的服用，导致他的右臂出现了抽搐。他开始接受持续皮下输注左乙拉西坦，剂量为 1500mg/24 小时。很明显，他已进入生命的最后阶段，出现了临终躁动，他和他的妻子同意接受安宁疗护。入院时，Peter 已无法再口服药物。尽管接受了皮下输注左乙拉西坦，他右臂的抽搐症状仍在加剧。在 CSCI 液中加入咪达唑仑 30mg，以控制末期躁动和癫痫发作。在接下来的 7 天里，Peter 的情况保持稳定，只需要小幅度地增加咪达唑仑的剂量。最终，他在安宁疗护的环境中平静地去世。

临床提示 有癫痫发作风险的患者终末期躁动的管理

一线药物：咪达唑仑：2.5~5mg SC/IV，立即给药，并且每小时最多可重复一次。通过 CSCI 维持剂量，24 小时内 10~60mg。平均有效剂量为 15~60mg/24h（范围 5~200mg/24h）[1]。

氟哌啶醇和左旋咪唑：常用于管理临终前的躁动。像大多数抗精神病药物一样，它们可能会降低癫痫发作的阈值，因此在有癫痫发作的患者中应谨慎使用。

苯巴比妥：患者需要负荷剂量，通常是 200mg IM（不稀释）或 IV（用 10mL 注射用水稀释氯化钠，2 分钟内完成）。可能需要每隔 30 分钟 1 或 2 次剂量（中位负荷剂量为 600mg）。通过 CSCI 维持剂量，800mg/24h（如果患者需要负荷剂量 ≥600mg，则使用更高的初始 CSCI 剂量）。典型的 CSCI 剂量为 800~1200mg/24h（200~3800mg/24h）。这比控制癫痫发作所需的剂量要高得多，尽管癫痫持续状态需要更高的剂量。

讨论

这个病例详细描述了癫痫从初次出现到临终关怀期间，癫痫管理的复杂性。临床医生能够以适当和及时的方式控制癫痫发作，特别是在社区环境中，对患者及其家庭将产生重要和积极的影响。在医院环境中，英国国家医疗服务体系（NationalHealthService，NHS）可能会依照统一的指南进行癫痫管理，但在临终关怀和社区环境中，管理方式需要灵活调整，具体需根据临床医生的技能和药物可用性等进行调整。

临床医生在为病情恶化患者的维持癫痫控制时，特别是当患者无法再吞咽口服药物的患者，或者需要联合使用减少癫痫发作的药物来治疗其他症状（如恶心）时，需要考虑调整处方习惯。当癫痫管理变得复杂时，重要的是求助于当地神经科医生的建议来辅助管理，而不是孤立地处理这种复杂局面。通过整合已发布的指南，这一案例旨在提供一个重点突出而全面的参考资料，以支持对安宁疗护人群癫痫发作的管理。

专家总结

这是一个很好的病例，展示了因潜在脑肿瘤而出现癫痫发作的患者所经历的诸多挑战。脑肿瘤的级别越高，其致癫性越低。与侵袭性更强的脑肿瘤患者相比，低级别脑肿瘤患者通常需要多种抗癫痫药物来控制癫痫发作。脑瘤患者可能会因为肿瘤本身或化疗而出现恶心、呕吐症状，还可能发生感染，并可能在生命末期变得烦躁不安。在治疗这些症状时，重要的是要避免使用可能降低癫痫发作阈值的药物。治疗脑瘤患者应始终采用多学科团队协作的方式，并且医院与社区之间的协作也极为关键。

（陈汇怡 译　李岩 校）

参考文献

1. Wilcock A, Howard P, Charlesworth S. *Palliative Care Formulary PCF7*, 6th ed. London: Pharmaceutical Press, 2021.
2. Watson M, Armstrong P, Back I, Gannon C, Sykes N (eds). *Palliative Adult Network Guidelines*, 4th ed. Lisburn, NI: Tricord, 2016.
3. Dietrich J, Rao K, Pastorino S, Kesari S. Corticosteroids in brain cancer patients: benefits and pitfalls. *Expert Rev Clin Pharmacol* 2011; 4(2): 233–242.
4. Vecht CJ, Hovestadt A, Verbiest HB, van Vliet JJ, van Putten WL. Dose-effect relationship of dexamethasone on Karnofsky performance in metastatic brain tumors: a randomized study of doses of 4, 8, and 16 mg per day. *Neurology* 1994; 44(4): 675–680.
5. Dropcho EJ, Soong SJ. Steroid-induced weakness in patients with primary brain tumors. *Neurology* 1991; 41(8): 1235–1239.
6. Conn HO, Blitzer BL. Nonassociation of adrenocorticosteroid therapy and peptic ulcer. *N Engl J Med* 1976; 294(9): 473–479.
7. Nakken KO, Brodtkorb E. Are the new anti-epileptic drugs any better than their predecessors? *Tidsskr Nor Laegeforen* 2020; 140(17). doi: 10.4045/tidsskr.20.0657.
8. Riva R, Albani F, Contin M, Baruzzi A. Pharmacokinetic interactions between antiepileptic drugs. Clinical considerations. *Clin Pharmacokinet* 1996; 31(6): 470–493.
9. Fröscher W, Kirschstein T, Rösche J. [Anticonvulsant therapy for brain tumour-related epilepsy]. *Fortschr Neurol Psychiatr* 2014; 82(12): 678–690.
10. Erskine D, Simpson H. Exogenous steroids treatment in adults: The Society for Endocrinology. 2020. Available at: https://www.endocrinology.org/media/4091/spssfe_supporting_sec_-final_10032021-1.pdf
11. National Institute for Health and Care Excellence (NICE). Clinical knowledge summaries: corticosteroids—oral. 2020. Available at: https://cks.nice.org.uk/topics/corticosteroids-oral/

第6部分

个性化姑息治疗

病例 35

目标设定、跨学科支持和护理计划

Rebecca Tiberini

点评专家：Jonathan Martin

病例介绍

Lucy，一位 77 岁的老年女性，在离家还有十分钟路程的时候，突然感到心跳加速、头晕、出汗、呼吸困难。她喘不过气来，担心自己会就此离世。幸好一位热心的邻居叫来了救护车，并把 Lucy 搀扶到附近的长椅上。待到救护车赶到时，Lucy 的呼吸已经恢复过来了。医护人员判断她的惊恐发作与她既往的晚期慢性阻塞性肺病（COPD）有关，随后送她返回家中。

六周后，Lucy 预约了一个专门处理呼吸困难问题的临终关怀跨学科诊所。姑息治疗医生和理疗师对 Lucy 进行全面评估时发现，她很焦虑。这是她惊恐发作以来第一次离开家，长期以来一直待在家中，Lucy 在较小的生活空间内很少活动。活动时，她感到越来越喘不过气来，脚步也越发不稳，进一步打击了她积极活动的意愿。再加上 Lucy 与她社区中的朋友者疏远了，社交网络也不登陆了，她感到极度孤独。她觉得自己对于儿子来说也是一种负担，因为以前都是她自己独立购物，现在却要儿子来帮她。Lucy 的情绪低落，感觉自己失去了生活的目标和意义。

Lucy 经澳大利亚卡氏功能状态评分标准表（KPS）测试表现为 60%，处在病情不稳定阶段。并且在综合姑息治疗结果量表（IPOS）上，她确定了最影响她的三个问题：①呼吸困难（压倒性的）；②焦虑（大部分时间都有）；③行动不便（中等）。Lucy 在室内空气下的血氧饱和度是 93%；用力时血氧饱和度下降到 91%，静息 5 分钟后稳定。

以上是 Lucy 的问题[1]。

专家点评 问题与担忧

研究显示，作为专业医护者，我们倾向于关注那些我们可以“解决”或治疗的症状和“问题”。但患者更关注他们想要并能够做的事情，这就形成了对比[2]。在临床实践中，当专业医护者专注于患者当前的健康问题和症状并思考针对这些问题的解决方案时，他们可能会无意中忽略对患者来说最重要的事情。如果不积极探索患者的优先事项，就会导致实际上提供的是“以专业医护者为中心”的护理，而不是“以患者为中心”的护理，这种护理是基于我们作为专业医护人员认为我们可以影响的事情，或者是我们认为对患者重要的事情[3]。

综合姑息治疗结果量表（IPOS）对于评估患者的病痛负担是非常有帮助的，但如果我们不谨慎，它可能引导我们走向以问题为导向而非以患者（个人）为导向的道路，这反过来可能导致我们为患者设定的优先级与患者实际的优先级之间出现不协调。

这种护理优先级的不一致常导致专业医护者专注于功能性损伤（例如，优化疼痛控制），这可能与患者的个人目标不一致，甚至与之相反（例如，患者的目标是尽快从住院治疗出院与家人团聚，以至于他们愿意接受疼痛的疗效不是最佳的情况），因此，可能会错过姑息治疗帮助个人改善生活质量的机会。

作为专业医护者应该有意识地将焦点从“你怎么了”（功能性损伤）转移到“什么对你来说重要?”（患者优先级），这样将患者置于其护理和福祉的中心，在治疗关系中也赋予了患者平等的权利，避免对专业医护者的不平衡依赖。

因此，要将“以患者为中心的目标设定”作为每一次整体评估的目标，这有助于积极识别患者的优先级和愿望，并将这些作为跨学科姑息护理团队的中心和统一焦点。

学习要点 以患者为中心的目标设定

以患者为中心的目标设定需要与患者合作，积极确定他们的优先级和愿望，然后根据这些调整我们的跨学科支持，以最好的方法实现这些目标。关键的出发点是确定对每个患者作为个体而言最重要的事情。对于患者来说，控制好自己的症状可能也是非常重要的，但以患者为中心的目标设定要求不仅要如此，还要去探索和理解“还能做些什么?”的问题。

如果患者的症状得到了很好的控制，他们想要并且能够做什么? 对他们来说真正重要的是什么? 他们希望能够做些什么来为他们的生活或临终增添意义和提高生活质量。

循证基础

患者对姑息护理中目标设定的体验和感知

一项混合方法的研究发现，所有被收入临终关怀病房的患者都谈到了未来重要的目标。一些目标是关于保持希望，比如存活至参加一个重要的个人事件，如生日；一些目标是关于迎接死亡的同时肯定生命，比如写遗嘱和整理个人事务；然而，大多数目标是关于做一些简单的、日常的事情，比如独立地泡澡、淋浴和穿衣。值得注意的是，患者很少向专业姑息护理者表达他们的个人目标，因为他们认为这些目标对护理者来说是不相关的或对方不感兴趣的。这导致跨学科团队错失了支持患者实现个人目标的机会。因此，我们建议以一种明确和结构化的方式来整合以患者为中心的目标设定[4]。

临床提示　建立患者个人的优先级和目标

将以下问题纳入每一次全面评估中，以帮助患者识别和分享他们的个人优先事项和目标。

个人优先事项	“告诉我们对你来说最重要的是什么” “什么对你来说真正重要？”
个人目标	“在未来的……几周/一个月/短时间内，您希望能够做些什么？” “在接下来的几周/几个月里，对您来说有哪些重要的事项需要完成？” “您对……这次住院/未来几周的最佳期望是什么？”

在诊所评估期间，姑息治疗的物理治疗师问 Lucy：“告诉我们，对你来说最重要的是什么？”她回答说：“我的家人和朋友是我生命中最重要的东西，我感到很糟糕，因为我不能出门，我的儿子不得不替我出门买我所需要的所有东西，我也见不到我的朋友们。我感到非常沮丧，我每天只是待在家里，并且每天都过得一模一样，我的世界变得此狭小。”医生接着问：“那么，你希望在未来一个月内完成什么事情？ Lucy 回答道：“我希望我的呼吸困难的症状能得到改善 ”。

医生接着问：“如果呼吸状况有所改善，你真正想要做些什么呢？”Lucy 回答说：“我想要能走到路边的商店，买一些东西，看看活动中心的朋友们，哪怕是最后一次这样做。”跨学科团队现在已经确定了 Lucy 的个人优先事项和目标，并以此为他们共同工作的重点。

学习要点　以目标为导向的跨学科支持与护理规划

跨学科工作涉及不同学科的团队成员协同合作，致力于帮助患者实现他们的个人目标。因此，以患者为中心的目标设定并非某一专业方向所独有，而是所有跨学科团队成员的共同任务。以患者为中心的目标设定能够促进患者、家庭、社区和跨学科团队之间的协作行动计划，将患者积极地置于他们护理的中心。它为团队内各专业提供了一个统一的框架，使他们能够以协调一致的方式贡献自己的独特知识和专业技能——包括症状控制、康复、心理、社会和精神支持，以优化患者当前的问题，最终实现一个共同的目标，帮助患者达成他们的目标。

创建跨学科的支持和护理计划，明确并有意识地关注患者的个人目标，使患者和家庭能够：

- 开展对话，彼此开放和诚实，探讨对于彼此最重要的事项。
- 感受到被倾听和实现个体的价值，而不仅仅是“一个患者”，被护理专业人员所认可。
- 了解他们的个人优先级，这是最重要的。
- 在跨学科团队中获得更加全面及合适的支持和护理体验。
- 在生活和临终中找到焦点和意义。
- 提高他们的能动性以实现对自己重要的事情。
- 培养应对逆境的韧性和应对策略，使患者能够在疾病进程中调整目标，并为那些无法达成的目标遗憾，这是适应疾病和面对死亡过程中的关键环节。
- 在临终时也要积极生活（如图35.1所示）。

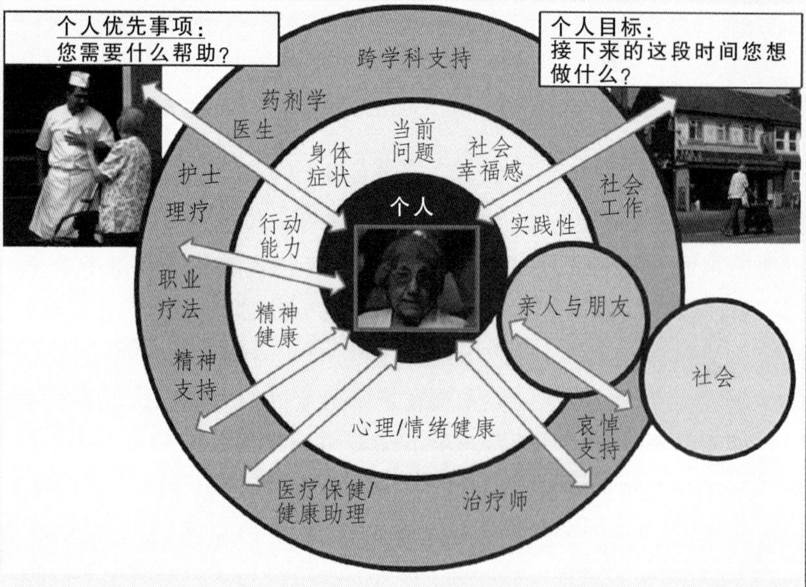

图35.1 将患者的个人目标，与他们目前遇到的问题和能获得的帮助或资源相协调。

临床提示 将患者的目标作为跨学科姑息治疗团队的核心关注点

- 确保所有跨学科姑息治疗团队成员理解以患者为中心的目标。
- 将以患者为中心作为所有全面评估的最佳实践标准。
- 在问题导向的结果评估工具（如综合姑息治疗结果量表）中加入关于患者个人优先级和目标的问题，并确保这些目标的识别。
- 在患者的电子记录中记录以患者为中心的目标，以便与跨学科团队共享，避免重复询问患者问题。

• 务必在跨学科团队会议中呈现每位患者的个人目标。把专业人员为解决患者当前问题所做的贡献，与如何助力患者达成目标关联起来。

• 建立这样一种文化：以患者为中心的目标设定是“人人有责”之事。团队所有成员都要把确定或了解患者目标当作首要之事来对待。

• 运用诸如目标达成量表（GAS）[5]或者姑息治疗目标设定与行动计划（G-AP PC）[6]之类的结果框架，以结构化的方式对患者的目标进行记录与评估，从而证实目标的完成情况、提供反馈，必要时还可作出调整，以此作为衡量个性化护理和服务有效性的一种手段。

• 运用以患者为核心的结果评估方法，如生活空间评估，对目标进展进行评估并提供正向的激励。

专家点评 处于跨学科团队环境中的姑息医学

跨学科工作的重要意义在于每个专业具备不同的培训内容、技能和经验。以患者为中心的目标设定在姑息医学培训课程里未得到足够重视，这一课程因忽略“死亡、护理和丧亲相关的个人与社区维度”而饱受诟病[8]。在姑息治疗实践中，把患者当作一个“完整的人”这一核心关注点有被边缘化的情况，比如在急性病治疗机构，重点常常是解决患者住院所产生的“问题”[9]。所以，作为医生，我们可能要依靠姑息治疗跨学科团队中的同事，从而把关注重点恰当地放在患者身上，而非仅仅关注他们的疾病和症状，这才应该是姑息医学中医生诊疗实践的核心所在。

诸如 Chochinov[10]提出的“为了能给予你最妥善的照料，对于你个人我需要知晓些什么？”这类问诊开场白，有助于为后续的讨论营造氛围。在“线性”且以任务为导向的医疗模式中，交谈往往从“主诉”开始，这种情况极为普遍，前面这种重点的转变常令患者又惊又喜。

姑息治疗团队与 Lucy 合作，创建了一项跨学科支持计划，帮助她实现个人目标[11]。此计划以 Lucy 的优势和应对策略为基石，她充满决心，儿子大力支持，周围人也给予很多帮助。该计划充分利用了跨学科团队的多元专业优势，对 Lucy 当前的问题进行优化管理，既运用药物和非药物手段来缓解她的呼吸困难，又通过康复治疗提升她的行动能力和运动耐力，还为 Lucy 母子提供感情上的安慰。此外，还有一名“志愿者”为 Lucy 在社区中加油打气，增强她的自信。医疗团队如实地探讨了 Lucy 健康状况的不确定性以及她可能面临的风险。他们“同步规划”，即便环境变化，也保障 Lucy 的安全，助力其达成目标。例如，确保 Lucy 随身携带手机、为其预订轮椅等。

专家点评 积极承担风险:福利和自主的权衡

姑息治疗专业人员有两项重要但相互矛盾的任务挑战:既要保障患者安全,又要助力患者追求个人目标,而这一目标可能使其陷入风险。我们应记住,每个人每天都在为自己的事冒险,比如为赶公交而横穿流量大的马路,或履行跳伞的决定。对于处于病情晚期、时日不多的患者而言,为实现个人目标而冒险所获的积极收益,可能超过试图完全规避风险所带来的负面效应[12]。秉持积极冒险的文化,姑息治疗团队就能争取患者最大的机会,进而探索如何尽可能降低风险。这是对患者个体价值的尊重,尊重他们自主选择的能力,更重要的是,能让我们医护工作者支持患者在生命尽头仍保有自主行动能力和希望。

临床提示 同步规划

在姑息治疗领域中,患者的健康状况瞬息万变,这使得目标设定成为一项艰巨的任务。晚期病症发展轨迹本身就存在不确定性,这就导致无论是患者还是专业医疗团队,往往都无法确定患者的目标是否切实可行。但不要因为这种不确定性就放弃以患者为中心的目标设定。我们要主动说明这种不确定性,并在与患者及其家属交流时就其认真讨论。一旦将其公开,大家就可以尽可能共同商讨应对方案。

- 公开承认我们无法预知未来,这种做法开诚布公、实事求是,患者及其家属往往能认识到这一事实,所以通常很欢迎这种态度。
- 践行"同步规划",即同时积极考量并规划两种或多种可能性,也就是"往最好处期望,做最坏的打算"。这意味着将"A 计划"作为最佳情形预案,同时备好"B 计划"和"C 计划"备用,以应对患者病情变化。同时规划多种可能性有助于:①以一种稳妥的方式考虑到病情可能恶化的情况并做好准备;②有助于预防危机状况,避免患者承受不必要的风险。

借助跨学科的康复性姑息护理[13],Lucy 得到了支持以实现她的个人目标——4 周之后,她独自走进了当地的商店,还在社区中心与好友们共度了一个美好的下午。

学习要点 康复性姑息护理

康复性姑息护理是一种范例,它将康复、自主能力提升、自我管理和自我护理融入姑息护理的整体模式当中。这是一种跨学科的方法,团队成员涵盖护士、医生、社会-心理从业人员,他们与患者、患者亲属和护理人员合作,助力患者达成个人目标和优先事项。康复性姑息护理致力于优化患者的身体功能与健康状况,让患者在病情不断恶化的情况下,依然能够在自主选择的前提下,尽可能独立且充实地生活。这种护理方法能赋予患者尊严,使其适应自身新的健康状态,并提供积极的支持系统,帮助患者对健康恶化所导致的损失进行预判和应对,从而让患者充实地度过临终阶段[13]。

Lucy 达成目标两周后，胸部受到感染，这致使她呼吸严重困难，在家中的生活更加艰难。于是，Lucy 同意入住临终关怀医院接受症状控制。护理顾问与 Lucy 深入交流，询问当前对她最为重要之事，Lucy 表示希望能保持独立，并回到家中与儿子在花园中放松、休息。随着病情变化，她将目标调整得更为实际。跨学科医疗团队对 Lucy 的胸部感染进行了治疗，并通过新的助行架辅助她行动，同时还做了一些适应性调整，以保障她在家中的安全和独立行动。鉴于 Lucy 的身体状况大不如前，医疗团队不确定她能否实现新目标，但考虑到对 Lucy 而言保持希望至关重要，他们还是与 Lucy 及其儿子坦诚地讨论了这一情况。最终，Lucy 回家并在花园喝了茶。次日，她在儿子的陪伴下于家中安然辞世。

专家总结

研究显示，设定目标并为之努力这一过程比达成目标更为关键。对目标的追求，即便有些不切实际，却能帮患者明白何事可为、何事不为[5]，并接受这一现实。随着健康状况的改变，患者会自然地对目标进行重新考量和调整，但正是在向目标努力的过程中，他们才能以积极的方式适应病情恶化过程中逐渐出现且不断累积的种种损失。追求有意义的目标有助于患者接受死亡的临近，对丧亲后的心理调适也有着积极的作用。

不言而喻，对于以目标为导向的策略而言，最重要的是这些目标是患者的目标，而不是医学专业人员的目标。我们应尽可能地顺应患者的节奏。为此，我们必须询问每一位患者他们所珍视的是什么，并将这一关注点作为医务工作者个人以及跨学科姑息治疗实践的核心内容。

（任娟娟 译 李岩 校）

参考文献

1. Rehabilitative Palliative Care: Enabling people to live fully until they die—YouTube. 2015. St Joseph's Hospice, Hackney. Available at: https://www.youtube.com/watch?v=eIEQOZEr3Lo
2. Baile WF, Palmer JL, Bruera E, Parker PA. Assessment of palliative care cancer patients' most important concerns. *Support Care Cancer* 2011; 19(4): 475–481.
3. Tiberini R, Turner K, Talbot-Rice H. Rehabilitation in palliative care. In: MacLeod R., Van den Block L. (eds). *Textbook of Palliative Care*. Oxford: Springer, 2019, pp. 579–607.
4. Boa S, Duncan E, Haraldsdottir E, Wyke S. Mind the gap: Patients' experiences and perceptions of goal setting in palliative care. *Progr Palliat Care* 2019; 27: 291–300.
5. Fettes L, Ashford S, Maddocks M. *Setting and Implementing Patient-set Goals in Palliative*

Care. London: King's College London, 2018. Available at: https://www.kcl.ac.uk/nmpc/assets/rehab/gas-booklet-2018-final.pdf
6. Boa S. The development and evaluation of a Goal setting and Action Planning framework for use in Palliative Care (G-AP PC). Thesis, University of Stirling, 2013.
7. McCrone A, Smith A, Hooper J, Parker RA, Peters A. The life-space assessment measure of functional mobility has utility in community-based physical therapist practice in the United Kingdom. *Phys Ther* 2019; 99(12): 1719–1731.
8. Abel J, Kellehear A. Palliative curriculum re-imagined: a critical evaluation of the UK palliative medicine syllabus. *Palliat Care* 2018; 11: 1178224218780375.
9. Robinson J, Gott M, Gardiner C, Ingleton C. The 'problematisation' of palliative care in hospital: an exploratory review of international palliative care policy in five countries. *BMC Palliat Care* 2016; 15: 64.
10. Chochinov H. Dignity and the essence of medicine: the A, B, C, and D of dignity conserving care. *BMJ* 2007; 335: 184–187.
11. Care Act 2014: Strengths-based approaches. *SCIE* 2015. Available at: http://www.scie.org.uk/care-act-2014/assessment-and-eligibility/strengths-based-approach/
12. Morgan S, Williamson T. How can positive risk-taking help build dementia-friendly communities? *Joseph Rountree Foundation* 2014. Available at: https://www.jrf.org.uk/report/how-can-positive-risk-taking-help-build-dementia-friendly-communities
13. Tiberini R, Richardson H. Rehabilitative palliative care: enabling people to live fully until they die. A challenge for the 21st century. *Hospice UK* 2015. Available at: https://www.hospiceuk.org/publications-and-resources/rehabilitative-palliative-care-enabling-people-live-fully-until-they-die

病例 36

预立医疗照护计划

Georgina Osborne

点评专家：Bee Wee

病例介绍

Marion 是一位 62 岁的女士。六个月前，她被确诊患有运动神经元病（MND）。她仍在从事建筑师的工作，不过因手臂无力且伴有疼痛性痉挛，工作时长已经减少。除此之外，她并无其他症状，生活可以自理。Marion 有着强烈的意愿，那就是在自己还有能力的时候，尽可能地把握自身的状况。她的临终关怀医生询问她，随着病情的加重，她有什么愿望，以及是否愿意考虑预立医疗照护计划（ACP）。Marion 此时并不想考虑这个问题，她说："我现在只能努力过好每一天，这是我应对现状的唯一办法。"

临床提示　找准时机

• 人们对于考虑预立医疗照护计划（ACP）[1]所产生影响的"准备程度"各不相同。尽管为患者提供讨论 ACP 的机会至关重要，但对于任何不想参与的患者意愿，都应予以尊重。

• 不适当的强制推行 ACP 可能会造成损害，还可能给后续的沟通交流制造障碍[2,3]。

• 在人们能够接受自身生命受限状况之时提出 ACP[2]，有助于提高他们的参与度。首先探究患者的信息需求，能够使 ACP 的推进更加自然顺畅。

• 人们可能因害怕无法获得某些治疗[如心肺复苏（CPR）]，或者担心谈论不良结果会使其提前发生而回避 ACP。还有些人可能不清楚自己的愿望，或者不想过早做出决定。在这种情况下，达成这样一种共识或许会有帮助：即当更紧急的情况出现时（要知道那时他们可能会丧失行为能力）还可以共同做决定。

• 可以考虑为患者提供一份信息手册，向其介绍当地 ACP 相关活动，或者与患者约定一个时间，以便能以一种更体贴的方式重新探讨这个话题。

专家点评

促使人们准备好面对(预立医疗照护计划相关事宜)的个体因素涵盖多个方面,其中包括接受自身现状、过往的经历、曾与信赖之人的交流情况、自身的自信程度或自主能力状况、特定的顾虑(比如担心"成为负担",或者对死亡过程的担忧),抑或是对行使个人自主决定权的渴望。我们应着重建立信任关系,营造良好氛围。深入了解对患者来说当下最为重要之事、其支持网络以及他们可能存在的社会与精神层面的关怀需求。探究他们对未来的重要规划。需知晓这一系列工作可能需要通过多次沟通交流才会有所突破。

学习要点 预立医疗照护计划与紧急医疗照护规划

预立医疗照护计划是指在患者具备相应能力时,对其未来一系列护理偏好进行探索。这和另一种护理计划形成对比,当患者病情变得不稳定,并且往往已经丧失参与能力时,就会紧急实施后一种护理计划。在这种紧急护理计划中,决策内容一般集中于当前的护理安排、治疗水平以及心肺复苏决策,不过,在此过程中应参考之前所做的预立医疗照护计划。

临床提示 启动(话题)交谈的资料

许多社会层面预立医疗照护计划的倡议已经陆续开展,例如"尊重选择"倡议、"对话项目""心愿清单",以及围绕遗嘱订立提供支持的项目。此外,当地的临终关怀机构可能也在开展一些相关项目,而且市场上还有一些产品,如"我的指令""最佳结局"和"我的生前遗嘱"。

实用的患者信息指南如下:

- https://advancecareplanning.org.uk/planning-ahead
- https://compassionindying.org.uk/making-decisions-and-planning-your-care/
- https://www.macmillan.org.uk/_images/no-regrets-talking-about-death-report_tcm9-311059.pdf
- For healthcare professionals (HCPs), supporting resources include:
- http://www.instituteforhumancaring.org/documents/Providers/Serious-Illness-Guide-old.pdf
- https://northerncanceralliance.nhs.uk/deciding-right/deciding-right-education-resources-for-professionals/
- http://talkcpr.wales/

学习要点 预立医疗照护计划的定义

预立医疗照护计划是一种自愿的、以患者为中心的过程,是患者与其护理人员之间就其未来护理的偏好和优先级展开的讨论,前提是患者有就这些内容进行有意义对话的心智能力。这一过程可能需要在一段时间内进行多次交谈,并且务必始终尊重患者的愿望和情感。这样一来,患者应能更深刻地体会到参与感,并有机会反思和分享对自己而言最为重要之事[4]。

在英国的苏格兰,预立医疗照护计划被称作预期医疗护理计划。在英国的威尔士,预先护理计划属于"未来医疗照护计划"这一总称范畴,这其中包括心智能力有欠缺的患者[5]。对于缺乏行为能力的儿童和青少年而言,预先护理计划这一术语的使用方法有所不同,但这不在本案例的讨论范畴。

专家点评　六项通用原则

2022 年 3 月，《预立医疗照护计划通用原则指南》得以发布，其目的是为英格兰的预立医疗照护计划中“优质模式”提供一种全国性的统一方法[4]。这份指南阐述了六项针对个性化方法的通用原则，重点聚焦于：

- 以患者为核心开展整个流程，包括由患者决定其他参与人员。
- 依据患者关注重点，开展有关未来护理的个性化对话。
- 通过共同决策确定谈话结果。
- 记录在案的预立医疗照护计划应可共享。
- 为患者提供审查和修订计划的机会并予以鼓励。
- 若这些原则未被遵循，患者应有发声的权利。

临床提示　预立医疗照护计划谈话可能会让哪些人受益

任何希望规划自身未来护理事宜或可能有丧失心智能力风险的个人，包括：

- 由于长期疾病或绝症（例如，痴呆、体弱、肾衰竭、心力衰竭、肝衰竭、肺部疾病、进行性神经系统疾病、不可治愈的癌症），健康状况日益恶化的人群。
- 身体功能状态每况愈下、疾病负担加剧或存在持续性症状的人群。
- 在医疗需求方面面临关键转折的人群，比如多次住院、治疗重心转向更具姑息性质或入住护理院等情况的人。
- 面临重大手术或者高风险治疗（如骨髓移植）的人群。
- 遭遇危及生命的急性病症的人群[4]。

此外，还有一些专门的工具可用于识别这类患者，例如，金标准框架预后指标指南和支持性与姑息治疗指标工具（SPICT）[6]。

6 个月之后，Marion 的身体愈发虚弱，她的临终关怀医生多次电话沟通为她和她的伴侣 Bill 答疑解惑。他们并无子女，而且 Marion 与她的姐姐已经疏远 30 年之久。Marion 已无法集中精力工作，并且开始在夜间出现呼吸困难的状况。她“对临终时可能发生的状况感到十分恐惧”。Marion 并不认为自己是个有宗教信仰的人，因此拒绝了转介精神关怀的提议。她的临终关怀医生询问她，现在讨论未来相关事宜是否有益，她表示同意，并问道：“我需要考虑哪些方面呢？”

学习要点　预立医疗照护计划可能涵盖哪些内容

预立医疗照护计划因人而异，在细节和涵盖范围方面各不相同。讨论内容可能包括：

- 重要相关人员的详细信息以及信息共享许可情况。是否存在患者不想与他人讨论的事？
- 对自身病情、预后情况的认知，以及（患者本人和重要相关人员的）相关

专家点评 预立医疗照护计划的组成部分

其组成部分可能会有变化，但通常涵盖以下内容：

1.护理意愿的一般性表达（如预先声明）。这种声明是患者对自身护理意愿的一种宽泛阐述。

2.具有法律效力的预先决定（预先指令，比如预先拒绝治疗的决定（ADRT）。这些决定在法律层面上明确了患者在特定医疗情况下的意愿。

3.对代理决策人的指定（如持久授权书）。这使得在患者无法自行决策时，有指定人员代表其进行决策。

当患者缺乏心智能力时，所做的决策必须以患者的最大利益为出发点，这些决策可以由法律指定的代理决策人来执行，或者由负责的临床医生做出。

信息需求。

- 总体的优先级与偏好。展望未来时，最重要的是什么？
- 社会层面相关内容，比如受赡养者及其照料方式、财务问题、立遗嘱的意向。
- 精神、宗教和文化方面的考量因素。
- 对未来治疗和护理的偏好（包括患者本人和重要相关人员）：
  - 首选的护理地点（PPC）和首选的离世地点（PPOD）。
  - 治疗升级计划（TEP）、心肺复苏（CPR）决策、急诊入院安排和常规门诊就医情况。
  - 社区环境下的症状控制措施。
  - 对于延长生命治疗手段（如抗生素）的偏好。
  - 针对特定疾病的考量，例如无创通气（NIV）的使用与停用、氧气供应、临床辅助营养与补液、停止透析、输血相关问题。器官捐赠相关事宜。
- 对某些特定服务介入的同意，例如，社区姑息治疗服务。
- 对共享文档的同意。

学习要点 文档记录：纸质文档与电子姑息治疗协调系统

记录预立医疗照护计划（ACP）决策是在不同服务之间共享信息、指导未来决策工作的关键步骤。在英国全境，有多种文件存在，它们在内容和格式（纸质、在线或电子协调形式）方面各不相同。医疗保健专业人员（HCP）应当熟悉本地可获取的文件资料，并能够获取这些资料，同时还需要知晓它们的长处和短处。

部分文件对预立医疗照护计划的涵盖范围更广（例如"提前规划"），而另一些文件则重点关注紧急治疗［例如"紧急护理和治疗推荐总结计划"（Recommended Summary Plan for Emergency Care and Treatment，ReSPECT）］。"姑息治疗和紧急护理计划"（Palliative care and Emergency Care Assessment and Communication Evaluation，PEACE）工具以医疗为重点，是为那些可能缺乏行为能力的养老院居民设计的治疗升级计划（TEP）。

电子姑息治疗协调系统（Electronic Palliative Care Coordination and Communication System，EPaCCS）在各个服务部门都易于获取，能够提供面向患者的门户，并有利于开展研究和结果测量工作；不过，开发和实施该系统是具有一定难度的。

Marion 明确表示，对她而言最重要的是保持独立，一旦她无法（独立或在他人帮助下）"出门遛狗"，她就不想再延续自己的生命。因此，她停止服用利鲁唑[这种药可延长运动神经元病（MND）的终末阶段]，并在预立医疗照护计划中声明，如果她行动受限只能待在家里，她将不接受任何延长生命的措施（如使用抗生素）。Marion 签署了"不要心肺复苏”的文件，并同意转介至社区姑息治疗。她接受了无创通气（NIV）评估以控制症状，但希望在病情进一步恶化时拟定一个撤机流程。对于经皮内镜下胃造口术的安置问题，Marion 仍犹豫不决，她知道肠内营养可能会让她感觉更有力量，然而考虑到自己喜爱烹饪以及和朋友一起用餐，她不确定自己该如何适应这种情况。Marion 希望在生命的最后时刻能在家中度过，有她生命中重要的人陪伴在身旁。Bill 很难理解这些谈话，他很难接受 Marion 的这种务实态度，他想保持乐观，“我担心她这是在放弃自己啊”。

一年之后，Marion 在轮椅上坚持超过 15 分钟都变得十分吃力。当初，她可以独自在轮椅上舒舒服服地待上几个小时，尽情享受户外的美好时光。不仅如此，Marion 的吞咽能力每况愈下，如今就连吃自己最喜欢的食物都会噎住。她提出要停用无创通气（NIV）的事宜，因为现在她每天依赖无创通气的时长已经超过了 16 个小时。Marion 觉得自己近期身体的恶化程度已经到了“无法忍受”的地步。她频繁地向 Bill 倾诉“真希望这一切都能结束”，这让 Bill 内心极为不安。

就在这个时候，Marion 的病情突然急剧恶化，她开始发热，并且出现了谵妄症状，已经没有能力再为自己的医疗问题做决定了。Bill 十分心急，慌乱之中，他没有联系临终关怀团队，而是拨打了急救电话，满心希望 Marion 能得到“全方位的治疗”。一名急救人员很快赶到，他判断 Marion 是得了吸入性肺炎。他在查看电子预立医疗照护计划（ACP）时发现，Marion 虽然不希望接受抗生素治疗，但并没有做出具体的预先拒绝治疗决定（ADRT）。于是，他打电话向值班医生征求意见，然后两人一起根据玛丽昂的预立医疗照护计划来指导决策，并安抚 Bill。第二天，Marion 在家中离世。

专家点评 对患者及其家属的支持

预立医疗照护计划常常会触动患者及其家属的情绪，引发他们在信仰体系、过往经历以及对希望和掌控需求方面的分歧。尽管患者是决策者，但在患者和家属都许可的情况下，让重要家属尽可能参与其中是至关重要的。倾听并化解他们的担忧，既能缓解当下的焦虑情绪，在日后需要做出符合患者最佳利益的决策时，还能减少潜在冲突，同时也能减轻丧亲后的悲痛。

临床提示 承认存在不足之处

预立医疗照护计划是一个复杂的流程。要在情况尚未出现时就制订出一个能精准体现患者及其家属意愿的计划，这可能是极具难度的。“护理目标讨论需要人们对预后、疾病、相关合并症以及治疗结果有深入且专业的了解”，然而并非每个参与其中的人员都拥有这样的知识储备。预立医疗照护计划无法涵盖所有可能发生的情况[7]，“临终决策并不简单、直接，也不遵循线性逻辑。这些决策充满不确定性和情感因素，并且会随着临床状况的变化而迅速改变”[7]。患者或许会将预立医疗照护计划看作是掌控不可预知情况的一种途径，不过临终时的实际情况可能不会像计划那样发展，这就会引发冲突[8]。成功实施预先护理计划需要多个急性病医疗服务机构和社区医疗服务机构在非工作时间也保持沟通。因此，即便开展了预立医疗照护计划相关活动，患者仍有可能持续接受那些与其自身偏好不相符的繁重治疗[9]。

专家点评 新型冠状病毒感染(COVID-19)与预立医疗照护计划

COVID-19的流行使得预立医疗照护计划成为焦点话题,也促使那些在相关沟通方面经验欠缺的医疗保健专业人员开启这方面的工作。然而,过度强调预先护理计划的"完成率",并且将其与"不要心肺复苏(DNACPR)"决策联系起来的做法,让一些患者、患者家属和医疗保健专业人员忧心忡忡[15]。预先护理计划不能被简化为一项简单的行政事务,它需要投入时间、深入思考,还需要将谈话焦点转移到"最重要的事"上,而非仅仅局限于临终护理决策[16]。

若预立医疗照护计划能够妥善开展和落实,那么它就彰显了"符合目标的护理,这是姑息治疗的根基所在"[7],从而减少患者在死亡方式上与其自身偏好相冲突的情况。预立医疗照护计划有利于形成一种全面、协作式的方法,能让人们有更强的掌控感,改善症状评估状况,还能减少医疗保健专业人员和患者家属之间的误解[2,4]。正是出于这个原因,尽管预立医疗照护计划存在诸多不完善的地方,但这一概念在国际上仍然受到广泛支持[10-12]。

学习要点 医疗专业人员沟通与参与的重要性

要有效地实施高质量的预立医疗照护计划,以及更广泛的护理规划,都要求能够巧妙地开展相应的谈话。这需要在沟通技巧方面有十足的信心,同时具备敏锐细腻的临床洞察力,然而这两方面往往是不足的[2]。"医疗保健专业人员常常未能启动这些讨论,原因可能是他们不愿意谈及死亡话题,而且在这种充满挑战的谈话过程中很难控制自身情绪"[13]。医疗保健专业人员低估了患者和护理者对信息的需求,却高估了他们的理解程度[14];他们往往希望"维持希望",并且可能会认为预立医疗照护计划会破坏这种希望。还有一些人对预立医疗照护计划持抵触态度,把它看作是一种"走过场式的打钩任务"。因此,除了文化观念的转变,还需要改进相关培训。

循证基础

支持预立医疗照护计划的证据良莠不齐,这凸显出在评估这种复杂干预措施时所面临的研究难题。例如,ACTION项目本打算衡量预先护理计划对晚期癌症患者生活质量和症状的影响,然而却因患者的"参与意愿程度"而受到干扰[1]。

寻找有意义的关键绩效指标和有效的结果衡量方法同样困难重重。最常被衡量的结果是在首选死亡地点(PPOD)离世,这虽是临终生活质量的一个指标,但却受许多其他个人和环境因素的制约。由于大多数关于预立医疗照护计划的研究都来自高收入国家(这些国家重视自主性和个人决策)[12],所以研究的人群存在偏差,很少有研究涉及成本效益[17]。

对80项系统综述(涵盖1660多篇原始文章)的研究文章显示,仅有微弱证据表明预先护理计划能够改善临终沟通、实现在首选地点离世并节省医疗开支[18]。值得注意的是,当医疗保健专业人员对首选死亡地点(PPOD)有记录时,人们在自己所选地点离世的可能性几乎会增加一倍[19]。

对于多发性硬化症和帕金森病患者而言,预立医疗照护计划有助于降低在医院死亡的比率,其中由全科医生发起的预立医疗照护计划最有可能发挥效力[20]。当与癌症门诊患者讨论临终问题时,患者在临终阶段接受的高强度医疗护理会减少,家属的丧亲之痛也会得到缓解[21]。在疗养院中,预立医疗照护计划也减少了不必要的住院情况和死亡率[22]。

未来进展

随着医疗技术的不断进步，在维持生命的同时也延长了濒死期，由此带来了更多的可能性，预立医疗照护计划也随之持续演变[9]。起初，预先指示仅能让人们预先拒绝某些延长生命的干预措施，不过由于其存在局限性，推动了更广泛的预立医疗照护计划流程的形成，直至 2017 年国际上才就预立医疗照护计划的定义达成共识。

如此一来，在医疗保健领域中，就预立医疗照护计划而言，在实施途径、术语使用、沟通方式以及理解层面上仍存在诸多不一致的情况。未来政策的发展需要应对此类障碍和不平等现象，在新发布的国家指南上明确体现使预立医疗照护计划得到良好实践的关键要求[4]：

- 公众及专业人士的认知水平。
- 明确清晰的信息内容。
- 主动甄别那些可从预立医疗照护计划获益的人群。
- 教育与培训工作。
- 记录存档和信息共享机制。
- 组织层面的文化氛围。
- 系统层面的文化特性。

已经有人提出了预立医疗照护计划的修正方案。“适应性护理计划”目前尚未广泛推行，不过它重点关注“依据不断变化的临床事件及时做出决策”[8]。这种计划需要制订两个并行方案：一个是针对病情稳定或好转状况的，另一个则是针对病情恶化情况的。同时，有关预先护理计划有效性和临床不确定性的研究也正在开展。

专家总结

Marion 的故事为预立医疗照护计划提供了一个很好的范例。它彰显了 Marion 准备好展开相关谈话时，预立医疗照护计划为她带来的益处和安心感，也体现出她的丈夫 Bill 是如何参与其中，从而知晓对她而言至关重要之事的。同时，这个故事也表明此类谈话在情感层面可能极为艰难。

预立医疗照护计划有助于患者在掌控未来决策方面更具信心。与患者亲近之人也能因此更加安心，因为他们清楚自己正在协助做出符合患者偏好的决策。就 Marion 的情况来讲，尽管 Bill 有时觉得困难重重、压力巨大，但当他知道自己能够实现 Marion 在家中离世的愿望时，还是从中获得了慰藉。

拒绝治疗的预先决定在合法且适用的条件下具有法律约束力。预先声明虽不具备法律约束力，但医疗保健专业人员在代表无行为能力者做出最符合其利益的决策时，应当尽力尊重这些声明。在患者缺乏行为能力的情形下，各国的决策法律框架各不相同，儿童和成人的情况也有差异。医疗保健专业人员必须熟知当地的法律框架，同时将患者及其重要亲友的文化背景和其他需求纳入考量范围。

（曾子珈 译　路桂军 校）

参考文献

1. Zwakman M, Milota MM, van der Heide A, et al. Unravelling patients' readiness in advance care planning conversations: a qualitative study as part of the ACTION Study. *Support Care Cancer* 2021; 29(6): 2917–2929.
2. Cottrell L, Economos G, Evans C, et al. A realist review of advance care planning for people with multiple sclerosis and their families. *PLoS One* 2020; 15(10): e0240815
3. Korfage IJ, Carreras G, Arnfeldt Christensen CM, et al. Advance care planning in patients with advanced cancer: a 6-country, cluster-randomised clinical trial. *PLoS Med* 2020; 17(11): e1003422.
4. NHS England and NHS Improvement. Universal Principles for Advance Care Planning. Available at: https://www.england.nhs.uk/publication/universal-principles-for-advance-care-planning/
5. Taubert M, Bounds L. Advance and future care planning: strategic approaches in Wales. *BMJ Support Palliat Care* 2022: bmjspcare-2021-003498. https://pubmed.ncbi.nlm.nih.gov/35105552/
6. The Supportive and Palliative Care Indicators Tool (SPICT). Available at: https://www.spict.org.uk
7. Sean Morrison R. Advance directives/care planning: clear, simple, and wrong. *J Palliat Med* 2020; 23(7): 878–879.
8. Johnson S, Butow P, Kerridge I, Tattersall M. Advance care planning for cancer patients: a systematic review of perceptions and experiences of patients, families, and healthcare providers. *Psychooncology* 2016; 25(4): 362–386.
9. Moody SY. 'Advance' care planning re-envisioned. *J Am Geriatr Soc* 2020; 62(2): 330–332.
10. National Palliative and End of Life Care Partnership. The Ambitions for Palliative and End of Life Care: A National Framework For Local Action 2021–2026 in England. Available at: https://www.england.nhs.uk/wp-content/uploads/2022/02/ambitions-for-palliative-and-end-of-life-care-2nd-edition.pdf
11. Lin CP, Evans CJ, Koffman J, Chen PJ, Hou MF, Harding R. Feasibility and acceptability of a culturally adapted advance care planning intervention for people living with advanced cancer and their families: a mixed methods study. *Palliat Med* 2020; 34(5): 651–666.
12. Sallnow L, Smith R, Ahmedzai SH, et al. Lancet Commission on the Value of Death. Report of the Lancet Commission on the Value of Death: bringing death back into life. *Lancet* 2022; 399(10327): 837–884.
13. Brighton LJ, Selman LE, Gough N, et al. 'Difficult conversations': evaluation of multiprofessional training. *BMJ Support Palliat Care* 2018; 8(1): 45–48.
14. Hancock K, Clayton JM, Parker SM, et al. Discrepant perceptions about end-of-life communication: a systematic review. *J Pain Symptom Manage* 2007; 34(2): 190–200.
15. Care Quality Commission. Protect, Respect, Connect—Decisions About Living And Dying Well During COVID-*19*. Available at: https://www.cqc.org.uk/publications/themed-work/protect-respect-connect-decisions-about-living-dying-well-during-covid-19
16. Abel J, Kellehear A, Millington Sanders C, Taubert M, Kingston H. Advance care planning re-imagined: a needed shift for COVID times and beyond. *Palliat Care Soc Pract* 2020; 14: 2632352420934491.
17. Dixon J, Matosevic T, Knapp M. The economic evidence for advance care planning: systematic review of evidence. *Palliat Med* 2015; 29(10): 869–884.

18. Jimenez G, Tan WS, Virk AK, Low CK, Car J, Ho AHY. Overview of systematic reviews of advance care planning: summary of evidence and global lessons. *J Pain Symptom Manage* 2018; 56(3): 436–459.
19. Macmillan analysis of Office for National Statistics, NHS England. (2015).
20. Nicholas R, Nicholas E, Hannides M, Gautam V, Friede T, Koffman J. Influence of individual, illness and environmental factors on place of death among people with neurodegenerative diseases: a retrospective, observational, comparative cohort study. *BMJ Support Palliat Care* 2021:bmjspcare-2021-003105.
21. Wright AA, Zhang B, Ray A, et al. Associations between end-of-life discussions, patient mental health, medical care near death, and caregiver bereavement adjustment. *JAMA* 2008; 300(14): 1665–1673.
22. Caplan GA, Meller A, Squires B, Chan S, Willett W. Advance care planning and hospital in the nursing home. *Age Ageing* 2006; 35(6): 581–585.

病例 37

疫情与灾难应对措施

Athul Manuel

点评专家：Sunitha Daniel

病例介绍

Thomas 是一位 68 岁的退休木匠，与妻子、小儿子、儿媳以及两个年幼的孙子孙女（一个 8 岁，一个 5 岁）共同生活。他的大儿子于异国居住。他们一家住在科塔曼加拉姆镇的一所联排房屋里，此地距离印度南部喀拉拉邦科钦市的肿瘤中心约 30 英里（48.28km）。Thomas 患有高血压和糖尿病，所幸一直靠药物控制良好。

Thomas 因久咳不愈且突现剧烈背痛就医，最终被确诊为肺癌且发生脊柱转移。初诊时，他的疼痛评分高达 8 分（满分 10 分），于是医生开始给他使用强效阿片类药物。用药后，他的疼痛评分降至 3 分（满分 10 分），不过也出现了一些阿片类药物带来的副作用。鉴于病情严重，Thomas 被转诊接受紧急姑息性放疗以缓解疼痛。

在 Thomas 预约前往医院开始放疗的前几日，该地区持续降雨，他家和周边房屋都被洪水淹没。一家人转移到了地势较高处，随后又被安置到附近村庄的一个救灾营地。仓促之间，Thomas 和家人被迫丢弃了大部分财物，更糟糕的是，Thomas 未能带走病历，而他本打算在去医院接受放疗时重新领取一些处方药。随着强效阿片类药物耗尽，Thomas 的疼痛愈发严重，再加上治疗延误，使全家人陷入了极度的焦虑之中。而远在国外的长子，如今又因当地机场关闭，归乡之路受阻，只能在异国为父亲担心。

学习要点　家是离世的首选地点

人道主义，是对他人痛苦与需求饱含悲悯的回应，旨在预防和减轻人类可能遭遇的苦难，无论这种苦难在世界的哪个角落出现；同时，它也是生命与健康的护盾，是对每一个人尊严的守护，确保尊重不被剥夺。大规模伤亡事件（MCE），往往会让成百、成千甚至数以万计的人陷入伤痛的深渊，这种情况就像一把利刃，削弱了当地或地区卫生系统按照既定护理标准提供服务的能力。大规模伤亡事件可分为两类：一类是“大爆炸式”单一事件，如飓风、龙卷风、海啸、地震和恐怖袭击等，这类事件会即刻或突然对人类社会造成巨大冲击；另一类是“涨潮式”事件，像流感大流行暴发，缓缓蔓延，其影响持续时间较长[1]。

自然灾害不仅会对医疗设施造成物理性破坏，还会导致受伤和患急症人数急剧攀升，这可能使医疗服务陷入瘫痪。而这种糟糕的情况，对于慢性病患者、老年人以及其他弱势群体而言，如雪上加霜，会对他们本就艰难的护理状况产生严重的不利影响。

临床提示

在人道主义危机这一特殊情境之下，需要姑息治疗的患者大致可分为以下几类[2]：

1.原本身体健康，但因大规模伤亡事件（MCE）受到直接冲击，从而受伤或罹患重症的人。

2.原本就患有诸如晚期癌症、依赖透析的肾衰竭等危及生命病症的人。

3.处于濒死状态的人，例如，正在接受临终关怀的患者。

4.患有合并症且因灾难导致健康状况急转直下的人。

5.正在等待治疗性医疗处理，同时需治疗症状和有支持性护理需求的人。

6.由于资源匮乏可能从治疗性医疗中分流出来的人。

专家点评

姑息治疗旨在提高生活质量、维护尊严和提供舒适感，同时为减轻因疾病或残疾引发的经济困苦出谋划策。将姑息治疗融入公共医疗保健体系，是实现全民医疗覆盖必不可少的一环[3–4]。在任何人道主义危机情境下，姑息治疗都有多项适用原则，图 37.1 是推荐的分诊类别[5]。

类别	色彩编码	说明
1.第一优先(危重患者)	红色	立即接受治疗便有存活的希望。姑息治疗应尽可能与维持生命的治疗相互融合
2.观望患者。	蓝色	鉴于现有的医疗条件,患者已无存活可能;此时姑息治疗是必要的
3.延缓治疗(重症患者)	黄色	虽暂无濒死之危,但亟需尽快治疗 姑息治疗和(或)症状缓解措施或许当下就有必要实施
4.轻症患者	绿色	在病情更危急的患者得到治疗后,(这些患者)在某个时候需要医疗护理。可能需缓解症状

图 37.1 人道主义紧急情况和危机中的推荐分诊类别。[eproduced with permission from World Health Organization. (2018) . Integrating palliative care and symptom relief into responses to humanitarian emergencies and crises: a WHO guide. World Health Organization. https://apps.who.int/iris/handle/10665/274565. License: CC BY-NC-SA 3.0 IGO.]

学习要点

灾难过后,患者的情况分为两种:要么在灾难发生后的最初几个小时或几天内不幸离世,要么虽存活下来,但伤病严重、危及生命,在痛苦中度过数天或数周。这两类患者都需要症状控制和社会-心理支持。姑息治疗运用多学科技能,在循证医疗、有效缓解症状以及在无其他救治手段时提供人道主义关怀的基础上,来提高重症患者及其家属的生活质量[6]。WHO 关于将姑息治疗和症状缓解纳入人道主义紧急情况和危机应对的指南,阐述了受大规模伤亡事件(MCE)暴发影响的人们所遭受痛苦的类型,并提出了将姑息治疗纳入人道主义应对措施的建议[5](表 37.1)。

表 37.1 遭受大规模伤亡事件影响的人们所承受痛苦的类型,以及将姑息治疗纳入人道主义应对措施的建议步骤

痛苦的类别	针对痛苦的姑息治疗推荐应对方法
生理层面的痛苦	
由急性损伤或疾病导致的症状 由损伤相关并发症以及亚急性或慢性疾病导致的症状	出台相关政策,明确人道主义医疗援助旨在拯救生命和减轻痛苦 • 针对国际和国内紧急医疗队(EMT)以及当地医疗保健提供者,制订症状评估与治疗的最低标准规程,以及对临终患者护理的相关规程 • 对紧急医疗队和当地医疗保健提供者开展培训,并配备相应设施,使其在症状评估、治疗以及临终患者护理方面达到最低标准

(待续)

表 37.1(续)

痛苦的类别	针对痛苦的姑息治疗推荐应对方法
	• 把人道主义紧急情况和危机所需的基本姑息治疗药品和设备纳入所有应急医疗包；确保每个医疗包中都有口服和注射用吗啡，并且紧急医疗队和当地医疗服务提供者能够获取足量的吗啡 • 在所有 1 型紧急医疗队中至少配备一名接受过基础姑息治疗培训的医生和护士 • 在所有 2 型和 3 型紧急医疗队中，至少配备一名接受过中级姑息治疗培训的医生，同时确保所有麻醉师和麻醉技术员都至少接受过基本的姑息治疗培训
精神层面的痛苦	
急性心理影响(包括急性焦虑、急性抑郁情绪、急性悲痛) 慢性心理影响(包括创伤后应激障碍、慢性焦虑症、慢性抑郁症、复杂性悲痛、幸存者内疚感)	• 为紧急医疗救护队(EMT)成员和当地医疗服务提供者开展心理急救(PFA)培训 • 对紧急医疗救护队和当地医疗服务提供者进行心理症状评估与治疗流程方面的培训，并为其配备所需设备 • 将用于人道主义紧急情况和危机的基本姑息治疗药品和设备纳入所有应急医疗包；在所有医疗包中配备口服氟西汀、注射用地西泮以及口服和注射用氟哌啶醇，确保紧急医疗救护队和当地医疗服务提供者能获取足量的此类药品[7] • 对所有紧急医疗救护队进行姑息治疗培训并配备相应装备 • 与当地社会工作者建立伙伴关系，以获取有关精神疾病相关文化价值观的建议，并向当地社区告知紧急医疗救护队的活动 • 招募当地的精神卫生医疗服务提供者，他们能够提供契合当地文化和语言的医疗服务，并就与精神疾病相关的文化价值观为外籍团队成员提供建议 • 视情况为当地志愿者提供培训，使其能够开展基本的心理健康干预工作 • 为那些希望分享经历和挑战的患者和幸存者组建互助小组 • 在容易遇到心理健康问题患者的人道主义应急团队中配备精神科医生

(待续)

专家点评

基础方案包括安全、有效、价格低廉、已过专利期且广泛可得的药品、简单且经济的设备，以及基本的社会支持，旨在预防和缓解各种类型的痛苦，包括身体、心理、社会和精神方面的痛苦。方案还包括必要的人力资源，以确保药物的合理、有效和安全使用，并提供心理与精神支持。

表37.1(续)

痛苦的类别	针对痛苦的姑息治疗推荐应对方法
社会痛苦	
失去住所、衣物、食物、卫生设施还易于遭受暴力侵害	• 确保人们有安身之所、有足够的适宜当地气候的衣物、食物充足、卫生设施完善，有接受教育的机会 • 努力做好安排，保护人们免受身体或心理上不公平的对待 • 对于那些可能想要分享自身经历和所面临挑战的患者与幸存者，为他们组织互助小组
极端脆弱状态（包括体弱的老人、无陪伴的儿童、有精神或身体残疾的人、极度贫困的人）	
精神痛苦	
失去生命意义的感觉	• 与当地社会工作者开展合作，这些社会工作者可根据请求对患者及其家属进行探访

专家点评

紧急医疗队(EMT)是由医疗卫生专业人员(如医生、护士、急救人员等)构成的团队，其成员可能来自政府部门、非政府组织(NGO)、红十字会之类的国际人道主义组织、学术机构以及军队。他们为受人道主义紧急状况和危机影响的人群提供本地和国际医疗援助。

世界卫生组织(WHO)将紧急医疗队(EMT)划分为三种类型：

1. EMT一级：提供门诊紧急护理，包括对创伤和其他重要医疗需求的紧急处理。

2. EMT二级：提供住院外科紧急护理，包括创伤和其他重大疾病的急症护理、普通外科和产科手术。

3. EMT三级：提供复杂的住院转诊外科护理，包括重症监护。这些团队还包括医院住院部内的专业护理团队，如从事姑息治疗的临床医生。

迁居两天后，Thomas接受了社区姑息治疗护士的检查。该护士属于一个经验丰富的团队，成员包括医生、护士、社会工作者以及接受过姑息治疗培训的志愿者。他们会在Thomas的新住所提供上门护理服务(见图 37.2)。经评估,他的 WHO 体能状态评分为 2 分,埃德蒙顿症状评估量表(ESAS)疼痛评分为 7/10,焦虑评分为 6/10(焦虑主要与治疗延误有关),此外还有咳嗽和失眠等症状。护士联系了 Thomas 之前的医疗团队以获取他的病历,并设法为他续开了包括阿片类药物在内的处方。Thomas 和他的家人几乎失去了所有财物,团队中的志愿者联系了一家参与救援活动的非政府组织,为 Thomas 和家人提供了衣物、食品、孩子的课本和校服以及其他生活用品。团队还联系了附近癌症中心的放射治疗部门,为 Thomas 安排放疗。

护士每周持续上门访视,进行症状评估、提供心理社会支持,并监测是否有创伤后应激障碍的迹象。她还提供了心理支持电话热线的号码以及地区心理健康计划的联系方式。地区心理健康计划是一个多学科团队,由精神科医生、社会工作者、临床心理学家、精神科护士和辅助人员组成,他们都接受过心理急救(PFA)培训。

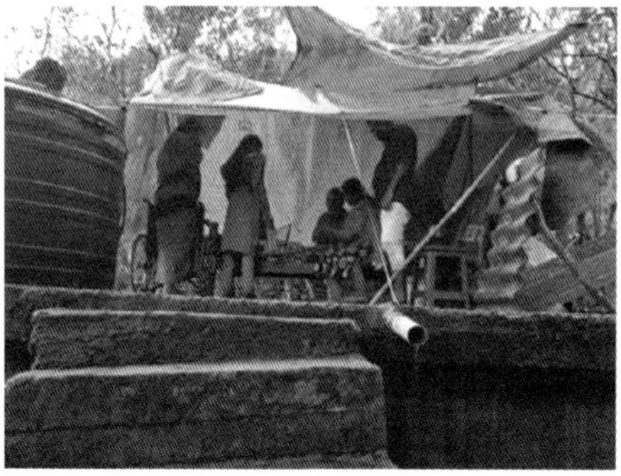

图 37.2 社区姑息治疗团队探访患者及家属。

专家点评

洪水是全球最常见的自然灾害。其影响包括高比率的躯体化症状、抑郁、心理痛苦、焦虑和创伤后应激障碍[8,9],这些症状甚至在灾难发生后可持续长达 2 年之久[10]。研究表明,家人和朋友的支持可降低洪灾过后创伤后应激障碍和抑郁的发生率[11]。心理急救(PFA)是一种富有同情心的支持方式,旨在帮助遭受痛苦、需要帮助的人,非专业人员也可提供。心理急救包含三步:观察(关注安全,防止人们进一步受害,识别有紧急基本需求或严重情绪反应的人)、倾听(倾听需求和担忧,帮助人们平复情绪)以及连接(满足基本需求,并提供有关服务和支持的信息,帮助人们与亲人取得联系)[12]。

学习要点

任何人道主义危机都要经历两个主要阶段——①应急响应和救援，②恢复阶段。恢复阶段包括紧急救援、恢复和重建这三个相互交织的时期[13]。

每个阶段的持续时间取决于人道主义危机的类型。针对人道主义危机的准备工作必须成为社区意识的一部分，特别是要结合当地地理环境相关的常见灾害情况。在救援阶段，社区响应是关键。姑息治疗志愿者可以通过在避难所建立社区救援营地来引领民间社会的响应，这些营地优先照顾妇女、儿童和居家不便的人。护士可以协助伤口包扎、更换导尿管以及操作一些小型医疗器械，将其作为营地活动内容的一部分，为慢性病患者提供持续的护理。

专家点评

在北美和欧洲的众多国家，以及印度和乌干达，志愿者在临终关怀与姑息治疗行动中扮演着关键角色[14]。他们通过多种方式提供帮助，包括在临终关怀院探访患者、陪伴临终患者、协助日间护理和提供丧亲服务、开展辅助治疗以及其他关怀服务[15]。印度南部喀拉拉邦于 2001 年成立的姑息治疗邻里网络（NNPC）是一个由社区主导的项目，致力于为印度南部喀拉拉邦有需求的人提供居家式姑息治疗[16]。该组织支持志愿者培训，提供医疗和护理技能的获取途径，并提供启动工作所需的初始资金。

这些团体由当地社区的人员管理，比如农民、教师和当地商人，并且利用现有的社区资源和资产。当前，整个喀拉拉邦有 1600 多家机构提供姑息治疗服务，数以万计的志愿者接受了培训[17]。在该邦发生人道主义危机期间，这些经过培训的志愿者便成了首要的应急力量。

专家点评

未来的研究与工作。目前已成立了若干组织，旨在为人道主义环境下的姑息治疗制订指南和开展培训。这些组织包括：

1.人道主义状况与紧急事件中的姑息治疗（PALCHASE），它是一个由从业者和学者构成的国际网络，致力于推动人道主义危机中姑息治疗的研究与实践工作（网址：https://www.pallchase.org）。

2.世界卫生组织（WHO）工作组，负责制订在人道主义紧急情况中提供姑息治疗的指南。

3.关于人道主义紧急情况中儿童姑息治疗的研究座谈会。

4.无国界医生组织（MSF）。

5. 2018 年《环球计划手册》[2]。

专家点评

疫情和自然灾害可能会对临终关怀服务产生不利影响，包括对服务供应、服务提供者和服务使用者造成损害。在服务地点、诊疗模式和药物处方等方面都要做出相应调整。针对疾病突变、护理缺乏、资源匮乏、缺乏具体指导以及医护人员压力增大等问题，实践操作也需进行调整。此外，意识到隔离现象、护理人性化缺失以及护理人员负担加重等问题也至关重要。在全球自然灾害数量不断增加的形势下，迫切需要制订临终关怀政策和措施，以便在自然灾害发生时能迅速施行[18]。

讨论

Thomas 刚被确诊患癌，在等待肿瘤治疗的过程中，一直依靠强效阿片类药物缓解疼痛。然而，突如其来的洪水侵袭了他的住所，他不得不搬至一个新的村庄。这场灾难使他和家人失去了所有财物，连药物也一并丢失，这使得他身体和心理上的症状愈发严重。姑息治疗团队评估了 Thomas 的症状，并给予诸多援助（包括提供处方、救援和康复用品），极大地改善了他的状况。此外，团队还成功联系到了肿瘤治疗中心，保障了后续治疗的顺利开展。

专家总结

这个病例堪称典型，患者有姑息治疗需求，且近期又确诊患了一种严重影响生活的疾病。他和家人不幸遭遇了一场自然灾害，失去了所有财产。这个病例展示了在危机期间，由于获取药物和治疗途径受阻，他的姑息治疗需求难以满足，以及这如何加剧了患者的痛苦和困扰。一个已成功建立且在社区根基稳固的姑息治疗网络，发挥了重要的作用，它能够妥善照顾患者及其家人，提供症状控制和必要的心理与社会关怀。

（曾子珈 译 路桂军 校）

参考文献

1. Wilkinson A. The potential role for palliative care in mass casualty events. *J Palliat Care Med* 2012; 2: e112.
2. Nouvet E, Sivaram M, Bezanson K, et al. Palliative care in humanitarian crises: a review of the literature. *Journal of International Humanitarian Action* 2018; 3(1): 5.
3. Knaul FM, Bhadelia A, Rodriguez NM, Arreola-Ornelas H, Zimmermann C. The Lancet Commission on Palliative Care and Pain Relief—findings, recommendations, and future

directions. *Lancet Glob Health* 2018; 6: S5–S6.
4. Association S. Sphere Handbook: *Humanitarian Charter and Minimum Standards in Humanitarian Response*: PRACTICAL ACTION, 2018. Available at: https://spherestandards.org/wp-content/uploads/Sphere-Handbook-2018-EN.pdf
5. Integrating palliative care and symptom relief into responses to humanitarian emergencies and crises: a WHO guide: World Health Organization; 2018. Available at: https://apps.who.int/iris/handle/10665/274565
6. Phillips SJ, Knebel A, Roberts M, et al. *Mass Medical Care with Scarce Resources. A Community Planning Guide*. 2007. Available at: https://www ahrq gov/research/mce/mceguide pdf
7. Karunakara U, Stevenson F. Ending neglect of older people in the response to humanitarian emergencies. *PLoS Med* 2012; 9(12): e1001357.
8. Stanke C, Murray V, Amlôt R, Nurse J, Williams R. The effects of flooding on mental health: Outcomes and recommendations from a review of the literature. *PLoS Curr* 2012; 4: e4f9f1fa9c3cae.
9. Fernandez A, Black J, Jones M, et al. Flooding and mental health: a systematic mapping review. *PloS One* 2015; 10(4): e0119929.
10. Norris FH, Perilla JL, Riad JK, Kaniasty K, Lavizzo EA. Stability and change in stress, resources, and psychological distress following natural disaster: findings from Hurricane Andrew. *Anxiety, Stress & Coping* 1999; 12(4): 363–396.
11. Dar KA, Iqbal N, Prakash A, Paul MA. PTSD and depression in adult survivors of flood fury in Kashmir: the payoffs of social support. *Psychiatry Res* 2018; 261: 449–455.
12. World Health Organization (WHO). *Psychological First Aid: Guide for Field Workers*. 2011. Available at: https://www.who.int/publications/i/item/9789241548205
13. Shah A. Relief, rehabilitation and development: the case of Gujarat. *J Humanitarian Assistance* 2003:1–52.
14. Burbeck R, Candy B, Low J, Rees R. Understanding the role of the volunteer in specialist palliative care: a systematic review and thematic synthesis of qualitative studies. *BMC Palliat Care* 2014; 13(1): 1–12.
15. Burbeck R, Low J, Sampson EL, et al. Volunteers in specialist palliative care: a survey of adult services in the United Kingdom. *J Palliat Med* 2014; 17(5): 568–574.
16. Sallnow L, Kumar S, Numpeli M. Home-based palliative care in Kerala, India: the neighbourhood network in palliative care. *Prog Palliat Care* 2010; 18(1): 14–17.
17. Sallnow L, Smith R, Ahmedzai SH, et al. Report of the Lancet Commission on the Value of Death: bringing death back into life. *Lancet* 2022; 399(10327): 837–884.
18. Kelly M, Mitchell I, Walker I, Mears J, Scholz B. End-of-life care in natural disasters including epidemics and pandemics: a systematic review. *BMJ Support Palliat Care* 2023; 13(1): 1–14.

病例 38
精神关怀

Sarah Maan, Alice Gray
点评专家：Andrew Goodhead

病例介绍

Rose 是一位 66 岁的退休护士，有间质性肺疾病病史。她因呼吸急促和行动能力恶化被收治于当地临终关怀医院的住院部。她需要每天 24 小时吸氧，呼吸困难使她在过去的 12 个月中多次住院。在她最近一次住院期间，呼吸科团队认为采取姑息治疗是最佳方案，并将她转介给姑息治疗团队进行症状控制和制订预先护理计划。

在上一次住院期间，她由于右腿深静脉血栓（DVT）诊断不及时，以致她对医疗专业人员有些不信任，并希望不再住院治疗。不仅如此，她对住进临终关怀医院还有些抵触，当社区姑息护理人员去她家中拜访并建议她入院时，她表示："我还没到要死的地步呢。"在社区团队的一再劝说下，她最终同意入院接受姑息治疗。

专家点评

患者生活中的精神方面可能是最难以着手探索和理解的部分。精神力无疑对每个人来说都是独特的。即使是两个拥有相同宗教信仰的人，他们理解和表达这种信仰以及它与日常生活的关系也可能不同。临床医生自然会避免涉足一个被认为是个人私生活的领域。然而，一个人对待其信仰或生活的精神展望的方式会极大地影响他们在治疗和干预方面所做的决定。

学习要点 什么是精神健康

精神健康已被定义为个人追求和表达意义与目的的方式，以及他们体验与当下、自我、他人、自然以及重要或神圣事物的联系方式。它可能包括宗教信仰，也包含了表达这些体验的更普遍的方式，例如与他人、自然和艺术的感悟等[1]。

精神健康可以被描述为"内心平静"的感觉。相反，当人们无法找到生活的意义、目的或联系的来源时，就可能出现精神困扰或痛苦。"精神痛苦"是"整体疼痛"[2]的一个组成部分，这一概念是由 Cicely Saunders 女士提出的（图 38.1）。

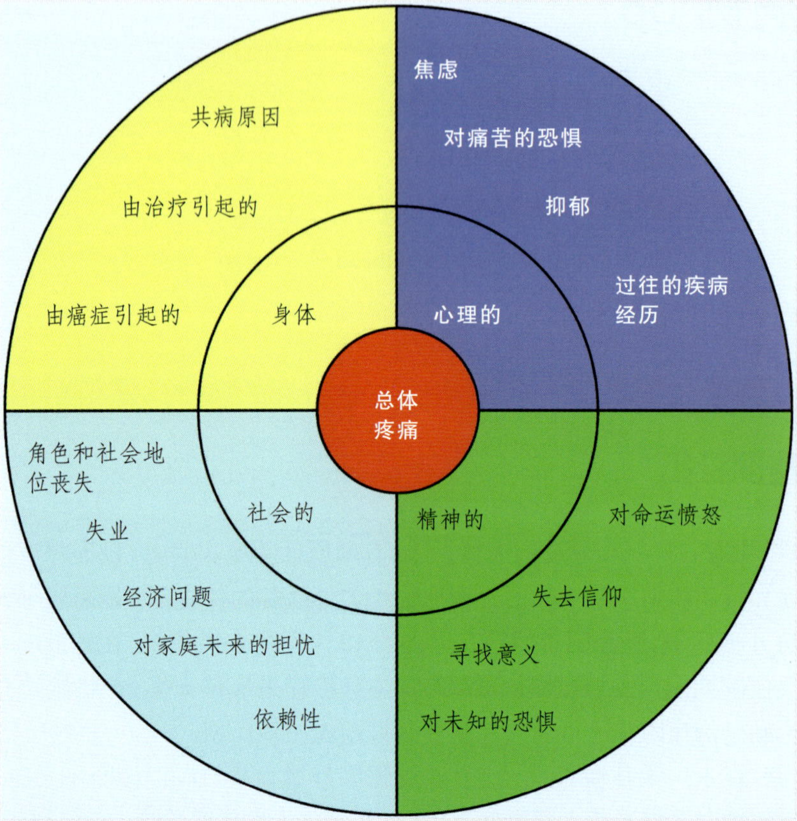

图 38.1 总体疼痛维度。(Reproduced with permission from Franklin, A.E., Lovell, M.R. (2019). Pain and Pain Management. In: MacLeod, R., Van den Block, L. (eds) *Textbook of Palliative Care*. Springer, Cham. https://doi.org/10.1007/978-3-319-77740-5_10)

Saunders遇到了一个对她的人生产生深远影响的垂死之人。David Tasma,做过服务员,在40岁时觉得自己一生成就寥寥。他在阿奇威医院度过的那几周里,他和Saunders建立了深厚的友谊。她为他在生命即将结束时因难以找到生命的意义而失去希望的想法所触动。正是这次经历,让她第一次萌生了为临终者建立一个专门的安养之所的想法,并且她还与David讨论了此事。他留给她一笔资金,并留下预言:"我将为你打开一扇窗"。一些人认为,这是Saunders第一次与一个处于"精神痛苦"中的人接触。"Tasma向我讲述了放下充满缺憾和失落的人生有多么艰难"[3,4]。

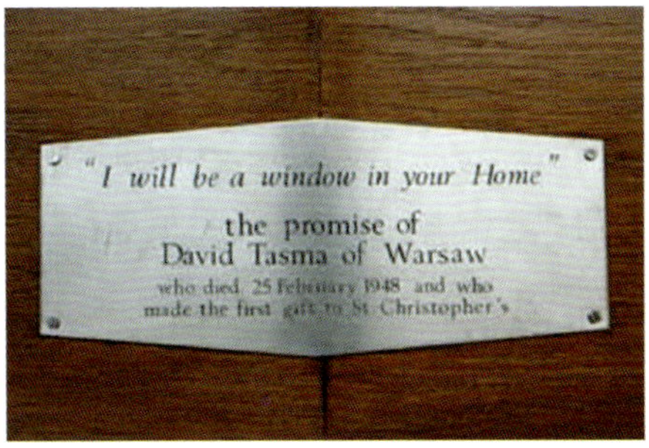
"I will be a window in your Home"
the promise of
David Tasma of Warsaw
who died 25 February 1948 and who
made the first gift to St Christopher's

图 38.2 St. Christopher 临终关怀医院的一块匾牌，用以纪念开启现代临终关怀运动的第一步捐赠。

循证基础 为什么我们要进行精神关怀？关于患者是否希望我们谈论这个问题

尽管生物医学模式在改善身体健康方面取得了进展，但它并没有为认可患者的精神、社会和文化健康提供条件。临床医生并没有接受足够的培训来解决这些需求，因此他们常常感到无力应对这些问题。然而，研究表明，患者不仅希望我们认识到他们的需求，还希望我们能够解决这些需求[5]。如果这些需求得不到解决，可能会导致患者生活质量低下、对护理服务不满、不愿进行姑息治疗、采取过度激进的治疗，并增加医疗费用。然而，如果这些需求得到应对和解决，有报告称其益处涵盖了各个年龄段、患者群体和疾病类型，包括器官衰竭和痴呆症患者[6]。

循证基础 精神层面的问题应由谁问

Best 等在 2015 年进行了一项系统性回顾，分析了 54 项报告在医疗咨询中进行精神层面讨论的研究[7]。他们发现高达 70%的患者认为应该由医生询问他们的精神需求。著名的美国作家 Anatole Broyard 曾叙述过他目睹父亲因癌症去世的经历："我希望我的医生……不仅能检查我的前列腺，还能安抚我的灵魂"[8]。姑息治疗告诉医护人员要将患者视为一个完整的人，这其中就包括重视他们的精神层面。

Rose 原本来自坦桑尼亚，但她大部分时间都生活在英国，并自称有宗教信仰。她和丈夫住在一座平房里，有四个成年子女。她家中没有护理人员和任何辅助设备。随着病情进展，她开始难以完成日常活动。她再也不能像以前那样给家人做饭，她发现自己越来越依赖丈夫，甚至连最普通的家务活都需要丈夫帮忙。这对她来说是一个毁灭性的打击，因为她一直是大家庭的主要照顾者。她是社群的支柱，深受许多人的尊敬，还是教堂聚会的常驻志愿者。但由于她的病情，她的过去和现在形成巨大的反差，这造成了她极大的痛苦。她觉得她的病正在夺走她的身份和生活目标。

作为一名住院患者，她积极配合临终关怀机构的物理治疗师学习呼吸技巧，刚入院就和这位治疗师建立了良好的联系。经过两天的试用，她开始拒绝使用即释吗啡溶液来缓解呼吸困难，说这让她感觉无法呼吸，还担心这会使她死去。当引入预先护理计划时，患者和医疗团队之间开始出现分歧。这位患者反复强调她还没有到濒临死亡的状态，也不觉得自己需要考虑死亡的问题。她承认自己身体状况不佳，可能最终会因病而死，但她不愿就此作出关于死亡的决定，反而对被问及这个问题感到生气。

专家点评

在这个案例研究中，Rose 向她的临床医生表现了一种慢性呼吸系统疾病的症状。医生们的专长在于诊断和治疗此类疾病。在她身体症状的背后还有 Rose 这个完整个体的文化、宗教和精神层面的因素。很有可能在她的一生中，精神价值观一直引导着她做决定。现在，面对一个意外的诊断结果，她努力去理解自己生命的意义以及如何让生命有价值。临床医生与她沟通时的职责是理解哪些原则将指导她选择治疗，讨论护理计划甚至谈论死亡和临终。

临床提示 如何进行精神评估

综合姑息治疗量表（IPOS）[9]是一个经过验证的工具，用于在姑息治疗环境中评估身体、心理、社会和精神症状。它之所以被开发出来，是因为诸如发病率和死亡率之类的常规结局指标在姑息治疗人群中没有帮助，并且其设计目的是捕捉姑息治疗的整体性。IPOS 的一个问题是，“你是否感到内心平静？”；对这个问题的回答可以进一步探讨，以获得更全面的灵性评估。

其他可用于与患者探讨精神问题的表述包括：

- 什么能帮您熬过艰难的一天？
- 您如何享受您的时间？您的健康状况对此有影响吗？
- 您如何理解发生在自己身上的事情？

接下来将介绍两种常用的评估工具，可用作辅助工具以助于评估患者的精神需求。这些工具旨在帮助筛查精神痛苦，并识别可能需要在这方面提供支持的患者。理想的情况下，灵性评估应纳入日常诊疗工作，以评估精神需求是如何变化的。

希望[10]

- 你的希望/慰藉/力量的来源是什么？
- 你有信仰吗？
- 你做什么能让自己有目标感？
- 影响：生病是否阻止了你做有意义的事情？

FICA[11]

- 信仰/信念。
- 重要性/影响力。
- 社群。
- 处理:你希望我如何处理您的医疗护理中的这些问题。

在家将近一个月后,Rose 的症状开始严重恶化，她的家人多次紧急呼叫了救护车。她再次入住临终关怀医院,工作人员怀疑这次她需要接受临终关怀。她在上一次住院时认识了临终关怀医院的一位物理治疗师,并且发现呼吸技巧大大缓解了她的许多症状负担,所以尽管身体状况不再适合进行正式治疗，她还是要求这位治疗师再次照护她。在他们的一次交流中,治疗师了解到 Rose 并没有告诉她在坦桑尼亚的亲戚她病得有多严重,因为他们一直盼望她痊愈。临终关怀医院的工作人员开始意识到,公开承认死亡的想法会削弱这种给予她希望的强烈信念。在一次多学科团队会诊之后,工作人员意识到他们之间的矛盾,医务人员希望 Rose 能够开诚布公,而 Rose 却期待奇迹,因此他们修改了病房查房的重点。现在,理疗师和一名初级医生带头,尝试使用非阿片类药物的策略来缓解她的呼吸困难,团队帮助她在病床上通过视频会议参加教会活动,这让她感受到自己仍是社群的一员。这种调整使她的 IPOS 评分有所提高，她与临床团队之间的分歧也减少了。Rose 感觉到自己的想法被倾听了。随后,她的病情恶化,在临终关怀医院平静地去世了。

专家点评

对于像 Rose 这样的患者,任何与她接触的医护人员最重要的“任务”就是保持开放的态度并善于询问。显然,临床医生提供的信息和她与家人分享的信息之间存在矛盾。我们要重视这种矛盾性,这关乎治疗决策(无论是开始治疗还是停止治疗)。最好能认识到临床医生和患者之间存在着一种伙伴关系,Rose 是在“做最坏的打算,抱最好的希望”。她的信仰是她生活的基石,她有自己理解疾病的方式。临终关怀工作人员协调人员陪伴她,让她能够继续参与教会生活,这使他们能够与她建立联系,并支持她的信仰和精神生活。

学习要点 我们如何进行精神关怀

精神力的一个重要部分是关于人际关系的,因此专业人员与患者建立起关系至关重要。然而,我们知道在人际关系中,每个参与者都有自己的观点和信念,这些观点和信念将影响互动的方式。因此,临床医生应该探索自己的精神世界,并与自己的世界观互动,以免将自己的精神世界与患者的精神世界相混淆。

临床提示 我们如何进行精神关怀

探索精神力通常在某人自己的家中或临终关怀机构更容易进行，通过患者、家属等人的参与，将“任何地方”变成“某个特定的地方”。这也是另一种精神关怀的方式[14]。

这使得临床医生能够区分不同的观点，并对患者的体验及其决策制订过程给予肯定，避免冲突。这并不意味着医生必须使自己的世界观与患者的世界观一致，而是帮助双方朝着共同商定的方向航行，正如 Anais Nin 所说：“我们看到的不是事物本身的样子，而是看到我们自己的样子。”

即使面对糟糕的检查结果和消息，也必须为患者及其亲人保留希望的空间。Elisabeth Kubler-Ross 在她的研究中发现，尽管患者收到了不好的消息，但那些允许他们继续抱有希望的医护人员最能赢得他们的信任[12]。这对于需要在痛苦中维持希望的患者亲属来说也可能很重要，不要忘记亲属陪伴患者的时间比我们短暂而有效的互动要长得多。这并不意味着我们在传达坏消息时要粉饰太平，而是仍然鼓励患者“做好最坏的打算，同时期待最好的结果”。

在时间紧迫和压力较大的情况下，有时精神护理似乎是医疗服务无法顾及的奢侈品。因此，从一些实际的、在所有环境中都能现实的步骤开始，可能是一个好的起点。

Pulchalski 为那些希望提供富有同情心的精神关怀的临床医生列出了一些和起步相关的要点[13]：

- 给予富有同情心的陪伴，即全身心地陪伴和关注患者，对他们病痛中的所有需求给予支持。
- 倾听患者的恐惧、希望、痛苦和梦想。
- 了解患者的精神病史。
- 关注患者及其家人的各个方面：身体、心理和精神。
- 在适当的情况下融入精神实践。

关于这个主题，一个案例不足以涵盖支持患者精神状态的所有方式。但是以这种方式向患者迈出第一步，随后可以在精神引领者的帮助下进一步探索，这是以患者为中心护理的典范。

未来进展

整体痛苦模型有助于以整体的方式大幅改善对患者的症状管理。然而，不同组成部分之间似乎存在等级差异，其中精神关怀往往受到的关注最少，因此也是研究和开发最少的领域。

研究表明，精神层面的关怀仍然是患者治疗中需要解决的重要方面，因此研究必须反映患者群体不断演变的信仰[15]。

讨论

患者告诉医护人员，“我有精神层面上的痛苦”。因此，我们有责任识别精神需求。我们的工作是评估痛苦，并认识到往往没有快速解决现存痛苦的方法，这迫使我们挑战性地将这种痛苦视为疾病并想去着手"治疗"。避免对某人的背景做出假设,并将他们视为个体,持开放的态度去寻找线索和机会进而更多地了解他们,陪伴患者一起踏上他们的精神之旅。

专家总结

注意力是使一个人舒适并自信地表达对他们重要的事情的关键工具。这可能与 Viktor Frankl 描述的模型有关,即在最困难的情况下如何创造或发现意义。这可能涉及一个人的信仰如何支持他们现在的生活,或者如何导致他们失去信仰。在这里,患者经常问医生,"为什么我要受到惩罚?"或者类似的问题。给予关注,认真倾听,保持眼神交流,不急于转去接待下一位患者,是精神关怀有空间得以发展的最重要方式。患者期待的不是得到答案,而是能够被倾听。正是在与患者的初次交流中,才能决定是否将患者转介至其他形式的支持,如认知行为疗法、社会工作干预或艺术/音乐方面的干预治疗。精神表达的形式种类多样。

(陶欣欣 译 路桂军 校)

参考文献

1. Puchalski C, Ferrell B, Virani R, et al. Improving the quality of spiritual care as a dimension of palliative care: the report of the consensus conference. *J Palliat Care* 2009; 12: 885–904.
2. Franklin AE, Lovell MR. Pain and pain management. In: MacLeod R, Van den Block L (eds). *Textbook of Palliative Care*. Cham: Springer, 2018, pp. 149–177.
3. Saunders C. Hospice—a meeting place for religion and science. In: Clark D (ed.). *Cicely Saunders: Selected Writings 1958–2004*. Oxford: Oxford University Press, 1989, pp. 263–276.
4. SYDENHAM: Dame Cicely—a revolutionary woman. News Shopper, Buckinghamshire, UK. c2001–2022. Available at: https://www.newsshopper.co.uk/news/4998520.sydenham-dame-cicely-a-revolutionary-woman/
5. Speck P. Culture and spirituality: essential components of palliative care. *Postgrad Med J* 2016; 92: 341–345.
6. Gijsberts MHE, Liefbroer AI, Otten R, Olsman E. Spiritual care in palliative care: a systematic review of the recent European literature. *Med Sci (Basel)* 2019; 7(2): 25.
7. Best M, Butow P, Olver I. Do patients want doctors to talk about spirituality? A systematic literature review. *Patient Educ Couns* 2015; 98(11): 1320–1328.
8. Broyard A. *Intoxicated By My Illness*. New York: Fawcett Books, 1993.
9. Murtagh FE, Ramsenthaler C, Firth A, et al. A brief, patient- and proxy-reported outcome measure in advanced illness: validity, reliability and responsiveness of the Integrated Palliative care Outcome Scale (IPOS). *Palliat Med* 2019; 33(8): 1045–1057.
10. Anandarajah G, Hight E. Spirituality and medical practice: using the HOPE questions as a practical tool for spiritual assessment. *Am Fam Physician* 2001; 63(1): 81–88.
11. Borneman T, Ferrell B, Puchalski C. Evaluation of the FICA tool for spiritual assessment. *J Pain Sympt Manage* 2010; 40(2): 163–173.
12. Kübler-Ross E, Wessler S, Avioli V. On death and dying. *J Am Med Assoc* 1972; 221(2): 174–179.

13. Puchalski CM. The role of spirituality in health care. *Proc (Bayl Univ Med Cent)* 2001; 14(4), 352–357.
14. English G. 'This is it!' An approach to spirituality. In: Parker J, Aranda S (eds). *Palliative Care: Explorations and Challenges*. Rosebery, Sydney: Macleannan & Petty, 1998.
15. Voetmann S, Hvidt NC, Viftrup DT. Verbalizing spiritual needs in palliative care: a qualitative interview study on verbal and non-verbal communication in two Danish hospices. *BMC Palliat Care* 2022; 21(3). doi.org/10.1186/s12904-021-00886-0.

病例 39

文化关怀

Max Charles
点评专家：Jonathan Koffman

病例介绍

Nadim，一位 72 岁男性，在家突然晕倒后被送往当地的区级综合医院急诊科。他当时的格拉斯哥昏迷量表（GCS）评分为 9 分，一直处于昏迷状态。CT 扫描显示他有大面积的脑出血，这被认为是由Nadim 的高血压长期未得到良好控制所致。预计 Nadim 会病情恶化而死亡。Nadim 在去世前的几天里显得焦躁不安，但由于他的意识水平很低，医疗团队无法确定他是因为疼痛、焦虑还是两者兼有而表现出这种状态。他的家属当时就在医疗住院部，对于这一突发事件，以及亲人即将死亡的事实感到震惊和极度痛苦。同时他的家属对医疗团队提出的治疗方案提出了一些担忧。

Nadim 出生于巴基斯坦，20 世纪 70 年代移居英国。他的孩子们出生在英国，可以说一口流利的英语，但当医疗团队尝试与其家人讨论 Nadim 的护理需求时，察觉到了文化上的差异。

临床提示　口译员

对于患者、患者家属及 HCP，沟通可能颇具挑战性，在某些情况下甚至会让人难以承受，尤其是当患者或其家属的第一语言不是英语时。受过专业培训的口译员对文化、特定词汇所蕴含的微妙含义，以及适当行为的了解，有助于 HCP 为患者提供恰当的个性化、以患者为中心的护理[1,4-6]。在临床会诊前与口译员进行讨论有助于 HCP 理解文化背景，深入了解患者及其家属可能接受的处理方式。这对口译员也有帮助，能提高他们对可能涉及的医学术语、讨论主题，以及潜在的敏感问题的认识。这样的准备可以确保翻译的准确性[5]。但需要意识到这种互动可能会对口译员造成压力，所以应该为他们提供充分的、便利的、及时的支持。

尽可能避免让家庭成员进行口译[1]。患者家属可能对医学概念理解不足，或者

循证基础 移民

全球范围内的移民数量不断增加，导致英国的文化多样性显著增加[1,2]。患者和医生各自的语言、信仰、对疾病的理解不同，以及他们赋予症状、痛苦、死亡和悲伤的意义也不同[1,2,3]。

有意篡改/过滤了他们认为患者不应知道的信息，而无法准确翻译对话。与疾病有关的话题可能比较私密，双方可能都不愿意讨论涉及个人隐私或可能令人尴尬的问题[1]。

Nadim的家属与医疗团队之间出现了冲突，这导致了医院的管理者和医院姑息治疗团队的介入，试图解决Nadim家属对Nadim临终关怀的担忧和疑问。

临床提示 关于文化对临终关怀影响的假设

HCP不能仅根据患者所属的种族、文化或信仰就对患者们的意愿、信念和偏好做出假设。刻板印象可能会导致HCP认为文化背景相同的患者都会以同样的方式理解他们的疾病或症状，希望在治疗决策中拥有相同程度的参与，并希望接受同样的护理[2,7,8]。这可能会导致患者在无意识的情况下接受他们不愿接受的激进医疗干预措施，或者拒绝可能有益的治疗方法[1,8]，从而使他们面临健康不平等的风险。

在确认患者心智正常的情况下，至关重要的是询问患者，对他们个人来说什么是最重要的，以确保他们所接受的护理符合他们的意愿和信仰。

临床提示 临床医生的文化

临床医生需要意识到自己的文化身份，因为它代表了一种“融合”或“在世界上生活的准则”。文化身份由多种复杂的因素组成，如成长的地理环境、社会阶层、教育、医学培训、道德和信仰，以及作为临床医生的个人和职业经历[8-10]。这些因素都会影响临床医生与他人沟通和行为的方式。因此，HCP的观点和信念可能与患者和家属大相径庭。除非深入了解自己关于“善终”的信念，否则HCP可能会无意中将自己的优先事项和目标强加给患者及其家属。这可能无法满足或尊重患者及其家属的需求。

Nadim意识水平低下，无法进食或饮水。他的家属担心缺液可能会让他感到口渴和不适，从而加速他的死亡。因此，应家属要求，医生开始给Nadim静脉输液(IV)。然而，在接下来的几天里，他开始出现外周水肿和分泌物潴留，这可能是由输液引起的，为此需要使用丁溴东莨菪碱和静脉注射呋塞米。

学习要点 如实相告的伦理道德

在英国，安宁疗护建立在患者自主选择和行使患者自主权的理念之上[1,2,6,11,12]。立法机构和英国医学总会都支持这一理念，指出所有患者都应被告知其预后，除非患者有遭受严重伤害的风险[1,11,12]。因此，除非个人缺乏决策能力，否则应尊重其自主权。

具有西方文化背景的 HCP 倾向于通过确保患者了解自己的疾病和潜在的干预措施来保证患者的自主权，使患者能够就医疗干预（包括可能延长生命的治疗）做出决定。这种做法基于以下信念，即如果没有足够的、可获得的信息，患者就无法就自己的目标、未来规划做出明智的决定，也无法根据自身的价值体系提出自己的愿望和偏好。

临床医生有义务告诉患者“真相”，这符合英国的医疗模式，并且被认为是护理职责的一部分。不“告知真相”可能会使患者感到不适和不满，甚至可能造成道德伤害。然而，在许多文化中，如实相告不是常态[2,6,10,13]，当涉及绝症的诊断和临终关怀时，这种做法可能会遭到坚决拒绝。相反，重点是保护患者免受伤害。谈论死亡，尤其是预测死亡，可能会对个人造成伤害，在社会上也不合时宜，会导致家庭更加痛苦[6,10,13]。它也可能被认为是剥夺希望，即使这种希望并非基于现实[10]。如果HCP 不够谨慎，则向患者告知“真相”更多是为了满足自己的需求，而没有在支持患者的同时尊重他们的信仰和疾病应对行为。因此，尽管 HCP 没有恶意，但可能会给患者及其家属、甚至照护者带来道德伤害和痛苦。

Nadim 的情况进一步恶化，变得焦躁不安。医疗团队担心他很痛苦。当医疗团队建议停止静脉输液，并使用吗啡和咪达唑仑注射泵以控制症状时，Nadim 的家属非常焦虑。患者家属认为这种治疗方案会加速患者的死亡。患者家属与医疗团队之间的紧张关系迅速升级，此时需要协商一个双方都同意的护理计划。

专家点评　不信任

来自不同文化背景或国家的人，可能没有在目前的医疗体系中就医的经历，也不了解安宁疗护服务，包括用于控制症状的药物，以及决策所依据的医疗法律体系[1,6,8,10]。此外，患者可能曾遭受过歧视。再加上贫困、政治动荡等因素，可能导致他们在过去经历过糟糕的就医体验。这种历史遗留问题可能表现为对以西方为中心的安宁疗护的意图和目标的不信任态度[1,13,14]。HCP 必须对这些问题保持敏感，并通过诚实和坦率的交流来赢得信任，而不应假定患者及其家属会自然地信任自己，这种信任在西方社会可能更为普遍和明显。

学习要点　信息层面的假设

作为临床医生，传递信息时通常会伴随自己认为值得讨论的内容[12]。这就假定了医生知道患者想要哪些信息，但事实可能并非如此[4,15]。提供过多的信息或以错误的方式分享信息可能会导致患者的焦虑加剧，并可能导致患者与医务人员之间的关系出现破裂[15,16]。

在提供信息之前，可以考虑询问患者：

- 这是适合分享信息（包括隐私）的场合吗？
- 现在是合适的时间吗？有合适的人在场支持患者吗？

学习要点 不进行心肺复苏(DNACPR)

在一些国家，医疗决策和讨论，如DNACPR，被认为应由医生来决定，而不是共同参与决策。因此，在其他地方接受培训的HCP可能在参与临终关怀决策和讨论方面有不同的做法和经验[8,10,14]。

循证基础 晚期疾病模式的多样性

越来越多的证据表明，在种族和健康方面存在不平等现象。这一点同样在安宁疗护、慢性病、精神健康、癌症护理和疼痛管理的实践上有明显体现[1,14]。

- 患者想要了解多少信息?
- 即使消息是“坏消息”，患者是否也想要了解自己的情况?

如果患者不想了解:

- 敏锐而无评判性地探究患者不想了解的原因;不要仅凭表面意思就下结论。
- 如果患者不想了解，是否有其他人愿意代表患者了解这些信息?这个人与患者是什么关系?

专家点评 概念误用

身份是多方面的，它是由一个人的种族、民族和文化等多种因素组成的。这些术语经常被混用，并且错误地与一个人的社会阶层和教育背景相结合，试图定义某个人或群体[1,9,14]。

种族

这是一个有着悠久历史的术语。它建立在一种错误的观念之上，即可以根据肤色、面部特征和其他遗传特征等共同的生理和生物学特征对人进行分类。这种对人进行分类的框架已经受到了广泛的质疑，有明确的证据表明种族之间的遗传差异很小、不准确且具有误导性。相反，种族可以被视为一种社会构建，是人们为了在群体之间建立和维护权力等级制度而创造出的分类方式，并以此来维护特权制度。

人口

在遗传、生理和生态方面都以类似的有利方式适应特定环境的群体[4]。

民族

可以被视为一个具有共同祖先的群体，共享文化符号和习俗，包括语言、服饰、饮食、信仰、价值观和规范。这种对文化的概念化也考虑到了个体的价值观和规范并不是静态的或内在不变的实体[1,4,14]。

文化

文化是一种生活方式和对周围世界的解读方式。对健康、疾病和死亡的理解都属于这个范畴[1,4,7,9,10,14]。文化是动态的，如果认识到这一点，就会明白它总是在不断变化的。除了自身生活其中的文化，永远不可能真正地做到“文化上的精通”。应该不断探究和学习，而不是过度依赖于一个预先确定的习俗、信仰或价值观清单来将不同群体的行为归类。文化的“资料卡”或“指南手册”过于简化，无法捕捉与差异相关的丰富的细微差别和联系[1,14]。

学习要点 沟通模型

成熟的临床医生需要能够和来自不同文化的患者就复杂的医疗决定进行沟通。理想情况下，医生和患者需要达成一个包含各自世界观的共同决定(图 39.1)。

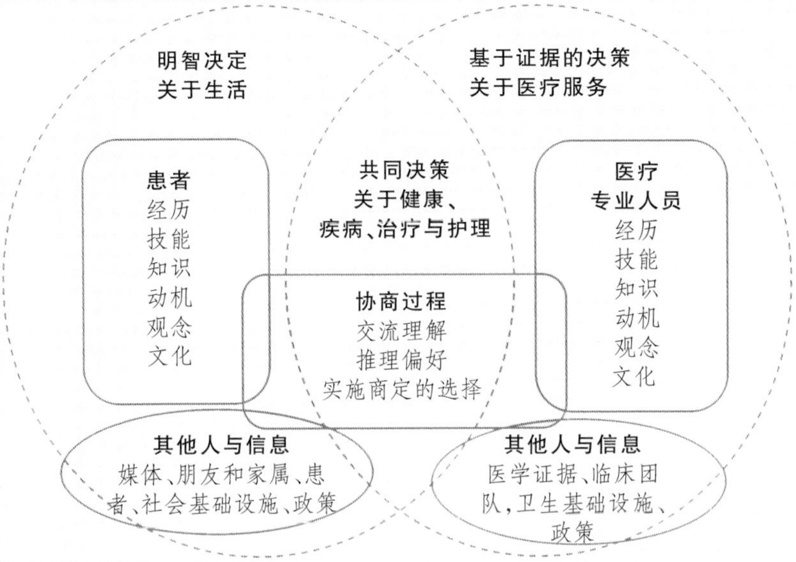

图 39.1 患者、临床医生和会诊的共同决策支持系统[19]。(Reproduced with permission from Breckenridge K, Bekker HL, Gibbons E, van der Veer SN, Abbott D, Briançon S, Cullen R, Garneata L, Jager KJ, Lønning K, Metcalfe W, Morton RL, Murtagh FE, Prutz K, Robertson S, Rychlik I, Schon S, Sharp L, Speyer E, Tentori F, Caskey FJ. How to routinely collect data on patient-reported outcome and experience measures in renal registries in Europe: an expert consensus meeting. Nephrol Dial Transplant. 2015 Oct;30 (10):1605-14. doi: 10.1093/ndt/gfv209. Epub 2015 May 16. PMID: 25982327; PMCID: PMC4569391)

临床提示 沟通模型

不要对患者或其家属进行假设或抱有刻板印象，而是要以专业的、富有同理心的方式进行沟通。人们针对跨文化沟通提出了各种各样的策略。表 39.1 和表 39.2 中列出了两种推荐的策略。临床医生应该考虑选择哪种咨询方式更符合自己的问诊风格，以便进行真实、真诚的沟通[4,9,10]。

表39.1 降低风险评估以确定文化影响程度[9]。这是一种能够理解患者或其家庭在其文化中所处位置的方法

	相关信息	问题与策略
患者及其家属可利用的资源	家庭可以利用的有形资源，如受教育程度、社会经济地位(包括保险情况)、社会支持网络、提供母语服务的社会机构、交通、购物等	“你们社区有哪些资源可以帮助你们度过这段困难时期？” “你知道你所在的社区中还有其他人也面临着类似的困难吗？”
个体身份与文化融合/同化	有关患者的问题,包括其生活背景、个人情况、出生地、移民身份、使用的语言,以及其在种族社区中的融入程度等	“你在哪里出生和长大？” “你什么时候移民到美国的？来到一个新国家的经历如何？” “你会说什么语言，用哪种语言交谈最舒服？” “你现在得了这个病,最关心的是什么？” 生活史评估:“你的生活中还有哪些重要的时刻,这些经历能否帮助我们更了解你？”
患者及其家属适应疾病需求的能力	患者及其家属对医疗体系的了解、应对疾病本身(包括情感、身体、社交和精神方面)的能力	“在你的支持系统中，哪些人对你是有帮助的或不利的？” “谁可以帮助你进行身体护理、情感支持、出行和照顾亲人？” “你和谁见面或交谈，你去哪里寻求精神上的力量与慰藉？”
了解该民族对健康的信念、价值观、习俗和文化交流礼仪	与沟通礼仪和健康相关的信念、价值观和行为习惯,包括对告知真相的态度,以家庭为中心的决策风格与以个人为中心的决策风格之间的差异,以及可能影响患者与主流文化要素之间关系的历史、社会和政治问题	临床医生了解其行医过程中占主导地位的民族。阅读不同文化的相关内容。参加关于每种文化的继续教育课程——包括围绕健康的信念、价值观和实践,以及告知真相方面的内容 疾病的象征意义是什么？了解围绕死亡和临终的常见社区和家庭习俗；患者/家属是否遵循这些习俗？这个文化群体是如何做决策的？谁是一家之主？这个家庭是坚持传统的文化准则,还是更倾向于西方模式？

表 39.2　揭开文化影响的层层面纱。该方法提供了一些话题和示例问题，可以在关于患者及其文化、疾病和相关症状的敏感对话中加以运用[4,18,20]

医疗保健提供者推行以患者和家属为中心的护理模式，优先考虑患者及其家属的需求、偏好和观点，确保治疗和决策采取全面、合作的方式	了解患者及其家属对告知真相的态度需要采取以患者为中心的方法，考虑患者的文化背景、个人价值观和沟通方式。有些人可能喜欢直接和透明的信息，喜欢对诊断和预后进行坦率的讨论。有些人可能更喜欢一种更微妙的方法，逐步分享信息或通过可信赖的中间人来分享信息	有必要拓宽对于实践中最常见的民族中流行的文化信仰和价值观的理解。这样能够深入了解患者及其家属可能持有的态度和观点。这种努力包括深入探究与疾病或状况相关的象征性意义
医疗保健提供者采用以患者和家属为中心的方法，结合患者的信念，努力提供尊重患者的文化、精神和个人价值观的个性化护理，创造有意义和支持性的医疗体验	了解患者及其家属的精神信仰可以指导医疗专业人员根据患者的需要调整临终关怀和病情预后讨论的方式。这使医疗团队能够尊重和满足患者的文化和精神需求，并在困难时期提供适当的情感和心理支持	认识到精神和信仰常常是个人在困难时期寻求安慰和支持的源泉。询问患者的信仰或精神需求，并提供支持，有助于患者的整体健康和建立应对机制。有效的问题包括： “我们如何在这个时期支持你的特定精神需求和相关活动？” “在此时为了给你提供最好的护理，你的信仰或精神层面的哪些方面是我们需要了解的？” “你从哪里获得力量来应对这次经历，并在其中发现意义？” 这些开放式的问题可以让患者反思个人的坚强和韧性来源。应当承认每个人在面对困难情况时都有独特的应对机制和观点。通过积极倾听他们的回答，医疗服务提供者可以深入了解患者的世界观，并确定潜在的支持途径

（待续）

表 39.2(续)

深入了解患者的生活背景,包括出生地、移民身份、贫困、遭受歧视、获得医疗服务的限制、使用的语言,以及在民族社区中的融入程度等	探究患者的生活背景可以提供宝贵的信息,帮助了解患者独特的经历,包括出生地、移民身份、贫困、歧视、获得医疗服务的途径、使用的语言,以及他们在民族社区中的融入程度等。通过提出适当的问题,医务人员可以了解患者的背景,并相应地调整治疗方案 可以考虑询问以下问题: • “你能和我分享一下你的出生地和与成长相关的一些重要经历吗?”了解患者的出生地和成长环境有助于揭示他们的文化传承,以及可能影响其世界观的因素 • “你能告诉我关于你的移民身份,以及你在移民经历中遇到的任何挑战或机遇吗?” • 询问患者的移民身份,了解患者在移民过程中可能面临的困难,这使医疗保健提供者能够更好地理解患者的经历和适应能力 • “你是否因为歧视或其他障碍而遇到获取医疗服务的困难?”这个问题强调了医疗保健领域平等的重要性,并鼓励患者分享他们可能遭遇过的任何歧视或获取医疗服务受限的经历。了解这些困难有助于医疗	社区组织可以成为获取特定民族或文化群体一般信息的宝贵资源。然而,为了获取更具体的信息并更好地了解患者的背景,进行深入且尊重的对话是非常重要的。提出以下问题有助于促进这一过程: • “你在哪里出生和长大?”这个问题能让患者分享他们的出生地,可以深入了解他们的文化背景和成长环境。有助于理解影响他们的信仰、价值观和医疗期望的因素 • “你什么时候移民到这个国家的?询问患者的移民历史,以及他们适应新国家的经历,有助于更深入地理解他们独特的人生历程。这体现了他们可能面临的挑战,以及他们可能经历的文化适应过程。” • “自生病以来,你的生活发生了哪些变化?”询问患者生活中的变化有助于了解移民和文化适应对他们整体健康的影响。这个问题可以开启关于生活方式、社会关系和支持网络可能发生的转变的对话 • “在谈论你的健康问题时,你觉得用哪种语言最舒服?”询问患者偏好的语言来讨论健康问题对于有效沟通至关重要。这体现了对患者语言和文化需求的尊重,确保他们能够充分表达自己的想法并理解重要的医疗信息

(待续)

表 39.2(续)

深入了解患者的生活背景，包括出生地、移民身份、贫困、遭受歧视、获得医疗服务的限制、使用的语言，以及在民族社区中的融入程度等	保健提供者解决障碍并确保提供适当的支持 • “你会说哪些语言？在讨论你的健康问题时，你更倾向于使用哪种语言？”询问患者的语言能力，以及他们的偏好语言可以确保有效的沟通和以患者为中心的护理。这体现了对患者语言需求的尊重，并有助于更准确地交换信息 • “你觉得自己在多大程度上融入了你的民族社区或更广泛的社会？”了解患者融入的程度可以帮助了解他们的社交支持网络、社区资源，以及可能对他们的健康信念和行为产生影响的文化因素。这些信息有助于医疗保健提供者提供具有文化敏感性的护理 以敏感和文化谦逊的态度来对待这些问题至关重要。患者应该很自在地分享自己的经历，而医疗保健提供者则应该积极倾听，尊重患者的隐私，并根据患者的反应调整自己的沟通方式。通过深入了解患者的背景，医疗服务提供者可以提供更全面、以患者为中心的护理，满足患者的独特需求	这些问题为建立融洽关系、培养文化敏感度，以及根据患者的需求量身定制医疗服务奠定了基础。请记住，要以敏感的态度对待这些对话，积极倾听患者的回应，并相应地调整自己的沟通方式，确保以患者为中心，且符合文化背景的医疗体验

(待续)

表39.2(续)

群体的决策风格，以及患者及其家属的偏好，会对医疗护理方式产生显著影响，需要考虑是更注重个体还是以家庭为中心	该群体和患者及其家属通常采用何种决策方式? 这种文化是倾向于强调个体在决策中的自主权，还是倾向于以家庭为中心?	了解在诊疗工作中遇到的主要群体: 在这个文化群体中，决策过程是如何展开的? 谁担任家庭领导者的角色? 这个家庭在多大程度上遵循传统和文化规范?
考虑环境对患者健康的影响，包括物质环境、社会动态和文化背景等因素，因为这些因素会对患者的整体健康和医疗体验产生显著影响	利用现有资源帮助解读患者及其家属文化维度的核心内容，如翻译人员、来自同一社区的医护人员、家庭成员。这些人可以提供有价值的见解	识别与诊疗工作中常见的群体相关联的社区组织。与医院的社会工作者、管理者合作，因为他们能够提供宝贵的帮助

Source: data from Koenig B. A. and Gates-Williams J. (1995). Understanding Cultural Difference In Caring For Dying Patients. West J Med. 163 (3): 244. PMC1303047; and Kagawa-Singer M. and Blackhall L. J. (2001). Negotiating CrossCultural Issues At The End Of Life. JAMA. 286 (23):2993 –3001. DOI: 10.1001/jama.286.23.2993.

学习要点 文化脆弱性

随着人群的文化需求不断演变和扩展，医学领域有一种内在的驱动力，促使临床医生在文化方面变得敏锐和“有文化素养”。虽然需要提高对文化的认识，但不能期望临床医生精通其患者群体中的所有文化。这可能会有将一种文化固化的风险，即把文化视为一个完整的对象，一个所有成员都平等共享的“东西”，而忽视真实情况，即文化是不同的人参与其中的复杂的过程集合[4,17]。这可能会导致信任破裂，最终给患者和家属带来不好的就医体验，以及护理效果不佳。

临床医生在照顾患者时可能会发现自己不够熟练或知识不足，这会让医生感到不安。害怕被视为种族主义者、不关心患者或冒犯他人，可能会导致医生退缩到一个“安全的地方”，这对各方都可能产生负面的影响。相反，也许存在一个“文化脆弱”的空间[6,17]，强调文化是一个多样的、极具魅力且非常个人化的概念。同时，临床医生在与患者交流他们的信仰、其重要性及他们的需求时，必须尝试保持开放、不评判的态度[4]。

两天后，Nadim 在医疗住院部去世，住院期间他接受了少量的皮下输液，并使用了装有丁溴东莨菪碱和咪达唑仑的注射泵。护士们使用 ABBEY 疼痛量表评估他是否存在潜在的疼痛，并根据需要使用额外的药物。最后，他在家人的陪伴下平静地去世，他感受到了更多的支持、倾听，重要的是，他们充分信任医疗团队的意见。

专家总结

在与患者互动时，意识到文化差异很重要。例如，仅仅将某人称为“一位 72 岁的男性”，就否定了这个人独特的身份、信仰、价值观、文化和语言，或者可能会影响他对于所接受的护理和治疗的愿望及偏好。我们必须努力学习所需的技能，以敏感和富有同理心的方式，带着真诚的好奇心去探索患者的文化，以便在患者生命中这个最终的和不可重复的时刻为患者提供最好的服务。

有人提出，在涉及不同种族的临床诊疗工作中会“让人产生一种危机感”。医生需要询问患者什么对他们来说是重要的，他们的目标和愿望是什么，以及是什么让他们的生活有意义，尤其是在他们病情发展的过程中。如果避免走过场式的操作[13]，并公开提问，避免假设，避免对各种文化采用一概而论的处理方式[4]，就能提供更好的护理，避免冲突、痛苦和潜在的冒犯。应能够倾听患者及其家属的过往经历，以便在患者生命的尽头提供真正个性化的护理。要为患者及其社区创造价值，而不仅仅是满足临床医生“做好工作”的感觉。

还需要采取措施建立真诚且值得信赖的社区伙伴关系，让来自其他文化背景的人们了解安宁疗护服务能够如何改善患者的临终体验[6]，并开始缩小社会中许多人目前在健康和安宁疗护方面所遭遇的不平等[1,6,14]。

（陶欣欣 译　路桂军 校）

参考文献

1. Koffman J. Servicing multi-cultural needs at the end of life. *J Ren Care* 2014; 40 (1): 6–15.
2. Brown E.A. Ethnic and cultural challenges at the end of life: setting the scene. *J Ren Care* 2014; 40 (s1): 2–5.
3. Kagawa-Singer M, Leslie J. Negotiating cross-cultural issues at the end of life: 'You got to go where he lives'. *JAMA* 2001; 286: 2993–3001.
4. Cain CL, PhD. Surbone A, et al. Culture and palliative care: preferences, communication, meaning, and mutual decision making. *J Pain Symptom Manage* 2018; 55(5), 1408–1419.
5. Silva MD, Genoff M, Zaballa A et al. Interpreting at the end of life: a systematic review of the impact of interpreters on the delivery of palliative care services to cancer patients with limited English proficiency. *J Pain Symptom Manage* 2016; 51(3): 569–580.
6. Johnson MRD. End of life care in ethnic minorities. *BMJ* 2009; 338: a2989.
7. Gysels M, Evans N, Meñaca A, *et al*. Culture and end of life care: a scoping exercise in seven european countries. *PLoS One* 2012; 7(4): e34188.
8. Gibbs AJO, Malyon AC, Fritz ZB. Themes and variations: an exploratory international investigation into resuscitation decision-making. *Resuscitation* 2016; 103: 75–81.
9. Kagawa-Singer M, Shaheen KL. A strategy to reduce cross-cultural miscommunication and increase the likelihood of improving health outcomes. *Acad Med* 2003; 78(6): 577–587.
10. Brown EA, Bekker HL, Davison SN, Koffman J, Schell JO. Supportive care: communication strategies to improve cultural competence in shared decision making. *Clin J Am Soc Nephrol* 2016; 11: 1902–1908.
11. General Medical Council. Treatment and care towards the end of life: good practice in decision making. GMC, 2022.
12. Collis E, Sleeman KE. Do patients need to know they are terminally ill? Yes. *BMJ* 2013; 346: f2589.
13. Sallnow L, Smith R, Ahmedzai SH, et al. Report of the Lancet Commission on the value of death: bringing death back into life. Lancet 2022; 399(10327): 837–884.
14. Hussain JA, Koffman J, Bajwah S. Racism in palliative care. Palliat Med 2021: 35(5): 810–813.
15. Back AL, Arnold RM. Discussing prognosis: 'how much do you want to know?'. Talking to patients who do not want information or who are ambivalent. *J Clin Oncol* 2006; 24(25): 4214–4217.
16. Baile WF, Buckman R, Lenzi R, Glober G, Beale EA, Kudelka AP. SPIKES—a six-step protocol for delivering bad news: application to the patient with cancer. *Oncologist* 2000; 5 (4): 302–311.
17. Gunaratnam Y. Cultural vulnerability: a narrative approach to intercultural care. *Qualitative Social Work* 2011; 12(2). doi.org/10.1177/1473325011420323.
18. Kagawa-Singer M, Blackhall L.J. Negotiating cross-cultural issues at the end of life. *JAMA* 2001; 286: 2993–3001
19. Breckenridge K, Bekker HL, Gibbons E, et al: How to routinely collect data on patient-reported outcome and experience measures in renal registries in Europe: An expert consensus meeting. *Nephrol Dial Transplant* 2015; 30: 1605–1614.
20. Koenig BA, Gates-Williams J. Understanding cultural difference in caring for dying patients. *West J Med* 1995; 163: 244

病例 40
支持性护理与癌症幸存者照护

Lara Datta-Paulin, Mark Warren

点评专家：Richard Berman

病例介绍

> **学习要点** 化疗后风湿症
>
> 化疗后风湿症，又称化疗后关节病，是一种表现为疼痛、僵硬、肿胀和压痛的综合征，会对多个关节产生影响。其症状可能具有弥散性，大小关节都可能受累。该病通常在化疗开始后的数月内发作，持续时间长短不一，部分患者表示症状在数月至一年内自行消失，但也有些患者的症状会持续存在。据报道，患有各类癌症并接受不同化疗方案的患者都有可能出现化疗后风湿症[1]。

Sarah，一位 47 岁的女性患者，在接受癌症治愈性治疗后，因慢性疼痛管理问题，由她的肿瘤医生转介至支持性护理诊所（在一些医疗中心也被称为支持性肿瘤诊所）。该支持性护理诊所设立于一家三级肿瘤中心内，由一位支持性和安宁疗护顾问领衔，并有安宁疗护专科护士和专科规培生协助。该诊所致力于为各个疾病阶段的患者（包括癌症幸存者）尽早提供支持性护理，不论其治疗目的如何。

三年前，Sarah 被确诊为 3 期子宫内膜腺癌，随后接受了子宫切除术和双侧输卵管-卵巢切除术，手术过程顺利。此后，她开始接受辅助化疗，化疗方案是 6 个周期的卡铂与紫杉醇联用，接着对骨盆进行了 24 次外照射放疗。辅助化疗结束后，Sarah 出现了右髋部疼痛症状。经过检查，她被诊断为化疗后风湿症，于是开始使用阿片类药物进行治疗。最初是按需使用即释型羟考酮，之后改为逐渐增加剂量的丁丙诺啡透皮贴剂。随后，她又接受了骨盆辅助放疗，并于手术后一年完成该疗程。在放疗期间，Sarah 出现了腹部绞痛、恶心、腹泻及体重减轻等症状，这些都被认为是放疗的副作用。放疗结束后，腹痛持续存在，同时还伴有腹泻、里急后重、大便带黏液、尿急和泌尿系统相关症状。为排除疾病复发可能，进行了影像学检查，但结果显示为阴性，Sarah 被诊断为可能患有盆腔放射性疾病。从这时起，为了控制疼痛，Sarah 的阿片类药物剂量迅速增加，然而，疼痛仅得到了部分缓解。此外，还使用了多种其他药物来缓解症状，如地塞米松、丁溴东莨菪碱、左美丙嗪、昂丹司琼、阿米替林和芬太尼鼻喷雾剂。多次反复的影像学检查均未发现疾病复发迹象，也未找到导致这些症状的其他原因。在将近两年的时间里，Sarah 的症状一直控制不佳。

专家点评

化疗后风湿症的循证基础较为薄弱，主要是一些小规模的病例系列研究和病例报告。

这些回顾性研究表明，非甾体抗炎药及改善病情，抗风湿药，如柳氮磺胺吡啶、甲氨蝶呤和皮质类固醇可以减轻症状[1]。然而，在给出具体建议之前，还需要更有力的证据。

临床提示 放疗副作用

放疗的副作用因放射区域的位置和大小不同而有很大差异。大多数副作用往往在治疗期间或治疗后的几周内开始出现，并可能持续数周乃至数月。

盆腔放疗的常见副作用包括：腹泻、腹痛、恶心呕吐、泌尿系统症状、局部皮肤刺激和脱发、疲劳、性功能障碍和不育[2]。

专家点评

盆腔放疗的晚期或长期影响可被称为"盆腔放射病"（PRD）。盆腔放射病可累及膀胱，导致尿失禁、尿急、尿痛和血尿；可累及肠道，造成排便习惯改变、失禁和疼痛；还可累及生殖器官，引发性功能障碍。治疗以支持性治疗和针对症状治疗为主，可转介给相应的专科医生并采用多学科综合治疗。有时会考虑采用内镜治疗，如针对血尿或直肠出血的情况。盆腔放射病的症状可能会造成严重的痛苦，因此，心理支持也是治疗不可或缺的一部分[3]。

Sarah 在初次确诊三年后前往支持性护理诊所就诊。她主诉有严重的腹部绞痛、恶心、全身性瘙痒、盗汗和疲倦。她还出现了弛缓性膀胱问题，需要间歇性自行导尿。持续的症状严重影响了她的生活质量，这让 Sarah 感到沮丧，变得精神萎靡。她觉得寻求帮助也困难重重，因为她觉得自己的症状没有得到重视，甚至在某些情况下，接待她的医疗专业人员对她的问题置若罔闻。她目前的用药情况如下：芬太尼透皮贴剂（每小时 62mg，她使用这个剂量已超过 18 个月）、按需服用即释羟考酮（5mg）、芬太尼鼻喷雾剂（100mg）和昂丹司琼（4mg）。检查时发现，Sarah 消瘦且面色苍白，没有明显的阿片类药物中毒迹象。她的整个腹部都有压痛感，但没有可触及的肿块。肠鸣音音调正常，但声音稀少。腹部 X 线（图 40.1）显示，整个结肠都有粪便潴留。近期的 CT 扫描未发现癌症迹象，综合诊断为除了长期使用阿片类药物引发的其他副作用外，还有麻醉性肠综合征（NBS）。

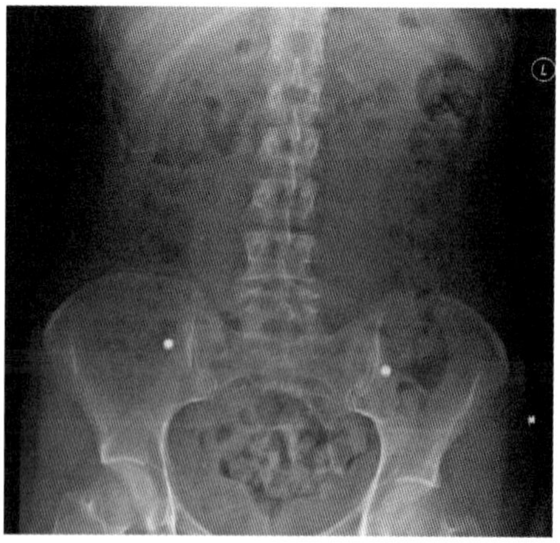

图 40.1 腹部 X 线片显示结肠内有粪便潴留。

学习要点 阿片类药物长期使用相关慢性损害

使用阿片类药物治疗时，除了常见的副作用表现外，长期使用该类药物还

会引发一系列问题[6]。这些问题包括:

• 内分泌疾病:由于下丘脑–垂体–肾上腺轴和下丘脑–垂体–性腺轴受累,可能出现性腺功能低下与肾上腺功能不足。其临床症状表现为性功能障碍、生殖功能障碍(不育)、抑郁及疲劳乏力。

• 免疫调节:动物试验与人体研究均已证实,阿片类药物可对免疫系统产生调节作用,现有部分证据显示其存在免疫抑制情况,可致感染风险升高。这种免疫调节作用或许会对癌细胞的生长与扩散产生一定影响,然而这些作用在临床上的相关性尚不明确[7]。

• 阿片类药物诱发的痛觉过敏:其典型表现为疼痛呈反常性加剧,这种疼痛可能呈各种性质,可能为弥散性并伴痛觉超敏。

临床提示 阿片类药物副作用

阿片类药物常见的副作用包括恶心、呕吐、便秘、口干、头晕、嗜睡或谵妄。不太常见的副作用包括神经毒性、出汗、尿潴留、直立性低血压、瘙痒和 Oddi 括约肌功能障碍[4]。此外,(患者)跌倒和骨折的风险也会增加,在老年患者中尤其如此[5]。

专家点评

阿片类药物诱导的痛觉过敏的病理生理学尚未明确,目前提出的机制包括[8]:

• 谷氨酸相关的 N–甲基–D–天冬氨酸(NMDA)受体激活增强,导致脊髓神经元敏化。

• 脊髓强啡肽水平上升,继而引发促伤害性兴奋性神经肽释放。

• 延髓头端腹内侧网状结构对疼痛信号产生下行易化作用。

• G 蛋白活性改变,导致阿片受体反应性降低。

• 外周机制方面,包括 5–羟色胺能受体和 P 物质的激活、细胞因子生成的改变、钙通道的变化,以及一氧化氮合酶的变化。

学习要点 麻醉性肠综合征

麻醉性肠综合征的特征表现为阿片类药物引起的肠道痛觉过敏,即使增加阿片类药物剂量,腹痛仍会反常性加剧。其病理生理机制与其他类型的阿片类药物诱发的痛觉过敏相似。诊断可依据罗马Ⅳ标准进行[9]。除疼痛症状外,患者还存在胃肠蠕动延迟的其他相关症状。检查时,常可发现显著的粪便潴留现象,有时还可见肠梗阻或假性肠梗阻体征[10]。

在药物治疗方面,需要逐步递减阿片类药物剂量。同时,可联合使用其他药物来控制戒断症状、焦虑和痛觉过敏。例如,使用三环类抗抑郁药或 5–羟色胺–去甲肾上腺素再摄取抑制剂来改善机体整体健康状态并缓解疼痛性痛觉过敏;使用苯二氮䓬类药物缓解焦虑;使用泻药和外周阿片受体拮抗剂治疗便秘;使用可乐定缓解阿片类药物戒断引发的自主神经症状和功能性肠道症状。若症状导致患者口服摄入量显著减少,则可能需要营养支持。此外,针对疼痛和焦虑自我管理的心理干预方法也可能有助于改善病情。就治疗结果而言,一项观察性研究显示,住院戒断治疗方案成功率可达 89.7%,且能使腹痛症状减轻 35%[11]。

专家点评

据估算，麻醉性肠综合征在长期使用阿片类药物人群中的发病率约为5%[12]，不过，很可能存在识别不足的情况。患者往往经历多项检查，但仍无法确定疼痛病因，而且，麻醉性肠综合征 可与腹部器质性疾病同时存在，这种情况会使诊断更为复杂。在明确诊断前，患者因疼痛难以控制而辗转于多个医疗部门的情况较为常见，因此，获取患者信任并达成一个双方认可的治疗方案是至关重要的。

据此，医生为Sarah制订了一项计划，即逐步减少阿片类药物用量，并添加一种针对神经病理性疼痛的药物（普瑞巴林）来处理痛觉过敏问题。Sarah因阿片类药物诱导性肠功能紊乱（OIBD）而出现便秘症状，起初使用传统泻药进行治疗，然而效果欠佳，随后加用纳洛昔醇（一种外周阿片类拮抗剂）。此外，医生还安排她转诊至补充疗法、心理肿瘤学和营养学相关科室。在两个月内逐步减少阿片类药物的使用后，Sarah的绞痛和恶心有所减轻，症状开始改善。此时，她使用每小时37mg的芬太尼贴剂，并停用了所有其他阿片类药物。在支持性护理团队的定期评估和支持下，以患者为主导，继续减少阿片类药物的使用。

历时5个月后，Sarah能够停用所有阿片类药物。在最后一次停用每小时12mg的芬太尼贴剂时，她出现了短暂的戒断症状，但这些症状持续时间很短，无须任何药物干预。同时，她也能够减少普瑞巴林的剂量，并计划完全停用该药。此后，Sarah继续接受支持性护理团队的随访。

学习要点 阿片类药物诱导性肠功能紊乱

阿片类药物诱导性肠功能紊乱是指因肠神经系统内阿片受体被激活而引发的一系列症状，可使肠道蠕动功能降低、液体分泌异常，以及括约肌功能失调。其症状表现包括胃食管反流、恶心、呕吐、腹胀、绞痛、排便不畅，以及阿片类药物诱导性便秘（OIC）。阿片类药物诱导性便秘是最为常见的症状，在因癌性疼痛接受阿片类药物治疗的患者中，其发病率为51%~87%[13]。

治疗阿片类药物诱导性肠功能紊乱时，需针对相关症状进行管理。一般措施包括生活方式和饮食建议，以及对其他用药情况进行审查。刺激肠道蠕动/促进液体分泌的泻药可用于便秘的初期预防和治疗。若此类泻药无效，则应考虑使用外周μ-阿片受体拮抗剂（PAMORA）。PAMORA可通过阻断肠神经系统中的阿片受体发挥作用，同时又能维持镇痛效果。PAMORA包括纳洛昔醇、甲基纳曲酮和纳地美定等。NICE推荐使用纳洛昔醇和纳地美定来治疗阿片类药物诱导性便秘。三线治疗方案包括普芦卡必利和利那洛肽等特殊泻药。有证据显示这两种药物在治疗阿片类药物诱导性便秘方面均有效[13]，不过，由于它们的使用属于超说明书用药，因此，相关指南建议在专科/二级医疗机构的监督和指导下使用。

专家点评

因当时相关人群数据缺乏，纳洛昔醇未被纳入 Cochrane 综述。不过，NICE 依据在非癌症的阿片类药物诱导性便秘（OIC）患者中开展的大型Ⅲ期试验所获证据，对纳洛昔醇予以推荐。在这些试验中，纳洛昔醇相较于安慰剂能显著提高有效应答率[15]。经常报告的不良事件为腹泻、腹痛、恶心和气胀。近期发表的实际临床研究中的观察数据支持对于癌性疼痛合并阿片类药物诱导性便秘患者使用纳洛昔醇[16]。

循证基础 《μ-阿片受体拮抗剂治疗阿片类药物诱导性肠功能紊乱的肿瘤患者和姑息治疗患者（Cochrane 综述）》

该综述[14]于 2022 年发表，纳入了关于甲基纳曲酮、纳地美定和纳洛酮（单独使用或与羟考酮联合使用）的十项试验。主要结果指标包括通便状况、镇痛效果及不良事件情况。

综述发现，与安慰剂相比，纳尔美定在 2 周内增加自发排便的证据质量为中等[风险比（RR）2.00]。中等质量的证据表明不良事件增加（RR 1.49），其中最常见的是腹泻。对严重不良事件的风险影响极小。

在关于纳洛酮的试验中，未对通便情况进行评估，因此无法得出结论。与安慰剂相比，有低质量的证据表明甲基纳曲酮在 24 小时内可增加自发性排便（RR 2.97），有中等质量的证据表明在两周内可增加自发性排便（RR 8.15）。有低质量的证据表明严重不良事件的风险没有增加，但非严重不良事件的风险增加（RR 1.17），包括腹痛、恶心、呕吐和胃肠胀气。有低质量到极低质量的证据表明，纳地美定和甲基纳曲酮对镇痛或阿片类药物戒断症状没有影响。

讨论

综上所述，这是一名年轻女性患者，该患者接受了针对 3 期子宫内膜癌的根治性治疗。在辅助化疗和放疗期间，她出现了治疗相关的副作用，并且在治疗进程中，开始使用阿片类药物。在治疗期间及治疗结束后，她的症状都极难控制。于是，在增加大量辅助治疗的同时，她的阿片类药物剂量也持续增加。

在该病例中，增加阿片类药物剂量并非有效的管控策略，Sarah 开始出现阿片类药物副作用相关症状，尤其是麻醉性肠综合征，这种综合征在年轻女性患者中最为常见[17]。在确诊之前，她的症状在一段时间内未得到有效处理，这对她的生活质量和心理状态产生了严重影响。

Sarah 来到支持性护理门诊时，距离确诊癌症已经过去了三年。依据她的症状、用药史及放射学检查结果，确诊为麻醉性肠综合征。她积极配合阿片类药物的减量工作，由于身体状况尚可且能在家中自理，因此，作为门诊患者进行缓慢减量是合适的。不过，也有证据表明，如有必要，住院戒断治疗也是一种选择，且能在更短时间内完成[17]。

Sarah 开始使用包括辅助镇痛药和泻药在内的其他辅助药物来辅助减药。随着阿片类药物剂量的降低，她的症状显著好转，经过 5 个月，她已能够完全停用阿片类药物。虽然她的大部分症状都已消除，但便秘问题依然存在。

除药物治疗外，多学科支持是麻醉性肠综合征治疗的关键环节。Sarah 发现补充疗法非常有益，不过，可能还需要心理学和营养学等其他支持。一项针对麻醉性肠综合征患者的试验显示，约半数患者会在 3 个月内重新使用阿片类药物[11]，因此，持续随访对于确保患者持续获得支持至关重要。

未来进展 支持性护理

多国癌症支持治疗协会（MASCC）将支持性护理定义为"对癌症及其治疗所产生的不良反应进行预防和处理。包括对从癌症确诊、治疗到治疗后护理这一整个历程中的生理和心理症状及副作用的处理。支持性护理致力于提升康复质量、增强二次防癌效果、优化生存期，以及完善临终关怀水平"[18]。支持性护理的潜在优势包括：降低发病率、改善生活质量、减少医疗资源消耗，以及优化治疗结果，并有可能降低死亡率[19]。

作为拓展支持性护理服务发展的一部分，英国的癌症中心和地区综合医院均已借助现有的安宁疗护服务开展"强化支持性护理"（ESC）。ESC 包含了支持性护理的诸多价值，在整个癌症病程中为肿瘤治疗和支持性服务之间搭建协调护理的桥梁，并得到了英国国家医疗服务体系（NHS）在全国范围内的认可，于 2016 年 2 月荣获全国优质护理（QiC）患者护理路径奖。然而，英国各地支持性护理服务的模式仍然参差不齐，患者群体和所实施的干预措施也各不相同。未来，需要出台一项国家战略，并投入相应资金用于研究，以此在相关环境下实现支持性护理服务的标准化，确保所有癌症患者，无论其诊断结果或癌症分期如何，都能享受到公平的护理服务。

专家总结

该病例仅展示了患者在癌症治疗期间或之后可能面临的部分问题，以及持续进行全面和整体护理的重要性。癌症支持性护理（也称为支持性肿瘤学）旨在减少癌症和癌症治疗的不良反应，贯穿整个癌症病程。"随着新的癌症疗法的出现，人口增长和老龄化，更高的生存率和相关护理成本的增加，越来越有必要更明确地界定和整合支持性护理服务"[19]。

对癌症患者实施最佳支持性护理，需要肿瘤科之外多个专业领域的协同参与（见图 40.2），以此助力准确诊断和有效管理，最终改善治疗效果。姑息治疗临床医生在应对癌症晚期不良反应方面具备专业技能，在支持性护理中占据重要地位。癌症治疗方法的改进使得癌症幸存者、接受治愈性治疗方案的患者，以及无法根治但可接受治疗的患者群体日益壮大。部分姑息治疗医生调整了治疗方法，从而能够在癌症病程的其他阶段提供护理（正如本病例）。这一点至关重要，因为我们正步入一个化疗使用逐渐减少、支持性护理新领域不断涌现的时代。在21世纪，与癌症共存正日益受到关注。尽管越来越多的证据证实了癌症支持性护理的益处，但在非癌症疾病领域，此类护理尚未完善，不过这极有可能成为未来关注的热点领域。

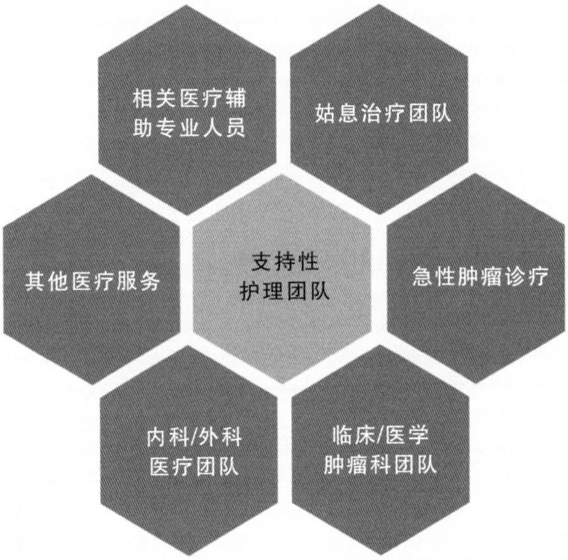

图 40.2 扩充后的支持性护理团队。（Reproduced with permission from Berman R, Davies A, Cooksley T, et al. Supportive Care: An Indispensable Component of Modern Oncology. Clinical Oncology. Elsevier（2020）. 32:781–788.）

（曾子珈 译　李岩 校）

参考文献

1. Kim MJ, Ye YM, Park HS, Suh CH. Chemotherapy-related arthropathy. *J Rheumatol* 2006; 33(7): 1364–1368.
2. National Cancer Institute. Radiation therapy side effects. 2022. Available at: https://www.cancer.gov/about-cancer/treatment/types/radiation-therapy/side-effects
3. Dalsania M, Shah K, Stotsky-himelfarb E, Hoffe S, Willingham FF. Management of long-term toxicity from pelvic radiation therapy. *Am Soc Clin Oncol Educ* 2021; 41: 147–157.
4. Wilcock A, Howard P, Charlesworth S. *Palliative Care Formulary*, 7th ed. London: Pharmaceutical Press, 2020.

5. Yoshikawa A, Ramirez G, Smith ML, et al. Opioid use and the risk of falls, fall injuries and fractures among older adults: a systematic review and meta-analysis. *J Gerontol A Biol Sci Med Sci* 2020; 75(10): 1989–1995.
6. Faculty of Pain Medicine. Long term harms of opioids. Available at: https://www.fpm.ac.uk/opioids-aware-clinical-use-opioids/long-term-harms-opioids
7. Boland JW, McWilliams K, Ahmedzai SH, Pockley AG. Effects of opioids on immunologic parameters that are relevant to anti-tumour immune potential in patients with cancer: a systematic literature review. *Br J Cancer* 2014; 111(5): 866–873.
8. Velayudhan A, Bellingham G, Morley-Forster P. Opioid-induced hyperalgesia. *Cont Educ Anaesth Crit Care Pain* 2014; 14(3): 125–129.
9. Keefer L, Drossman DA, Guthrie E, et al. Centrally mediated disorders of gastrointestinal pain. *Gastroenterology* 2016; 150(6): 1408–1419.
10. Grunkemeier DM, Cassara JE, Dalton CB, Drossman DA. The narcotic bowel syndrome: clinical features, pathophysiology, and management. *Clin Gastroenterol Hepatol* 2007; 5(10): 1126–1139.
11. Drossman DA, Morris CB, Edwards H, et al. Diagnosis, characterization, and 3-month outcome after detoxification of 39 patients with narcotic bowel syndrome. *Am J Gastroenterol* 2012; 107(9): 1426–1440.
12. Kurlander JE, Drossman DA. Diagnosis and treatment of narcotic bowel syndrome. *Nat Rev Gastroenterol Hepatol* 2014; 11(7): 410–418.
13. Farmer AD, Drewes AM, Chiarioni G, et al. Pathophysiology and management of opioid-induced constipation: European expert consensus statement. *United European Gastroenterol J* 2019; 7(1): 7–20.
14. Candy B, Jones L, Vickerstaff V, Larkin PJ, Stone P. Mu-opioid antagonists for opioid-induced bowel dysfunction in people with cancer and people receiving palliative care. Cochrane Database Syst Rev 2022; 9: CD006332.
15. National Institute for Health and Care Excellence (NICE). Naloxegol for treating opioid-induced constipation. Technology appraisal guidance [TA345]. 2015. Available at: https://www.nice.org.uk/guidance/ta345/chapter/3-the-companys-submission.
16. Lemaire A, Pointreau Y, Narciso B, Piloquet FX, Braniste V, Sabaté JM. Effectiveness of naloxegol in patients with cancer pain suffering from opioid-induced constipation. *Support Care Cancer* 2021; 29(12): 7577–7586.
17. Kilgallon E, Vasant D, Shields P, Paine PA. OC-050 A national survey on prevalence, diagnosis, management and service provision for narcotic bowel syndrome in the UK. *Gut* 2017; 66: A26.
18. Multinational Association of Supportive Care in Cancer. About MASCC. Available at: https://www.mascc.org/about-mascc
19. Berman R, Davies A, Cooksley T, et al. Supportive care: an indispensable component of modern oncology. *Clin Oncol* 2020; 32: 781–788.

病例 41

特殊挑战：无家可归者

Toni Mortimer

点评专家：Caroline Shulman

病例介绍

Kieran，一名 41 岁的男性患者，在新确诊肝癌后，被一位肝胆肿瘤临床护理专家（CNS）转诊至社区姑息治疗团队。转诊前两周，他因严重腹痛前往急诊科就诊。入院后，医护人员为他进行了腹水引流，并针对酒精戒断症状进行了治疗。由于他已经在服用美沙酮治疗阿片类药物依赖，因此，确认其维持剂量后继续开具该药物。CT 检查显示多灶性肝细胞癌的影像学特征，并未发现远处转移。住院期间，患者表现出焦虑不安，48 小时后自行出院。此后，他并未参加肿瘤科的随访。

肿瘤科多学科团队会议（MDM）讨论了治疗方案。最终达成共识，鉴于 Kieran 的肝硬化严重且身体状况较差，选择最佳支持治疗，CNS 负责将患者转介至 CPCT 并告知 MDM 的讨论结果。

肿瘤科 CNS 未能通过电话联系到 Kieran，因此联系了他的全科医生。Kieran 住在一家无家可归者的收容所里，在收容所经理的帮助下，全科医生安排了一次探访。全科医生与肿瘤科 CNS（通过电话）一起评估了 Kieran 的情况，并传达了诊断结果。尽管 Kieran 突然结束了通话，但全科医生获得了 Kieran 同意，与收容所工作人员和 CPCT 共享信息。

收容所工作人员注意到 Kieran 的病情恶化。他最近变得更加孤僻，饮酒也减少了。Kieran 自行出院后，收容所工作人员曾试图劝说他返回医院，但未成功。CPCT 的一名医生和一名社工前来收容所并首先会见了收容所管理人员。管理人员表达了她对 Kieran 继续留在收容所的担忧。她提到收容所人员有限，且由于不是养老院，难以为有护理需求及需要药物治疗的人提供支持。CPCT 表示，他们会与 Kieran 探讨其他护理选择。

> **学习要点** 无家可归的定义
>
> 对于无家可归并没有统一的定义，但常见的定义包括露宿街头、擅自占用空屋、“借宿沙发”、居住在无家可归者收容所，或是暂住在临时或应急住所中。

尽管 Kieran 最初因“不想受到打扰”，而不太愿见 CPCT 工作人员，但在工作人员劝说下，还是同意了与 CPCT 见面。

专家点评

收容所工作人员常常难以为居住者提供全面的护理服务，特别是当居住者存在药物使用滥用问题时，因此，可能需要相应支持来推动此事。

专家点评 英国无家可归者收容所概况

无家可归者收容所旨在提供短期住宿(通常最长为2年)。根据收容所的资助机构不同，提供的服务种类有很大差异。许多有露宿经历且有支持需求的人(如成瘾问题或心理健康问题)会住在收容所里。大多数收容所会为每位居住者指派一名工作人员，负责帮助他们恢复正常生活。例如，引导他们参与成瘾治疗及医疗服务，并培养独立生活的技能。

并非所有收容所都提供食物，大部分收容所设有共享设施。工作人员通常没有接受过健康或社会护理方面的培训，即便是针对有复杂需求人群的“高支持”需求收容所，也没有接受过专业培训的健康或社会护理人员在场。考虑到居住者的复杂性，工作人员与居住者的比例可能较低(例如，一名工作人员负责十名居住者)，晚上只有一名门卫值班。

专家点评

许多收容所没有位于一层的、出入方便的房屋。消防员通常可以根据具体情况提供有关出入便利性和安全方面的建议。

自从离开医院后，Kieran 大部分时间都待在床上，并付钱让朋友为他买酒。他的腹痛、腿部肿胀、恶心、腹泻和疲劳持续存在。他表示由于以前的负面经历，感觉在医疗环境中不受欢迎，因此，对医务人员产生了不信任。且他之所以自行出院和延迟领取美沙酮，是因为觉得自己受到了不友善的对待。

医生了解了 Kieran 的认知情况：他知道自己的肝脏病情在恶化，虽然医生建议他住院接受诊治，但他认为这没有意义。他曾接受过丙型肝炎治疗，并知道自己患有肝硬化。CPCT 的医生重申了他患有无法治愈的癌症，希望确保他能得到必要的支持，并尽可能让他感到舒适。CPCT 建议将他送入安宁疗护医院，同时寻找更适合他居住的地方。Kieran 拒绝了这个建议，说人们总是试图让他离开，他只想待在那个让他感觉像家一般的地方。尽管有轻微的肝性脑病的征兆，但医生认为 Kieran 有能力决定护理地点。

医生和社工将对话内容传达给了收容所管理人员，并探讨了能够让 Kieran 继续住在收容所所需的支持。这包括由 NHS 资助的护理人员、清晰的紧急护理计划、安宁疗护培训，以及对持续支持的保证。管理人员勉强同意 Kieran 继续留在收容所，但警告说如果她觉得情况无法维持下去，Kieran 需要转移到其他地方。

CPCT 在收容所组织了一次多学科团队会议，成员包括姑息治疗医生、CNS 和社工、收容所管理人员、收容所心理学家、GP 和成瘾治疗团队的工作人员。

CPCT 制订了一份急救护理计划，并向收容所工作人员说明了相关注意事项。大家一致同意,如果 Kieran 病情突然恶化,出现出血或癫痫发作等紧急情况,必须将他转送医院或姑息治疗医院。Kieran 接受了这一安排,并且知道自己可以改变继续住在收容所的决定。护理计划已通过电子方式分享,并在姑息治疗院的记录中添加了提醒。收容所工作人员建议 Kieran 搬到一楼的房间。

学习要点 丙型肝炎

在弱势群体中,特别是无家可归者中,丙型肝炎的感染率较高。注射毒品是英国的主要风险因素[2]。口服抗病毒药物通常对治愈该病非常有效,但其成功率取决于筛查的普及和患者对治疗方案的遵守情况。同伴引导模式等治疗方法在增加患者治疗积极性方面表现出一定的潜力,但在弱势群体中,肝硬化患者可能仍然会错过推荐的每六个月一次的肝细胞癌监测[3,4]。

未来进展 合作案例

各种不同的方法在支持无家可归人群方面都发挥了积极作用。深入基层的初级医疗服务极具价值。

然而,随着对姑息治疗支持不平等现象的认识不断提高,英国各地的多个项目正在努力通过深入流浪者收容所提供服务,以及为一线工作人员开展培训,来帮助无家可归者群体获得高质量姑息治疗和支持。部分项目由无家可归者服务机构发起(如圣芒戈慈善机构的姑息治疗协调员发起的项目),其他项目则由姑息治疗或初级医疗保健服务机构推动[5-7]。

循证基础 虚弱与多种慢性病

收容所人群存在大量未满足的需求。在一项最近的研究中,一位老年病学专家对收容所居住者进行了虚弱和整体需求评估。居住者的平均年龄为 55 岁,但虚弱评分相当于 80 岁以上者[8]。通常,与老年相关的慢性疾病在收容所中普遍存在,认知障碍、尿失禁、跌倒和运动能力减退的发生率都很高。所有居住者都有多种长期健康问题,每位居住者平均患有七种慢性病。

有关虚弱与多种慢性病的更多细节,见病例 31。

在 CPCT 随后的几次探访中,Kieran 分享了他的一些个人经历。他出生在曼彻斯特,7 岁时因母亲患有偏执型精神分裂症住院治疗,他被送入了寄养家庭。在此期间,他与年幼的妹妹分开,妹妹被单独收养。在学校里,他被贴上"多动症"的标签,屡次被开除,15 岁时辍学。在 18 岁前,他辗转于多个寄养环境中。他从 14 岁开始饮酒,在 17 岁时母亲死亡导致他的精神健康状况急剧下降,他的饮酒量变得更大。大约在 20 岁时,他首次流浪街头。他在人际交往和维持关系方面存在困难,难以信任他人。

专家点评 不良童年经历/复杂性创伤

无家可归与高发的创伤密切相关，其中包括不良童年经历（ACE）[9]。ACE 包括虐待、忽视、家庭暴力和父母分离等。ACE 可能会损害稳定依附关系的发展，这对个体有着深远的、持久的影响。

经历过创伤的人可能会认为世界不安全，或认为他人不可信。他们可能难以理解他人的观点，或是自己的情感。因此，情绪容易迅速变化，但如果缺乏有效的自我安抚技能，就可能导致与他人的冲突、自伤行为或滥用药物。

针对创伤经历者的工作需要同情、理解和创伤知情护理。提供创伤知情护理并不需要探讨创伤的细节，因为让个体重复讲述自己的创伤故事可能会重新激发创伤。

CPCT、CNS 和社工与 Kieran 探讨了对他而言重要的事情，以及他认为的“好好生活”的标准。他意识到自己的病情在恶化但拒绝讨论任何有关预后的问题。他不相信自己将不久于人世，因为多年来一直有人跟他说，如果他继续酗酒，几个月内就会死去。他希望能留在收容所，这里是他自童年以来住得最久的地方。

他坚决不肯戒酒，因为没有酒精，他会被思想和记忆困扰。此时，他每天只喝两罐烈性啤酒。

社工注意到 Kieran 的房间里挂着他以前参与的收容所项目的画作。他觉得艺术是他擅长的事。因为 Kieran 身体虚弱，无法参加姑息治疗日间中心的活动，社工便为他提供了更多的绘画材料。

Kieran 一直希望能与妹妹重新建立联系。他接受了社工的提议，尝试联系妹妹。他选择了一幅画作，二人共同准备了一条信息给她。

临床提示 收容所内管制药物的管理

收容所通常没有通过英国护理质量委员会（CQC）注册，因此，很少能存放管制药物，也很少有工作人员能协助药物的发放或存储。这种情况下，由社区护理管理人员保管药箱可能是存储药物的一种解决方案。在存在爆发性疼痛风险的情况下，可以将一个锁箱放在患者的房间里，里面存放一剂药物，患者可以自己取用。

专家点评 讨论临终关怀预立医疗照护计划

无家可归者通常死亡较早，但他们很少被转介到安宁疗护服务机构。大多数无家可归者死亡是未计划的、危机引发的且缺乏尊严的。在考虑 ACP 时，造成这种情况的原因如下[10,11]:

1.该群体中常见疾病，如晚期肝病、呼吸系统疾病、虚弱等导致预后不确定，使得识别需要转诊者变得更加困难。

2.许多无家可归者缺乏对医疗服务的信任，且感到受到歧视，这导致他们在获得支持方面存在显著的障碍或延误。

3. 收容所工作人员常常难以从健康或社会护理提供者处获得足够的支持，最终只能独自照顾不适的居住者。

4.对于有复杂需求（如成瘾问题和心理健康问题）的年轻人，护理地点的选择非常有限。

5.对于已经经历过创伤，可能会滥用药物来忘却过往经历的人群，人们担心这会让他们失去希望。

因此,ACP 应更多地关注患者对自己疾病的理解,以及“好好生活”对他们意味着什么。讨论死亡和临终意愿可能会被推迟,尤其是在预后不确定的情况下。并行规划(即既期望最好的结果又为最坏的情况做好准备)是一种有效的方法。

最重要的是,ACP 的重点应是以患者为中心,考虑到创伤因素,与患者的实际状况相契合。可能需要多次会议来建立信任并了解个体的想法、愿望和偏好。

Kieran 的疼痛管理:由于肝功能损伤和药物使用障碍,Kieran 的疼痛管理变得复杂。他曾努力将美沙酮的日剂量减少到 30mg,并且对使用其他类阿片类药物缓解疼痛感到焦虑,担心这可能会引发复吸,或者被视为复吸。由于收容所中存储药物存在困难,最终决定使用芬太尼贴片作为美沙酮常规治疗的补充用药(有关药物依赖者疼痛管理的更多内容,见病例 4)。每次发放一个贴片,由社区护士负责收集并监督贴片的更换。尽管这一安排通常有效,但也存在一些问题:如贴片移位,更换延迟,或者工作人员没有时间去取新的贴片。注射药物则存放在收容所接待室的药箱中,仅临床工作人员能够取用。

当 Kieran 的腹水症状再次加重时,CPCT 与当地的安宁疗护中心沟通,安排了日间就诊进行腹腔穿刺。姑息治疗中心注意到 Kieran 持续饮酒,担心会导致酒精中毒和安全问题。CPCT 向他们保证,反向 Kieran 提供少量酒精,以防止戒断反应。Kieran 也需要得到保证,表示不会被强制戒酒,但酒精的摄入量将由姑息治疗中心的工作人员进行管理。他被告知,如果病情恶化,可能需要住进姑息治疗中心进行治疗。

在首次转诊后的四周,Kieran 的早班护理员发现他呼吸急促,且处于痛苦中,于是立即呼叫了救护车。他重复表示希望留在收容所,CPCT 的 CNS 参考了他的 ACP,与支持与急救人员和收容所工作人员进行了相关讨论。在 CPCT 的指导下,急救人员为 Kieran 注射了皮下药物(硫酸吗啡 2.5mg 和咪达唑仑 2.5mg)。注射后 Kieran 的症状暂时缓解,且同意去姑息治疗中心入院治疗,并开始接受连续输注治疗(因为在收容所无法安全开展此项操作)。转院安排在第二天进行,但不幸的是,Kieran 在转院前就去世了。

CPCT 的社工和 CNS 与收容所工作人员进行了事后反馈会。收容所工作人员认识到他们已经尽力满足了 Kieran 的愿望,但他们对 Kieran 在去世前感到的痛苦且他未能被及时转送到姑息治疗中心感到愤怒。这些事件也对其他居住者产生了重大影响。CPCT 支持收容所管理人员举办了一次聚会,以缅怀 Kieran,会上展示了 Kieran 的一些艺术作品。遗憾的是,Kieran 始终未能联系上他的妹妹。

讨论

> **专家点评 丧亡与哀悼**
> 认识到丧亡对收容所工作人员和居住者的影响，并对逝者的一生进行纪念或缅怀是很重要的。这不仅是居住者反思的机会，也是肯定他们自身生命重要性的方式。收容所的居住者/同伴应参与到纪念活动的策划中。

本病例描述了一例继发于丙型肝炎和酒精肝硬化的肝细胞癌患者生命的最后几周。他的年轻、虚弱、药物使用障碍史和童年经历是无家可归者群体的常见特征。他曾遭受过歧视，在获得健康和社会护理方面面临诸多障碍。与常见情况不同的是，他接受了姑息治疗，并且在生命的最后阶段能够继续留在收容所。为了实现这一点，社区姑息治疗团队提供了强有力的支持，并与其他专业人员，最重要的是与收容所工作人员，进行了细致的沟通。

这种案例对于姑息治疗团队来说可能是具有挑战性的，因为它们通常需要消耗大量资源，而姑息治疗服务往往处于人手紧张的状态。缺乏理解可能会影响姑息治疗团队在支持无家可归患者时的信心。将姑息治疗服务与收容所结合（通过建立合作和定期的深入访问）可以帮助双方提供这种重要的支持。

这个案例还涉及了死亡事件对这些群体产生的影响，这种情况在无家可归者群体中较为常见。认识到这些影响并支持收容所的工作人员和居住者，将会产生持久的积极效果。

专家总结

无家可归者通常去世较早，而且在生命的最后阶段很少能获得高质量的护理。这个病例表明，各方可以共同努力支持一个有复杂需求的人，帮助他在他认为的“家”中安详地离世。这一病例成功的关键在于认识到单一的团队无法实现这一目标。姑息治疗、社区护理和初级医疗保健团队的联合支持，以及药物成瘾服务机构和为Kieran提供一线支持的工作人员，共同推动了以患者为中心的创伤知情护理模式。收容所及其他帮助无家可归者的工作人员常常相当于患者的近亲，应当得到相应的支持。许多无家可归者曾经历过失去，因此，考虑到丧亲对其他居住者和工作人员的影响，并评估他们可能需要的进一步支持是至关重要的。

（侯春柳 译 李岩 校）

参考文献

1. FEANTSA. About homelessness. 2022. Available at: https://www.feantsa.org/en/about-us/faq
2. Harris HE, Costella A, Mandal S, et al. *Hepatitis C in England*. London: UK Health Security Agency, 2022, p. 9.
3. Surey J, Menezes D, Francis M, et al. From peer-based to peer-led: redefining the role of peers across the hepatitis C care pathway: HepCare Europe. *J Antimicrob Chemother* 2019; 74(Suppl 5): v17–v23.
4. National Institute for Health and Care Excellence. *Quality Statement 4: Surveillance for Hepatocellular Carcinoma*. London: NICE; 2017, p. 19.
5. Tackling Inequalities in End of Life Care for Minority Groups VCSE Health and Wellbeing Alliance Project Group. *Care Committed to Me*. London: Hospice UK, 2018, pp. 14–26. Available at: https://professionals.hospiceuk.org/docs/default-source/Policy-and-Campaigns/briefings-and-consultations-documents-and-files/care_committed_to_me_web.pdf?sfvrsn = 0
6. Armstrong M, Shulman C, Hudson B, et al. The benefits and challenges of embedding specialist palliative care teams within homeless hostels to enhance support and learning: Perspectives from palliative care teams and hostel staff. *Palliat Med* 2021; 35(6): 1202–1214.
7. Care Quality Commission and The Faculty for Homeless and Inclusion Help. A second class ending: exploring the barriers and championing outstanding end of life care for people who are homeless. 2017, pp. 8–18. Available at: http://cqc.org.uk/sites/default/files/20171031_a_second_class_ending.pdf
8. Rogans-Watson R, Shulman C, Lewer D, et al. Premature frailty, geriatric conditions and multimorbidity among people experiencing homelessness: a cross-sectional observational study in a London hostel. *Housing, Care and Support* 2020; 23(3/4): 77–91.
9. FEANTSA. FEANTSA Position: recognising the link between trauma and homelessness. Brussels, 2017, pp. 2–3. Available at: https://www.feantsa.org/download/feantsa_traumaandhomelessness03073471219052946810738.pdf
10. Shulman C, Hudson B, Low J. End-of-life care for homeless people: a qualitative analysis exploring the challenges to access and provision of palliative care. *Palliat Med* 2017; 32(1): 36–45.
11. Hudson BF, Shulman C, Low J, et al. Challenges to discussing palliative care with people experiencing homelessness: a qualitative study. *BMJ Open* 2017; 7: e017502.

病例 42

从儿童到成人安宁疗护的过渡

Gurpreet Gupta

点评专家：Jo Elverson

病例介绍

Simran 为 18 岁女性，她和家属通过全科医生被转诊到成人安宁疗护服务机构。此次转诊是为了寻求临终关怀预立医疗照护计划方面的支持，此前她已从儿科服务机构出院。Simran 在新生儿期曾发生过脑室内出血，导致了学习障碍、癫痫和痉挛。她与父亲和 8 岁的弟弟一起生活，父亲已请假专门在家照顾她，弟弟则在上小学。Simran 的姑姑和表哥也帮忙照顾她。Simran 在学校一直接受特殊教育协调员的帮助，尽管她的语言沟通能力有限，但她能表达自己的喜好，并能理解两步指令。她能够行走但容易疲劳，并且有一辆经过改装的适用于户外的轮椅。她能自己进食，但在个人护理方面需要帮助。她 12 岁时患上了良性脑肿瘤，并接受了多次切除手术。16 岁时，肿瘤转为恶性，尽管接受了治疗，肿瘤仍在恶化，导致她的身体功能逐渐衰退。

在转诊至成人安宁疗护服务机构 3 个月前，Simran 因严重头痛住院，MRI 检查显示出现新的脑出血。神经外科和肿瘤科多学科团队会议对她的病情进行了讨论，认为手术治疗不可行。家属被告知 Simran 即将进入生命的最后阶段。结束肿瘤科的随访后，Simran 仍保持与神经科的联系，以便对癫痫进行管理。她一直在服用抗癫痫药物，因症状难以控制，药物需要定期调整。

在转诊时，Simran 已多次发生癫痫持续状态，需要转入急诊科治疗。她的行动能力和协调能力已明显恶化，现只能卧床，且每天有护理人员到家中照料她四次。

临床提示 对罕见疾病的处理

从儿科安宁疗护服务过渡到成人安宁疗护服务的患者症状多种多样，而成人姑息医学临床医生可能对这些情况不太熟悉[1]。在这种情况下，姑息治疗临床医生的目标不是完全了解每种疾病，而是利用其在整体护理和多学科合作方面的专长来管理症状、解决心理社会需求，并更广泛地协调护理工作。让其他专业团队参与以确保提供恰当的医疗管理是至关重要的。理想情况下，从儿童服务到成人服务的过渡应包括一个交接期，在此期间，儿科团队要向新团队介绍患者及其家属[2]。这有助于护理的连续性，并能建立与新团队的信任。

专家点评

除了为年轻患者定制整体照护方案外，"HEEADSSS"评估还能让临床医生确定还有哪些人可能需要额外的支持，并了解他们可能已经具备的支持体系情况。

父母和兄弟姐妹往往承担了大部分的身体照护和个人护理工作，同时也背负着年轻人患病所带来的沉重情绪负担。这可能会对整个家庭的身体状况、心理状态和经济状况产生影响。

学习要点　心理社会评估

评估年轻患者的心理社会背景（年龄 16~25 岁）是提供符合身心发展阶段的护理的重要组成部分。"HEEADSSS"评估[3,4]是为了在每次青少年健康护理互动中辅助开展心理社会筛查而开发的。这些问题可以让患者分享他们的任何担忧，并强调他们的心理和社会福祉对其健康的影响。

经过适当的调整后，这一助记法可以提供一个有效的结构，用于评估对安宁疗护需求不断增加的年轻患者，并向年轻患者及其家属和为他们提供支持的其他团队提出问题。

家庭：家中有哪些成员？谁参与了护理工作？家庭照护者需要什么支持（是否有未成年照护者）？是否有合适的设备？是否正在使用寄宿照护或短期休假照护，随着身体需求的变化，这些服务能否继续？

教育/就业：你喜欢/不喜欢工作/学校/大学的哪些方面？学校/大学能否支持身体需求的变化？如果你有《教育健康与护理计划》，其中健康部分是否已更新？可为朋友和同学提供哪些情绪 / 丧亲方面的支持？

饮食：你喜欢什么食物/饮品？是否有任何吞咽、营养或体重方面的担忧？营养或口腔健康问题是否加重了症状？

活动：哪些活动/游戏/音乐/电视有助于娱乐、安抚或分散你的注意力？有没有途径能让你继续参与你喜欢的活动和社交团体？

饮酒/药物：你是否饮酒或使用可能影响身体症状或与药物发生相互作用的物质？是否存在任何安全风险？

性与关系：谁对你很重要？你是否曾有过/正在进行恋爱关系？你是否需要私人空间或与伴侣相处的时间？是否需要有关安全性行为、性同意或避孕方面的信息或支持？

自伤（抑郁）：你是否经常感到沮丧或悲伤？你会做什么让自己感觉好些？你是否想过伤害自己？注意：可能需要探讨照护者的情感健康及自伤的风险。

安全：你感觉安全吗？生活中是否有任何让你感到不安全的人？其他部分的回答是否引发了对年轻患者或其家庭成员的安全保障方面的担忧。

Simran 的父亲希望能在家中继续照顾她，并避免让她再次住院。Simran 无法理解自己健康状况的细微差别，也缺乏相应的心智能力，因而无法就针对状况的持续治疗做出明智的决定。她的父亲与安宁疗护专家合作，制订了一个适合她的临终关怀预立医疗照护计划。

临床提示 制订决策

与成年患者相比，与年轻患者及其家属共同进行护理计划和决策时，可能需要多次会面，总体耗时也更长。对于患有复杂疾病的年轻人，通常需要与其他专家合作来制订计划。临终关怀预立医疗照护计划是确保所有临床团队了解哪些干预措施可能有效，以及指出不可取的治疗的一种有效方式。

必须支持年轻患者尽可能多地参与决策过程。即使他们无法自行做出决定，他们的偏好和优先事项也必须被放在首位。

当孩子成年后，父母可能没有意识到他们在决策中的角色发生了变化。如果年轻人没有做出健康或护理决策的能力，则这一点尤其重要。除了提供清晰的信息外，还应当让家属认识到，即使尚未通过法定监护人申请正式确认，但他们在为患者做决策时会持续发挥重要作用。

- 制订一份详细的癫痫持续状态再次发作时的癫痫发作管理计划。相关指导意见来自神经科团队，同时也咨询了当地医院急诊科，并让其了解此计划，以备急诊时使用。
- 教会 Simran 的父亲如何在社区护士无法及时到达的情况下进行皮下注射。
- 提供“预备用药”，用于处理临终阶段预期会出现的症状。

专家点评

尽早确定所有参与支持年轻患者的专业人员是规划和提供持续护理的关键。教育和社会护理提供者与初级和次级医疗团队、学习障碍服务机构，以及儿科医疗和护理团队一样，都能够提供有价值的见解。团队之间良好的沟通能为年轻患者及其家属创造一个支持性的网络。

临床提示 父母参与

随着年轻人独立性逐渐发展，鼓励他们提升自主性和管理自己健康的能力非常重要。然而，独立性的发展是一个渐进的过程，并且因人而异。父母往往在帮助年轻人了解各种医疗体系和处理相关信息方面继续扮演重要角色。父母应适当参与，应认识到，年轻人与父母之间的相互依赖是动态变化的，且这种依存关系可能会延续至其成年之后很久[5]。临床医生需要采取灵活的方式，既要认识到父母对于年轻人健康状况和护理的影响和具备的专业知识，又要鼓励年轻人逐渐形成自主性。

如果年轻人有学习障碍、复杂的健康需求，或之前没有机会做出或表达医疗决策，他们可能需要额外的支持，以理解自己的健康状况并表达自己的偏好或担忧。

临床提示 沟通

临床医生可能需要调整自己的工作方式和沟通方法，以确保在鼓励年轻人为自己发声的同时，也能让家长以恰当的方式参与其中。以下是一些有效的建议[6]:

- 首先向年轻人自我介绍，并将对话的重点放在他们身上。
- 确认他们是否同意向父母询问他们的看法。
- 定期让年轻患者与医生单独交流。

- 安抚他们关于保密性的担忧。
- 确保信息直接传达给年轻患者。

有时，与父母单独交谈也可能会有所帮助，因为父母可能有一些担忧在孩子在场时不便透露。

Simran 的病情持续恶化。她出现了吞咽困难的情况，这使得口服药物变得更困难。她的痉挛症状日益加重，需要频繁地更换体位。她的沟通能力变得更差，护理人员需要她的父亲来解读她的声音和肢体语言。她的父亲和姑姑整天守在她身边，每小时多次为她更换体位。咨询专业治疗团队的意见后，家属认为他们的安排已经很好地满足了 Simran 的需求。为了控制头痛、痉挛和癫痫发作，开始使用药物输注泵进行治疗。

专家点评

对于一些有复杂身体或行为需求的年轻人来说，在住院环境中创造一个可接受的护理环境可能较为困难。家属可能会找到一些方法在家中提供身体护理，这些方法在医疗环境中是不被鼓励的，因为可能给家属和患者带来风险。在这种情况下，支持患者留在家中并以“次优”的方式提供护理，可能会让医疗专业人员感到不安。应采取团队合作的方式，以一致的方式支持患者和家属提供安全、适当的以患者为中心的护理，同时解决任何重大风险，并考虑和规划好管理或安全保障方面的相关事宜。

Simran 被指派了一位社区安宁疗护临床护士，并得到了安宁疗护顾问和专业培训医生的支持。在她生命的最后一个月，Simran 的父亲安排她每天与安宁疗护专业人员进行联系。社区护士也定期向安宁疗护团队寻求指导意见。

常见的问题包括：

- 死亡过程的具体情况。
- 是否已向其他团队寻求专业意见。
- 药物的影响。
- 针对所有可能出现的情况（即使可能性不大）进行规划。

Simran 在家中去世，她的父亲对提供的安宁疗护表达感激之情。

专家点评

不习惯为年轻患者提供临终关怀的团队可能会觉得自己的角色有很大的情感负担。这可能是因为与年轻患者及其家属的深度接触，也可能是因为对针对这一年龄段患者的临床和实际工作不熟悉。开展病例汇报讨论会可以让专业

专家点评

在为患有复杂疾病的年轻人开药时，常规的“成人”剂量可能不适用。需要考虑的因素包括体重、身体发育迟缓、药物吸收或代谢改变，以及多药物治疗的影响。儿童用药指南可以根据体重和年龄指导剂量，但在更复杂的情况下，药剂师的建议对于确保处方安全有效至关重要。

临床提示　评估痛苦

如果患者的沟通能力有限且症状不稳定，痛苦与不适评估工具（Dis-DAT）[7]等可能有助于家属和护理人员记录患者的痛苦并将其传达给专业人员。这将有助于更好地评估造成痛苦的可逆转原因，并适当调整药物剂量。

临床提示　丧亲支持

在为临终事宜做好准备并提供丧亲支持时，除了考虑父母的需求外，还应关注兄弟姐妹和朋友的需求。如果年轻人曾经寄宿，其他住户和照护人员也可能需要丧亲支持。

人员反思对情感的影响并识别学习机会。如果可能的话，让整个“围绕年轻患者的服务团队”都参与到病例汇报讨论中来，也有助于建立团队及服务之间的建设性关系。

循证基础

青少年群体正日益被视作一个具有特定医疗需求的独立群体。当患者有复杂或危及生命的疾病时，这些需求尤为突出[8]。Fraser[9]和 Jarvis[10]的研究不仅表明了患有复杂或危及生命的疾病的年轻人群体数量在不断增长，还揭示了该群体在向成人服务过渡时发病率方面的变化情况。所有成人服务必须做好充分准备，以便提供协调性强、符合其身心发展阶段的护理。

最近的研究和指南[2,11-14]强调了在过渡过程中的良好举措，这些举措已被证明能够改善患者的就医体验，包括：

- 从 14 岁开始进行过渡规划，制订一份明确的跨机构计划。
- 为年轻患者及其父母做好成人期的准备，包括让患者学会自我管理病情。
- 增加全科医生作为年轻患者“终身的主治医生”[1]。
- 在转交护理前，与成人服务团队会面。
- 所有服务都经过培训，能够提供符合患者身心发展阶段的医疗保健服务。
- 确保家长的恰当参与。
- 指定一位主要负责人来监督过渡过程。
- 使用健康档案来促进团队之间的信息共享。

不幸的是，各项服务通常难以始终如一地贯彻这些原则，尤其是由多个不同专业团队提供支持时，或者不存在能提供与儿科服务相当的成人专科服务时，情况更是如此。

专家总结

该案例突出了在过渡过程中，不包括为健康状况严重恶化做准备的情况下，支持年轻成人患者所面临的挑战。安宁疗护团队需要迅速了解患者更广泛的医疗及社会背景情况，与患者及家属建立融洽的关系，以便在危急时刻制订复杂的照护计划。如前所述，采取以患者为中心、认识到父母的作用并与其他团队合作的方法是实现这一目标的关键。从这个病例中汲取的经验教训适用于有或没有学习障碍的年轻患者。通过采用符合其身心发展阶段的方法，临床医生能够调整他们的工作方式以支持患者及其家属。

当患者健康状况不稳定或预计会恶化时，成人安宁疗护团队的提前参与可以争取时间与患者及其家属建立关系，与现有的医疗团队对接，并在患者身体状况尚允许参与决策的时候，制订治疗相关事宜。

尽管许多成人安宁疗护服务无法复制儿童姑息治疗机构或安宁疗护团队的服务模式，但成人安宁疗护专业人员仍然必须具备适当支持年轻成年人的能力，特别是在需要专业的整体症状管理、临终关怀预立医疗照护计划或临终关怀的情况下。

（侯春柳 译 李岩 校）

参考文献

1. Hain R, Devins M, Hastings R, Noyes J. Paediatric palliative care: development and pilot study of a 'Directory' of life-limiting conditions. *BMC Palliat Care* 2013; 12(1): 43.
2. Colver A, McConachie H, Le Couteur A, et al. A longitudinal, observational study of the features of transitional healthcare associated with better outcomes for young people with long-term conditions. *BMC Med* 2018; 16(1): 111.
3. Goldenring JM, Rosen DS. Getting into adolescent heads: an essential update. *Contemporary Pediatrics* 2004; 21(1): 64–92.
4. Doukrou M, Segal TY Fifteen-minute consultation: Communicating with young people—how to use HEEADSSS, a psychosocial interview for adolescents. *Arch Dis Child Educ Pract* 2018; 103: 15–19.
5. Heath G, Farre A, Shaw K. Parenting a child with chronic illness as they transition into adulthood: a systematic review and thematic synthesis of parents' experiences. *Patient Educ Couns* 2017; 100(1): 76–92.
6. White B, Viner RM. Improving communication with adolescents. *Arch Dis Child Educ Pract* 2012; 97: 93–97.
7. Regnard C, Reynolds J, Watson B, Matthews D, Gibson L, Clarke C (2007). Understanding distress in people with severe communication difficulties: developing and assessing the Disability Distress Assessment Tool (DisDAT). *J Intellect Disabil Res* 51(4): 277–292.
8. Lee L, Upadhya KK, Matson PA, Adger H, Trent ME. The status of adolescent medicine: building a global adolescent workforce. *Int J Adolesc Med Health* 2016; 28(3): 233–243.
9. Fraser LK, Gibson-Smith D, Jarvis S, Norman P, Parslow RC. Estimating the current and future prevalence of life-limiting conditions in children in England. *Palliat Med* 2021; 35(9): 1641–1651.
10. Jarvis SW, Roberts D, Flemming K, Richardson G, Fraser LK. Transition of children with life-limiting conditions to adult care and healthcare use: a systematic review. *Pediatr Res* 2021; 90(6): 1120–1131.
11. National Institute for Health and Care and Excellence (NICE). Disabled children and young people up to 25 with severe complex needs: integrated service delivery and organisation across health, social care and education. NICE Guideline 213. 2022. Available at: https://www.nice.org.uk/guidance/ng213
12. National Institute for Health and Care and Excellence (NICE). Transition from children's to adults' services for young people using health or social care services. NICE Guideline 43. 2016. Available at: https://www.nice.org.uk/guidance/ng43
13. Care Quality Commission. *From the Pond Into The Sea: Children's Transition To Adult Health Services*. Gallowgate: CQC, 2014.
14. The National Confidential Enquiry into Patient Outcome and Death. '*The Inbetweeners*' 2023. London.

病例 43
发展爱心社区

Joseph Sawyer
点评专家：Libby Sallnow

病例介绍

Theresa，一位 82 岁的老年女性，患有阿尔茨海默病。她的全科医生（GP）担心她可能处于生命的最后几周，因此，将她转诊至社区安宁疗护团队。十年前，Theresa 就被诊断为阿尔茨海默病，并且在此后的十年里病情逐渐恶化。Theresa 有 3 个女儿和 2 个儿子。她的小女儿 Lauren 两年前搬回了家中照顾母亲，并继续从事招聘经理的工作。

在转诊前，Theresa 需要持续的护理和支持。她通过面部表情和非语言声音与人进行沟通，并可以在帮助下正常饮食。Theresa 能够自主进行肢体动作，但在体位转移时需要他人帮助。她曾经可以坐在轮椅上外出。两周前，Theresa 的行动能力进一步恶化，经口进食量显著减少，现在只能卧床接受照护。Lauren 依然是主要照顾者，家庭其他成员也会提供一些支持。Theresa 并没有提前做出拒绝治疗的决定，也没有签订持久授权书，因此，安宁疗护团队做出了一个“最佳利益”决策，决定让她继续在家中接受照护，而不是住院。全科医生曾与 Lauren 及其他家庭成员讨论过是否进行心肺复苏治疗。此后，给出了“不施行心肺复苏术”的建议表格，并且这一决定已被记录在 Theresa 的基层医疗档案中。

学习要点　将临终视为一种精神与社会的过程

在一个充满爱心的社区，以及其所依托的社会、生态和医疗保健系统中，人们认识到，死亡主要是一种关系性和精神性的过程，而不仅仅是生理事件[1,2]。因此，不能简单地以生命的消失和由此带来的社会空缺来界定死亡。相反，死亡被理解为“充满生机的”，通过临终、照护和丧失所带来的相互体验来体现。正因为如此，照护的重心发生了变化，人际关系成为临终过程中照护和支持的核心内容。这一点在各类环境中都适用，无论是养老院、医院还是家中。医疗专业人员与患者之间的关系也从交易性互动转变为基于情感联结与同情关怀的关系。

社区姑息治疗 CNS 决定前往 Theresa 家中评估情况。她发现 Theresa 躺在床上，她的女儿 Lauren 在旁边陪伴。Theresa 显得不安，时而抓摸空气中似乎不存在的东西。Lauren 在过去两周几乎没怎么睡觉，因为 Theresa 夜里常发出呻吟声和呼喊，但并没有表明具体哪里不舒服。Lauren 看起来精疲力尽，她坦言感到孤立无援、力不从心，觉得自己已经无法应对当前的情况。她没有告诉自己的兄弟姐妹，因为她认为他们已经尽力提供帮助了，无法再给予更多支持。

临床提示　绘制社会网络以理解社会资本与隐性资源

社会网络和社会资本被视为公共卫生干预的一个目标，旨在建立支持性网络，以应对临终护理中的问题。社会资本有多种定义。一种观点是将其理解为一种基于资产的方法，通过人与人之间的联系来实现[3]。通常将其分为三个层次[4]：

1.结合型社会资本：具有相似特征的人之间的关系。

2.桥接型社会资本：具有不同特征的人之间的关系。

3.关联型社会资本：跨越权力梯度的人际关系。

新的公共卫生安宁疗护方法旨在将社会资本具体化，针对每个个案，可以绘制患者的社会网络，以帮助发掘隐性资源。

循证基础　社会网络如何提供帮助

社会网络的循证基础来源于一些研究，这些研究证明了人际关系可以对死亡率、戒烟和肥胖造成积极影响[5-7]。在安宁疗护方面，已有研究表明，临终护理有助于社会资本的积累和社区的发展[8]。在痴呆的相关研究中，也有关于社会网络和社会资本的回顾[9]。研究发现，社会资本影响人们从早期痴呆向晚期痴呆的转变过程，影响与护理环境转变及护理体验相关的关键结果。

专家点评　社会资本的复杂性及其操作化的意义

充满爱心的社区与社会资本的概念密切相关。然而，临床工作者需要理解这些概念是高度复杂和微妙的。例如，尽管紧密的社会关系可能带来支持和资源，但它们也可能带来不良的人际关系，而照护角色可能受到性别、文化和经济偏见的影响。当个体间的关系紧密且多样时，可能会形成一种具备特定价值观的集体文化。这种网络的强大力量可能会把外来者拒之门外，特别是如果他们对集体准则持有不同的观点[3]。尽管越来越多的证据表明，临终照护能够建立社会资本，并改善护理的公平性和可及性，但来自直接社交网络之外的人员的支持同样具有价值，这有助于获取桥接型或关联型社会资本。因此，临床工作者所处的正式和非正式网络之间的交叉部分，对于护理协调至关重要。

未来进展 理解社会资本在社区主导型护理中的作用

增强社会资本是否可取或有用，往往取决于具体情境。在临终过程中，想要平衡死亡的社会性与临终过程的亲密性并非易事。研究表明，老年人可能会主动回避或抗拒社区支持[10]。为了使社会资本在临终阶段能够成功运作，采取尊重文化和社会背景的方式至关重要。这种方式能够容纳新的人际关系，确保“社区”并不是一项服务，而是以一种能让个体特性与集体原则协同发挥作用的方式共同创建出来的。

CNS 探讨了对 Lauren 和 Theresa 来说重要的人际关系。Lauren 提到自己没有时间和朋友相处，而且过去两周一直请假照顾母亲，她甚至怀疑是否能重返工作岗位。Lauren 还提到，他们以前常去一个由当地慈善机构开办的痴呆患者咖啡馆，但她觉得母亲现在的健康状况已经不适合再去那里。Lauren 认为雇佣护理人员或志愿者是不合适的，因为她的母亲一直是一个自尊心很强且注重隐私的人，会为自己目前的状况感到尴尬和羞愧。这让她陷入了两难境地，不知道什么才是最好的选择。

临床提示 在痴呆背景下平衡个人身份、自主性与家长式照护

尊重人格和以患者为中心的护理已成为界定良好护理质量的标志。然而，在晚期痴呆患者临终阶段，对于这些概念的理解可能会存在冲突。例如，努力保持一个已经发生变化的身份可能会引发挫败感，并在决策时带来道德困扰。有时候，重新审视问题可能有所帮助，如询问患者在了解实际情况及其对所有相关人员的影响后，当下可能会有怎样的想法。这能够促成更契合具体情境的交流，同时兼顾多种不同的观点。

当 Lauren 谈到重要的人际关系时，CNS 出现了可以转化为支持资源的领域，包括 Theresa 的一位有 20 多年交情的邻居、痴呆患者咖啡馆，以及 Theresa 长期做礼拜的当地教堂。

循证基础 将社区理解为独立的照护主体

照护关系可以超越血缘关系而存在，研究表明，这些关系有助于营造出一种社会认同感[8,10–12]。这一证据促进了相关工作的开展，旨在通过识别当地的临终需求并通过利用社区资源来满足这些需求，从而提升社区能力[13]。

通过深入访谈和焦点小组，研究人员考察了照护者在家中照护临终者时的体验，特别是这一过程中支持网络的作用。研究显示，尽管存在明显需求，人们往往不愿向非正式的支持网络寻求帮助。这类网络提供支持的意愿受到了提供支持的不确定性，以及可能侵犯他人隐私等因素的限制。该研究强调：如果社区要作为独立的照护主体发挥作用，那些深根固蒂的社会规范需要发生改变。

专家点评 模式内部的紧张关系

试图以一种统一和动员整个社区的方式对死亡进行概念化是一个充满复杂性的过程。例如,在社会一直倡导培养自我优化、独立和自主能力的情况下,提出一种围绕脆弱性、相互依赖和死亡的替代模式可能较为罕见,并可能遭到抵制。这种复杂性使得大规模、标准化的社区干预措施无法推广。安宁疗护方面的新公共卫生措施寻求一种更符合实际情况和文化背景的方法。用"科学术语"来说明这一现象也许较为困难,且这与对有创造性的研究方法的需求相关[14]。

CNS 制订了一个计划,旨在在家庭环境中调查并治疗 Theresa 可能存在的谵妄,同时也意识到尽管如此,她的病情仍可能进一步恶化并导致死亡。与此同时,CNS 尽力帮助 Lauren 重新建立一些对 Lauren、Theresa 和家庭来说重要的支持性人际关系。她提议给 Lauren 的雇主写信,解释当前的情况,以及需要调整工作职责的必要性,并帮助协调召开了一次家庭会议,以便开诚布公地讨论照护中各方面的挑战。

专家点评 公共、专业和非专业服务的交汇点及其对照护责任的影响

研究旨在更好地理解正式和非正式照护提供者在临终阶段如何协调工作。研究发现,正式照护提供者通常可以意识到并支持非正式网络,但这并未转化为建立、支持或维持非正式网络的行动[15]。实际上,正式照护通常是从"服务提供者即专家"的立场出发,而不是从合作伙伴关系或社区发展的立场。这样的研究表明,需要重新审视专业人士与民众互动的方式。术语"基于资产的社区发展"被用来描述如何通过从社区内部已有的优势出发、向外拓展来开发社区资源[16]。 在这一概念中,与之相互依赖的是"富有爱心的社区"这一理念[15]。 从广义上讲,富有爱心的社区被概念化为对临终照护分担一定责任,尽管具体的责任内容和不同网络之间如何分配责任会有所不同。应更加灵活地理解责任这一概念,而且在富有同情心的社区模式中,角色分担可能需要变得更为普遍。传统上,在生物医学文献中,角色分担常被视为负担和困扰的来源,但它也可以被视为一个令人满足且有意义的过程[8]。

CNS 在接下来的一周再次探访了 Theresa 和 Lauren,得知情况已经有所好转。Lauren 开始感觉自己拥有了一定的支持网络,尽管她意识到未来可能还会面临挑战,但她觉得自己更有能力去应对这些挑战。Theresa 的状况也有所改善,可以自主进食,行动能力也有所恢复,夜间的烦躁不安也有所缓解。

临床提示 在人类痛苦背景下管理不确定性与未知

照护晚期痴呆患者是一项挑战。预测病情十分困难，而检测症状、明确其来源并成功治疗需要耐心，并且要接受可能无法成功的现实。这反映了与安宁疗护目标、宗旨相关的更广泛问题。关于新型公共卫生方法在安宁疗护中的应用，文献表明，照护工作最根本的目的是在人们处于极度悲伤和脆弱的时刻提供支持与安全感。

这项工作涉及在患者面对死亡过程中的不确定性和失控感，陪伴他们度过这一过程。当"善终"范式中固有的控制和自主观念与之并存时，需要审慎考虑如何协调两者。当某些人类的痛苦无法被缓解或预防时，尽管资源可得，"善终"的理想也可能变得难以实现。从现实情况来看，最终这种理想未实现可能会被误解为照护的失败，尽管实际情况远非如此。

另一种方法则基于这样一个理念：死亡就如同此前度过的人生一样，是由喜悦与悲伤交织而成的。这种方法认识到，尽管生命终末期可能出现痛苦、恐惧和极度的悲伤，但同样也存在陪伴、勇气、力量与爱。要在临终阶段提供照护，人们必须接纳死亡过程中的各种感受。与其抗拒死亡带来的痛苦，不如与之共存，这样可以让个体和社区以一种健康的方式顺利度过这一过程，从而顺利过渡，并从中获得成长[17]。

专家总结

将安宁疗护新型公共卫生方法的概念要素与实际行动计划相结合，是 Kellehear 提出的富有爱心的社区理论框架[18]。

世界各地都存在这样的实践示例，许多实践借鉴了印度喀拉拉邦使用的照护模式。在那里，通过一系列范式的转变，临终照护相关的整个系统发生了根本性变化[1]。由社区主导的应对措施得到了其他机构的支持，最终促成了一项新的州级安宁疗护政策的出台。如今，已有 1600 多家机构共同合作，提供安宁疗护，为实现低成本、公平和参与性临终照护而努力。该模式已经在国际上得到了推广，然而，这一方法并非一定能成功，在对死亡和临终的社会态度方面仍然存在重大紧张关系。借鉴过往实例，同时认识到富有爱心的社区并不符合便于科学评估的、整齐包装的干预模式，这些都是促进该领域发展的重要步骤。

将富有爱心的社区理解为一种视角，人们可借此来评估自己的行为，有助于建立信任、增强归属感和掌握如何发展社区能力，这也许是有效的第一步，也是每个人都能融入日常实践中的内容。

（侯春柳 译 李岩 校）

参考文献

1. Sallnow L, Smith R, Ahmedzai SH, et al. Report of the Lancet Commission on the value of death: bringing death back into life. *Lancet* 2022; 399(10327): 837–884.
2. Sawyer JM, Higgs P, Porter JD, Sampson EL. New public health approaches to palliative care, a brave new horizon or an impractical ideal? An integrative literature review with thematic synthesis. *Palliat Care Soc Pract* 2021; 15: 26323524211032984.
3. Portes A. Social capital: its origins and applications in modern sociology. *Ann Rev Sociol* 1998; 24(1): 1–24.
4. Kawachi I, Kim D, Coutts A, Subramanian SV. Commentary: reconciling the three accounts of social capital. *Int J Epidemiol* 2004; 33(4): 682–690.
5. Holt-Lunstad J, Smith TB, Layton JB. Social relationships and mortality risk: a meta-analytic review. *PLoS Med* 2010; 7(7): e1000316.
6. Christakis NA, Fowler JH. The collective dynamics of smoking in a large social network. *N Engl J Med* 2008; 358(21): 2249–2258.
7. Christakis NA, Fowler JH. The spread of obesity in a large social network over 32 years. *N Engl J Med* 2007; 357(4): 370–379.
8. Horsfall D, Noonan K, Leonard R. Bringing our dying home: How caring for someone at end of life builds social capital and develops compassionate communities. *Health Sociol Rev* 2012; 21(4): 373–382.
9. Sawyer JM, Sallnow L, Kupeli N, Stone P, Sampson EL. Social networks, social capital and end-of-life care for people with dementia: a realist review. *BMJ Open* 2019; 9(12): e030703.
10. Gott M, Wiles J, Moeke-Maxwell T, et al. What is the role of community at the end of life for people dying in advanced age? A qualitative study with bereaved family carers. *Palliat Med* 2018; 32(1): 268–275.
11. Leonard R, Horsfall D, Noonan K. Models of caring from India and Australia and their relationship to social capital. *NJPG* 2010; 26(3): 15–25.
12. Leonard R, Horsfall D, Noonan K. Identifying changes in the support networks of end-of-life carers using social network analysis. *BMJ Support Palliat Care* 2015; 5(2): 153–159.
13. Grindrod A, Rumbold B. Healthy End of Life Project (HELP): a progress report on implementing community guidance on public health palliative care initiatives in Australia. *Ann Palliat Med* 2018; 7(Suppl 2): S73–S83.
14. Sawyer JM, Sallnow L. The evidence for the effectiveness of a public health palliative care approach. In: Abel J, Kellehear A (eds). *Oxford Textbook of Public Health Palliative Care*. London: Oxford University Press; 2022, pp. 221–232.
15. Horsfall D, Leonard R, Noonan K, Rosenberg J. Working together–apart: exploring the relationships between formal and informal care networks for people dying at home. *Prog Palliat Care* 2013; 21(6): 331–336.
16. Mathie A, Cunningham G. From clients to citizens: Asset-based community development as a strategy for community-driven development. *Dev Pract* 2003; 13(5): 474–486.
17. Kellehear A. Compassionate cities: global significance and meaning for palliative care. *Prog Palliat Care* 2020; 28(2): 115–119.
18. Abel J, Kellehear A. Palliative care reimagined: a needed shift. *BMJ Support Palliat Care* 2016; 6(1): 21–26.

病例 44
悲痛和丧亲

Charlotte Chamberlain
点评专家：Lucy Selman

病例介绍

临床提示
悲痛情绪可能突然出现，也可能出现在人的身体功能逐渐丧失的过程中，导致身心健康受损和自我认知的变化。悲痛情绪不仅出现在失去亲人的人身上，也可以出现在患者身上。

Julia Baptiste，一名 44 岁的营养学家，也是 3 个孩子（12 岁、8 岁和 6 岁）的母亲，患有进展性转移性直肠癌。过去，她一直是社区中善于交际者。最近，Julia 不再参加她以前喜欢的读书俱乐部或烹饪活动，她说自从得知自己预后不佳后，她一直在与社会关系作斗争。她向肿瘤科护士诉说了一系列的失落：从接送孩子上学到参加教会团体活动，她再也无法参与或享受这些活动了。而且她不愿谈论未来。

循证基础 正常悲痛的模型

随着时间的推移，许多基于理论推导的悲痛模型被提出并不断发展演变。其中最广为人知的是由 Kubler-Ross 提出的"五阶段"模型[1]。悲痛分为否认、愤怒、讨价还价、抑郁和接受这五个阶段，人们常常误认为每个人都以线性顺序经历以上阶段。尽管一些实证证据支持另一种阶段性模型，包含"震惊-麻木、渴望-寻找、混乱、重建"（Bowlby 和 Parkes），但悲痛也可以被描述为"任务"而非阶段[2]。例如，Worden 概述了悲痛者的几项任务，包括接受失落的现实、处理悲伤的痛苦、适应没有逝者的世界，并在继续建立新关系的同时与逝者保持一种持久的情感联结[1]。

另一种常见的悲痛模型是双重过程模型（Stroebe），该模型描述的并不是线性的阶段，而是在以悲痛的行为为特征的，专注于丧失的活动与侧重于避免悲痛或从悲痛中寻求缓解的，专注于恢复的行为之间的一种来回变动[3]。该模式认为健康的悲痛过程并非是线性的，而是一个动态过程，在专注于丧失的应对和专注于恢复的应对之间来回变动。

学习要点 识别预期性悲痛

"预期性悲痛"指的是在丧失发生之前就已经开始的悲痛。这种悲痛可能包括哀悼、应对和主动规划的因素[1]。在本案例中，Julia 表现出一些痛苦的迹象，开始远离她曾经喜欢的活动。她很可能已经在为迄今为止所经历的丧失而悲痛，但 Julia 及其家属或许也正因她即将面临死亡而经历着预期性悲痛。

预期性悲痛的重要性体现在多个方面。首先，预期性悲痛是可调节的。沟通不畅、照护者负担过重，以及缺乏对死亡的准备，都与晚期癌症患者更严重的预期性悲痛相关[4]。在本例中，Julia 拒绝参与预立医疗照护计划的讨论。医护人员发现患者及其家属的预期性悲痛，可能有助于改善共同决策情况和照护质量[5]。

其次，研究发现，照护者在患者生前出现的悲痛程度越高，他们在患者去世后出现复杂悲痛的可能性越大[6]。持续或复杂的悲痛可能导致抑郁症和其他心理健康问题，进而影响人际关系、日常生活活动和药物滥用的风险[7]。帮助痴呆患者照护者减轻负担和压力，可以降低他们丧亲后的抑郁和复杂悲痛水平[8]。

临床提示

在了解与自己文化背景不同的患者及其家属在晚期疾病中的经历时，可以以体贴和恰当的方式询问他们的文化对他们的影响。

Julia 的母亲陪她一同来到医院，并帮助她保持积极的心态。Julia 是独生女，她母亲已丧偶，且她的亲密支持网络在特立尼达岛。

学习要点 文化对悲痛和丧亲的影响

Julia 和她母亲的文化背景可能会影响她们对悲痛和丧亲的体验。悲痛和丧亲的经历，特别是哀悼、葬礼和纪念活动等，从本质上来说会受到文化的深刻影响。这些文化和社会规范会对健康状况、求医行为及应对方式产生影响。目前关于支持丧亲者的干预措施的研究几乎完全是在高收入和中等收入国家进行的，并且研究的文化背景也相对有限[9]。因此，将这些研究结果应用于不同的文化背景通常是不合适的。在死亡和哀悼方面存在"文化不协调"现象，即逝者原生文化中的观念和期望与其生活或去世所在环境中的观念和期望有所不同时，可能会"导致疏离、隔阂及不信任"——这会加剧丧亲后持续性悲痛障碍（PGD）和其他负面后果[10]。

在安宁疗护的环境中，个性化照护的目标是承认文化和社会差异，并尽量减少文化认知失调，这可能会影响悲痛、哀悼和照护者未来的生活机会。鉴于丧亲后的个体需求和偏好存在差异，临床医生可以在为丧亲者提供多种支持选择方面发挥重要作用——从同伴支持小组、在线服务到一对一的咨询。由于大多数丧亲者是通过家庭、朋友和社区的支持来应对，而非仅依赖传统的医疗服务结构，因此，增强社区能力、与熟悉社会和文化需求的第三部门和社区团体合作是至关重要的，然而这些需求在主流文化实践中往往没有得到充分关注[11]。

临床提示

据估计，有 10%[13]的丧亲者被诊断为 PGD[14]：即至少在六个月的时间里，一直沉浸于对逝者的思念中，伴有强烈的情绪痛苦，且身体功能受到严重损害。PGD 患者的悲痛超出了个人的社会、文化的常规范围，并随着时间的推移变得越来越具破坏性[13]。在这种情况下，建议提供针对性的专业心理健康支持，如个体或团体心理治疗[15]。

专家点评 获取支持的障碍与不平等现象

丧亲者常常难以取得正确支持。在一项针对 711 名在 COVID-19 期间的丧亲者的调查中（调查对象的平均丧亲时间为 5 个月），大多数受访者未寻求丧亲服务机构（59%）或全科医生的帮助（60%）[9]。在寻求过支持的受访者中，超过一半的人表示在获取丧亲服务（56%）和全科医生支持（52%）时遇到了困难。总体而言，51%的丧亲者称其因悲痛而处于严重的脆弱状态，其中有 75%的人未获得正式的丧亲或心理健康支持。由于信息提供和指引不足，51%的丧亲者表示他们在亲人去世时或后续随访期间没有从医疗服务提供者处获得任何有关丧亲服务的信息。

在获取心理健康服务和丧亲服务方面，也存在着广泛的不平等现象。包括缺乏信息和知识，关于现有何种支持及如何获取这些支持，以及不愿或不好意思向相关服务机构寻求支持。对于少数族裔群体，丧亲服务的覆盖面有限且缺乏文化适应性服务[12]。要满足一个群体对丧亲支持的需求，可能需要整合法令、志愿和社区层面的服务，以满足多元化社区的需求，而医疗服务提供者在指引服务和提供一般性的丧亲支持方面也发挥着至关重要的作用。

肿瘤科专科护士 Tracey 更新了关于 Julia 及其家庭的情况。她与 Julia 的家属进行了交谈，并意识到自己很难承受这家人的痛苦情绪。Tracey 没有与其他人分享自己的担忧，她认为这是“工作职责的一部分”。她承认自己今天在工作中非常担心，而且昨晚还失眠了。

学习要点 职业性悲伤

Julia 年龄较小，子女也很年轻。Tracey 和临床团队可能会对 Julia 产生共情，且鉴于他们之间长期的临床关系，或许会难以确认或传达 Julia 即将离世这一情况。越来越多的研究调查了肿瘤科医生因患者死亡而产生的悲伤体验，描述了将情感“隔离”或“解离”的应对策略，这些策略导致他们在诊治患者时容易分心，并影响了个人生活。一项关于肿瘤科医生心理问题的系统综述显示，高比例的职业倦怠（32%）、高发的精神健康问题（27%），以及不健康行为的证据（多达 30%的人有酗酒问题），有证据表明这些反应与患者的死亡有关[16]。

历史上，医护人员的悲伤常常被描述为“被剥夺权利的悲伤”：即没有被社会规范承认或验证的悲伤，因此，缺乏理解和支持，处理起来特别困难。自 COVID-19 以来，医护人员普遍经历了共有的悲伤[17]，许多机构越发认识到员工所承受的情绪负担，并鼓励开展非正式的情况汇报、Schwartz 交流会，必要时为员工提供正式的心理咨询支持。当一段关系的重要性没有被恰当或公开认可时[例如，部分同性恋、双性恋、跨性别者及酷儿群体（LGTBQ+）的关系]，或当丧亲受到污名化时（例如，自杀或成瘾导致的死亡），“被剥夺权利的悲伤”也很常见。

最新的影像学检查发现 Julia 的病情已迅速恶化。她的 CT 显示存在结肠膀胱瘘，且盆腔内有积液，抗生素治疗效果不佳。肿瘤科团队认为，Julia 目前已临近生命的最后几周。她的丈夫 Terence 既往有焦虑和抑郁病史，且曾经历过亲近之人（母亲）离世的痛苦。如今，他正艰难地接受 Julia 的病情不断恶化这一现实。

学习要点 导致丧亲结果不良的风险因素

目前已确认存在许多会导致严重悲痛和不良结果的风险因素，如创伤、抑郁、焦虑和既往 PGD。对于照护者，风险因素包括性别（女性）、年龄（年长）、低教育水平、低社会经济地位和较低的社会支持水平[18]。因此，社会中最边缘化的群体更容易经历持续性悲痛。

除了可预测持续性悲痛的个人特征外，其他决定性因素也很重要，如与逝者的关系（亲密关系）、临终时的家庭冲突、不安全型依恋模式、童年逆境，以及死亡方式（创伤性死亡会增加 PGD 的风险）等因素。另一方面，某些因素可能有助于预防 PGD 的发生，如临终关怀可以减轻死亡焦虑，安宁疗护的广泛参与等[19]。根据这些风险因素，在上述临床案例中，Julia 的丈夫 Terence 和她的母亲可能面临更高的 PGD 风险。

临床提示 识别丧亲后持续性悲痛风险因素的工具

目前已有多种工具被开发用于识别面临丧亲相关悲痛的高风险人群，可以在临床环境中使用这些工具，以确保能为丧亲者提供足够的支持[20,21]。然而，仍需要进一步的研究来了解这些工具是否可以应用于不同的环境，其应用是否能够改善丧亲者的结局，以及如果工具有效，如何在日常实践中最好地应用这些工具。

临床提示 引导与转诊

对于专业的安宁疗护、初级医疗和重症监护的医护人员，了解所在地区可为悲痛者提供哪些丧亲支持服务（包括非正式社区团体及相关资源），并确保引导和转诊工作的一致性是特别重要的。不同地区和国家提供的服务、资源和候诊名单差异较大。相关机构通常由慈善资金资助，而非常规医疗保健体系的一部分。

英国提供了广泛的丧亲支持服务（详见网站 https://www.thegoodgrieftrust.org 和 https://www.ataloss.org），这些服务通常通过初级全科医生或自行转诊，对于当地临终关怀机构已知的患者，也可以经由临终关怀机构的丧亲服务网络来获取相应服务。

Julia 的孩子们知道妈妈生病了，但不知道病情有多严重。尽管孩子们的学校知晓 Julia 患有癌症，但目前学校还没有提供任何额外的正式监督或支持。

学习要点 儿童丧亲问题

尽管每个家庭的情况都是独特的，但医护人员通常会给各个家庭提供的一般性指导建议是，根据儿童的年龄和理解能力，提供清晰且易于接受的信息。这样诚实的沟通能让儿童有时间消化信息并提问，而且信息的告知进度应根据儿童的需求来调整。应当将家中有重病患者的情况告知学校，以便学校能更好地支持儿童。这不仅有助于儿童维持部分日常作息，还能提醒教职工留意儿童的情绪困扰。近年来，越来越多为家长和丧亲儿童量身定制的资源出现，如图书、游戏、应用程序和网站[例如，英国儿童丧亲协会（Child Bereavement UK）和Winston's 愿望组织提供了多种相关资源]。在这个临床病例中，如果学校在得知 Julia 患癌症的信息后为 Julia 的孩子们提供一定的支持，以及尽早察觉他们的痛苦情绪，对于他们而言都是有益的。

临床提示 纪念盒

纪念盒在安宁疗护和痴呆护理中被广泛使用。它们的设计方式和内容可能有所不同，但共同的理念是提供一种实际的方式，帮助家属纪念逝者并缓解悲痛情绪。在安宁疗护环境中，纪念盒可能包括音频文件、指纹或手印制作工具包、帮助家长与孩子谈论悲痛情绪的书，或者可以在临终者和家庭成员之间共享的玩具。迄今为止，关于纪念盒对悲痛过程影响的证据仍然有限。针对失去胎儿的父母和成人重症监护病房患者的定性研究提供了其有益性的最强证据，但提供这种支持的最佳方式尚不明确。考虑到 Julia 在参与预立医疗照护计划方面存在困难，何时及如何使用纪念盒，甚至是否使用，尚无充分的证据支持，而是由临床团队根据个体化、以患者为中心的原则进行判断。

讨论

悲痛是失去重要人物或事物时经历的情感过程，是生活中的一部分，每个人最终都会面临悲痛。归根结底，悲痛体验是生活的普遍组成部分，本身并不是一种需要医学干预的疾病。然而，丧亲之痛也可能是最强烈且最具破坏性的生活事件之一。尽管许多人在丧亲初期痛苦不堪，且需要多年才能调整过来，但大多数丧亲者能够很好地适应，将悲痛融入他们的生活中。这一适应过程的基础是社会网络的支持：朋友、社区和家庭成员[23]。同伴互助（例如，有共同经历的其他人所提供的团体支持）目前仍缺乏充分的有效性证据[24]。

而受过专业培训的丧亲咨询师和治疗师的一对一支持，特别是当丧亲者在社会上处于被孤立、被边缘化状态，或在已被确诊为 PGD 时，其有效性的证据基础正日益增多[15]。尽管丧亲可能引发诸多严重的医学、心理和社会方面的后果，包括误工或辍学、社会孤立和孤独感，以及药物和医疗服务需求的增加，但它也可以为人们提供一个重新审视世界的视角[25]。它可以激发创造性的、实用性的且鼓舞人心的作品，这些作品对于逝者而言是一份积极的遗产，对于生者来说则是力量的源泉。因此，当下迫切需要开展更多研究，以探究如何能最有效地支持正处于悲痛之中的人们。

专家总结

在 Julia 的病例中，有明显的迹象表明她正在经历预期性悲痛(如不再参与此前喜爱的活动，也回避之前乐于相处的人)，同时她的丈夫和母亲由于各自的风险因素（Terence：抑郁症、童年创伤；Julia 的母亲：年龄、性别、有限的支持网络）都可能面临 PGD 的风险。因此，必须为 Julia 的家庭成员提供支持，并确定他们在文化方面的特殊需求，这一点至关重要。

（侯春柳 译　李岩 校）

参考文献

1. PDQ Supportive and Palliative Care Editorial Board. Grief, bereavement, and coping with loss (PDQ(R)): health professional version. 2002. In: PDQ Cancer Information Summaries [Internet]. Bethesda (MD): National Cancer Institute (US); 2002.
2. Maciejewski PK, Zhang B, Block SD, Prigerson HG. An empirical examination of the stage theory of grief. *JAMA* 2007; 297(7): 716–723.
3. Stroebe M, Schut H. The dual process model of coping with bereavement: a decade on. *Omega (Westport)* 2010; 61(4): 273–289.
4. Yu W, Lu Q, Lu Y, et al. Anticipatory grief among chinese family caregivers of patients with advanced cancer: a cross-sectional study. *Asia Pac J Oncol Nurs* 2021; 8(4): 369–376.
5. Ainscough T, Fraser L, Taylor J, Beresford B, Booth A. Bereavement support effectiveness for parents of infants and children: a systematic review. *BMJ Support Palliat Care* 2022; 12(e5): e623–e631.
6. Schulz R, Boerner K, Shear K, Zhang S, Gitlin LN. Predictors of complicated grief among dementia caregivers: a prospective study of bereavement. *Am J Geriatr Psychiatry* 2006; 14(8): 650–658.
7. Parisi A, Sharma A, Howard MO, Blank Wilson A. The relationship between substance misuse and complicated grief: a systematic review. *J Subst Abuse Treat* 2019; 103: 43–57.
8. Hebert RS, Dang Q, Schulz R. Preparedness for the death of a loved one and mental health in bereaved caregivers of patients with dementia: findings from the REACH study. *J Palliat Med* 2006; 9(3): 683–693.
9. Harrop E, Morgan F, Longo M, et al. The impacts and effectiveness of support for people bereaved through advanced illness: a systematic review and thematic synthesis. *Palliat Med* 2020; 34(7): 871–888.
10. Smid GE, Groen S, de la Rie SM, Kooper S, Boelen PA. Toward cultural assessment of grief and grief-related psychopathology. *Psychiatr Serv* 2018; 69(10): 1050–1052.
11. Sallnow L, Smith R, Ahmedzai SH, et al. Report of the Lancet Commission on the value of death: bringing death back into life. *Lancet* 2022; 399(10327): 837–884.
12. Mayland CR, Powell RA, Clarke GC, Ebenso B, Allsop MJ. Bereavement care for ethnic minority communities: a systematic review of access to, models of, outcomes from, and satisfaction with, service provision. *PLoS One* 2021; 16(6): e0252188.
13. Lundorff M, Holmgren H, Zachariae R, Farver-Vestergaard I, O'Connor M. Prevalence of prolonged grief disorder in adult bereavement: a systematic review and meta-analysis. *J Affect Disord* 2017; 212: 138–149.
14. World Health Organization. *International Classification of Diseases For Mortality and Morbidity Statistics (11th Revision)*. 2018. Available at: https://icd.who.int/en
15. Shear MK, Reynolds CF, 3rd, Simon NM, et al. Optimizing treatment of complicated grief: a randomized clinical trial. *JAMA Psychiatry* 2016; 73(7): 685–694.
16. Medisauskaite A, Kamau C. Prevalence of oncologists in distress: systematic review and meta-analysis. *Psychooncology* 2017; 26(11): 1732–1740.

17. Selman L. Covid grief has cracked us open: how clinicians respond could reshape attitudes to bereavement—an essay by Lucy Selman. *BMJ* 2021; 374: n1803.
18. Lobb EA, Kristjanson LJ, Aoun SM, Monterosso L, Halkett GK, Davies A. Predictors of complicated grief: a systematic review of empirical studies. *Death Stud* 2010; 34(8): 673–698.
19. Mason TM, Tofthagen CS, Buck HG. Complicated grief: risk factors, protective factors, and interventions. *J Soc Work End Life Palliat Care* 2020; 16(2): 151–174.
20. Newsom C, Schut H, Stroebe MS, Wilson S, Birrell J. Initial validation of a comprehensive assessment instrument for bereavement-related grief symptoms and risk of complications: the indicator of bereavement adaptation-cruse Scotland (IBACS). *PLoS One* 2016; 11(10): e0164005.
21. Roberts K, Holland J, Prigerson HG, et al. Development of the Bereavement Risk Inventory and Screening Questionnaire (BRISQ): item generation and expert panel feedback. *Palliat Support Care* 2017; 15(1): 57–66.
22. Riegel M, Randall S, Buckley T. Memory making in end-of-life care in the adult intensive care unit: a scoping review of the research literature. *Aust Crit Care* 2019; 32(5): 442–447.
23. Aoun SM, Breen LJ, White I, Rumbold B, Kellehear A. What sources of bereavement support are perceived helpful by bereaved people and why? Empirical evidence for the compassionate communities approach. *Palliat Med* 2018; 32(8): 1378–1388.
24. Bartone PT, Bartone JV, Violanti JM, Gileno ZM. Peer support services for bereaved survivors: a systematic review. *Omega (Westport)* 2019; 80(1): 137–166.
25. Stroebe M, Schut H, Stroebe W. Health outcomes of bereavement. *Lancet* 2007; 370(9603): 1960–1973.

第7部分

法律思考

病例 45
加速死亡的强烈期望

Rebecca Payne

点评专家：Samantha Lund

病例介绍

Helen 是一位 60 多岁的女性，在被确诊为转移性癌症后不久，就因需要控制症状而住进临终关怀医院。她无法接受抗癌治疗，而且预后可能只剩下几个月。她没有其他相关的病史或精神病史。

她的主要身体症状是下肢疼痛，这使得她不敢活动，并且影响到了睡眠。

Helen 非常害怕在痛苦中死去，在和朋友们谈论有关死亡的经历后，她认识到这是癌症患者走向死亡过程中不可避免的一部分。她“并不害怕死亡本身，但却害怕死亡的过程”，还称自己感到愤怒和恐惧。掌控自己的生活对她来说非常重要，而且她认为遭受痛苦等同于失去掌控权。想到自己将无助地躺在床上数周，“被人照看”令其觉得惊恐。她希望自己能有选择更快离世的权利。

入院时，Helen 透露她已经决定出国，通过安乐死来结束自己的生命，并且已经办理了初期的相关手续。她坚称自己的情绪“还可以”，并认为自从坚定地决定寻求安乐死后，情绪得到了改善。在收到绝症诊断结果之前，Helen 对安乐死并没有很强烈的渴望——她是在适应了这一消息后才做出这一决定的。医院为她安排了临终关怀咨询团队的会面，但 Helen 拒绝与他们会面，因为她觉得自己心理需求由于安乐死的决定而被误解了。她仍坚称自己的病情和预后不佳的情况对心理没有太大的影响。尽管有时工作人员会注意到她有痛苦的表现，但并未担心该患者做决策的能力。

专家点评 多学科团队护理方法

团队合作是有效安宁疗护的关键要素之一。在进行全面的整体评估之后，针对患者的多学科护理需要运用来自不同学科的医疗专业人员的知识、技能和专业实践，来为复杂问题寻求解决方案[1]。在多学科团队的会议上，会对患者其护理情况进行讨论，目的是尽可能帮助患者尽实现他们的目标。

多学科团队协作也是在出现棘手的伦理和法律问题的情形下，分担复杂决策工作和提供支持的一种重要方式。

临床提示 情绪评估

评估情绪低落或焦虑是否导致了患者想要加速死亡很重要，因为此类情况是有可能得到治疗的。

焦虑和抑郁都可能导致躯体症状，这些症状与许多危及生命的疾病的常见症状有重叠之处。

根据 NICE 的指南，抑郁症的诊断可以基于患者是否出现主要标准中的一项或两项（持续的悲伤/情绪低落，以及快感缺乏，即兴趣或愉悦感明显丧失），并且还要考虑是否有任何相关的躯体症状[睡眠模式改变、食欲和（或）体重改变、精力减退、烦躁不安或行动迟缓、注意力不集中]，症状在一天中大部分时间都会出现，且至少持续两周[2]。

专家点评 掌控感

任何疾病的患者都可能感到缺乏掌控感，而在有危及生命的疾病患者身上，这种感觉往往会更加强烈。对疾病将会如何发展，以及对未来的不确定性，都会加剧失去掌控的感觉，而这可能会导致痛苦和焦虑。患者可能会寻求加速自己的死亡，将其作为重新获得掌控感的一种手段，而且，在寻求安乐死的人群中，许多人将“失去自主性”列为自己的首要顾虑[3]。虽然自主性作为一个伦理学概念，其范围比掌控感更宽泛，但对于被确诊绝症者，自我支配感受到威胁是可以理解的。

尽管危及生命的疾病具有不可预测性，这意味着患者不可能完全恢复对自己生活的掌控，但还是存在恢复一定掌控感的方法。预立医疗照护计划是其中一个重要组成部分，在整个患病过程中共同决策也是如此。定期回顾及清晰的沟通至关重要，这样患者就能了解情况，进而有效地参与持续的决策过程。

学习要点 关于患者要求安乐死的法律规定

以下内容阐释了英国现行法律（2022 年），建议从业者了解本国相关法律，如有任何疑虑，可以联系监管机构或责任承担方。

根据英国法律，任何形式的安乐死都属非法行为。英国医学会（BMA）2019 年的指南[4]涵盖了英国医疗从业人员所处的法律地位。任何可能被视为安乐死的行为都可能导致被起诉。

该指南强调了以同情的方式对待患者加速死亡的请求的重要性[4]。当患者被确诊为绝症时，最重要的是不要让他们感到被遗弃，并且要让他们确信会得到相应的护理和支持。如果患者请求帮助结束自己的生命，英国医学总委员会（GMC）建议医生应向其解释，“鼓励或协助他人实施安乐死”是违法的[5]。医生应避免给出可能会让患者结束自己生命的具体医疗建议。不应撰写医疗报告来为在国外进行安乐死提供便利。应让患者及其照护者了解医生的法律立场。如果患者要求获得自己的病历副本，GMC 建议，根据《通用数据保护条例》，患者有权这样做。

通过联合使用利多卡因贴片、布洛芬凝胶和小剂量的基础阿片类药物，Helen 的疼痛得到了有效地控制。

学习要点

身体症状的严重程度可能并不等同于求死的意愿。请求协助加速死亡的原因可能是对即将发生之事的恐惧，以及其他心理或存在性需求。对症状进行恰当的处理会有所帮助，因为这可以减轻对症状“无法控制”的担忧。

尽管 Helen 曾有加速死亡的意愿，但随着病情恶化，她似乎变得更加平静，也更能接受自己无法掌控死亡的时间和方式这一事实。这在一定程度上可能是由于她身体和精神上日益疲惫，但或许也得益于她对临终关怀医院的工作人员越来越信任，这些工作人员与她一起努力了解她的具体愿望。个人护理被控制在安全的最低限度，并且尽可能让她独处，以避免出现她所担心的那种“被人时刻盯着”的情况。最终，她在临终关怀医院去世了。

专家点评 拒绝接受治疗

知情同意对于尊重患者的自主权至关重要[6,7]。

一些希望加速死亡的患者会试图通过拒绝进食、进水或拒绝服药来达到目的。有行为能力的患者所作出的任何拒绝都必须得到尊重，尽管这对参与护理的人员来说可能很困难。在许多情况下，这种拒绝不一定会更快地导致死亡，反而可能会引发更多症状。在向患者解释这一点时，进行审慎且周全的沟通至关重要。这不仅有助于共同决策，平衡患者意愿和控制症状之间的关系，还能在患者丧失行为能力时规划护理方案。如果患者同意，应与对患者来说重要的人共同进行会诊。在本病例中，Helen 不希望被“监视”，这有时会导致她拒绝接受护理。对于医护人员来说，处理此类拒绝情况颇具难度，很大程度上是因为这种护理是护理工作的核心内容[8]。在尊重这一决定的同时，了解患者做出此类拒绝的原因十分重要。在这种情况下，往往需要进行谨慎的协商，以平衡专业责任和患者在不受胁迫的情况下拒绝护理的权利，尤其是在患者丧失行为能力的情况下。

专家点评 预后

预估患者的生存时间，对于引导患者及其家属，以及医护人员做出决策至关重要[9]，但预后往往存在不确定性。研究表明，身体功能状态下降与较短的预后生存期有关[11]，尤其是在癌症患者中。在与患者讨论预后情况时，最重要的是使用审慎的措辞，如果要预估生存时间，可使用"大概范围"的估计方式，如数天至数周，数周至数月，数月至数年[10]。

在本病例中，当死亡临近时，患者显得更加平静，也更能适应自己失去对身体掌控的状态。

专家点评 团队支持

在医疗保健领域工作，临床医生经常处于高度紧张的状态，因为他们目睹了患者的心理痛苦。在安宁疗护中，这些情况还包括每天都接触到死亡，以及绝症诊断带来的痛苦氛围。在本例中，医护人员所感受到的痛苦既与患者的痛苦有关，对一些工作人员来说，也与无法改变患者意愿而产生的护理失职感有关。对工作人员的支持对于促进和保持他们的心理健康和良好状态至关重要。相关策略包括个人和小组反思，以及临床督导，事实证明这是一种有效的自我关怀手段[12]。目前，许多医疗机构都组织了 Schwartz©会议，在会议上工作人员可以表达个人情绪，并分享和认可这些感受[13]。

循证基础

为阐明"希望加速死亡"的定义，2016 年 Delphip 得出如下结论：

"希望加速死亡是在生命受到威胁的情况下，患者因痛苦而产生的一种反应。在这种情况下，患者认为除了加速死亡之外别无他法。患者可能会自发表达，也可能在被询问后表达这种意愿，但必须将其与接受即将到来的死亡或希望自然死亡的意愿区分开"[14]。

在确诊绝症的患者中，有 1.5%到 38%的人可能希望加速死亡[15]。这种意愿可能会随着时间而波动，但在最强烈的时候，患者可能会开始制订具体的结束生命计划，并要求实施安乐死。

在一项对身体功能和症状水平相似的患者进行对比的研究中，研究人员发现，表现出强烈加速死亡意愿的患者的健康相关生活质量评分也更低，尤其是在情感方面，包括尊严丧失和依赖感[15]。这项研究强调，加速死亡的意愿可能源于一种全面的绝望感和痛苦，而不仅仅是身体症状。其他研究已确定了希望加速死亡与抑郁、失去意义和失去掌控感之间的相关性[17,18]。一项系统性综述确定了患者希望加速死亡背后的五个原因：自我丧失、恐惧、希望活下去但"不愿以这种方式"、结束痛苦的途径，以及拥有某种掌控感[16]。

讨论

尽管在安宁疗护中，很大一部分患者可能有加速死亡的意愿，但医护人员可能会担心询问这个问题会引发患者痛苦。一项针对该问题的研究发现，高达 80%的患者并不认为被问及此事会感到不快，而且大多数人认为这是一个重要问题[19]。同一研究还发现，约有 1/3 的有此类意愿的患者从未与任何人谈论过此事，因此，提出这一问题对于揭露隐匿的痛苦可能很重要。

当患者表现出加速死亡的意愿时，考虑潜在的因素至关重要，以便能提供适当的支持，同时告知患者在生命末期可能出现的情况。与患者共同努力以维持他们的掌控感，这或许能够缓解因恐惧和失控感而产生的加速死亡意愿。

未来进展

除了询问患者是否有加速死亡的意愿这种开放式问题外，还可以使用两种不同的量表进行评估："求死评定量表"（DDRS）和"加速死亡的态度量表"（SAHD-5）。一项在同一人群中比较两种量表的研究表明，SAHD-5 可用作易于实施的初步筛查工具，若确定患者有加速死亡的意愿，则可随后使用 DDRS 对其"意愿强度和重要程度"进行更深入的研究[20]。

专家总结

该病例是患者希望加速死亡的意愿如何呈现的一个很好例证。对 Helen 来说，这种意愿促使她制订了一个详细的 PAS 计划，以此作为掌控死亡时间和方式的手段。该病例体现了一些已知的引发加速死亡意愿的因素，包括对身体症状恶化且无法控制的恐惧，以及强烈的失控感。由不同学科协作进行全面评估和护理，对于尽可能减轻痛苦至关重要。决不能低估此类病例对医护人员的影响，应提供适当的支持。

英国的法律对 PAS 有明确的规定。Helen 明白这一点，她没有要求医疗团队在其中发挥任何作用，也没有拒绝进食或饮水，亦未要求医疗团队以任何其他方式（如不适当的药物剂量）加速她的死亡。但是，这些要求确实可能会出现，必须严格遵循指导和所在国家的法律。

（赵奇　译　李岩　校）

参考文献

1. NHS England. *Making it Happen: Multi-disciplinary Team (MDT) Working*. Available at: https://www.england.nhs.uk/publication/making-it-happen-multi-disciplinary-team-mdt-working
2. National Institute for Health and Care Excellence (NICE). Clinical Guideline 91: Depression in *Adults With A Chronic Physical Health Problem: Recognition And Management*. Available at: https://www.nice.org.uk/guidance/cg91
3. Ganzini L, Goy ER, Dobscha SK. Oregonians' reasons for requesting physician aid in dying. *Arch Intern Med* 2009; 169(5): 489–492.
4. British Medical Association. Responding to *Patient Requests For Assisted Dying—Guidance For Doctors*. Available at: https://www.bma.org.uk/media/1424/bma-guidance-on-responding-to-patient-requests-for-assisted-dying-for-doctors
5. General Medical Council. Guidance for the Investigation Committee and case examiners when considering allegations about a doctor's involvement in encouraging or assisting suicide. Available at: https://rcem.ac.uk/wp-content/uploads/2021/11/Guidance_for_Investigation-Committee_When_Considering_Allegations_About_a_-Doctor.pdf
6. General Medical Council. Guidance on professional standards and ethics for doctors. Decision Making and Consent. Available at: https://www.gmc-uk.org/-/media/documents/updated-decision-making-and-consent-guidance-english-09_11_20_pdf-84176092.pdf?la=en&hash=4FC9D08017C5DAAD20801F04E34E616BCE060AAF&msclkid=d06dfd23bb5f11ec980a223018ff0627
7. Nursing and Midwifery Council. The Code. Professional standards of practice and behaviour for nurses, midwives and nursing associates. Available at: https://www.nmc.org.uk/globalassets/sitedocuments/nmc-publications/nmc-code.pdf?msclkid=2b80d9d9bb6011eca166a32a0855b479
8. Aveyard H. The patient who refuses nursing care. *J Med Ethics* 2004; 30(4): 346–350.
9. Stone PC, Lund S. Predicting prognosis in patients with advanced cancer. *Annals of Oncology* 2007: 18(6): 971–976.
10. Chu C, White N, Stone PC. Prognostication in Palliative Care. *Clin Med* 2019; 19(4): 306310.
11. Cooper R, Kuh D, Hardy R. Objectively measured physical capability levels and mortality: systematic review and meta-analysis. *BMJ* 2010; 341: c4467.
12. Edmonds KP, Yeung HN, Onderdonk C, et al. Clinical supervision in the palliative care team setting: a concrete approach to team wellness. *J Palliat Med* 2014; 18(3): 1–4.
13. Dawson J, McCarthy I, Taylor C, et al. Effectiveness of a group intervention to reduce the psychological distress of healthcare staff: a pre-post quasi- experimental evaluation. *BMC Health Serv Res* 2021; 21: 392.
14. Balaguer A, Monforte-Royo C, Porta-Sales J, et al. An international consensus definition of the wish to hasten death and its related factors. *PLoS ONE* 2016; 11(1): e0146184.
15. Crespo I, Rodríguez-Prat A, Monforte-Royo C, Wilson KG, Porta-Sales J, Balaguer A. Health-related quality of life in patients with advanced cancer who express a wish to hasten death: a comparative study. *Palliat Med* 2020; 34(5): 630–638.
16. Monforte-Royo C, Villavicencio-Chávez C, Tomás-Sábado J, et al. What lies behind the desire to hasten death? A systematic review and meta-ethnography from the perspective of patients. *PLoS ONE* 2012; 7(5): e37117.
17. Breitbart W, Rosenfeld B, Pessin H, et al. Depression and hopelessness and desire for hastened death in terminally ill patients with cancer. *JAMA* 2000; 284(22): 2907–2911.
18. Robinson S, Kissane D, Brooker J, Hempton C, Burney S. The relationship between poor quality of life and desire to hasten death: a multiple mediation model examining the contributions of depression, demoralization, loss of control, and low self-worth. *J Pain Symptom Manage* 2017; 53(2): 243–249.

19. Porta-Sales J, Crespo I, Monforte-Royo C, Marín M, Abenia-Chavarria S, Balaguer A. The clinical evaluation of the wish to hasten death is not upsetting for advanced cancer patients: a cross-sectional study. *Pall Med* 2019; 33(6): 570–577.
20. Bellido-Pérez M, Crespo I, Wilson KG, Porta-Sales J, Balaguer A, Monforte-Royo C. Assessment of the wish to hasten death in patients with advanced cancer: a comparison of 2 different approaches. *Psycho-Oncology* 2018; 27: 1538–1544.

病例 46
治疗升级计划

Charlotte Chamberlain
点评专家：Mark Taubert

病例介绍

Hamid，79 岁，男性，丧偶，心力衰竭专科护士将他转介到了姑息治疗门诊。该患者被诊断为严重左心室收缩功能障碍(射血分数 15%，并安装了植入式心脏除颤器)合并转移性前列腺癌，同时有骨髓衰竭并且依赖输血。

Hamid 在女儿的陪同下坐在轮椅上就诊。休息时气喘(纽约心脏协会分级Ⅳ级)[1]，Rookwood 临床衰弱评分为 7 分[2]。日常生活活动中依赖女儿和女婿的帮助，并且一直需要每两周接受一次输血。

Hamid 谈论了他日益恶化的健康状况、日益增加的护理需求。父女俩一起讨论了如果预后有限，对他来说什么是重要的，包括在家中去世。

医生与患者共同讨论了临终时的家庭护理，以及心肺复苏和治疗升级计划，包括进一步输血。Hamid 对未来入院的看法进行了探讨。他获取了一些信息资源，包括视频和传单，可以支持医患交流，并描述治疗的益处与干预措施(包括心肺复苏)的危害之间的平衡。

Hamid 同意填写 DNACPR 表格，他有时间考虑对未来护理的愿望和倾向，并有时间与社区安宁疗护团队进一步讨论。Hamid 及其家属考虑过 TEP，但很难做出治疗感染的决定。

两个月后，Hamid 突然病重，并因可能患有尿路感染性败血症而入院。尽管尝试了静脉注射抗生素，他的病情仍然持续恶化，并于 4 天后在医院去世，女儿在其身边。

学习要点 什么是心肺复苏

心肺复苏（CPR）于 1960 年首次在医学文献中被描述：Kouwenhoven 及其同事描述了“闭式胸部心脏按压”的新技术[3]。CPR 是一种在紧急情况下试图恢复呼吸的医疗干预措施，尝试在呼吸心搏骤停后恢复呼吸和循环。干预措施包括进行胸外按压、人工通气、胸部电击(电除颤)、静脉内或骨内给药，并注意潜在的可逆病因。

专家点评

应该确定哪些人不适合接受心肺复苏，以及哪些人会拒绝这种治疗选择[6]。政策支持一致的临床实践方法，强调从业人员依法工作的重要性，并确保患者及其家属对决策进行评估[7,8]。可以帮助患者和公众理解的资源包括信息传单、视频和网站。其中一些已得到了积极的评价[9]。在英国法律中,心肺复苏是一种医疗干预措施。患者可以表达自己的观点,但不能坚持要求医疗团队实施可能不适当的治疗方法[10]。

学习要点 危害和优势

在院外心脏骤停患者中,不到十分之一的人能够幸存,其中,只有 8% 接受心肺复苏的患者能够存活至出院[4]。基于人群的队列研究观察Ⅳ期癌症患者接受治疗的结果,院内心肺复苏的效果很差,只有 17%的患者存活至出院[5]。

专家点评 英国法律重要案例

过去十年中,DNACPR 的决定面临两项重大的法律挑战。考虑 DNACPR 的临床医生需要了解其执业所在地的法律。

1. R(Tracey)诉剑桥案。做出了 DNACPR 决定,但未通知患者[12]。

判决发现,尽管 Tracey 在交通事故后身体非常不适,并且患有晚期癌症,但她的健康状况足以接受心肺复苏。

在 Tracey 去世后,英国上诉法院同意 Tracey 丈夫的观点,认为她根据《欧洲人权公约》第 8 条享有的权利(私人和家庭生活权)受到侵犯。

法院建议,如果讨论心肺复苏可能会对个人造成"身体或心理伤害",临床医生可以决定不继续讨论。暂时的痛苦或焦虑是可预见的结果,而不是避免讨论心肺复苏的理由。

2. 2015 年 Winspear 诉桑德兰案[13],此案涉及一名年轻人,他有严重的长期健康问题,并且没有能力参与关于他的医疗护理的讨论和决定。他的母亲参与了护理决策。在紧急入院后,做出 DNACPR 决定并填写表格。书面计划包括医疗团队与患者母亲讨论后决策的指示。

Winspear 夫人辩称,医生在没有与她讨论的情况下做出 DNACPR 决定,代表着她儿子享有的私人和家庭生活权利的缺失(《欧洲人权公约》第 8 条)。

英格兰和威尔士 2005 年版《精神能力法案》对决策能力欠缺者进行了定义,并为如何评估决策能力提供了指导框架[14]。Winspear 裁决称,有义务咨询法案第 4 条中确定的人员,他们将支持最佳利益决策。这项义务的唯一例外是认为"这样做不可行或不适当"时。

学习要点 形式和过程

尽管不具有法律约束力,但填写完整、签名并注明日期的 DNACPR 表格是急救人员审查临床记录的一部分。通过表格和临床评估确定是否应开始心肺复苏。DNACPR 表格由临床医生书写并签署。不需要患者或其家属同意签署该表格。关于这一点,有些媒体的描述是错误的[11]。

专家点评

从法律上可以推断,临床医生在涉及 TEP 时,与 DNACPR 决策一样,有同样的义务向患者或能够支持患者最佳利益决策的人进行咨询和(或)告知。

学习要点 治疗升级计划

TEP 是患者临床情况的纸质和(或)电子记录,在患者可能没有能力参与决策的紧急情况下,为临床护理提供个性化建议。它们可能包括有关重新进入急性护理机构、静脉注射抗生素的使用、肺部通气(侵入性和非侵入性)、心肺复苏、肾脏替代治疗等的讨论和咨询决定。TEP 表格应易于识别和访问[15]。

TEP 旨在解决缺乏连续性护理的问题。定性数据显示,对新患者进行临床审查的初级医生会查看以前的医疗记录来指导决策。如果领导护理团队没有制订明确的计划,在患者病情恶化或对治疗试验没有反应的情况下作为指导计划,则临床医生不愿意降级治疗,即使他们认为这可能是正确的做法[16]。

目前的文献主要报道了住院患者使用 TEP 的情况[17,18]。在威尔士,TEP 为住院患者护理提供了指导[19]。TEP 是一项短期计划,而预立医疗照护计划、未来

临床提示

关于如何支持DNACPR和预立医疗照护计划有关的临终对话，请访问 www.talkcpr.com 和 www.wales.nhs.uk/AFCP.

护理计划和DNACPR表格则用于为长期决策提供信息[20]。

一项回顾性病例审查表明，与单独使用DNACPR相比，同时使用DNACPR及TEP可以降低伤害频率，尤其是被判断为接近生命终点的住院患者[21]。TEP的使用可以通过最大限度地减少无益或不必要的干预措施，节省医疗费用[22]。

未来进展

纸质表格存在重大风险。因此，规划中央电子患者记录和存储库非常重要。其中包含有关DNACPR表格和其他护理计划声明的信息，并可以突出显示患者在哪些方面拥有持久的健康和福利授权书。电子记录需要以可读版本提供给所有相关人员，包括护理人员、医院工作人员、急救中心人员、初级保健工作者等。例如，当患者的情况发生变化，或者当决策被撤销或暂时中止时，可以修改电子记录。审核记录的能力至关重要。

专家总结

对于在预期事件(如心搏骤停)之前做出的决定存在争议，包括使用DNACPR表格、TEP和预立医疗照护计划。Morrison等认为，“大量高质量的证据表明，预立医疗照护计划无法改善临终关怀”。他们得出结论，应该从优化医疗决策之前的讨论转向改进“即时”决策(即紧急情况发生时)[23]。该案例中发现的证据表明，改善即时决策的转变并没有证据支持。因此，这两种方法应该被视为共存甚至互补，而不是相互排斥。

未来的研究必须有足够的动力和明智的设计，以评估最佳的替代结果。但目前，如果要考虑患者的愿望和意见，那么证据更倾向于积极进行TEP和治疗升级讨论(提前很久)，只要患者认知状况允许，即使对话较为困难。有证据表明，采取以公共卫生为中心的方法也有助于提前进行此类对话。Abel等[24]建议未来ACP对话重点关注三个主要领域：①当您身体健康时，生活中什么对您最重要？②当您身体状况不佳时，以下哪一项将成为您的优先事项？③当您身体状况不佳时，您如何获得帮助，是否需要社交网络来支持您，以便确保您能够实现在②中描述的优先事项？

(李兴艳 译 李岩 校)

参考文献

1. New York Heart Failure Association Functional Classification. NYHA scale—Heart Failure Foundation. Available at: https://manual.jointcommission.org/releases/TJC2018A/DataElem0439.html
2. Rockwood Clinical Frailty Scale. Available at: https://www.england.nhs.uk/south/wp-content/uploads/sites/6/2022/02/rockwood-frailty-scale_.pdf
3. Kouwenhoven WB, Jude JR, Knickerbocker GG. Closed chest cardiac massage. *JAMA* 1960; 173: 106–147.
4. NICE. Cardiac arrest—out of hospital care: what is the prognosis? Available at: https://cks.nice.org.uk/topics/cardiac-arrest-out-of-hospital-care/background-information/prognosis/
5. Lee MR, Yu KL, Kuo HY, Liu TH, Ko JC, Tsai JS, Wang JY. Outcome of stage IV cancer patients receiving in-hospital cardiopulmonary resuscitation: a population-based cohort study. *Sci Rep* 2019; 9(1): 9478.
6. General Medical Council. Treatment and care towards the end of life. July 2010. Available at: https://cks.nice.org.uk/topics/cardiac-arrest-out-of-hospital-care/background-information/prognosis/
7. Sharing and Involving—a clinical policy for Do Not Attempt Cardiopulmonary Resuscitation (DNA-CPR) for adults in Wales. Version 4. 2020. Available at: https://executive.nhs.wales/networks/programmes/national-palliative-and-end-of-life-care-programme/resources-for-health-care-professionals/dnacpr/
8. Do not attempt cardiopulmonary resuscitation (DNACPR)-integrated adult policy: guidance on decision making and communications policy in relation to NHS Scotland DNACPR policy. May 2010. Available at: https://executive.nhs.wales/networks/programmes/national-palliative-and-end-of-life-care-programme/resources-for-health-care-professionals/dnacpr/
9. Taubert M, Norris J, Edwards S, Snow V, Finlay IG. Talk CPR - a technology project to improve communication in do not attempt cardiopulmonary resuscitation decisions in palliative illness. *BMC Palliat Care* 2018; 17: 118.
10. Burke R (on the application of) v GMC & Ors [2005] EWCA Civ 1003.
11. Elderly patients feel pressured into signing 'do not resuscitate' forms and that their 'lives do not matter' amid coronavirus crisis, charities warn. *Daily Mail*. 2020. Available at: https://www.dailymail.co.uk/news/article-8194965/Elderly-pressured-signing-Do-not-resuscitate-forms-charities-warn.html
12. Tracey V Cambridge NHS Trust [2012] EWHC 3670.
13. Winspear v City Hospitals Sunderland NHS Foundation Trust [2015] EWHC 3250 (QB).
14. Mental Capacity Act 2005. Available at: https://www.legislation.gov.uk/ukpga/2005/9/contents
15. Obolensky L, Clark T, Matthew G, et al. A patient and relative centred evaluation of treatment escalation plans: a replacement for the do-not-resuscitate process. *J Med Ethics* 2010; 36: 518–520.
16. Reid C, Gibbins J, Bloor S, Burcombe M, McCoubrie R, Forbes K. Healthcare professionals' perspectives on delivering end-of-life care within acute hospital trusts: a qualitative study. *BMJ Support Palliat Care* 2015; 5: 490–495.
17. Sayma M, Nowell G, O'Connor A, et al. Improving the use of treatment escalation plans: a quality improvement study. *Postgrad Med J* 2018; 94: 404–410.
18. Dahill M, Powter L, Garland L, et al. Improving documentation of treatment escalation decisions in acute care. BMJ *Open Quality* 2013; 2: u200617.w1077.
19. Taubert M, Bounds L. Advance and future care planning: strategic approaches in Wales. BMJ Support Palliat Care 2022 Feb 1:bmjspcare-2021-003498.
20. Fritz Z, Malyon A, Frankau JM, et al. The universal form of treatment options (UFTO) as an alternative to do not attempt cardiopulmonary resuscitation (DNACPR) orders: a mixed methods evaluation of the effects on clinical practice and patient care. *PLoS ONE* 2013; 8(9): e70977.
21. Lightbody CJ, Campbell JN, Herbison GP, Osborne HK, Radley A, Taylor DR. Impact of a treatment escalation plan/limitation plan on non-beneficial interventions and harms in patients during their last admission before in-hospital death, using the structured judgment method review. *BMJ Open* 2018; 8: e024264.

22. Boutell J, Gonzalez N, Geue C, Lightbody CJ, Taylor DR. Cost impact of introducing a treatment escalation/limitation plan during patients' last hospital admission before death. *Int J Qual Health Care* 2020; 32 (10), 694–700.
23. Morrison RS, Meier DE, Arnold RM. What's wrong with advance care planning? *JAMA* 2021; 326(16): 1575–1576.
24. Abel J, Kellehear A, Millington Sanders C, Taubert M, Kingston H. Advance care planning re-imagined: a needed shift for COVID times and beyond. *Palliat Care Soc Pract* 2020; 14: 2632352420934491.

病例 47

中止治疗

Simeon Senders Galloway

点评专家：Anna Gorringe

病例介绍

Jonathan，30 岁，被诊断为长期意识障碍（PDOC）。患者家属要求中止生命维持治疗（LST），特别是临床辅助营养和水合（CANH）（见框 47.1）。

Jonathan 因对贝类产生过敏反应和长时间心搏骤停而出现PDOC。他在重症监护室住了很长时间，诊断为继发于缺氧性脑损伤的最低意识状态。脱离通气支持后，出院转入神经康复科，通过经皮内镜胃造口术（PEG）进行 CANH，病情没有改善，两名临床医生诊断其为植物人状态。转至专业疗养院后，临床团队和 Jonathan 的家属决定继续 CANH。

框 47.1　主要定义

- 长期意识障碍：突发性脑损伤后持续至少 4 个星期的意识障碍。根据患者的意识水平，PDOC 进一步分为两种状态
- 植物人状态：一种清醒状态，具有固定的睡眠-觉醒周期，但对自我或环境没有意识。运动仅包括反射和自发的无目的运动
- 最低意识状态：一种清醒状态，有部分反应（尽管数量很少且不一致），表现出意识和与自身和环境的互动，如定位和追踪眼球运动[1]
- 生命维持治疗：能够延长生命而不能逆转潜在医疗状况的治疗，例如，机械通气、抗生素和临床辅助营养和水合[2]
- 临床辅助营养和水合：所有形式的管饲，如经鼻胃管，经皮内镜胃造口术或肠外营养。CANH 不包括通过杯子、勺子或任何其他将食物或营养补充剂送入患者口腔的方法进行口服喂养[3]，这些被视为基础护理

循证基础 先例——中止 CANH

本摘要参考了英国判例法。围绕 CANH 中止的法律可能因司法管辖区的不同而有很大差异。

- CANH 被归类为医疗干预，而不是基础护理[4]。

被认为有能力决定是否使用 CANH 的住院患者：

- 如果认为维持生命有必要、有意义，且患者希望接受 CANH，则必须向患者提供 CANH[5]。
- 有行为能力的成年人有权拒绝 LST[6]。

没有决策能力的住院患者（Jonathan）：

- 如果认为治疗方法不符合患者的最大利益，LST 可以合法中止治疗[7]。
- 在某些情况下，医疗保健专业人员不再需要法院声明来中止 PDOC 患者的 LST[8]。建议提供第二种意见[9]。
- 中止 CANH 的决定应基于患者恢复生活质量的可能性，而不仅仅是基于恢复意识的可能性[10]。

专家点评

Airedale NHS 信托诉 Bland 案（1993）[4]确立了 CANH 作为医疗干预的地位，而不是基础护理。Tony Bland 遭受缺氧性脑损伤，并处于持续植物人状态。为他使用了 CANH 治疗。3 年后，他的父母请求中止治疗。医院信托基金向法院申请中止 CANH。法院对中止和拒绝治疗做出了明确区分，理由是治疗不符合患者的最佳利益，这在法律上是可以接受的，中止和拒绝处理导致死亡，则被视为谋杀。将 CANH 归类为医疗干预具有重要意义，因为在患者缺乏能力的情况下，可以评估医疗干预是否符合患者的最大利益。相比之下，必须始终提供基础护理。

专家点评

拒绝 LST 的 ADRT 必须为书面形式并经见证才有效。

LPA 提名人员必须是已在该办公室注册的公共监护人。如果捐赠者希望受赠人有权就 LST 做出决定，则必须明确说明。

要认识到 IMCA 不是决策者，但对于缺乏能力且没有家属代表其意愿的成年人来说，他们在最佳利益决策中发挥着重要作用。

学习要点 无能力者应了解的关键法律原则（仅限英格兰和威尔士）

提前决定拒绝治疗（ADRT）：患者可以在有能力的时候记录自己拒绝 LST 的意愿。如果未来丧失能力，并且 ADRT 适合特定的临床情况，则 ADRT 是有效且适用的。如果 ADRT 有效且适用，则具有法律约束力。

持久授权书（LPA）：提名一名或多名人员以符合患者最佳利益的方式做出以下方面决定。

- 财产和事务：经捐赠者许可，在公共监护人办公室登记后立即生效。
- 健康和福利：包括关于 LST 的决定。仅当捐赠者丧失能力时才有效。

独立心理能力倡导者（IMCA）：在患者缺乏做出一项或多项决定的能力，且没有家属的情况下，被任命为维护其最佳利益的独立人士。

Jonathan 接受 CANH 五年。多年来，他一直没有出现并发症，但在过去的一年里，他因社区获得性肺炎（CAP）需要 3 次入院接受静脉注射抗生素治疗。最近一次入院时,营养师对 Jonathan 进行了检查,因为工作人员怀疑他误吸了 PEG 食物,降低了喂食速度并开始使用胃复安(一种促动力剂)。Jonathan 又出现了 3 次 CAP 和两次 PEG 部位感染,需要通过疗养院的 PEG 管使用抗生素治疗。

Jonathan 四肢挛缩逐渐恶化。物理疗法和巴氯芬的效果很差。他住在睡眠舱里,过去一年里,工作人员一直无法将他安全地转移到椅子上。他在身体接触时出现反射性肌阵挛,神经科医生对其进行了检查,并让他开始服用加巴喷丁,并取得了一些效果。尽管神经科医生保证 Jonathan 没有因肌阵挛而痛苦,但这给家属和护理人员都带来了痛苦。

Jonathan 的家属包括他 28 岁的未婚妻、24 岁的兄弟、他的父母,以及住在西班牙的祖母。在 Jonathan 进入重症监护室 6 个月后,他的兄弟首次被诊断出抑郁症,使用了抗抑郁药物,并进行了心理咨询。Jonathan 的未婚妻在过去的一年里没有去看望他,因为见到他会非常痛苦,她没有得到任何正式的帮助。

Jonathan 日益恶化的病情促使家属开始重新考虑对他的照护。他们觉得 Jonathan 很痛苦,他不想在这种情况下被动地活下去。他的父母告诉全科医生,他们认为 CANH 应该中止。Jonathan 没有预先决定拒绝治疗,也没有预先声明自己的意愿或授权书。

学习要点 围绕 Jonathan 中止临床辅助营养和水合的关键问题

1.继续 CANH 的决定应该多久进行一次例行审查?

每六个月一次,如果情况发生变化则更频繁。在情况长期保持稳定的前提下,这可以增加到每 12 个月进行一次。审查应由全面负责患者护理的人员协调[3]。

2.在确定该患者是否应停用 CANH 时应遵循什么流程?

Jonathan 要求按照 2005 年《心智能力法案》(MCA)的规定[11],进行正式的能力评估,然后进行最佳利益决策过程。

评估显示,Jonathan 患有导致 PDOC 的精神障碍(缺氧性脑损伤),并且没有行为能力。

3.在最佳利益决策过程中应该咨询谁的意见?

根据法案建议,所有照护患者的人员或与患者福利相关的人员都应参与。

就 Jonathan 而言,这可能包括:

- 家人和朋友。
- 照护过 Jonathan 的医疗保健专业人员,包括他的全科医生、神经科医生、物理治疗师、职业治疗师、言语治疗师,以及神经康复团队的成员。
- Jonathan 所在疗养院的代表,如管理人员、护士长,以及任何定期照护他的护理人员。

如果决定中止LST，应向接受过诊断和管理PDOC患者的培训的人员征求第二意见。最好让临床伦理委员会参与。他们不是决策机构，但能够提供决策过程的关键概况。

如果对患者的最佳利益存在分歧或不确定，应向保护法院提出申请。

4.做出最佳利益决策时应考虑哪些因素？

应审查有关Jonathan诊断的信息，包括任何恢复的可能性、意识水平、预后和对Jonathan健康的期望（有和没有持续的CANH），以及如何满足健康需求。

尽可能多地收集Jonathan患病前的信息至关重要。包括Jonathan患病前的健康信念、喜好、工作，以及任何口头、书面或行动证据，证明他在这种情况下可能的需求。

Jonathan患病前的状态很明确，他是一个非常善于交际的人，有稳定的朋友圈，与直系亲属关系非常密切。在中学时期遇见了他的未婚妻，与家人在同一个城镇生活了五年，在心搏骤停之前已经与未婚妻订婚两年。

Jonathan是一位敬业的画家。他辞去了会计师的工作，转而去教绘画。他称这是他做过的“最好的决定”。在业余时间，Jonathan优先考虑与他人共度时光，并且喜欢户外活动，在假期的大部分时间里进行徒步旅行和登山。

Jonathan在15岁时首次被诊断出对贝类过敏。虽然他知道这种情况会危及生命，但从未表达过在植物人状态，日常生活活动依赖他人的状态，或认知能力下降的状态下进行LST的任何愿望。

Jonathan的直系亲属有一个明确的想法，即如果Jonathan能够做出决定，将反对在这种情况下继续使用CANH。由于担心Jonathan的祖母会反对，最初家人没有与她讨论中止CANH的事宜。然而，在实际讨论中，她也完全同意。

后续向具有PDOC专业知识的临床医生征求了第二意见，他明确了植物人状态的诊断。在外部伦理委员会的支持下，可以认识到以下因素支持CANH的中止：

- Jonathan的生活偏离他健康时最喜欢和最优先考虑的状态。
- Jonathan的意识水平或生活质量显著改善的可能性很小。
- 存在健康状况恶化的依据。
- 持续CANH的预后可能长达数年，但由于频繁感染（吸入性肺炎和PEG部位感染）、挛缩恶化、营养不良，以及可能发生压力性溃疡，健康状况可能进一步恶化。
- 如果没有CANH，Jonathan的预后可能最多只有几周。

最终决定是，继续 CANH 并不符合 Jonathan 的最佳利益。医生为与 Jonathan 关系密切的人员制订了一项症状管理和支持计划，并与他的家属进行了讨论。中止 CANH 十天后，Jonathan 在家属的陪伴下平静地离世。

学习要点 拒绝治疗或中止治疗的合理性

1.治疗不会成功。

2.患者不同意治疗或在患者缺乏能力时可以进行 ADRT。

3.治疗在临床上是不合适的，或在患者缺乏行为能力的情况下不符合患者的最佳利益。

学习要点 中止生命维持治疗时的伦理和法律考虑

从伦理和法律的角度来看，拒绝 LST 和中止 LST 之间没有区别[12]. 然而，中止治疗通常被认为更加情绪化，对所有相关方来说都是一个挑战。部分原因是中止 LST 是一种直接行为，而拒绝 LST 是疏忽行为，而且与拒绝 LST 相比，中止 LST 后患者往往死亡更快(ICU 研究)[13]。

专家点评

患者及其家属必须参与并同意有关中止治疗的决策。如果患者不具备参与有关拒绝或中止 LST 讨论的能力，则患者家属的意见很重要，他们的态度代表着患者的价值观和对治疗的愿望。临床医生不得根据自己对患者可接受的生活质量的假设来决定接受治疗是否符合患者的最佳利益，也不得做出歧视特定群体(如学习障碍者)的决定。

临床提示 中止其他形式的生命维持治疗

CANH 的中止通常在临床和伦理上都很复杂，但在决定是否中止任何形式的 LST 时，基本原则是相同的：

- 必须确定患者自己做出决定的能力。
- 如果患者缺乏能力，则必须遵循最佳利益决策流程[11]。
- 必须考虑和平衡中止或继续治疗的潜在利弊。
- 各方之间的分歧通常可以通过有效的沟通来解决。如果分歧持续存在，应考虑：
  - 第二意见。
  - 调解。
  - 临床伦理委员会的讨论。
  - 法律团队的意见。
  - 向保护法院提出申请。
- 在中止 LST 之前，应制订一项计划，使用药合理化，开具预期药物来管理预期症状，审查干预措施和护理地点，商定紧急审查计划并商定定期持续护理的审查时间框架。

专家点评 医疗保健从业者可以在以下情况下停止提供护理

如果他们的道德或其他个人信仰导致他们反对遵从患者拒绝治疗的决定；如果患者缺乏行为能力，他们认为提供治疗总体上无益[1]。他们必须首先确保已安排另一名医疗保健从业者接替其职责[1,9]。

专家总结

本病例很好地说明了拒绝或中止维持生命治疗的决定的复杂性。可能涉及重大的临床、伦理、法律、情感和实际挑战。彻底全面的临床评估,包括在必要时获得第二意见,以及对相关伦理、法律和专业指导的充分理解,对于良好的管理至关重要。同样重要的是与患者及其家属,以及临床团队进行有效的沟通,这有助于避免和解决冲突,促进高质量决策的制订。未来的研究将为 CANH 中止后的症状管理建立更强有力的证据基础,这将有助于临床医生为 PDOC 患者提供高质量的护理。

(李兴艳 译 李岩 校)

参考文献

1. Royal College of Physicians. Prolonged disorders of consciousness following sudden onset brain injury: national clinical guidelines. 2020. Available at: https://www.rcplondon.ac.uk/guidelines-policy/prolonged-disorders-consciousness-following-sudden-onset-brain-injury-national-clinical-guidelines
2. Anonymous. Virtual mentor. *J Ethics* 2013; 15(12): 1038–1040.
3. British Medical Association and Royal College of Physicians. Clinically assisted nutrition and hydration (CANH) and adults who lack the capacity to consent. 2021. Available at: https://www.bma.org.uk/media/1161/bma-clinically-assisted-nutrition-hydration-canh-full-guidance.pdf
4. *Airedale NHS Trust v Bland* [1993] AC 789, 870.
5. *Burke v General Medical Council* [2005] EWCA Civ 1003. 34.
6. *Re B* (Adult: Refusal of Medical Treatment) [2002] 2 All ER 449.
7. *Airedale NHS Trust v Bland* [1993] AC 789, 866.
8. *An NHS Trust v Y* [2018] UKSC 46.
9. General Medical Council. *Treatment and Care Towards the End Of Life: Good Practice In Decision-Making*. GMC: London, 2010, p. 121.
10. Aintree University Hospitals NHS Foundation Trust v James. UKSC 67 (2013).
11. *Mental Capacity Act 2005, S4* [2005]. London: The Stationery Office.
12. Cherny NI. *Oxford Textbook of Palliative Medicine*, 5th ed. Oxford: Oxford University Press, 2015.
13. Sprung CL, Cohen SL, Sjokvist P. End-of-life practices in European intensive care units: the Ethicus Study. *JAMA* 2003; 290(6): 790–797.
14. Geppert CM, Andrews MR, Druyan ME. Ethical issues in artificial nutrition and hydration: a review. *JPEN J Parenter Enteral Nutr* 2010; 34(1): 79–88.

病例 48
儿童的自主权

Marie Claire Rooney
点评专家：Joanna Laddie

病例介绍

Rose，15 岁，女性，被诊断为线粒体细胞病，因呼吸急促和腹部不适加重而被她的父亲送往急诊室，被儿科代谢小组收治。Rose 的母亲和哥哥患有相同的线粒体细胞病，并在几年前死于该疾病的并发症。她的哥哥确诊后，Rose 和母亲接受了基因检测并且也被确诊。Rose 的症状直到 6 岁时才显现，最初表现为神经系统变化。随后，她患上了扩张型心肌病，正在服用利尿剂，肾功能轻度受损。Rose 没有学习障碍，能够表达对自己病情的理解，并明白母亲和哥哥都死于同样的疾病。

> **临床提示** 线粒体细胞病
> 线粒体细胞病在不同的患者中可能有不同的临床表现，跨越不同的时间范围。同一疾病可能在婴儿期出现，也可能在成年期出现。有的患者可能会受到这种情况的严重影响，也有的患者受到的影响可能很小。

入院时，Rose 有腹痛和心脏失代偿的迹象，需要吸氧。住院期间，她的身体明显不适，心脏和肾功能都开始恶化。她曾一度意识不清，吞咽能力恶化，只能卧床不起。

医生与 Rose 的父亲讨论了她的病情，预后不良和迅速恶化。建议的管理方法包括利尿剂、导尿和鼻胃管插入，以支持安全用药和喂养。这些都是在与 Rose 父亲讨论后开始的——当时 Rose 还不够清醒，无法参与这样的讨论。她的父亲倾向于用药物来延长她的生命，而医疗团队的重点是症状管理。

当 Rose 逐渐清醒时，她表示她不需要任何干预措施：她拔出了鼻胃管和导尿管，并表示她不想住在医院，她想回家。虽然 Rose 在清醒时表现出对自己病情的了解，但医疗团队认为，停止这些干预措施并不符合她的最佳利益。因此，为了改善症状管理，他们继续实施这些干预措施。

度过危险期后，Rose 却变得越来越虚弱，她的病情在全面恶化。该团队进行了讨论，Rose 倾向于就她提议的持续管理方法和可能的疾病进程进行讨论。医疗团队评估认为她有能力进行此类讨论。她父亲认为这将给 Rose 带来“不必要的压力”。并坚持认为不应该进行这些讨论。该团队向一位青少年精神病学家寻求了第二意见，他同意 Rose 应该参与这些讨论。Rose 要求她父亲在这些讨论中不要在场。

Rose 了解了自入院以来发生的最新情况、她目前的多器官衰竭，以及医疗团队认为她面临进一步恶化和死亡的巨大风险。她表示，她倾向于不去 ITU，并尽快回家（当症状得到更好地控制时）。医疗团队认为 DNACPR 的决定是恰当的。Rose 同意了，但她的父亲不同意。他们征求了 ITU 团队的意见，认为心肺复苏不符合 Rose 的最佳利益。Rose 的父亲仍然反对这一决定。这项讨论被提交给内部调解委员会，这是一个由认证调解员组成的团队，他们与 Rose 的父亲和医疗团队合作，努力就问题达成相互理解，并寻求商定一致的有利方向。虽然并非每家医院都有这些团队，但它们正在变得更加成熟，并致力于在纠纷演变为诉讼之前逐步缓和纠纷。由于未达成协议，该案件已升级至伦理委员会。尽管与伦理委员会进行了广泛的讨论，Rose 的父亲仍然不同意 DNACPR 决定。

该案随后被提交至儿童法庭。法庭程序历时几个月，最终裁定心肺复苏和 ITU 收治不符合 Rose 的最佳利益。Rose 的父亲得到了心理支持，随着时间的推移，他逐渐接受了 Rose 疾病的姑息性。Rose 入院几个月后在医院去世。

学习要点 童年时期

1989 年《儿童法》（英国）是一项议会法案，为保护儿童提供了法律框架，将儿童定义为“未满 18 岁的人”（第一节第 16 段）[1]。但是，童年时期的定义比任何其他年龄段的定义更为复杂。

哲学家 Jean-Jacques Rosseau 提出了成年过程的五个阶段[2]。

1.婴儿期：出生至 2 岁。

2. 感觉时期：3 岁至 12 岁。

3.思想时期：13 岁至青春期。

4.情感时期：青春期至 20 岁。

5.结婚年龄与社会责任年龄：20 岁以上。

英国法律规定未满 18 岁者根据其年龄承担不同程度的责任。例如，从 13 岁起，儿童可以从事有限时间的带薪工作，而 13 岁以下的儿童则不能从事带薪工作[3]。10 岁以下的儿童不能被逮捕，但 10 至 17 岁之间的儿童如果犯罪，则应向法庭提起诉讼[4]。

当涉及医疗环境中儿童管理的决定时，法律的立场如何？儿童能做出决定吗？父母有法定权力吗？是由医疗保健专业人员决定吗？还是由法律制度决定？

回答这个问题时需要考虑三个主要概念:

1.父母的责任。

2.吉利克能力(Gillick Competence):是指 16 岁以下的儿童,在达到心智成熟,在充分理解议题的前提下,有权决定自身的治疗方案。

3.同意的不对称性。

学习要点 父母责任

在考虑儿童或青少年决策的合法性时,儿童的父母(或承担父母责任的人)发挥着重要作用。

这被称为"父母责任",其定义为"法律规定儿童的父母对儿童及其财产拥有的所有权利、义务、权力、责任和权限"[5]。这包括父母代表儿童同意或拒绝医疗干预的权利。然而,父母的决定是有限的:他们不能强加不适当的治疗,也不能拒绝符合儿童最佳利益的治疗[6]。

就 Rose 的情况而言,拥有父母责任的人同意具体干预措施,包括利尿剂、鼻胃管放置和导尿术。

为了继续进行干预治疗,这一点很重要。鉴于 Rose 的倾向是拒绝(而不是同意),该团队没有义务考虑 Rose 对这些干预措施的拒绝。请参阅后文学习要点"同意的不对称性"。

专家点评

直接与父母讨论儿童或青少年疾病的严重性往往具有争议性,父母希望保护孩子免受潜在痛苦信息的影响。然而,人们普遍认为,向儿童或青少年提供有利于他们心理健康的信息是有益的("被蒙在鼓里"可能会更令人痛苦),并有助于在与医疗团队的工作中建立信任(儿童通常会意识到在没有他们参与的情况下进行的讨论,这可能会削弱信心且令人不安)。尽管努力解释了让儿童或青少年参与此类讨论的重要性,但如果父母不同意这一点,最好的做法还是寻求第二意见。

学习要点 吉利克能力

自主权是基于个人自我管理能力的道德原则[7]。同意是一种道德原则的法律表达[8]。在考虑儿童的自主权和同意时,一个中心案例是英国 AHA 的 Gillick 诉 West Norfolk 和 Wisbech 案,本案涉及少女在未经母亲同意的情况下是否可以同意接受避孕措施。英国上议院表示,如果医生判定女孩"有足够的理解力和智力,能够完全理解提议的内容",那么她将被认为能够像成年人一样有效地表示同意——也就是说,她将被视为具有"吉利克能力"[9]。

事实上,"吉利克能力"现在已广泛应用于避孕问题之外,并且可以在儿童或青少年同意接受大多数医疗、外科手术和牙科治疗时应用[10]。

专家点评

在评估吉利克能力时，没有规定年龄下限。它由评估的临床医生自行决定，并且是针对特定干预措施的。

评估儿童或青少年是否具有“吉利克能力”时考虑的因素包括但不限于儿童的年龄、成熟度、智力，以及他们权衡其决定的长期影响的能力[11]。

如果 Rose 同意提议的具体干预措施（利尿剂、鼻胃管放置、导尿术），并表现出具有“吉利克能力”，即使她父亲不同意，她的同意也是有效的，并且凌驾于父亲的父母责任之上。

专家点评

虽然没有关于这一问题的明确判例法，但专家作者在临床实践中的经验表明，在法院意见悬而未决的情况下，提供的法律建议是进行日常护理和紧急治疗，这对保护生命或防止病情严重恶化至关重要[6]。

因此，如果 Rose 在等待法院裁决期间出现心搏骤停，建议进行心肺复苏。

学习要点 同意的不对称性

如果儿童或青少年被认为能够给予同意，则他们的同意是有效的。然而，如果有能力的儿童或青少年拒绝干预，他们的拒绝可能是无效的。儿童或青少年可能有能力同意但没有能力拒绝治疗，这种明显的矛盾通常被称为“同意的不对称性”。有些人认为这种“不对称”不公正。Culver 和 Gert 认为，能力源自人的认知，这种能力不应受到认知过程结果的回顾性影响[12]。

其他人则认为，在考虑健康原则时，这种“同意的不对称性”是合理的。健康原则规定，最重要的考虑因素是儿童的健康，而不是其他因素，如儿童的同意。合乎逻辑的是，治疗团队不会提供被认为会损害儿童健康的治疗，而是会提供促进儿童健康的治疗。因此，对于儿童来说，拒绝这种干预可能会损害他们的健康，这是最重要的考虑因素。制订该法是为了方便医疗团队提供治疗。此类治疗必须获得有吉利克能力的儿童、有父母责任的人或法院的同意[13]。

Rose 拒绝使用利尿剂、鼻胃管置入、导尿术，以及拒绝心肺复苏，并不具有法律效力——因为有吉利克能力的儿童无权拒绝治疗。然而，当案件进入法庭时，Rose 希望做出 DNACPR 裁决的愿望是有帮助的[14]。

专家点评

在法庭上审理此类性质的案件时，通常需要儿童或青少年的代表、父母、信托机构和一名独立的辩护人在场。如果父母在高等法院败诉，他们可能希望升级到上诉法院。案件可能会升级到最高法院。在用尽所有国内上诉措施后，可能会进一步升级至欧洲人权法院。目前，英国“脱欧”并未影响进入该法院[14]。

专家点评

值得注意的是，沟通中断是公认的使案件最终以冲突告终的先兆。整个过程中有效且一致的沟通是关键。过去 10 年里，特别是随着社交媒体的进步，备受瞩目的案件在媒体上不断上演。这可能会加剧所有相关方的情感负担。此外，这种性质的法庭案件可能会带来经济负担。

鉴于这些原因，在努力优化团队层面的沟通后，建议尽早使用调解并转介给道德委员会，以减少诉诸法庭，这是最佳做法。

未来进展

越来越多的人鼓励使用调解的方法来帮助防止昂贵且繁重的法庭案件[15]。事实上,NHS 决议(以前称为 NHS 诉讼管理局)于 2017 年启动了一项为期五年的战略,致力于替代性纠纷解决(ADR),旨在帮助减少进入正式诉讼的索赔案件数量,从而使患者和医疗从业者免于法庭诉讼[16]。并非所有信托机构都提供这些服务,在这种情况下,无法提供调解。调解委员会向信托机构收取服务费。没有此类服务的信托机构可能会尝试向其他信托机构的伦理委员会寻求免费服务。调解服务在未来很可能会得到更广泛的应用。

专家总结

由于多种原因,儿科患者的护理很复杂。儿童可能会出现成年人中未发现的罕见临床疾病。医疗干预措施通常由体型或年龄决定,并且可能由于在儿童群体中缺乏充分的研究而受限。儿童也可能处于身体和认知成熟的不同阶段,这可能会影响他们对自己病情的理解及治疗决策。儿童及其父母的合法权利取决于儿童的年龄及对其同意治疗的能力和(或)他们的能力上限的评估。

能力可能会随时间波动,例如,取决于他们当时的健康状况,但也取决于所需决策的性质和复杂性。此外,父母之间、父母与儿童之间或医疗保健专业人员之间可能就最佳利益决策存在分歧。在可能的情况下,医疗保健专业人员应与父母和儿童保持开放明确的沟通,并在可行的情况下鼓励儿童共同参与和决策。如果确实出现分歧,第二意见、调解、伦理和法庭的参与可能有助于找到解决方案。

(李兴艳 译 李岩 校)

参考文献

1. Gov.uk. *The Children Act 1989.* Available at: https://www.legislation.gov.uk/ukpga/1989/41/data.pdf
2. Rosseau, J.-J. *Émile*, London: Dent, 1762.
3. Gov.uk. Child Employment. Available at: https://www.gov.uk/child-employment
4. Gov.uk. Age of Criminal Responsibility. Available at: https://www.gov.uk/age-of-criminal-responsibility)
5. Gov.uk. The Children Act 1989 Meaning of Parental Responsibility. Available at: https://www.legislation.gov.uk/ukpga/1989/41/section/3
6. BMA. *Parental Responsibility* 2008. Available at: https://www.bma.org.uk/media/1840/bma-parental-responsibility-oct-2008.pdf
7. Stanford Encyclopedia of Philosophy. Autonomy in Moral and Political Philosophy. Available at: https://plato.stanford.edu/entries/autonomy-moral/
8. Griffith R. What is Gillick competence? *Hum Vaccin Immunother* 2016; 12(1): 244–247.
9. Herring J. *Law Through the Life Course.* Bristol: Bristol University Press, 2021.

10. NSPCC Learning. Applying Gillick Competence and Fraser Guidelines. Available at: https://learning.nspcc.org.uk/child-protection-system/gillick-competence-fraser-guidelines
11. Larcher V, Hutchinson A. How should paediatricians assess Gillick competence? *Arch Dis Child* 2010; 95: 307–311.
12. Culver C, Gert B. The inadequacy of incompetence. *Millbank Q* 1990; 68: 619–620.
13. Gov.uk. The Children Act Welfare of A Child. Available at: https://www.legislation.gov.uk/ukpga/1989/41/section/1
14. Employers Perspectives. European Convention on Human Rights—*Still Relevant Post*-Brexit? Available at: https://www.employerperspectives.com/2022/03/european-convention-on-human-rights-still-relevant-post-brexit/#: ~ :text = Is%20the%20UK%20still%20committed,the%20EU%20and%20the%20UK
15. Yau CWH, Leigh B, Liberati E, Punch D, Dixon-Woods M, Draycott T. Clinical negligence costs: taking action to safeguard NHS sustainability. *BMJ* 2020; 368: m552.
16. Resolution.nhs.uk. Mediation in *Healthcare Claims—An Evaluation*. Available at: https://resolution.nhs.uk/wp-content/uploads/2020/02/NHS-Resolution-Mediation-in-healthcare-claims-an-evaluation.pdf

索　引